医学实验室ISO 15189认可指导丛书

总主编
周庭银 | 胡继红

分子诊断标准化操作程序
（第2版）

Standard Operating Procedures
for Molecular Diagnostics

主编
马越云　曹永彤　殷建华　苏海翔
主审
王华梁　李金明

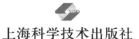

上海科学技术出版社

图书在版编目（CIP）数据

分子诊断标准化操作程序 / 马越云等主编 ; 周庭银,
胡继红总主编. -- 2版. -- 上海 : 上海科学技术出版社,
2024.3
（医学实验室ISO15189认可指导丛书）
ISBN 978-7-5478-6520-0

Ⅰ. ①分… Ⅱ. ①马… ②周… ③胡… Ⅲ. ①分子生
物学－实验室诊断－技术操作规程 Ⅳ. ①R446-65

中国国家版本馆CIP数据核字(2024)第040746号

分子诊断标准化操作程序(第 2 版)
主编　马越云　曹永彤　殷建华　苏海翔
主审　王华梁　李金明

上海世纪出版(集团)有限公司
上 海 科 学 技 术 出 版 社　出版、发行
（上海市闵行区号景路 159 弄 A 座 9F - 10F）
邮政编码 201101　　www.sstp.cn
山东韵杰文化科技有限公司印刷
开本 787×1092　1/16　印张 33.25
字数 650 千字
2020 年 1 月第 1 版
2024 年 3 月第 2 版　2024 年 3 月第 1 次印刷
ISBN 978 - 7 - 5478 - 6520 - 0/R·2954
定价：158.00 元

本书如有缺页、错装或坏损等严重质量问题,请向印刷厂联系调换

内容提要

　　"医学实验室 ISO 15189 认可指导丛书"以 CNAS‐CL02：2023《医学实验室质量和能力认可准则》、CNAS‐CL02‐A001：2023《医学实验室质量和能力认可准则的应用要求》为指导，由全国医学检验各专业领域专家共同编写，对开展 ISO 15189 医学实验室认可有重要的指导意义和实用价值。

　　本书共 2 篇 10 章。第一篇为结构管理和资源要求，主要介绍了分子诊断实验室的结构和管理要求、资源要求、检验过程要求和管理体系要求，补充了资源管理的要素。第二篇着重介绍了分子诊断标准操作规程，内容涉及仪器设备（包括一般仪器设备及特殊仪器设备）及感染性病原体项目检测、肿瘤基因项目检测、LDT 系统检测、遗传性疾病检测和药物敏感相关的分子检测等。附录部分不仅收录了实验室常用的记录表格，方便读者直接引用，而且列举了分子诊断典型不符合案例分析及整改要点，有利于读者借鉴和参考，指导作用突出。

　　本书内容全面，编排格式规范，言简意赅，指导性强，适用于正在准备或计划准备申请医学实验室认可单位的管理和技术人员学习和借鉴，也可作为基层医院医学检验常规工作的管理规范和操作手册，还可作为我国医学实验室规范化管理和标准化操作的培训用书。

总主编简介

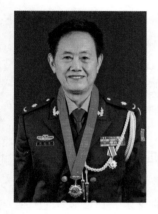

周庭银 海军军医大学第二附属医院(上海长征医院)实验诊断科主任技师。

从事临床微生物检验及科研工作40余年,在临床微生物鉴定方面积累了丰富的经验,尤其是对疑难菌、少见菌株鉴定的研究有独到之处。在国内首次发现卫星状链球菌、星座链球菌、霍氏格里蒙菌、拟态弧菌等多株新菌株。近年来,先后帮助国内多家医院鉴定40余株疑难菌株。首次研究发现,将瑞氏染色用于血培养阳性报警培养物中,可解决血培养瓶内有细菌生长,但革兰染色看不到细菌,转种任何平板无细菌生长的难题,可确保血培养一级报告的准确性。研制新型双向显色血培养瓶、多功能体液显色培养瓶、尿培养快速培养基、抗酸杆菌消化液,以及一种既适用于细菌培养又适用于结核分枝杆菌和抗酸杆菌培养的痰标本液化留置容器。主办国家医学继续教育"疑难菌株分离与鉴定"学习班25期(培训3 100余人);2013年发起成立上海疑难菌读片会,已成功举办16期。

获国家实用新型专利5项、发明专利1项。作为第一主编编写临床微生物学专著14部,《临床微生物学诊断与图解》获华东地区科技出版社优秀科技图书一等奖。总主编"医学实验室 ISO 15189 认可指导丛书"(第1版、第2版),参编著作3部,作为第一作者于核心期刊发表论文40余篇。

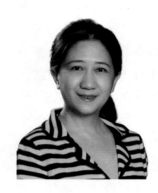

胡继红 国家卫生健康委员会临床检验中心微生物室主任技师。负责全国临床机构及疾病预防控制中心微生物室间质量评价等项目,推进临床微生物检验标准化、质量控制、实验室生物安全、专业技术培训等工作。研究方向:临床微生物检验质量控制及病原诊断和药敏方法学研究、病原微生物基因诊断标准化研究、细菌感染所致RNA 氧化及作用机制研究。

现学术任职:中国医疗保健国际交流促进会临床微生物与感染分会副主任委员,中国医院协会临床微生物实验室管理专业委员会副主任委员,国家病原微生物实验室生物安全专家委员会委员,中华医学会检验分会临床微生物学组顾问,中华医学会微生物与免疫学分会临床微生物学组委员,国家认证认可监督管理委员会实验室技术委员会医学专业委员会委员,全国医用临床检验实验室和体外诊断系统标准化技术委员会(TC136)委员,中国医药生物技术协会理事、实验室生物安全专业委员会常委,北京市医学检验质量控制和改进中心专业委员会委员,《中国抗生素杂志》编委、《医学参考报·微生物与免疫学频道》编委等。

主持并完成 3 项临床检验行业标准;负责国家高技术研究发展计划(863 计划)课题、国家"十二五"重大传染病防治专项分课题等研究项目。

主编简介

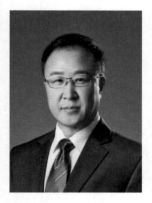

马越云　医学博士，教授，博士研究生导师，空军军医大学空军特色医学中心临床检验科主任。国家人类基因组南方研究中心博士后，美国奥尔巴尼医学院免疫与微生物疾病中心博士后。兼任中国老年保健医学研究会检验医学分会副主任委员，北京医学会检验医学分会委员，中国合格评定国家认可委员会医学实验室主任评审员等。

擅长分子诊断技术，主要研究方向是感染免疫。承担国家自然科学基金课题 4 项、国家和军队重大专项子课题 3 项。获军队科学技术进步奖二等奖 2 项、陕西省普通高等院校教学成果奖特等奖 1 项。作为第一作者或通讯作者被 SCI 收录的论文 20 篇。

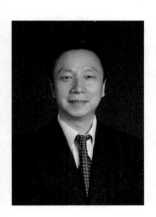

曹永彤　医学博士，教授，主任医师，博士研究生导师，中日友好医院检验科主任、输血科主任。兼任中国中西医结合学会检验医学专业委员会候任主任委员，中华医学会检验医学分会委员，北京医学会检验医学分会候任主任委员，《中华检验医学杂志》编委。

承担多项国家自然科学基金课题、国家高技术研究发展计划（863 计划）专项等。

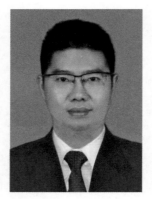

殷建华 医学博士,博士研究生导师,海军军医大学海军流行病学教研室教授。入选上海市"科技创新行动计划"优秀学术带头人、上海市卫生和计划生育委员会优秀青年人才培养计划、上海市青年科技启明星计划。兼任中国抗癌协会整合肿瘤学分会委员兼青年委员会副主任委员、中国抗癌协会肿瘤流行病学分会委员,以及 *Frontiers in Oncology* 副主编、*Hepatoma Research* 编委等。

长期从事临床与肿瘤流行病学研究,先后承担国家重点基础研究发展计划(973 计划)、国家重点研发计划和军队重大项目等课题 10 余项;获国家自然科学奖二等奖、教育部自然科学奖一等奖、上海市科技进步奖一等奖等 10 项奖励;被 SCI 收录的论文 60 余篇,影响因子(IF)＞20 分的论文 4 篇。

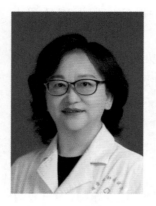

苏海翔 加拿大麦吉尔大学 LADY DAVIS 医学研究所助理研究员,蒙特利尔犹太总医院诊断医学部临床生物化学家,甘肃省医学科学研究院院长,甘肃省肿瘤医院副院长,甘肃省肿瘤分子病理诊断临床医学研究中心主任,甘肃省临床病理质控中心主任。获"国家卫生和计划生育委员会突出贡献中青年专家"称号。兼任中国康复医学会医学检验与康复专业委员会副主任委员,中国医疗器械行业协会医用质谱创新发展分会副会长,中国抗癌协会肿瘤标志专业委员会、肿瘤临床检验与伴随诊断专业委员会常务委员,中华预防医学会自由基预防医学分会常务委员,中华医学会检验分会委员,中国医师协会检验医师分会委员,中华医院管理学会临床检验管理专业委员会委员。研究方向:肿瘤分子病理诊断的临床与实践。

作者名单

主　编

马越云　曹永彤　殷建华　苏海翔

主　审

王华梁　李金明

副主编

李伯安　解放军总医院第五医学中心
安　成　中国中医科学院广安门医院
杨继勇　解放军总医院第一医学中心
周　洲　中国医学科学院阜外医院
孙　宜　金域医学检测公司
马　亮　中日友好医院
刘成刚　空军军医大学空军特色医学中心
梁　艳　海军军医大学第二附属医院(上海长征医院)

编　委

杨柳扬　解放军总医院第一医学中心
卞成蓉　解放军总医院第五医学中心
刘朝晖　中国医学科学院阜外医院
谷　春　中国中医科学院广安门医院
安映红　空军军医大学空军特色医学中心

参编人员

王丽凤　解放军总医院第一医学中心
马艳宁　解放军总医院第一医学中心

夏利芳　解放军总医院第五医学中心
刘　佳　解放军总医院第五医学中心
李　波　解放军总医院第五医学中心
陈　晓　空军军医大学空军特色医学中心
吕建晓　空军军医大学空军特色医学中心
王　蕾　海军军医大学
高　芃　中日友好医院
姜永玮　中日友好医院
李江燕　海军军医大学
王海涛　甘肃省肿瘤医院
刘克丹　甘肃省肿瘤医院
王　涛　甘肃省肿瘤医院
周海红　甘肃省肿瘤医院
郭红云　甘肃省肿瘤医院
魏元基　甘肃省肿瘤医院
韦亚星　金域医学检测公司
赵　强　金域医学检测公司
王　悦　金域医学检测公司
林宝钗　金域医学检测公司
方　婷　金域医学检测公司

丛书前言

ISO 15189 是指导和引领医学实验室走向标准化、规范化的重要指南，是提升医院整体管理水平、服务质量及能力的重要途径，已成为全球范围内被广泛认可和采用的重要标准文件。特别是在 5G 时代，在国家智慧医疗建设高质量发展的新阶段，ISO 15189 认可将对医疗机构临床实验室的质量和能力提出更高的要求。国内越来越多医学实验室以申请 ISO 15189 实验室认可为契机，提升医学实验室规范化管理水平，提高检验结果准确性和有效性。

随着 ISO 15189：2022《医学实验室质量和能力的要求》实施在即，"医学实验室 ISO 15189 认可指导丛书"第 2 版（6 个分册）编写工作也在加快推进。为此，我们组织国内 100 余名医学检验专家，多次对 CNAS-CL02：2023《医学实验室质量和能力认可准则》进行学习和理解，并通过线上和线下会议进行研讨，规范本套丛书各分册撰写方案和项目要素等。本套丛书充分遵循 CNAS-CL02：2023 的原则和要求，并在临床实际操作层面给予读者提示和指引，旨在帮助医学实验室管理人员提高质量管理能力，为各医学实验室质量管理体系的建立提供参考，对拟申请 ISO 15189 认可的医学实验室具有一定的指导意义和实用价值，可作为医学实验室规范化管理和标准化操作的实用性工具书和参考书。

丛书编写过程中，得到了多方的大力支持和无私帮助，100 多位资深 ISO 15189 主任评审员、评审员和检验专家参与了丛书的编写，中国合格评定国家认可委员会领导给予了大力支持和关心，各分册主编和编者夜以继日地辛勤工作，在此谨向各位表示诚挚的谢意！此外，还要感谢海军军医大学第二附属医院（上海长征医院）张玲珍、上海健康医学院陈涵等，他们承担了本套丛书部分稿件整理、校对工作。

由于编者水平所限，丛书难免有欠缺和不足之处，欢迎专家和读者批评指正。

2023 年 11 月

本书前言

分子诊断技术是 21 世纪生物医学领域的前沿检验技术，开创了精准医学和个体化医疗时代，为检验医学带来了新的繁荣。

随着基因芯片、二代测序、数字 PCR 等检测技术的日臻成熟，我们迎来了分子诊断技术临床应用的新纪元。一是核酸的全自动提取，大大促进了分子诊断检验项目的开展；二是新型 LIS 系统，实现了与 PCR 仪器数据和结果的对接；三是实验室自建检测（LDT）系统，加速了对分子诊断技术临床应用的探索。

本书依据 CNAS－CL02：2023《医学实验室质量和能力认可准则》，在分子诊断平台建设规范化、操作流程标准化、质量控制精细化等方面进行了全面总结，秉承持续改进精神，综合了来自全国多家认可实验室的质量体系文件，悉心打磨，以飨读者。

限于我们对新版准则的理解能力，本书在管理要素方面如何形成分子诊断的特色尚有不足，希望读者引用时注意。同时，基因检测项目由于方法多样，性能评估难度大、成本高，质量控制手段不一，许多程序尚未在实践中获得认可评审，如性能参数、质控品、室间质评等，请各位读者注意甄别，积极促进分子诊断领域的认可评审。

此非模板，确为资料，仅供大家参考，更希望引起讨论，期待共同进步、日臻完善（邮箱：mayueyun2020@163.com）。

马越云

2023 年 11 月

目　录

第二篇
标准操作规程 / 117

第一篇

结构管理和资源要求

第一章
实验室结构和管理要求

活动管理程序

××医院检验科分子诊断实验室作业指导书	文件编号：××-JYK-××-××-×××
版本/修改：第　　版/第　　次修改	生效日期：　　　　　共　页　第　页
编写人：	审核人：　　　　　批准人：

1. 目的

规定分子诊断实验室活动范围，且实验室活动应满足 CNAS－CL02：2023、法律法规、行业标准要求，确保检验质量和能力。

2. 范围

适用于分子诊断实验室的活动管理（不包括外部持续提供的实验室活动）。

3. 职责

3.1·实验室主任依据要求，结合分子检测现状，规定分子诊断实验室活动范围和执行标准。

3.2·实验室组长执行、监督和评价分子诊断实验室活动内容和标准。

3.3·实验室员工执行分子诊断实验室活动并遵守质量及服务标准。

4. 程序内容

4.1·实验室活动范围

4.1.1　人员管理：应根据实验室情况和工作需要配备 3～10 名不同职称员工，根据工作能力合理分工，参与实验室检测工作及管理。培训及资质满足分子检测要求，定期进行继续教育以满足实验室发展的要求。

4.1.2　设施和环境条件管理：按照要求维护分子室的设施和环境，使其符合分子检测的生物安全标准。

4.1.3　设备管理：对分子室的各种设备建立管理程序并形成文件。包括设备档案、设备使用、故障维修、维护保养记录等。

4.1.4　试剂和耗材管理：按照要求针对加样吸头、反应管、采样管、质控品、反应试剂建立判断符合性的方法和标准验收程序、设置保存环境，建立出入库管理程序并形成文件。

4.1.5　样本采集：为患者和用户提供信息，指导检验申请，指导患者准备和使用专门采样容器采集核酸检测样本，进行患者识别，采集符合检验项目要求的样本。

4.1.6　样本运送：符合样本质量控制和实验室生物安全要求下，将样本运送到检测部门。样品的接收、前处理和准备工作。

4.1.7　样本检验：检测标本类型包括血液及非血液标本，使用测序及 PCR 扩增方法对感染性病原体项目、肿瘤基因项目、LDT 项目、遗传性疾病项目、药物敏感相关的分子等项目进行检测。

4.1.8　结果报告及解释：对检测结果进行审核报告并根据需要予以解释，为实验室用户和患者使用结果提供建议。

4.1.9　样本检验后处理：对检验后标本合理保存并按生物安全要求进行消毒处理。

4.1.10　数据控制和信息管理：定期对分子诊断实验室的信息系统维护管理、数据存储等。

4.1.11　其他活动：提供报告查询服务、管理体系文件的控制、记录控制、风险和改进机遇的识别与应对、改进、质量指标管理、内部审核、管理评审、即时检验（POCT）管理等。

4.2·实验室活动的管理要求

4.2.1　实验室仅保证在以上活动范围内符合 CNAS‐CL02：2023 认可准则的要求，不包括外部持续提供的实验室活动。

4.2.2　在以上活动范围内，实验室建立满足 CNAS‐CL02：2023 认可准则、用户、监管机构和认可机构要求的质量管理体系，严格按照已建立的质量管理体系要求实施各项实验室活动。

4.3·咨询活动

详见《咨询活动管理程序》。

5. 相关文件和记录

《服务协议管理程序》《投诉管理程序》《医疗咨询活动记录表》。

参考文献

[1] 中国合格评定国家认可委员会.医学实验室质量和能力认可准则的应用要求：CNAS‐CL02‐A001：2023［S/OL］.（2023‐08‐01）［2023‐09‐26］.https：//www.cnas.org.cn/rkgf/sysrk/rkyyzz/2023/08/912141.shtml.

（刘成刚　马越云）

岗位职责管理程序

××医院检验科分子诊断实验室作业指导书		文件编号：××-JYK-××-××-×××	
版本/修改：第　　版/第　　次修改		生效日期：	共　页　第　页
编写人：	审核人：		批准人：

1. 目的

规定分子诊断实验室各人员岗位职责,保证有序的工作秩序和合格的检测质量。

2. 范围

适用于分子诊断实验室。

3. 职责

3.1·实验室主任根据准则要求,选定分子诊断实验室组长,授权其负责室内各项活动的运行、监督和考核。

3.2·分子诊断实验室组长根据室内工作情况和管理体系要求,将各工作责任分派给有资质且有能力的员工,并形成文件。

3.3·分子诊断实验室员工按照分工和授权执行完成工作任务。

4. 程序

4.1·人员配置：根据临床分子诊断实验室的工作需要,配备能独立完成日常工作的专业技术人员 3~10 名,其中包括实验室负责人(组长)1 名,质量监督员 1 名(可兼任)。

4.2·专业组长

4.2.1　在实验室主任和副主任领导下,全面负责分子诊断实验室的临床医疗、科研、教学、人员、质量控制等管理工作,制订实验室年度工作计划。

4.2.2　做好本专业的临床医疗管理工作,及时掌握临床需要,不断开展新项目、探究新方法,提高本专业的技术水平,保证临床医疗工作的顺利完成。

4.2.3　熟悉本专业发展动态,带领全实验室人员参加科研工作,积极参与科研课题的申报,组织指导专业论文的撰写和审查。

4.2.4　负责实验室人员的业务学习、继续教育和技术考核等工作。安排本专业范围内进修、实习人员的学习,切实做好带教工作。

4.2.5　及时了解本实验室人员的意见和建议并向实验室主任定期汇报,在权限范围内解决实验室人员提出的问题,不定期召开小组会议,交流经验,协调关系,保证流程优化,建设良好的工作氛围。

4.2.6　做好室内质控和室间质评工作,定期检查各检验项目的室内质控,分析质控数据,提出纠正办法;组织实施、审查签发室间质评回报表,分析质评成绩,提出改进措施。积极参加各级临床检验中心组织的室间质量评价活动。

4.2.7　负责实验室工作的协调,包括设备、人员的调配。负责或指导实验室各种实验材料(试剂、耗材)的管理。

4.2.8　加强与临床沟通,介绍新的检验项目及其临床意义,不定期参加临床疑难病例讨论,主动配合临床医疗工作。

4.2.9 督促实验室人员贯彻执行各项规章制度并检查其执行的情况,进行考勤考绩、人员安排等。

4.2.10 组长不在位时可由质量监督员代理工作。

4.3 · 质量监督员

4.3.1 负责监督检验工作是否符合标准规范和程序的要求。

4.3.2 对监督过程中发现不符合质量管理体系要求的工作应及时纠正,有权对可能存在质量问题的检验结果进行复检或要求有关人员重新检验。对可能造成不良后果的行为,有权要求暂停检验工作。

4.3.3 负责对质量管理体系实施内部审核。负责制订并执行自查计划。负责对内审和外审不符合项采取的纠正措施进行跟踪验证。负责完成室内和室间质量评价工作及监督。

4.4 · 授权签字人:负责对标有兼任 CNAS - CL02:2023 认可标识的检验报告单进行审核、签字、发布。负责分子诊断实验室认可知识的宣贯和组织学习。

4.5 · 试剂耗材管理员

4.5.1 负责实验室的试剂、耗材的计划、验收、登记、质检、储存等日常管理工作,并做好记录。

4.5.2 负责实验过程中耗材的准备,包括 RNA 专用玻璃器皿的 DEPC 水浸泡和 RNA 酶灭活处理,以及其余耗材的高压灭菌处理。

4.5.3 负责 PCR 检验项目试剂的准备工作,当天实验需使用试剂的配制,或出库完毕后其余试剂应立即收好放回冰箱内。

4.5.4 其他严格按《临床基因扩增管理办法》和《临床基因扩增操作工作规范》要求进行。

4.6 · 设备管理员:负责实验室的所有仪器、设备档案文档的日常管理工作,并做好记录。负责实验室仪器设备的校准、性能验证等质量管理工作。负责实验室仪器设备的维护、保养、维修等工作。

4.7 · 教学管理员

4.7.1 负责实验室所有人员的教学、培训等继续教育文档的日常管理工作,并做好记录。

4.7.2 负责协助组长制订学生教学及员工继续教育培训计划并组织实施。负责参与实验室教学培训工作。负责与实验室教学管理员做好对接工作。

4.8 · 安全管理员

4.8.1 负责实验室的包括生物安全和环境设施、水、电、防火器材、人员暴露紧急处理等与安全有关的日常管理工作,并做好记录。

4.8.2 负责与实验室安全管理员做好对接工作。

4.9 · 文档管理员:负责实验室的内部文档的接收、宣传、保管及更新等日常管理工作,并做好记录。负责与实验室文档管理员做好对接工作。

4.10 · 基因操作员

4.10.1 负责实验室日常核酸检验标本的检验工作,并做好相应记录。负责做好荧光定量扩增仪、测序仪等设备的维护、清洁保养工作,并做好相应记录。

4.10.2 负责室内环境温湿度、压力的监控,填写各项记录。负责保存扩增原始数据以备查及检验后标本以备复检。

4.10.3 其他严格按《临床基因扩增管理办法》和《临床基因扩增操作工作规范》要求进行。

4.11·标本接收员：负责核酸检验标本的接收、分类、处理、登记、保存等工作。负责实验后标本的处理、消毒等工作。

5. 相关文件和记录

《分子诊断实验室授权列表》。

参考文献

［1］中国合格评定国家认可委员会.医学实验室质量和能力认可准则的应用要求：CNAS-CL02-A001：2023［S/OL］.（2023-08-01）［2023-09-26］.https：//www.cnas.org.cn/rkgf/sysrk/rkyyzz/2023/08/912141.shtml.

（刘成刚　马越云）

质量管理程序

××医院检验科分子诊断实验室作业指导书	文件编号：××-JYK-××-××-×××
版本/修改：第　　版/第　　次修改	生效日期：	共　页　第　页
编写人：	审核人：	批准人：

1. 目的

规定分子诊断实验室质量管理程序，保证管理体系的有序执行。

2. 范围

适用于分子诊断实验室。

3. 职责

3.1·实验室主任根据准则要求，选定合格的人员担任分子诊断实验室组长，授权其执行管理体系运行并监督。

3.2·实验室组长负责室内各项活动质量管理体系的运行、监督检查、纠正偏离及汇报。

3.3·实验室员工参与质量管理体系的运行。

4. 程序

4.1·根据实验室内情况和管理体系要求，建立与实验室相对应的质量管理结构，将管理责任授权给有能力的员工，包括质量监督员、设备管理员、试剂耗材管理员、安全管理员、文档管理员等，可兼任，并形成文件，共同运行实验室的质量管理。

4.2·依据 CNAS-CL02 认可准则、应用要求、认可指南，适用的法律、法规、标准，参照分子检测相关的教材、专著、指南、专家共识等建立实验室的管理、仪器、项目等标准操作规程。

4.3·实验室组长或质量监督员定期（每月）检查室内各项管理工作质量，记录《质量管理程序记录表》，并以口头汇报、书面、会议形式向实验室质量管理组汇报，提出改进要求，保证质量管理工作的有效、合理运行。

4.4·定期（每月）组织室内学习培训管理体系文件精神，更新室内人员的管理知识，提高室内人员的管理素质。

4.4·定期对质量指标监测、总结用户或员工投诉、不良事件报告、内部审核、外部检查、风险管理、管理评审等识别分子诊断实验室管理体系或实验室活动的不符合或偏离。

4.5·实验室员工有责任确保实验室活动的有效性，保证管理体系的运行，并作为年底员工能力评估考核内容。

5. 记录文件

《质量管理程序记录表》。

参考文献

[1] 中国合格评定国家认可委员会.医学实验室质量和能力认可准则的应用要求：CNAS-CL02-A001：2023[S/OL].(2023-08-01)[2023-09-26].https://www.cnas.org.cn/rkgf/sysrk/rkyyzz/2023/08/912141.shtml.

（刘成刚　马越云）

质量目标管理程序

××医院检验科分子诊断实验室作业指导书	文件编号：××-JYK-××-××-×××
版本/修改：第　　版/第　　次修改	生效日期：　　　　共　页　第　页
编写人：	审核人：　　　　批准人：

1. 目的

依据医院、科室的质量目标，制订分子诊断实验室特色的质量目标，实现预期的质量方针。

2. 范围

适用于分子诊断专业的质量目标管理。

3. 职责

3.1·实验室主任设定分子诊断实验室质量目标。

3.2·实验室组长负责实施分子诊断实验室的质量目标适宜性评估，持续改进质量目标。

3.3·实验室组员参与实施和记录质量指标，分析原因，采取改进措施。

4. 程序

4.1·制订分子诊断实验室明确的、具体的、量化的、动态可持续改进的质量目标。

4.2·定期评审质量目标的适宜性，持续改进其质量和能力。

4.3·对于每个质量指标而言，需建立监测目标及基于实验室质量计划目标的性能改进的基准。建立指标的性能目标的步骤。

4.3.1　建立基线数据。识别当前的性能状况，如是否需要进行质量改进，是否已触发采取行动的阈值。

4.3.2　基于实验室或组织的整体目标建立合适的目标。

4.3.3　考虑设定目标，对改进患者安全、临床效率、服务质量或降低成本的重要程度。

4.3.4　实验室应有资源、有能力通过改变过程能达到这个目标，或者其实验室有类似的目标，已经能实现质量目标，或者实验室通过努力可以得以 10%、20% 或 50% 的改进。

4.3.5　研究行业标准或已公布的数据。

4.4·分子诊断实验室的质量指标

4.4.1　标本类型错误率≤0.1%。

4.4.2　标本容器错误率≤0.1%。

4.4.3　标本量不正确率≤0.1%。

4.4.4　抗凝标本凝集率≤1%。

4.4.5　标本溶血率≤1%。

4.4.6　检验前周转时间符合率≥90%。

4.4.7　TAT 符合率≥90%。

4.4.8　室内质控项目开展率≥90%。

4.4.9　室内质控项目变异系数符合率≥90%。

4.4.10 室间质评项目参加率≥90％。

4.4.11 室间质评项目合格率≥90％。

4.4.12 室间比对率(无室间质评)≥96％。

4.4.13 检验报告错误率≤0.1％。

5. 相关文件和记录

《质量指标管理程序》。

参考文献

[1] 中国合格评定国家认可委员会.医学实验室质量和能力认可准则的应用要求：CNAS - CL02 - A001：2023［S/OL].(2023 - 08 - 01)[2023 - 09 - 26].https：//www.cnas.org.cn/rkgf/sysrk/rkyyzz/2023/08/912141.shtml.

[2] 国家卫生和计划生育委员会.临床实验室质量指标：WS/T 496—2017［S/OL].(2017 - 01 - 15)[2023 - 09 - 26].http：//www.nhc.gov.cn/wjw/s9492/201702/93f8eb60e0f34fc896af74f13ac53562.shtml.

（刘成刚　马越云）

质量指标管理程序

××医院检验科分子诊断实验室作业指导书	文件编号：××-JYK-××-××-×××
版本/修改：第　　版/第　　次修改	生效日期：　　　　共　　页　第　　页
编写人：	审核人：　　　　　　批准人：

1. 目的

制订分子诊断实验室特色的质量指标，实现预期的质量目标方针。

2. 范围

适用于分子诊断专业的质量指标管理。

3. 职责

3.1·实验室主任监督并定期考察分子诊断实验室质量指标情况，并根据情况提出意见和要求。

3.2·实验室组长制订实验室质量指标，形成文件，并监督执行和考察。

3.3·质量监督员负责检测室内各项质量指标情况，记录存档，并动态提出改进计划。

3.4·实验室员工负责执行室内各项质量指标运行工作并填写记录表格。

4. 程序

4.1·编写分子检测样本采集手册，定期对采集人员进行培训，保证分子标本的采集质量。减少标本类型错误率、标本容器错误率、标本量不正确率、抗凝标本凝集率、标本溶血率。

4.2·对标本运送人员及标本接收人员进行培训，保证检验前周转时间符合要求；对基因检测员工定期培训，熟悉各类标本检测的 TAT 时间，保证符合质量目标要求。

4.3·按照准则要求，日常检测项目每日操作室内质控，保证符合室内质控质量目标要求。

4.4·按时参加国家卫生部门或区域卫生部门的分子项目室间质评工作，达到室间质控质量目标要求。

4.5·定期与同级医院开展室间比对，保证实验室间比对率（无室间质评）达标。

4.6·制订检验报告检测人与审核人双人签字制度，减少报告出错率。

4.7·由质量监督员协助组长定期汇总统计实验室质量指标，填写《质量指标管理程序》。对结果进行分析，找出偏离原因，并提出改进计划，保障质量管理体系的良好运行，保证合格的检验质量。

5. 相关文件和记录

《质量指标管理程序》。

参考文献

[1] 中国合格评定国家认可委员会.医学实验室质量和能力认可准则的应用要求：CNAS-CL02-A001：2023[S/OL].(2023-08-01)[2023-09-26].https：//www.cnas.org.cn/rkgf/sysrk/rkyyzz/2023/08/912141.shtml.

[2] 国家卫生和计划生育委员会.临床实验室质量指标：WS/T 496—2017[S/OL].(2017-01-15)[2023-09-26].http：//www.nhc.gov.cn/wjw/s9492/201702/93f8eb60e0f34fc896af74f13ac53562.shtml.

（刘成刚　马越云）

第二章
实验室资源要求

人员能力要求程序

××医院检验科分子诊断实验室作业指导书	文件编号：××-JYK-××-××-×××
版本/修改：第　　版/第　　次修改	生效日期：　　　　　共　页　第　　页
编写人：	审核人：　　　　　批准人：

1. 目的
规定临床分子诊断实验室各岗位人员能力要求。

2. 范围
适用于临床分子诊断实验室。

3. 职责
依照新版 CNAS-CL02 认可准则、科室情况及临床工作需要，实验室主任对分子诊断实验室组长、授权签字人、质量监督员、安全管理员、设备管理员、试剂耗材管理员、分子检测岗位人员设置资质和能力要求，并形成文件。

4. 程序
4.1·实验室组长

4.1.1　具有相应的医学检验专业教育背景，大学本科以上学历，具有分子检验专业 3 年及以上的工作经历，业务熟练，至少具有中级以上职称。

4.1.2　具备良好的医德医风、工作形象和沟通管理能力，熟悉 CNAS-CL 质量管理和技术方面的知识，能够配合实验室主任负责实验室的管理，组织贯彻有关规章制度，领导室内人员完成本室的各项基本任务。

4.1.3　能够根据实验室情况进行人员岗位合理设置，制订各工作岗位人员责任，建立正常的检测及研究工作秩序。

4.1.4　能够与临床科室开展学科交流及对外提供专业咨询服务。

4.1.5　能够完成对实验室人员（固定、轮转、进修、实习、见习等）的教学、培训、继续教育及考核评估工作。

4.1.6　能够结合工作实际，积极开展新业务、新技术和科研工作。

4.1.7　在质量监督员因故无法履行职责时，可代其履行。

4.2·质量监督员

4.2.1　具有相应的医学检验专业教育背景学历，从事分子诊断工作至少 3 年。

4.2.2　掌握分子诊断专业检验技术，熟悉相关标准、规范。

4.2.3　能够协助组长负责实验室质量体系的建设和持续改进，包括管理、技术相关文档的编写及实验室工作的日常运行，负责与质量管理相关活动的组织和执行，包括 IQC 方案的建立、实施和 EQA 的执行、分析等。

4.2.4　能够协助组长参与实验室的各项基本工作，包括临床检测工作、员工培训及考核等，组长因故无法履行职责时，经委托可代其履行。

4.2.5　每天审核实验室当天的室内质量控制方面的工作，定期（每月和年终）检查、总结实验室室内质量工作。

4.3·分子诊断认可项目的授权签字人

4.3.1   具有相应的医学检验专业教育背景学历,至少具有中级专业技术任职资格。

4.3.2   具有授权签字领域 3 年及以上工作经历。

4.3.3   熟悉技术及质量管理方面的知识。

4.3.4   掌握分子专业检验技术,熟悉相关标准、规范。

4.4·教学管理员

4.4.1   具有相应的医学检验专业教育背景学历,具有中级专业技术任职资格。

4.4.2   熟悉管理体系中教学管理方面的知识及规则。

4.4.3   能够及时负责地传达及落实实验室的教学文件和通知。

4.4.4   能够配合组长实施实验室各类人员的教学、培训、考核及记录工作。

4.5·设备管理员

4.5.1   具有相应的医学检验专业教育背景。

4.5.2   熟悉管理体系中设备管理方面的知识及规则。

4.5.3   能够建立、保管及更新实验室全部设备的档案资料,及时记录各仪器设备使用、维护保养及维修等信息。

4.5.4   熟悉实验室仪器设备的性能、维护保养知识,能够协助安装新进及维护保养实验室仪器设备。

4.6·文档管理员

4.6.1   熟悉管理体系中文件管理方面的知识及规则。

4.6.2   配合组长负责建立、保管、更新实验室内部文件的文档资料。

4.6.3   具备一定的文字能力,能够帮助撰写实验室相关文件。

4.7·安全管理员

4.7.1   熟悉管理体系中关于安全方面的知识及规则。

4.7.2   接受过专业培训机构关于包括生物安全在内的安全知识培训并取得证书。

4.7.3   能够处理实验室的包括环境设施、水、电、消防及生物泄露等安全情况。

4.8·基因检测操作人员:具备检验相关学历,经过有资质的培训机构培训,并取得 PCR 上岗证。

4.9·高级职务人员

4.9.1   能够学习、追踪本学科国内外分子实验技术及学术发展动态,引进先进的技术和方法。

4.9.2   解决本学科实验技术的重要问题,开发新的分子实验项目。

4.9.3   能够承担分子领域相关的科研任务或研究生导师工作。

4.9.4   组织制订医疗、科研的实验方案和编写实验指导书。结合实验室特点,编写管理文件、技术文档和撰写论文。

4.9.5   能够通过学术报告、专题讲座等形式培训相关人员,参与学术交流。

4.10·中级职务人员

4.10.1   掌握本实验室有关的专业知识和技术,努力掌握本学科国内外实验技术,负责实验室某一方面的实验技术工作,组织和实施难度较高的科学实验工作。

4.10.2 协助组长拟订实验室的建设方案和仪器设备的配置方案。

4.10.3 在上级技术人员的指导下,制订与实验室科研工作相关的技术操作规范和仪器设备的操作规程。

4.10.4 参与精密仪器、大型设备的可行性论证,组织仪器设备的安装、调试和维修及技术的开发工作。

4.10.5 全面参加实验室临床检测工作,完成相关记录表格(LAB - PF - 013 - 01 等)的填写。

4.10.6 参与初级专业技术人员及学生的培训和考核工作。

4.11·初级职务人员

4.11.1 在上级技术人员指导下开展具体的临床检测工作,完成相关记录表格(LAB - PF - 013 - 01 等)的填写,参与制订实验室科研工作相关的技术操作规范和仪器设备的使用规程。

4.11.2 负责实验室仪器设备的维护、保养和一般故障的维修工作,定期检查仪器设备,发现问题时主动与有关部门协调解决。

4.11.3 积极参加各种技术培训,认真学习与本专业技术相关的理论知识,不断提高技术水平。

4.11.4 帮助进修生和实习生完成进修、学习任务。完成组长和上级人员交办的其他任务。

5. 记录表格

《检验科个人档案》。

参考文献

[1] 中国合格评定国家认可委员会.医学实验室质量和能力认可准则的应用要求:CNAS - CL02 - A001:2023[S/OL].(2023 - 08 - 01)[2023 - 09 - 26].https://www.cnas.org.cn/rkgf/sysrk/rkyyzz/2023/08/912141.shtml.

（刘成刚　马越云）

授权管理程序

××医院检验科分子诊断实验室作业指导书	文件编号：××-JYK-××-××-×××
版本/修改：第　　版/第　　次修改	生效日期：　　　　　共　　页　第　　页
编写人：	审核人：　　　　批准人：

1. 目的

规定分子诊断实验室各岗位人员的授权管理程序，通过培训和能力评估考核的人员，给予适当授权，以满足临床工作的需求。

2. 范围

适用于临床分子诊断实验室。

3. 职责

3.1·实验室主任：按照 CNAS‐CL02：2023 认可准则要求及实验室人员情况，授权适当人员担任实验室组长，并允许其对实验室人员进行动态授权。

3.2·组长：负责实施员工的技术培训、考核及室内工作授权。

3.3·员工：参加技术培训和能力评估。

3.4·文档管理员：对培训、考核、授权等资料进行归档管理。

4. 程序

4.1·岗位授权

4.1.1　根据能力评估考核情况，给实验室员工的实验室活动（岗位）和仪器操作等进行授权。

4.1.2　根据实验室活动，依据人员类别及技术职称等情况，通过培训和考核通过的员工，组长授权特定的实验室活动（表1）。

表 1　实验室不同人员授权表

人员类别	样本采集	样本运输	患者样本处理	不合格样本处理	检验方法（开发、修订、确认和验证）	样本检测	样本存储	结果报告	结果解释与建议	信息系统操作
样本运送工人		√								
前处理工人			√	√			√			
实验室一年内新进员工	▲指导下√		√	√	★授权后√	▲指导下√	√			▲指导下√
初级技师	√		√	√	★授权后√	√	√	★授权后√		√
主管技师	√		√	√	★授权后√	√	√	★授权后√	√	√

（续表）

人员类别	样本采集	样本运输	患者样本处理	不合格样本处理	检验方法(开发、修订、确认和验证)	样本检测	样本存储	结果报告	结果解释与建议	信息系统操作
副主任技师	✓		✓	✓	★授权后✓	✓	✓	★授权后✓	✓	✓
主任技师					★授权后✓	✓		★授权后✓	✓	✓
检验科实习生	▲指导下✓		▲指导下✓	▲指导下✓	★授权后✓	▲指导下✓	▲指导下✓			▲指导下✓
检验科进修生、规培生	★授权后✓		★授权后✓	★授权后✓	★授权后✓	★授权后✓	★授权后✓			★授权后✓

注：▲，指在带教老师的指导下；★，指通过科室考核授权

4.1.3　实验室员工经过岗位培训并考核合格后,可授权员工从事该岗位工作。

4.1.4　实验室的仪器设备,经培训并考核合格后,可授权员工进行操作。

4.1.5　考核不合格者,不得授权其独立从事检验工作,应进行再培训和再考核,考核通过后再授权。

4.1.6　依据工作年限、年度考核等表现,应动态调整授权情况。

4.2·文档管理员保存岗位授权的相关记录。

5. 相关文件和记录

《授权表》。

参考文献

[1] 中国合格评定国家认可委员会.医学实验室质量和能力认可准则的应用要求：CNAS‐CL02‐A001：2023［S/OL］.（2023‐08‐01）［2023‐09‐26］.https：//www.cnas.org.cn/rkgf/sysrk/rkyyzz/2023/08/912141.shtml.

（刘成刚　马越云）

继续教育和专业发展程序

××医院检验科分子诊断实验室作业指导书	文件编号：××-JYK-××-××-×××
版本/修改：第　　版/第　　次修改	生效日期：　　　　共　页　第　页
编写人：	审核人：　　　　批准人：

1. 目的

规范分子诊断实验室人员的继续教育和专业发展程序,有计划地对员工进行专业理论知识、专业技术和实践能力的培训,不断提高该室人员的业务能力,确保具有足够的具备一定资格和能力的人员满足分子诊断实验室日常工作及发展的需要。

2. 范围

在岗员工、具有某项目检测资质的工作人员,包括新员工、周末及夜班值班人员等。

3. 职责

3.1·组长协助科主任负责制订分子诊断实验室的定期发展规划和年度发展计划。

3.2·组长负责制订分子诊断实验室各类人员的继续教育计划,根据本室学科发展需要培养各类人才,上报室主任批准并形成文件。

3.3·组长负责或监督下级人员按照计划完成继续教育工作。

4. 程序

4.1·根据需要或与相关专业组联合,每月安排1次继续教育(可适当调整)。内容包括分子诊断领域的国内外专业发展趋势、科研成果、新技术、新方法,新颁布的分子检测领域的专家指南、共识、行业标准等。

4.2·派员工参加国家及地方认可机构组织的与分子检测工作有关的外部培训,取得证书并复印归档保存。

4.3·通过讲座和讨论的方式,组织与医院临床科室进行内部跨学科交流,内容包括实验室的新开展的分子检测技术的临床意义及应用、现有分子检测技术存在的问题及改进建议等,提高员工与临床交流能力及专业内涵水平。

4.4·制订科研计划,鼓励实验室员工结合工作进行学习和总结,撰写分子检测专业领域的论文、综述、病例交流、出版著作等,定期参加国际、全国或地区范围的专业学术会议进行外部交流。

4.5·主办或协办全国或地方分子诊断专业继续教育班,为本单位及相关医疗单位培养分子检测专业人员。

4.6·根据工作需要安排人员进行分子检测专项技术国内外进修及报考研究生。

4.7·在每年12月31日前,分子诊断实验室组长要对上一年度本室内人员继续教育培训情况进行总结,定期审查这些方案和活动的有效性和针对性,并制订下一年度的继续教育培训计划。

5. 记录表格

《员工继续教育培训计划》《员工继续教育培训表》。

（刘成刚　马越云）

人员培训及能力评估程序

××医院检验科分子诊断实验室作业指导书	文件编号：××-JYK-××-××-×××
版本/修改：第　　版/第　　次修改	生效日期：　　　　　　共　　页　第　　页
编写人：	审核人：　　　　　　批准人：

1. 目的

规范分子诊断实验室人员的培训和能力评估程序。

2. 范围

分子诊断实验室在岗员工、新入职员工、周末及夜班值班人员、进修生、轮转生、实习生。

3. 职责

3.1·组长负责制定室内各类人员的年度培训、考核计划及能力评估标准，并形成文件，确保工作人员有能力并且有资格胜任本职岗位工作。

3.2·组长按照 CNAS-CL02 总则要求定期组织完成各类人员考核及能力评估。

3.3·教学管理员负责培训计划的具体实施并完成记录。

3.4·文档管理员负责将记录添加至科室个人档案资料保存。

4. 程序

4.1·培训

4.1.1　新员工(入职一年内的员工称为新员工)、轮转生、进修生、实习生。

4.1.1.1　岗前培训：入室后由本室质量监督员对新人进行岗前培训，培训内容为分子诊断实验室的环境设施、规章制度、人员分工和责任、常规工作制度、生物安全制度、职业暴露应急处置、技术文件记录及保管等。填写《新员工、轮转、进修、实习人员培训表》。

4.1.1.2　岗位培训：由组长指定岗位轮转培训负责人，按照培训计划进行岗位培训，培训内容主要为分子诊断实验室各类标本的接收、存储、LIS 录入及使用、设备仪器的操作、实验技术原理、操作流程、结果判定、审核、报告发放、试验后标本的处理等内容。培训结束岗位轮转培训负责人撰写评语，填写《新员工、轮转、进修、实习人员培训表》，存入个人档案。

4.1.1.3　特殊岗位培训：从事核酸检测技术、高压灭菌技术工作的员工，需参加国家或地方认可机构组织的培训，并经考核取得上岗证书。

4.1.2　本科室非本实验室员工或当职责变更时，或离岗 6 个月以上再上岗员工应对此类员工进行再培训。内容主要侧重技术层面，如与工作内容密切相关的实验室质量管理和技术文件、实验原理、操作流程、结果发放等内容。

4.1.3　固定员工：应参加本实验室内部定期组织的培训活动，内容包括检验程序及管理程序发生变化、新增仪器设备、新开展分子检测技术的培训等，并签到记录。培训结束由室内教学管理员填写《员工培训表》，存入个人档案。

4.2·培训考核及能力评估

4.2.1　轮转生、进修生、实习生：培训轮转结束后，由实验室组长组织实施考核及评价。考评组人员包括专业组组长或质量管理员、岗位轮转培训负责人、教学管理员；内容应涵盖实验室培训计划内的岗前及岗位培训内容,考核形式为口试、笔试或操作考核。考核后由教学管理员撰写评语,填写《实习人员手册》。

4.2.2　新员工

4.2.2.1　新员工考核内容为培训计划内的岗前及岗位培训内容,特殊岗位证书获得情况等,考核通过后由分子室组长授权在本实验室进行相关工作或操作,否则重新培训并考核。

4.2.2.2　新员工在最初 6 个月内至少接受 2 次能力评估。评估结果须记录在《新员工、进修、实习人员岗位能力评估表》,并归档保存。

4.2.3　本科室非本实验室员工或当职责变更时,或离岗 6 个月以上再上岗员工:此类员工培训后考核内容主要为岗位培训内容、特殊岗位证书获得情况等。年底由组长对个人能力按照标准进行评估。

4.2.4　固定员工:组长对分子室员工能力每年年底评估一次。评估结果记入《员工岗位能力评估表》,上报实验室主任审阅并签字,归入科室个人档案。

5. 记录表格

《员工培训计划表》《员工培训表》《新员工、轮转、进修、实习人员培训表》《员工岗位能力评估表》。

参考文献

[1] 中国合格评定国家认可委员会.医学实验室质量和能力认可准则的应用要求:CNAS - CL02 - A001:2023[S/OL].(2023 - 08 - 01)[2023 - 09 - 26].https://www.cnas.org.cn/rkgf/sysrk/rkyyzz/2023/08/912141.shtml.

(刘成刚　马越云)

实验室环境和设施控制程序

××医院检验科分子诊断实验室作业指导书	文件编号：××-JYK-××-××-×××	
版本/修改：第　　版/第　　次修改	生效日期：	共　　页　第　　页
编写人：	审核人：	批准人：

1. 目的

保证分子诊断实验室环境及设施满足医学实验室工作和活动的需要,分子检验工作顺利开展,始终尽最大能力使设施与环境对检验结果的影响最小,确保检验结果的准确可靠。

2. 范围

分子诊断实验室在常规工作中的设施与环境空间控制。

3. 职责

3.1·技术负责人制订并组织环境控制目标。

3.2·分子诊断实验室相关岗位人员负责监督执行监控和记录工作(包括检验环境、样品储存环境、消耗品储存环境等)。

4. 程序

4.1·分子诊断实验室设施和环境条件程序原则

4.1.1　技术负责人负责中心区域的划分。实验室所用设施、设备和材料(含防护屏障)均应符合国家相关的标准和要求。

4.1.2　技术负责人负责中心活动空间、环境控制的评估与监督。

4.1.3　分子诊断实验室相关岗位人员负责本实验室具体空间的划分,保证实验室各种物品及资源的放置合理有序。

4.1.4　技术负责人组织各岗位人员根据仪器设备的最高使用限制要求和执行的检验标准建立环境控制目标,并报科室主任审核批准。参见《仪器设备使用记录表》。

4.1.5　技术负责人根据确定的环境控制目标提出环境监控方法和配套的监控设备。

4.1.6　技术负责人根据样品的最高保存限制条件提出样品储存时的环境控制目标、监控方法及监控设施与设备。参见《样品储存时间记录》。

4.1.7　技术负责人根据检验消耗品注明的保存条件提出消耗品保存时的环境监控目标、监控方法及监控设施与设备。

4.2·实验室和办公设施

4.2.1　划分污染区、半污染区和清洁区。① 严禁污染区的物品未经消毒处理进入非污染区;② 禁止患者及其他来访者在未采取隔离措施的情况下进入污染区;③ 所有标本视为污染源,直接接触标本的区域为污染区。

4.2.2　标本接收区域、标本处理区域(包括试剂准备区、样品制备区、扩增区和扩增产物分析区)、标本储存区域均应有明显标识。

4.2.3　对进入影响检验质量的区域进行控制;非工作人员未经许可严禁进入工作区域;保护医疗信息、样品、实验室资源,防止未授权访问。

4.2.4 检验设施以保证检验的正确实施。这些设施可包括能源、照明、通风、噪声、供水、废物处理、负压和其他环境条件。

4.2.4.1 实验室温度、湿度、负压符合工作要求且适合于人员工作。分子诊断实验室工作人员每天监测实验室相对湿度、温度负压压力，记录入《专业实验室环境监控记录》。

4.2.4.2 保证仪器放置区适合工作的需要，避免相互干扰。有备用电源以确保实验室工作期间电力供应不间断。

4.2.4.3 技术负责人对环境条件进行有效监视和控制，对实验结果可能产生影响的环境因素采取必要的措施。

4.2.4.4 技术负责人每年对工作区环境控制进行一次审核和评估，提交实验室环境保护措施，协助进行风险评估，撰写《风险管理评估报告》。

4.2.4.5 严格规定实验室区域，控制生物污染物从污染区传播至非污染区并扩散，控制无关人员进入污染区。

4.2.4.6 严格按照《临床基因扩增检验实验室管理暂行办法》对基因诊断区域的划分，防止实验室间交叉污染。

4.2.4.7 对可能存在生物污染的区域进行危险标记。

4.2.4.8 对从事可能存在生物污染工作的人员进行个人防护：按照三级生物安全防护标准穿防护服、戴手套、帽子、口罩、护目镜。

4.2.4.9 对可能存在国家规定的烈性生物传染的标本，处理人员需按国家要求佩戴相应防护装备，并在生物安全柜中进行操作。

4.2.4.10 分子诊断实验室涉及病原微生物的标本存放及处置，应遵循《实验室微生物安全管理制度》。

4.2.4.11 按《实验室消毒及废弃物处理制度》处理实验室产生的生物污染废物。

4.2.5 实验室内设置通信系统，包括通话和样本信息、结果数据的传输，并与机构的规模、复杂性相适应，以确保信息的有效传输。

4.2.6 提供安全设施和设备并定期验证其功能，包括应急疏散装置、冷藏或冷冻库中的对讲机和警报系统及便利的应急喷淋和洗眼装置等，填写《喷淋装置维护记录表》和《洗眼器使用与维护记录表》。

4.3・储存设施

4.3.1 储存空间和条件应确保样品材料、文件、设备、试剂、耗材、记录、结果和其他影响检验结果质量的物品的持续完整性，以防止储存检验过程中使用的临床样品和材料交叉污染。

4.3.2 危险品的储存和处置设施应与物品的危险性相适应，并符合适用要求的规定。

4.3.3 试剂存放区的环境条件，如发生偏离后技术负责人应组织对试剂的质量进行验证，在证明质量没有发生改变后方可继续使用，验证记录应由技术管理小组存档保管。

4.4・员工设施：检验科室应保证配有足够的洗手间、饮水处和储存个人防护装备和衣服的设施。

4.5・患者样品采集设施

4.5.1 患者样品采集设施应有隔开的接待、等候和采集区。

4.5.2　执行患者样品采集程序(如采血)的设施应保证样品采集方式不会使结果失效或对检验质量有不利影响。

4.5.3　样品采集设施应配备并维护适当的急救物品,以满足患者和员工需求。

4.6·设施维护和环境条件

4.6.1　实验室要求有良好的工作秩序和互不干扰的工作环境。实验室应保持设施功能正常、状态可靠。工作区应保持洁净且状态良好。技术负责人组织分子诊断实验室组长对分子诊断实验室的实验环境进行经常性的监督检查,以保证检验环境条件不会影响检验质量。

4.6.2　有相关的规定要求,或可能影响样品、结果质量和(或)员工健康时,实验室应监测、控制和记录环境条件。应关注与开展实验相适宜的光、无菌、灰尘、有毒有害气体、电磁干扰、辐射、湿度、电力供应、温度、声音、振动水平和工作流程等条件,以确保这些因素不会使结果无效或对所要求的检验质量产生不利影响。

4.6.3　分子诊断实验室与其他相邻实验室之间如有不相容的业务时应有效分隔。在检验程序可产生危害或不隔离可能影响工作时,应制订程序防止交叉污染。

4.6.4　技术负责人在指导建立检验环境、样品保管环境、消耗品储存环境控制目标时,应考虑不同仪器设备在不同检验作业时、不同样品在同一个储存区域和不同消耗品之间的相互影响。如有影响应采取隔离措施。

4.6.5　实验室的仪器布置在不相互影响的同时还应考虑使用的方便性。

4.6.6　在检验时对环境的监控,分子诊断实验室工作人员应记录环境监控参数,避免环境条件发生偏离后给检验结果造成不良影响。当发现环境监控出现偏离时,工作人员应立即停止检验活动并查找偏离原因、及时汇报技术负责人。待环境条件恢复到控制标准且保持稳定后,工作人员才能进行正常检验工作。

5. 相关文件和记录

《实验室设备管理程序》《实验室安全管理程序》《样品管理程序》《实验室微生物安全管理制度》《实验室消毒及废弃物处理制度》《仪器设备使用记录》《样品储存时间记录》《专业实验室环境监控记录》《喷淋装置维护记录》《洗眼器使用与维护记录》《风险管理评估报告》。

参考文献

[1]　中国合格评定国家认可委员会.医学实验室质量和能力认可准则的应用要求:CNAS - CL02 - A001:2023[S/OL].(2023 - 08 - 01)[2023 - 09 - 26].https://www.cnas.org.cn/rkgf/sysrk/rkyyzz/2023/08/912141.shtml.

(卞成蓉　李伯安)

样品采集设施管理程序

××医院检验科分子诊断实验室作业指导书	文件编号:××-JYK-××-××-×××	
版本/修改:第　　版/第　　次修改	生效日期:	共　页　第　页
编写人:	审核人:	批准人:

1. 目的

确保分子诊断实验室相关检验样品的采集设施得到有效管理和维护,以保证样品采集的准确性、安全性和可追溯性,提高检验结果的可靠性。

2. 范围

适用于分子诊断实验室相关的样品采集设施。

3. 职责

3.1·分子诊断实验室设施管理人员的职责:监督和管理样品采集设施的日常运行,确保设施内的设备和工具处于良好工作状态;监督并培训分子诊断实验室的设施工作人员的操作规范和卫生标准;定期评估设施的性能,并采取必要的改进措施。

3.2·分子诊断实验室的设施工作人员的职责

3.2.1　遵守分子诊断实验室的操作规范和卫生标准,确保采样的准确性和安全性。

3.2.2　根据分子诊断实验室的工作程序准确执行样品采集、标识和记录,确保样品标识的准确性和完整性。

3.2.3　及时清理和消毒设施、设备和工具,保持洁净环境。

3.2.4　确保分子诊断实验室采集设施的充足供应,包括样品容器、采集工具和其他必要的设备。

3.2.5　监控分子诊断实验室采集设施的有效期限,及时更换和更新。

3.2.6　及时向上级报告分子诊断实验室设施设备故障或其他问题。

4. 程序

4.1·分子诊断实验室样品采集设施的使用

4.1.1　准备采集设施:根据分子诊断实验室采集要求和标本类型,准备合适的采集设施,包括标本容器、采集针、采集管等。

4.1.2　清洁和消毒:在使用之前,对分子诊断实验室采集设施进行彻底的清洁和消毒,确保无菌状态和防止交叉感染。

4.1.3　采集操作:根据分子诊断实验室标准操作规程,使用适当的采集设施进行样品采集,确保采集的准确性和无污染。

4.1.4　封闭和标识:分子诊断实验室样品采集完毕后,正确封闭标本容器,并在容器上标明样本信息,如患者姓名、病历号等。

4.2·分子诊断实验室采集设施的质量控制

4.2.1　对新购或更换的分子诊断实验室采集设施进行验收,核对规格、标识和有效期等。

4.2.2　定期检查和评估分子诊断实验室采集设施的质量,包括外观检查、封闭性测试和标识的清晰性。

4.2.3 如果发现分子诊断实验室采集设施有损坏、过期或不合格的情况,立即更换或修复,并进行记录。

4.3·分子诊断实验室采集设施库存管理

4.3.1 维护分子诊断实验室采集设施的充足库存,确保分子检测样品相关的采集设施的供应。

4.3.2 定期进行库存盘点,记录分子检测样品采集设施的种类和数量。

4.3.3 根据分子诊断实验室需要及时补充库存,避免出现缺货或供应不足的情况。

4.4·分子诊断实验室采集设施维护和维修

4.4.1 定期检查分子检测样品采集设施的状态,包括损坏、老化和失效情况。

4.4.2 对于损坏或失效的分子检测样品采集设施,立即更换或修复,确保其正常使用。

4.4.3 维护分子检测样品采集设施的清洁和消毒记录,记录清洁和消毒的日期、方法和操作人员。

4.5·穿脱防护服的需要:采集新冠病毒核酸样品时,分子诊断实验室设施工作人员应按照相关规范和程序正确穿戴和脱下防护服。在穿脱防护服前,应进行充分的手卫生,并确保防护服的完整性和清洁度。

4.6·分子诊断实验室洗消耗材的放置

4.6.1 在分子诊断实验室采集设施环境内设立洗消耗材放置区域,并确保其干净、整洁、易于管理,且应与采样区域分开,防止交叉污染。

4.6.2 洗消耗材放置区域应具备适当的水源和排水设施,并配备洗涤剂、消毒剂等必要物品。

4.7·信息系统

4.7.1 分子诊断实验室设施应建立和维护适当的信息系统,用于管理分子检测样品采集的数据和相关信息。

4.7.2 信息系统应具备可靠的分子检测样品数据存储和备份机制,确保数据的完整性和可追溯性。

4.7.3 信息系统应提供有效的分子检测样品标识和追踪功能,便于对样品进行管理和查询。

4.7.4 分子诊断实验室设施工作人员应接受相应的培训,熟悉和正确使用信息系统,确保分子数据的准确录入和查询。

4.8·分子诊断实验室采集样品的存储

4.8.1 分子诊断实验室样品采集后,应尽快送检。确实需要存储的,应根据分子检测样品类型和要求,设施应设置适当的样品存储区域,确保样品的安全和保存条件。

4.8.2 分子检测样品存储区域应具备适当的温度控制和监测设备,每天进行温度监测和记录,以确保温度符合样品保存要求,保证样品的稳定性和质量。

4.8.3 分子检测样品存储区域应按照规定的程序和标识要求妥善存放样品,避免交叉。

4.8.4 不同类型的分子检测样品也应根据其特性和要求进行分区存放,避免混淆和交叉污染。

4.8.5　分子检测样品容器应密封良好,标识清晰可读,并在容器上注明必要的信息,如样品编号、采集日期和时间等。

4.8.6　对于需要长期保存的分子检测样品,设施应建立合理的样品存档管理制度,包括样品存放期限、存档位置和存档记录等。

5. 相关文件和记录

《标本采集与处理标准操作规程》《标本采集、运送、接收与保存程序》《样品管理程序》《标本采集手册》《样品采集设施的维护和检修记录》《样品运送交接记录》《样品采集设施和工具的清洁消毒记录》《设施异常事件和问题的记录》《采集设施质量控制记录》《采集设施库存管理记录》《专业实验室环境设施监控记录》《培训记录》。

参考文献

[1] 中国合格评定国家认可委员会.医学实验室质量和能力认可准则的应用要求：CNAS－CL02－A001：2023[S/OL].(2023－08－01)[2023－09－26].https：//www.cnas.org.cn/rkgf/sysrk/rkyyzz/2023/08/912141.shtml.

（卞成蓉　李伯安）

实验室安全风险管理程序

××医院检验科分子诊断实验室作业指导书	文件编号：××-JYK-××-××-×××
版本/修改：第　　版/第　　次修改	生效日期：　　　　　　共　　页　第　　页
编写人：	审核人：　　　　　　批准人：

1. 目的

分子诊断实验室建立并维持风险管理程序，通过识别和评估风险，为制订预防控制措施提供依据，为持续改进提供机会，以实现持续的质量改进过程。

2. 范围

本程序表述了风险管理在分子诊断实验室检验前过程、检验过程和检验后过程的具体应用，涵盖检验结果发布前的所有环节风险控制的应用，适用于本实验室环境及所有工作人员。

3. 职责

3.1·科主任负责对实验室风险的控制和管理并配置适当的资源，以保证预防措施和纠正措施能够得到辨识和实施。

3.2·技术负责人负责预防措施、纠正措施和持续改进的管理职责。

3.2.1　预防措施的管理职责：① 制定整个检测过程数据采集的原则与程序；② 分析数据的趋势和模式，以揭示问题或失误发生的可能性；③ 制订并实施预防措施，通过过程改进消除潜在不符合项的诱因，防止其发生。

3.2.2　纠正措施的管理职责：① 制定不符合项、失误和事件的辨识及报告原则与程序；② 保证所有人员经过培训，能够适当地辨识和报告不符合项、失误和事件；③ 评审不符合项、失误和事件的分析结果；④ 技术负责人负责制订补救和纠正措施，避免或减少不符合项、失误或事件的再次发生。

3.2.3　持续改进的管理职责：将风险管理、预防措施和纠正措施的结果整合到持续改进过程中。

3.3·分子诊断实验室负责人负责本实验室的风险识别和控制并完成风险评估报告（上报）。

3.4·分子诊断实验室工作人员应主动识别风险，并报告风险。

3.5·分子诊断实验室负责人建立评估和管理风险的机制，采取预防措施，防止风险转化为不合格。

4. 程序

4.1·风险管理框架的组成步骤为：制订风险计划；辨识风险及其影响；制订风险应对策略；监控风险。

4.2·辨识潜在和现有分子诊断实验室不符合项、失误和事件。

4.2.1　从以下方面来辨识：内部审核的评审；事件报告；改进机会；前瞻性风险分析过程。

4.2.2　可通过对分子样品检测全过程流程分析来辨识潜在的风险。

4.3・风险因素及描述

4.3.1 从以下方面识别风险因素

4.3.1.1 分子样品检测分析前：患者身份辨识不正确；诊断信息不正确或缺失；医嘱解释不正确；患者准备不正确；标本采集容器或保护剂不正确；标本采集容器标识不正确；标本混合不正确；采集时间不正确；标本运输条件和时限不正确。

4.3.1.2 分子样品检测分析中：质控品检测结果不符合要求；检测程序不符合要求；设备或试剂错误；检测完成时间延误。

4.3.1.3 分子样品检测分析后：结果不正确；结果转录不正确；报告含糊歧义；报告关联的患者不正确；报告送达人员不正确；结果解释的限制条件信息缺失。

4.3.2 根据以上风险因素进行具体的风险描述

4.3.2.1 可信的核酸检测结果依赖于样品的收集、运输、储存及处理等。例如，在标本采集过程中，具体发生的风险可能为抗凝管没有充分混匀或抗凝剂选择不当（如 HIV RNA 检测）等；例如，在检验结果的质量保证风险因素中，具体发生的风险可能为未按照质控 SOP 要求做质控或室内质控或室间质量评价不处理或趋势性变化未分析和采取必要的纠正措施；例如，核酸阳性质控品污染、样品污染等，导致 PCR 核酸结果假阳性，需严格按照操作规程进行操作，以及严格分区、消毒等，避免污染。

4.3.2.2 分子诊断实验室要对自己专业的风险因素进行识别并描述。

4.4・风险后果和预期风险等级的判断

4.4.1 针对每一风险因素及风险描述，判断可能出现的后果，并对其风险等级进行评估。

4.4.2 例如，标本采集容器选择错误的风险中，可能造成的后果为标本性状改变或标本溢出污染影响核酸检验结果。

4.4.3 对核酸检验结果轻微影响的其风险等级为轻，影响检验结果但通过宣教、重留标本等手段可以尽量避免的为中，有严重影响需要对检验结果进行评估并需要追回的风险等级评估为重。

4.5・风险控制和纠正措施及预防措施

4.5.1 分子诊断实验室需根据自身工作的特点识别出风险因素并进行描述，针对风险描述进行后果的判断和等级的评估之后，要对每个风险因素进行控制并制订预防措施，对直接识别的不符合项进行纠正并制订纠正措施。这样可减少不符合项的再次发生，或者减缓相关不符合项的进一步发展。

4.5.2 例如，在患者指导的风险因素中，具体的风险为药物、自身免疫性疾病等对检验结果的影响；门诊患者家中留样送检时间对标本的影响，后果为某些药物等影响可能导致检验结果的异常而影响临床诊治；门诊患者标本未及时送检导致标本变质或留样不规范不符合检测要求或样本污染等不适于检测。针对此条制订的风险控制和预防措施为加强患者告知、临床培训及沟通，了解用药情况等，对于影响检测的重要因素报告单中予以备注。

4.5.3 实验室对失误采取的应对措施宜与失误再次发生的概率和失误所致后果的潜在严重程度相匹配。

4.6・已收集的分子诊断实验室不符合项、失误和事件的评审：应定期评审纠正措施，确定分子诊断实验室不符合项、失误和事件的普遍成因和持续存在的问题。应适当分析分子诊断实验室不符合项、失误和事件的潜在原因。应将这一分析作为适当的预防措施、纠正措施和持续改进计划的一个部分。

4.7·持续改进计划：检验管理层应评审所收集的分子诊断实验室不符合项、失误或事件的有关信息，对其与患者和分子诊断实验室安全的可能相关性做出评价，应重点关注以下内容。

4.7.1 是否存在以前未被认识的危害。

4.7.2 先前对分子诊断实验室不符合项、失误或事件所做的评估是否因此而无效。

4.7.3 如果存在上述任一种情况，评价结果应予以反馈，并作为下一评价过程的输入。此外，应立即对实验室高风险的不符合项、失误或事件开展深入调查，以防止其再次发生。

4.8·分子诊断实验室应根据风险因素对风险进行描述，并进行评估和判断，制订出风险控制的方法和预防措施，形成评估报告，并提交管理评审。

5. 相关文件和记录

《实验室试剂耗材管理程序》《实验室设备管理程序》《实验室安全管理手册》《实验室意外事件处理及报告制度》《实验室应对突发事件应急预案》《实验室消毒及废弃物处理制度》《实验室风险管理评估报告》。

参考文献

[1] 中国合格评定国家认可委员会.医学实验室质量和能力认可准则的应用要求：CNAS－CL02－A001：2023[S/OL].(2023－08－01)[2023－09－26].https://www.cnas.org.cn/rkgf/sysrk/rkyyzz/2023/08/912141.shtml.

（卞成蓉 李伯安）

设备基本管理要求程序

××医院检验科分子诊断实验室作业指导书	文件编号：××-JYK-××-××-×××
版本/修改：第　版/第　　次修改	生效日期：	共　页 第　页
编写人：	审核人：	批准人：

1. 目的
规范分子诊断实验室仪器设备的配备要求及管理。

2. 范围
适用于分子诊断实验室所有仪器设备。

3. 职责
3.1·科主任负责对仪器设备的使用人员进行授权，审批分子诊断实验室仪器的选购、验收、报废等的申请，医院设备科负责采购。

3.2·分子诊断实验室负责人负责组织人员编写设备作业指导书、对设备进行性能验证/确认、定期校准等。

3.3·各设备使用岗位技术人员负责设备的日常使用、维护保养并做好相应记录。

4. 程序
4.1·分子诊断实验室应根据检测项目的需求配置所需的全部仪器。

4.2·选择仪器时，应进行充分市场调研，系统评估该仪器性能指标、性价比、售后服务等要素。

4.3·生物安全柜、核酸提取仪、扩增仪、冰箱、离心机等的安装位置和环境要满足仪器设备运行要求。

4.4·检测仪器或间接影响检测结果的仪器设备投入使用前，应由经生产厂商授权的技术人员进行校准。应有定期校准检定计划。

4.5·分子诊断实验室仪器应有唯一标识，并张贴在仪器醒目处。

4.6·温度连续监控的设备，如扩增仪、流式杂交仪等需配备 UPS。

4.7·实验室应根据需要维护和更换设备以确保检验结果质量。

4.8·仪器设备出现故障时，人员应立即停止使用该设备。故障修复后，应首先分析故障原因，如果故障影响了方法学性能要进行相关的检测、验证。

4.9·大型仪器设备如核酸提取仪、扩增仪、检测仪、生物安全柜、压力灭菌器、冰箱等应单独建立设备档案。

参考文献

[1] 中国合格评定国家认可委员会.医学实验室质量和能力认可准则的应用要求：CNAS-CL02-A001：2023[S/OL].(2023-08-01)[2023-09-26].https://www.cnas.org.cn/rkgf/sysrk/rkyyzz/2023/08/912141.shtml.

（王　蕾）

设备验证和使用管理程序

××医院检验科分子诊断实验室作业指导书	文件编号：××-JYK-××-××-×××	
版本/修改：第　版/第　次修改	生效日期：	共　页　第　页
编写人：	审核人：	批准人：

1. 目的

规范分子诊断实验室仪器验证和使用程序，保证仪器的正常安全使用。

2. 范围

适用于分子诊断实验室仪器的验证和使用过程中管理。

3. 职责

3.1·分子诊断实验室负责人负责仪器的验证和使用过程中的管理。

3.2·分子诊断实验室设备管理员负责建立仪器档案，编写仪器 SOP，制订设备检定、校准及维护保养计划，并督促计划的落实。

3.3·分子诊断实验室检验人员使用仪器并进行日常维护保养、简单的故障排除等工作并记录。

4. 程序

4.1·仪器的验证及安装

4.1.1　按照科室仪器设备验收流程进行，分子诊断实验室负责人核对无误后签字验收。

4.1.2　仪器使用前，应进行性能验证，以确保仪器性能指标符合厂商声明，能够达到可接受标准。

4.2·仪器的使用

4.2.1　分子诊断实验室仪器应安全、有序、整洁、按功能分区放置，任何人不得随意搬移、拆卸。

4.2.2　编写仪器标准操作规程，操作手册应放置在方便取用的位置，供工作人员参考。

4.2.3　人员需经培训考核合格后，经实验室负责人授权后方可操作仪器。

4.2.4　仪器操作前，确认仪器运行状态正常、环境条件良好并记录。

4.2.5　操作时应严格按照仪器标准操作规程操作，一般工作人员不得随意更改仪器设置或参数，必要时应设置权限。按要求定期进行仪器的质量控制并做好记录。

4.2.6　操作完成后应做维护保养并记录。

4.2.7　因使用寿命、损坏、故障导致仪器不能满足检测需要时，应按科室规定执行报废流程。

4.3·仪器的校准和性能验证

4.3.1　分子诊断实验室负责人应制订仪器定期校准、检定计划。

4.3.2　通过检测质控数据、PT 试验等确定仪器状态。

4.3.3　设备校准和性能验证等应符合以下要求：

4.3.3.1　自动化核酸提取仪、扩增仪校准应满足制造商建议。

4.3.3.2　每 12 个月进行检定或校准的设备至少应包括：生物安全柜（高效过滤器、气流、负压等参数）、核酸提取仪、扩增仪、压力灭菌器、冰箱、温湿度计、移液器等。

4.3.3.3　如果设备故障影响了方法学性能，在设备修复、校准后，实验室应选择合适的方式进行验证。

4.3.3.4　校准合格的仪器由仪器负责人贴上状态标识，以标明仪器的校准或验证状态及下次校准或验证的日期。

4.3.3.5　校准或检定不合格时应立即进行原因分析并采取相应措施。

4.4 · 设备的记录

4.4.1　分子诊断实验室大型仪器设备应单独建立设备档案。设备档案至少应包括以下内容。

4.4.1.1　仪器的基本信息，包括设备名称、型号、管理编号、出厂编号、出厂日期、接收日期、启用日期、制造商、供应商、供应商联系人、供应商联系电话、报修电话、接收状态、放置地点。

4.4.1.2　主要性能参数；制造商提供的仪器使用说明书；证实仪器可以使用的仪器性能记录（如性能验证报告、检定或校准证书等）。

4.4.1.3　设备的损坏、故障或维修记录；已执行及计划进行的维护；移机记录。

4.4.2　实验室应建立仪器的日常使用保养记录及质控记录。此类设备至少包括冰箱等每日记录温度，压力灭菌器定期进行生物监测等。

4.5 · 仪器的标识

4.5.1　分子诊断实验室仪器均应有唯一标识，内容包括设备名称、设备型号、出厂编号、管理编号、放置地点、责任人、报修电话、校准日期、下次校准日期等。

4.5.2　仪器设备状态标识

4.5.2.1　绿色"运行"标识：仪器设备性能指标符合要求，可正常使用。

4.5.2.2　红色"停用"标识：仪器设备处于故障、维修、性能指标不可接受等状态，不得使用。

4.6 · 设备不良事件报告：由仪器设备直接引起的不良事件和事故，应按医院制度要求进行调查并向制造商和相关监管部门（设备科、医教科、当地药监局、卫生行政部门等）报告。

参考文献

[1] 中国合格评定国家认可委员会.医学实验室质量和能力认可准则的应用要求：CNAS - CL02 - A001；2023［S/OL］.（2023 - 08 - 01）［2023 - 09 - 26］.https：//www.cnas.org.cn/rkgf/sysrk/rkyyzz/2023/08/912141.shtml.

（王　蕾）

设备维护与维修管理程序

××医院检验科分子诊断实验室作业指导书	文件编号：××-JYK-××-××-×××	
版本/修改：第　　版/第　　次修改	生效日期：	共　　页　第　　页
编写人：	审核人：	批准人：

1. 目的

规范分子诊断实验室仪器维护与维修程序，保证仪器的正常安全使用。

2. 范围

适用于分子诊断实验室仪器的维护与维修过程中管理。

3. 职责

3.1·分子诊断实验室负责人监管设备维护与维修过程。

3.2·分子诊断实验室设备管理员负责制订定期维护保养计划，并督促计划的落实。

3.3·分子诊断实验室检验人员负责仪器的日常维护保养、简单的故障排除并记录。

4. 程序

4.1·设备管理员每年年初根据制造商说明书制订仪器的预防性维护计划，监督成员按计划实施并记录，至少包括生物安全柜、超净工作台、核酸提取仪、扩增仪和压力灭菌器等。

4.2·任何一个有潜在接触电装置的仪器应有合适的接地证明。设备维护应在能够确保人员和环境安全的前提下进行，应有预防意外情况的紧急应对措施。

4.3·所有重要仪器应配备不间断电源以防在断电或外力冲击时发出警报。

4.4·实验室应有相应的备用仪器或备用检测措施，用来替代故障仪器。

4.5·实验室应在设备使用、维修或报废前去污染，并提供适于维修的空间和适当的个人防护设备。

4.6·设备发生故障后，应首先分析故障原因，应评估仪器故障对检测结果的影响并采取相应措施，如果设备故障可能影响了方法学性能，应立即停用并立即加贴红色停用标识。

4.7·待故障修复后，应选择合适的方式验证设备的性能是否可接受。性能验证合格后方重新启用。

参考文献

[1] 中国合格评定国家认可委员会.医学实验室质量和能力认可准则的应用要求：CNAS－CL02－A001：2023［S/OL］.(2023－08－01)[2023－09－26].https：//www.cnas.org.cn/rkgf/sysrk/rkyyzz/2023/08/912141.shtml.

（王　蕾）

设备不良事件报告程序

××医院检验科分子诊断实验室作业指导书	文件编号：××-JYK-××-××-×××	
版本/修改：第　版/第　　次修改	生效日期：	共　页 第　页
编写人：	审核人：	批准人：

1. 目的

加强实验室医疗器械监管,规范医疗器械不良事件监测和再评价,及时、有效地控制医疗器械上市后风险,保障人体健康和生命安全。

2. 范围

适用于分子诊断实验室所有的仪器设备。

3. 职责

3.1·医院设备管理委员会及设备科负责对全院医疗器械不良事件监测工作进行组织、协调、指导、决策。

3.2·设备科专人负责医院医疗器械不良事件监测的日常工作。

3.3·科室指定专人作为专职监测员,具体负责本科室医疗器械不良事件监测工作,应及时填写医疗器械不良事件报告表。

3.4·分子诊断实验室设备管理员如发现本实验室也许与医疗器械有关的不良事件时,要报告给本科室专职监测员。

4. 程序

4.1·分子诊断实验室设备管理员：负责本实验室与医疗器械不良事件相关事宜的联络工作;协助对不良事件的调查、确认工作;开展对本实验室不良事件报告的分析、整理、总结工作。

4.2·医疗器械不良事件遵循可疑即报的原则,即怀疑某事件为医疗器械不良事件时,均可以作为医疗器械不良事件进行报告。报告内容应当真实、完整、准确。导致或者可能导致严重伤害或者死亡的可疑医疗器械不良事件应当报告。

4.3·对医疗器械不良事件报告和处理

4.3.1　实验室人员应密切关注、随时收集本实验室发生的医疗器械不良事件,一经发现,须及时进行详细记录、调查,报告设备管理员,立即填报可疑医疗器械不良事件报告表。

4.3.2　导致死亡的事件于发现或者知悉之日起 2 个工作日内,导致严重伤害、可能导致严重伤害或死亡的事件于发现或者知悉之日起 10 个工作日内,突发的或群体医疗器械不良事件须立即将报告表报至设备科;一般医疗器械不良事件每月集中上报至设备科。

参考文献

[1] 中国合格评定国家认可委员会.医学实验室质量和能力认可准则的应用要求：CNAS-CL02-A001：2023[S/OL].(2023-08-01)[2023-09-26].https：//www.cnas.org.cn/rkgf/sysrk/rkyyzz/2023/08/912141.shtml.

（王　蕾）

仪器设备检定/校准程序

××医院检验科分子诊断实验室作业指导书	文件编号：××-JYK-××-××-×××
版本/修改：第　　版/第　　次修改	生效日期：　　　　　　共　页　第　页
编写人：	审核人：　　　　　　批准人：

1. 目的

规范分子诊断实验室仪器设备的校准、检定程序,保证仪器设备的正常使用,使得测量数据和检测结果具有良好的溯源性、准确性和可靠性。

2. 范围

适用于分子实验室所有需强检的设备、需校准的计量设备和检测设备。

3. 职责

3.1·技术负责人负责批准仪器设备的校准/检定计划,审核仪器设备的检定/校准报告。

3.2·分子诊断实验室负责人负责初步审核仪器设备校准/检定报告的完整性和一致性。

3.3·分子诊断实验室设备管理员负责制订仪器设备的校准/检定计划,并在医院设备科协助下组织实施。

4. 程序

4.1·校准/检定计划的制订

4.1.1　分子诊断实验室设备管理员应在每年年底制订下一年度的设备校准/检定计划,确定拟校准/检定时间和频次,交设备管理组长汇总,并报技术负责人批准。

4.1.2　委托计量检定机构校准/检定的设备

4.1.2.1　委托计量检定机构强检的设备有压力灭菌器,委托计量检定机构校准或检定的设备主要包括温湿度计、移液器等计量设备和生物安全柜、超净工作台、离心机等辅助设备。

4.1.2.2　分子诊断实验室每年由设备科联系有资质的计量检定机构,按约定时间实施校准或检定。

4.1.3　委托制造商校准的设备

4.1.3.1　委托制造商校准的设备主要包括核酸提取仪、基因扩增仪等。

4.1.3.2　分子诊断实验室设备管理员应至少提前一个月与设备制造商联系,约定有资质的工程师按预定时间到实验室实施校准。

4.2·校准/检定的内容和频次

4.2.1　委托计量检定机构校准/检定的设备

4.2.1.1　对于委托计量检定机构校准/检定的设备,分子实验室设备管理员应确定其校准参数或检定量程,并提供给医院设备科。生物安全柜校准/检定应包括高效过滤器、气流、负压等参数。

4.2.1.2　分子诊断实验室辅助设备每 12 个月校准一次。

4.2.2　委托制造商校准的设备

4.2.2.1　对于委托制造商校准的检测分析设备,可按照制造商校准程序进行,适用时应至少对分析设备的加样系统、检测系统、温控系统进行校准。

4.2.2.2   基因扩增仪的校准可参考 YY/T 1173—2010《聚合酶链反应分析仪》的要求。

4.2.2.3   分子实验室检测分析设备每 12 个月校准一次。

4.2.2.4   在检测分析设备进行校准前,宜对设备进行全面的、系统的维护保养。

4.2.2.5   分子诊断实验室设备管理员应积极参与校准过程,对制造商提供的校准程序、校准人员资质、校准器具有效性、校准原始记录等进行审核,保证校准过程真实可信。

4.3 · 校准/检定报告管理

4.3.1   计量检定机构或制造商对设备进行检定或校准后,应及时出具校准/检定报告,内容包含校准/检定日期、接受标准、实验方法、校准结果、下次校准日期等。

4.3.2   分子诊断实验室负责人收到校准/检定报告后,初步审核报告内容完整性及与原始记录的一致性,再移交给技术负责人审核。

4.3.3   经技术负责人签字的校准/检定报告,交由分子诊断实验室设备管理员保管。检测分析设备的校准报告作为设备档案的附件与设备档案表存放于一处。

4.4 · 仪器设备经校准或检定后,分子诊断实验室设备管理员应及时更新设备标识卡。

参考文献

[1] 中国合格评定国家认可委员会.医学实验室质量和能力认可准则的应用要求:CNAS - CL02 - A001:2023[S/OL].(2023 - 08 - 01)[2023 - 09 - 26].https://www.cnas.org.cn/rkgf/sysrk/rkyyzz/2023/08/912141.shtml.

（王　蕾）

计量学溯源程序

××医院检验科分子诊断实验室作业指导书	文件编号：××-JYK-××-××-×××	
版本/修改：第　版/第　次修改	生效日期：	共　页　第　页
编写人：	审核人：	批准人：

1. 目的

保持测量结果的计量溯源性，以确保测量结果的计量溯源性能通过不间断的校准链与适当参考标准相链接，从而使检测结果的准确性和可比性得到技术保证。

2. 范围

分子诊断实验室所有定量检验项目。

3. 职责

3.1·技术负责人负责审核制造商提供的校准溯源文件。

3.2·分子诊断实验室负责人负责核查分子诊断实验室检测系统和校准程序与制造商文件的一致性，确保检验科使用未经过修改的检测系统和校准程序。

3.3·设备管理员/试剂耗材管理员负责向供应商索取制造商出具的检测系统校准溯源文件。

4. 程序

4.1·对校准传递方案的叙述应包括以下相关内容：① 选择参考物质，包括它们的稳定性和互换性的依据；② 选择测量程序，包括仪器设备的依据；③ 相应的统计学方法；④ 评估基质效应和被修饰过分析物。

4.2·建立计量溯源性需考虑的问题

4.2.1　建立计量溯源性应考虑到下列易出现的问题

4.2.1.1　核酸分析物定义不充分。

4.2.1.2　在实现物质的量的单位摩尔（mol）、拷贝（copy）、国际单位（U）时的技术问题，即难以获取指定核酸的超纯物质。

4.2.1.3　校准品中分析物的非均一性（异构体、二聚体），难以阐明其物理和化学性质，如酶、抗体、糖蛋白等情况。

4.2.1.4　测量程序对给定校准品中的分析物有不同的特异性和选择性。

注意：此问题涉及给定校准等级中的所有测量程序，包括常规测量程序，以及用同一制造商产品校准品校准的一组两个或多个常规测量程序；此问题可致校准品的互换性无效。

4.2.1.5　测量的各人体标本中分析物和校准品分析物间有微小不均一性。

4.2.1.6　人标本基质与校准品基质不同。

4.2.1.7　校准品具有不适宜的"替代分析物"。

4.2.1.8　因变性，使标本测量时包括经物理或化学修饰过的分析物。

4.2.2　当成批产品校准品按照稳定的配方和制备过程成功生产，显示了批间均一性和稳定性时，只需对一批有代表性的产品校准品用选定的较高水平测量程序进行被测量值的直接测量。对这批有代表性的产品校准品在计量上可追溯至较高级校准品程序的说明也适用于以后的连续批次。

4.3·检验系统的制造商应向检验科提供校准溯源文件,文件中应详细说明产品校准品的传递程序,产品校准品可追溯至高级别参考物质或参考程序。分子诊断实验室不得随意修改制造商检验系统和校准程序,以确保检测结果的准确性和可比性。

4.4·当计量学溯源不可能或无关时,应用其他方式提供结果的可信度,包括但不限于以下方法:① 使用有证标准物质;② 经另一程序检验或校准;③ 使用明确建立、规定、确定了特性的并由各方协商一致的协议标准或方法。

参考文献

[1] 中国合格评定国家认可委员会.医学实验室质量和能力认可准则的应用要求:CNAS - CL02 - A001:2023[S/OL].(2023 - 08 - 01)[2023 - 09 - 26].https://www.cnas.org.cn/rkgf/sysrk/rkyyzz/2023/08/912141.shtml.

(王 蕾)

试剂和耗材管理通用要求

××医院检验科分子诊断实验室作业指导书	文件编号：××-JYK-××-××-×××
版本/修改：第　　版/第　　次修改	生效日期：　　　　共　　页　第　　页
编写人：	审核人：　　　　批准人：

1. 目的

规定实验室在试剂和耗材的选择、采购、接收、储存、验收测试和库存管理方面具有相应的流程，并符合 ISO 15189 准则的要求。

2. 范围

适用于分子诊断实验室试剂和耗材的管理。

3. 职责

3.1·实验室主任负责采购申请、计划的审批及供应品的审查。

3.2·医学工程科负责组织对供应商的审核及采购。

3.3·专业组组长授权试剂耗材管理员进行供应需求的申请。

3.4·试剂耗材管理员负责依据采购申请单接收供应品，正确储存，并对库存进行汇总管理。

3.5·其他工作人员负责协助试剂耗材管理员进行试剂和耗材的验收，以及试剂和耗材的出库登记工作。

4. 程序

4.1·试剂和耗材的选择

4.1.1 试剂和耗材的供应商应当是注册合法、证件齐全，其提供产品应具有生产批准文号或进口注册证。

4.1.2 常用试剂、质控品、校准品、耗材等的采购应满足质量体系的要求，符合质量良好、价格优惠、服务优化原则。对医院内部科室提供的服务和供应，也应对其进行质量把关。

4.2·试剂和耗材的采购申请

4.2.1 对于常用试剂、质控品、校准品等低值易耗品的采购由专业组长从合格供应商目录中选择产品，试剂耗材管理员填写请购单，经主任审核后，提交医院审批，由医工科负责招标采购。

4.2.2 日常用品（如手套、消毒剂、文具用品等）申请单经审核后，由试剂耗材管理员直接到医工科领取。

4.3·试剂和耗材的接收、验收与储存

4.3.1 经销商送货时，先将订购物资及发票同时送到医工科核验并入库，再送至检验科。

4.3.2 检验科所使用的试剂均应有三证一照：即国家药品监督管理局（NMPA）产品注册证、生产许可证/经营许可证、营业执照，试剂耗材管理员应对以上证件的有效期进行审核，并复印保存。

4.3.3 试剂耗材管理员核对送货单上的品名、数量、规格、价格等是否有误；检查试剂、耗材有无出厂检验合格证;验收试剂/耗材的批号、有效期是否符合要求;外包装的完整性和运输条件是否符合允许;要求冷冻保存的试剂开箱验货时,包装内应有未融化的干冰或冰块。

4.3.4　对影响监测质量的试剂耗材,组长负责安排人员对其产品进行性能验证。验证可通过检测质控样品结果或者标本比对结果的可接受性来判断,对于"可接受性",可依据权威部门的数据和本实验室的个体情况而定;也可利用供应商对质量管理体系的符合性声明(质量认证情况)作为依据。所有检测试剂耗材验证质量合格后,方可用于患者样本检测。

4.3.5　验收合格后,经试剂耗材管理员批准后入库并妥善储存。

4.3.6　试剂和耗材的储存应遵守说明书提出的要求,储存地点应具备充分的储存和处理能力,以保证物品不会损坏或变质。

4.4·试剂和耗材的库存管理

4.4.1　试剂耗材的出入库及库存管理应有完整的流程与记录。

4.4.2　可以使用试剂软件系统进行库存管理的同时有纸质版的出入库记录。

4.4.3　试剂耗材管理员每月将试剂及耗材请购情况和库存进行统计,汇总后提交主任审核。

5. 相关文件和记录

《检验试剂耗材请购单》。

参考文献

[1] 中国合格评定国家认可委员会.医学实验室质量和能力认可准则的应用要求:CNAS - CL02 - A001:2023[S/OL].(2023 - 08 - 01)[2023 - 09 - 26].https://www.cnas.org.cn/rkgf/sysrk/rkyyzz/2023/08/912141.shtml.

[2] 中国合格评定国家认可委员会.医学实验室质量和能力认可准则在分子诊断领域的应用说明:CNAS - CL02 - A009:2018[S/OL].(2018 - 03 - 01)[2023 - 09 - 26].https://www.cnas.org.cn/rkgf/sysrk/rkyyzz/2018/03/889110.shtml.

[3] 中国合格评定国家认可委员会.医学实验室分子诊断领域认可指南:CNAS - GL050:2021[S/OL].(2021 - 06 - 25)[2023 - 09 - 26].https://www.cnas.org.cn/rkgf/sysrk/rkzn/2021/06/905975.shtml.

(陈　晓　马越云)

试剂和耗材接收及储存程序

××医院检验科分子诊断实验室作业指导书	文件编号：××-JYK-××-××-×××	
版本/修改：第　　版/第　　次修改	生效日期：	共　　页　第　　页
编写人：	审核人：	批准人：

1. 目的

规范试剂和耗材的接收与储存流程，并符合 ISO 15189 准则的要求。

2. 范围

适用于分子诊断实验室试剂和耗材的接收与储存。

3. 职责

3.1·专业组组长授权试剂耗材管理员进行供应需求的申请。

3.2·试剂耗材管理员负责本组试剂和耗材的接收与储存工作，并对库存进行汇总管理。

4. 程序

4.1·试剂和耗材的接收

4.1.1　经销商送货时，先将订购物资及发票同时送到医工科核验并入库，再送至实验室。

4.1.2　试剂和耗材的外观验收

4.1.2.1　试剂耗材管理员核对送货单上的品名、数量、规格、价格等是否有误。

4.1.2.2　检查试剂/耗材有无出厂检验合格证。

4.1.2.3　查看试剂/耗材的批号、有效期是否符合要求。

4.1.2.4　外包装的完整性和运输条件是否符合允许。

4.1.2.5　要求冷冻保存的试剂开箱验货时，包装内应有未融化的干冰或冰块。

4.1.3　试剂和耗材的外观验收合格方可接收入库。

4.2·试剂和耗材的储存管理

4.2.1　试剂和耗材的储存：试剂和耗材的储存应遵守说明书提出的要求，储存地点应具备充分的储存和处理能力，以保证物品不会损坏或变质。

4.2.1.1　温度要求：常温、低温试剂应分别放置。低温试剂应按照说明书温度要求储存。

4.2.1.2　环境要求：每天监测试剂库的环境并记录，如温度、湿度等。当环境条件超出规定范围时，应及时采取措施，保证试剂库存系统正常运行。

4.2.1.3　存放要求：把近效期的试剂摆在前面，便于先取用。按照要求堆放，不超过层数限制；试剂盒有向上箭头的，要按照箭头方向摆放，不要平放或倒置；电源箱下方禁止堆放试剂。

4.2.2　试剂耗材管理员应定期对库存试剂和耗材进行检查，确保不使用变质和失效的试剂和耗材。

4.2.3　试剂使用人员在使用前检查试剂和耗材的名称、规格、批号及有效期等，试剂开封后应在包装上注明开封日期，并按规定条件保存。

4.2.4　试剂一旦开始使用，如存在开瓶稳定期，应严格按说明书提示实践执行。如不能在短期内用完,应妥善保存。

5. 相关文件和记录

《检验试剂入库验收登记表》《冷藏冷冻冰箱温度记录表》《温湿度记录表》《检验试剂定期检查记录》。

参考文献

[1] 中国合格评定国家认可委员会.医学实验室质量和能力认可准则的应用要求:CNAS - CL02 - A001:2023[S/OL].(2023 - 08 - 01)[2023 - 09 - 26].https://www.cnas.org.cn/rkgf/sysrk/rkyyzz/2023/08/912141.shtml.

[2] 中国合格评定国家认可委员会.医学实验室质量和能力认可准则在分子诊断领域的应用说明:CNAS - CL02 - A009:2018[S/OL].(2018 - 03 - 01)[2023 - 09 - 26].https://www.cnas.org.cn/rkgf/sysrk/rkyyzz/2018/03/889110.shtml.

(陈　晓　马越云)

试剂和耗材验收试验程序

××医院检验科分子诊断实验室作业指导书	文件编号：××-JYK-××-××-×××
版本/修改：第　　版/第　　次修改	生效日期：　　　　共　页　第　页
编写人：	审核人：　　　　批准人：

1. 目的

规范试剂和耗材的验收程序，确保试剂与耗材可以满足试验需求。

2. 范围

适用于分子诊断实验室试剂和耗材的验收工作。

3. 职责

3.1・试剂耗材管理员负责本组试剂和耗材的外观验收工作并储存入库。

3.2・其他工作人员负责协助试剂耗材管理员进行试剂和耗材的性能验证。

4. 程序

4.1・试剂的验收

4.1.1　组分或试验过程改变的每个试剂或试剂盒新配方，或新批号或新货运号试剂，在投入使用前或结果发布前（适用时）应进行性能验证。

4.1.2　新批次试剂与前一批次试剂的室内质控品性能比对可作为验收依据。在比较不同批次试剂时，首选患者样本，以避免室内质控品物质互通性的问题。

4.1.2.1　定性项目，选取 5 个旧批号检测过的样品（2 个阴性样品、3 个弱阳性样品）做新旧批号间的比对。

4.1.2.2　定量项目，选取 5 个旧批号检测过的样品，覆盖测量区间（包括阴性、临界值、低值、中值和高值）做新旧批号间的比对。

4.1.2.3　比对合格要求：偏倚＜±7.5%；符合率≥80%；预期不能超预期。

4.1.2.4　新旧批号试剂间的比对结果，需要登记在《试剂批号比对记录表》。

4.2・耗材的验收：影响检验质量的关键耗材更换批号时应进行性能验收。

4.2.1　新批号 EP 管/PCR 扩增反应管验收

4.2.1.1　外观验收：检查 EP 管/PCR 扩增反应管有无畸形、破损。

4.2.1.2　气密性验收：取 10 个 EP 管/PCR 扩增反应管加半量生理盐水后，10 000 r/min，离心 10 min，无漏液/管盖爆开现象；或者采取置于 100℃ 加热 10 min 的方法，观察有无爆管现象。

4.2.1.3　抑制物的验收：选取 5 个旧批号检测过的样品，覆盖测量区间（包括阴性、临界值、低值、中值和高值），对新旧批号做比对。比对合格要求：偏倚＜±7.5%；符合率≥80%；预期不能超预期。

4.2.2　新批号带滤芯吸头验收

4.2.2.1　外观验收：检查吸头有无畸形、破损，是否带滤芯。

4.2.2.2　密闭性验收：同批次随机抽取 10 个吸头用于实验检测。用适配加样器配合吸取适量液体,检查有无吸孔堵塞、漏气现象发生。制备一个含 $1\%\sim2\%$ 甘油及色素的水溶液(甲基橙、红墨水、蓝墨水),如最大体积为 $100\,\mu L$,则将加样器吸取体积调到 $110\sim120\,\mu L$ 后,套上吸头吸取上述有色液体。如吸头质量好,有色液体不应出现在滤芯之上,否则说明滤芯不严。

4.2.2.3 抑制物的验收:选取 5 个旧批号检测过的样品,覆盖测量区间(包括阴性、临界值、低值、中值和高值),对新旧批号做比对。比对合格要求:偏倚 $<\pm7.5\%$;符合率 $\geqslant80\%$;预期不能超预期。

4.2.3 新批号分离胶真空采血管的验收

4.2.3.1 外观验收:检查采血管有无破损,是否有完整条码。

4.2.3.2 密闭性验收:采血管密闭性完好,采血量符合规格,无漏液。

4.2.3.3 抑制物的验收:选取 5 个旧批号检测过的样品,覆盖测量区间(包括阴性、临界值、低值、中值和高值),再取 5 管新批号的分离胶真空采血管,分别加入 5 个样本,离心后,按照试剂盒说明书,对新旧批号做比对。比对合格要求:偏倚 $<\pm7.5\%$;符合率 $\geqslant80\%$;预期不能超预期。

4.2.4 新批号核酸采样管的验收

4.2.4.1 外观验收:检查核酸采样管有无畸形、破损,管体应透明、可视性好。

4.2.4.2 密闭性验收:螺旋口可密封,松紧适度、无漏液。

4.2.4.3 保存液容量验收:随机选取 5 管核酸采样管,用经校准合格的移液器测量保存液的液体量是否符合规格。

4.2.4.4 抑制物的验收:随机选取新旧批号核酸采样管各 5 管,分别加入包含阴性、弱阳性、阳性 3 个浓度范围的质控品,对新旧批号做比对。比对合格要求:偏倚 $<\pm7.5\%$;符合率 $\geqslant80\%$;预期不能超预期。

4.3·耗材验收结果需要登记在《耗材验收比对表》。

4.4·所有检测试剂耗材验证质量合格后,方可用于患者样本检测。

5. 相关文件和记录

《试剂批号比对记录表》《耗材验收比对表》。

参考文献

[1] 中国合格评定国家认可委员会.医学实验室质量和能力认可准则的应用要求:CNAS-CL02-A001:2023[S/OL].(2023-08-01)[2023-09-26].https://www.cnas.org.cn/rkgf/sysrk/rkyyzz/2023/08/912141.shtml.

[2] 中国合格评定国家认可委员会.医学实验室质量和能力认可准则在分子诊断领域的应用说明:CNAS-CL02-A009:2018[S/OL].(2018-03-01)[2023-09-26].https://www.cnas.org.cn/rkgf/sysrk/rkyyzz/2018/03/889110.shtml.

[3] 中国合格评定国家认可委员会.医学实验室分子诊断领域认可指南:CNAS-GL050:2021[S/OL].(2021-06-25)[2023-09-26].https://www.cnas.org.cn/rkgf/sysrk/rkzn/2021/06/905975.shtml.

(陈 晓 马越云)

试剂和耗材库存管理程序

××医院检验科分子诊断实验室作业指导书	文件编号：××-JYK-××-××-×××
版本/修改：第　　版/第　　次修改	生效日期：　　　　　共　页　第　页
编写人：	审核人：　　　　　批准人：

1. 目的
规范分子诊断实验室试剂和耗材库存管理流程，方便试剂和耗材的统计工作。

2. 范围
适用于分子诊断实验室试剂和耗材的库存管理。

3. 职责
3.1·试剂耗材管理员负责依据采购申请单接收供应试剂和耗材，并对库存进行汇总管理。

3.2·其他工作人员负责协助试剂耗材管理员进行试剂和耗材的出库登记工作。

4. 程序
4.1·试剂耗材可以采用软件系统进行库存管理，软件系统应具有试剂入库、试剂出库、库存统计、物料维护等管理功能。

4.1.1　试剂耗材入库管理：试剂和耗材接收后，试剂耗材管理员通过系统"试剂入库"模块进行入库登记。入库登记时，按试剂名称、批号、生产日期、有效期、入库日期、数量等内容入库，形成入库单。

4.1.2　试剂耗材出库管理：试剂和耗材需出库时，工作人员用个人用户名登录系统，通过系统的"试剂出库"模块进行出库登记。出库时遵循旧批号先出库原则。

4.1.3　试剂耗材的库存监控：① 当某试剂耗材的存量低于实验室设置的下限时，系统会提醒申购人员；② 可采用系统的统计分析功能，定期进行库存统计；③ 发现试剂或耗材不足时应及时订购，确保库存量充足，避免发生因试剂库存不足而影响检验无法进行的情况。

4.2·试剂和耗材的出入库应同时有纸质版记录。试剂和耗材送到实验室接收后，由试剂耗材管理员进行外观验收并登记入库，同时填写《检验试剂入库验收登记表》。试剂耗材出库时，相关工作人员应填写《检验试剂耗材出库登记表》。

4.3·未检查或未接受使用的试剂和耗材与已验收的区分存放，待验证质量合格后，方可用于患者样本检测。

4.4·试剂耗材管理员每月将试剂及耗材请购情况和库存进行统计，汇总后提交主任审核。

5. 相关文件和记录
《检验试剂入库验收登记表》《检验试剂耗材出库登记表》。

参考文献
[1] 中国合格评定国家认可委员会.医学实验室质量和能力认可准则的应用要求：CNAS-CL02-A001：2023［S/OL］.（2023-08-01）［2023-09-26］.https://www.cnas.org.cn/rkgf/sysrk/rkyyzz/2023/08/912141.shtml.

（陈　晓　马越云）

试剂和耗材使用说明管理程序

××医院检验科分子诊断实验室作业指导书	文件编号：××-JYK-××-××-×××	
版本/修改：第　　版/第　　次修改	生效日期：	共　　页　第　　页
编写人：	审核人：	批准人：

1. 目的

规范分子诊断实验室试剂和耗材的使用说明，以保障常规工作更好地开展。

2. 范围

适用于分子诊断实验室试剂和耗材使用管理。

3. 职责

3.1 · 专业组文档管理员负责将试剂耗材提供的说明书作为受控文件进行管理。

3.2 · 文档管理员及各岗位工作人员参考试剂和耗材说明书编写项目操作规程。

4. 程序

4.1 · 检验项目的操作说明应参考所使用的试剂和耗材的说明书进行编写。

4.2 · 应保存试剂和耗材制造商提供的说明书，并作为受控文件进行管理。

4.3 · 编写的项目操作程序由文档管理员统一管理，在工作场所的计算机中均可查阅。

4.4 · 需保存的试剂和耗材说明书应集中存放在专业组工作场所专用文件夹中，方便员工获取。

参考文献

[1] 中国合格评定国家认可委员会.医学实验室质量和能力认可准则的应用要求：CNAS-CL02-A001：2023[S/OL].(2023-08-01)[2023-09-26].https://www.cnas.org.cn/rkgf/sysrk/rkyyzz/2023/08/912141.shtml.

（陈　晓　马越云）

试剂和耗材不良事件报告程序

××医院检验科分子诊断实验室作业指导书	文件编号：××-JYK-××-××-×××	
版本/修改：第　　版/第　　次修改	生效日期：	共　　页　第　　页
编写人：	审核人：	批准人：

1. 目的

规范分子诊断实验室试剂和耗材不良事件报告程序，并符合 ISO 15189 准则的要求。

2. 范围

适用于分子诊断实验室试剂和耗材不良事件报告的管理。

3. 职责

3.1・各岗位工作人员发现不合格试剂耗材后应及时报告试剂耗材管理员。

3.2・试剂耗材管理员负责试剂耗材不良事件的上报工作。

4. 程序

4.1・试剂耗材使用人员在使用前检查试剂和耗材的名称、规格、批号及有效期等。发现不合格试剂和耗材应及时报告试剂耗材管理员，并与供应商联系退换货或报废，确保试剂耗材合格有效。

4.2・试剂耗材使用过程中，出现可直接归因于特定试剂或耗材的不良事件和事故，应根据要求向制造商和（或）供应商及相关部门报告。

4.3・实验室应具有响应制造商召回或其他通知及采取制造商建议措施的程序。

4.4・试剂超过有效期或其他客观原因导致试剂报废时，需填写《试剂报废申请表》，经主任批准后方可报废。

5. 相关文件和记录

《试剂报废申请表》。

参考文献

[1] 中国合格评定国家认可委员会.医学实验室质量和能力认可准则的应用要求：CNAS - CL02 - A001：2023[S/OL].(2023 - 08 - 01)[2023 - 09 - 26].https://www.cnas.org.cn/rkgf/sysrk/rkyyzz/2023/08/912141.shtml.

（陈　晓　马越云）

试剂和耗材记录管理程序

××医院检验科分子诊断实验室作业指导书	文件编号：××-JYK-××-××-×××
版本/修改：第　　版/第　　次修改	生效日期：　　　　　共　　页　第　　页
编写人：	审核人：　　　　　批准人：

1. 目的

规范分子诊断实验室试剂和耗材记录管理程序，以便于工作的开展。

2. 范围

适用于分子诊断实验室记录和耗材的管理。

3. 职责

3.1·试剂耗材管理员负责试剂和耗材的出入库及库存统计工作。

3.2·各岗位工作人员负责自己岗位试剂耗材的使用相关工作。

4. 程序

4.1·检验科应保存影响检验性能的每一试剂和耗材的记录，包括但不限于以下内容：① 试剂和耗材的标识；② 制造商名称、批号或货号；③ 供应商或制造商的联系方式；④ 接收日期、失效期、使用日期、停用日期（适用时）；⑤ 接收时是否合格、有无破损等的状态；⑥ 制造商提供的说明书；⑦ 试剂或耗材初始准用记录；⑧ 证实试剂或耗材持续可使用的性能验证记录；⑨ 当使用自制试剂时，还应记录制备人、制备日期及有效期。

4.2·自配试剂及分装试剂的管理

4.2.1　实验室根据实际工作的需要，可能会有少量的自配试剂，并且部分项目的质控品、定标液需经常性分装。

4.2.2　试剂的配制方法应编写相应的作业指导书，包括稳定性试验，以明确使用有效期。

4.2.3　配好后盛装的容器上需要注明名称、浓度、配制人、配制日期。根据具体情况填写《自配试剂记录表》。

4.2.4　分装试剂适用时需填写分装试剂使用记录，分装大于 20 管时需要做均一性试验。根据具体情况填写《分装试剂记录表》。

5. 相关文件和记录

《自配试剂记录表》《分装试剂记录表》。

参考文献

[1] 中国合格评定国家认可委员会.医学实验室质量和能力认可准则的应用要求：CNAS-CL02-A001：2023[S/OL].（2023-08-01）[2023-09-26].https://www.cnas.org.cn/rkgf/sysrk/rkyyzz/2023/08/912141.shtml.

（陈　晓　马越云）

第三章
检验过程要求

检验信息和检验申请程序

××医院检验科分子诊断实验室作业指导书	文件编号：××-JYK-××-××-×××
版本/修改：第　　　版/第　　　次修改	生效日期：　　　　　　共　　页　第　　页
编写人：	审核人：　　　　　　　批准人：

1. 目的

规范临床检验项目申请，保证及时、有效地处理和检测待检样本。

2. 范围

所有在岗具有执业医师资格的临床医生，包括新入职员工和进修、规范化培训、实习人员等。

3. 职责

检验科人员向临床宣贯检验项目申请方法、临床指征、局限性等。

4. 程序

4.1·检验项目申请范围

4.1.1　病原微生物检测：通过分子生物学技术检测病原微生物的蛋白质或核酸进行感染性疾病的病原学诊断，并对其进行分型、鉴定、耐药性评价。

4.1.2　药物相关基因检测：通过检测已经被证明能影响药物疗效或可导致不良反应的基因变异来指导临床合理用药，提高疾病治疗质量，减少受检者医疗费用。

4.1.3　常见遗传病相关基因检测：用于遗传物质改变导致的疾病的诊断。常见于遗传病基因携带者筛查、遗传易感性筛查、产前诊断和新生儿筛查。

4.1.4　肿瘤相关基因检测：检测肿瘤发生相关基因可以帮助预测肿瘤发生的风险，实现早发现、早诊断和早治疗；检测肿瘤治疗药物相关基因有助于临床医生选择适宜的治疗药物，制订个体化治疗方案，避免药物的不良反应。

4.2·检验项目申请方式：医生根据疾病诊断的实际需要（筛查、诊断、治疗方案选择、疗效监测、预后评估和复发监测）选择合适的检验项目。在专用检验申请单详细填写受检者个人信息（姓名、年龄、性别、联系方式等）、样本类型、检验目的、临床诊断、必要的用药史、检验项目、申请医生及其联系方式、申请时间等。

4.3·检验项目局限性：实验检测结果与采样时机、采样部位及个体基因突变等因素影响，以此来判断疾病进展和发生过程中复杂的生理、病理和病理生理过程具有一定的局限性。由于个体差异，患有相同疾病的不同个体同一检验项目可能会获得不同的检测结果，患有不同疾病的个体同一检验项目却可能获得相似的检测结果。因此在分析检测结果时，必须结合受检者的实际临床表现和症状及治疗情况，客观地得出结论，从而指导临床诊疗活动。

4.4·申请检验项目的选择原则

4.4.1　疾病筛检：在人群中进行疾病筛检主要是查找可疑受检者以尽可能早发现、早治疗。用于筛检的检验项目和指标应有较高的灵敏度以确保真阳性结果，会有假阳性结果的检验项目需要后续高特异性的实验予以确认和排除。检验方法应简便、价廉和安全，易被受检者接受。

4.4.2　疾病诊断：临床诊断假设建立后可能有几个诊断，为了排除某病的可能性，需要选择特异度高的检验项目或指标降低假阴性率，试验阴性结果有助于排除诊断。

4.4.3　疾病随访：在评价治疗效果及监测药物不良反应时需要检验项目和指标的重复性好，即较高的精密度。临床医生在选择检验项目或指标时，应首先考虑该项检查对受检者是否必要、该项检查或试验结果是否会影响对受检者的治疗，以及受检者的现有病情、已患疾病及已有的治疗对检验结果的影响。

5. 记录表格

《临床沟通记录表》。

参考文献

[1] 中国合格评定国家认可委员会.医学实验室质量和能力认可准则的应用要求：CNAS‒CL02‒A001：2023[S/OL].(2023‒08‒01)[2023‒09‒26].https://www.cnas.org.cn/rkgf/sysrk/rkyyzz/2023/08/912141.shtml.

（谷　春　安　成）

原始样本采集和处理程序

××医院检验科分子诊断实验室作业指导书	文件编号：××-JYK-××-××-×××
版本/修改：第　　版/第　　次修改	生效日期：　　　　　共　页　第　页
编写人：	审核人：　　　　　批准人：

1. 目的

有效指导原始样本的采集和处理，样品的完整性不受影响。

2. 范围

具备样本采集资质并经过培训的临床医护人员。

3. 职责

临床医护人员负责或者帮助样本采集，需明确告知受检者样本采集前的准备条件、采集要求及注意事项；实验室人员有义务向受检者解释样本采集中的各种问题和向临床提供各检验项目样本采集的类型、样本量、保存条件、注意事项、生物参考范围及临床意义等。

4. 程序

4.1·样本采集前准备

4.1.1　受检者准备：样本采集前，受检者应保存平静避免剧烈运动，样本采集人员必要时适当解释，以消除受检者疑虑和恐惧，确认受检者符合检验前要求，例如，禁食、用药情况（最后服药时间、停药时间）、在预先规定的时间或时间间隔采集样本等。

4.1.2　原始样本识别：收到检验申请后，临床医护人员对受检者身份进行核对，准备好采集样本所用的容器及消毒器材、一次性注射器等，原始样本应具有唯一码进行标识。

4.2·样本采集：分子诊断项目涉及样本类型较多，不同的样本应采取不同的要求和标准进行采集和处理，包括但不限于血液样本、尿液样本、粪便样本、唾液及分泌物样本等。

4.2.1　血液样本

4.2.1.1　全血样本采集：用一次性无菌注射器抽取受检者静脉血 3～5 mL，注入含 EDTA 抗凝剂的无 RNA 酶、无 DNA 酶的试管中，立即轻轻颠倒试管混合 5～10 次，使抗凝剂与静脉血充分混匀，1 600 r/min 离心 5 min 分离血浆。

4.2.1.2　血清样本采集：用一次性无菌注射器抽取受检者静脉血 2 mL，注入无菌、无 RNA 酶、无 DNA 酶的试管中，室温不超过 4 h，待样本自行析出血清或直接室温 1 600 r/min 离心 5 min 分离血清。

4.2.2　尿液样本采集：取清晨首次尿液或长时间（至少 1 h）不排尿后首段尿液 1～50 mL，按照实验要求与尿样保存液混合后作为待测样本。

4.2.3　粪便样本采集：取适量粪便样本置于清洁、干燥、方便的容器内，避免混有经血、尿液、污水等物质，密闭送检。

4.2.4　拭子

4.2.4.1　宫颈拭子：使用扩阴器暴露宫颈口，并用棉拭子擦除宫颈口过多的分泌物；将宫颈刷伸入宫颈口 1～1.5 cm 处，朝同一方向轻轻旋转宫颈刷 5 圈，并停留数秒；缓慢抽出宫颈刷,将刷取的脱落细胞样本保存于样本管中,避免碰到阴道壁;旋紧管盖,并注明编号和日期。

4.2.4.2 　阴道拭子:拭子深入阴道口 5 cm,轻柔转动拭子 30 s,使拭子摩擦阴道壁。小心取出拭子,放入采样管前拭子不要碰触任何物体表面,将刷取的脱落细胞样本保存于样本管中;旋紧管盖,并注明编号和日期。

4.2.4.3 　直肠拭子:小心将拭子插入肛门,在肛门括约肌以上 2～5 cm 处,沿肠壁轻轻旋转取得样本。将采集好的拭子放回无菌拭子套管中,密闭送检。

4.2.4.4 　男性生殖道拭子:将专用拭子插入男性尿道口 1～2 cm,旋转 1 周,停留 10 s 后取出,将拭子放回无菌拭子套管中,密闭送检。

4.2.4.5 　鼻咽拭子:采样人员一手轻扶被采集人员的头部,一手执拭子,拭子贴鼻孔进入,沿下鼻道的底部向后缓缓深入,由于鼻道呈弧形,不可用力过猛,以免发生外伤出血。待拭子顶端到达鼻咽腔后壁时,轻轻旋转一周(如遇反射性咳嗽,应停留片刻),然后缓缓取出拭子,将拭子头浸入含 2～3 mL 专用保存液(也可使用等渗盐溶液、组织培养液或磷酸盐缓冲液)的管中,尾部弃去,旋紧管盖。

4.2.4.6 　口咽拭子:被采集人员头部微仰,嘴张大,露出两侧扁桃体,采样人员将拭子越过舌根,在被采集者两侧扁桃体稍微用力来回擦拭至少 3 次,然后再在咽后壁上下擦拭至少 3 次,将拭子头浸入含 2～3 mL 专用保存液(也可使用等渗盐溶液、组织培养液或磷酸盐缓冲液)的管中,尾部弃去,旋紧管盖。

4.2.4.7 　支气管灌洗液:将收集器头部从鼻孔或气管插口处插入气管(约 30 cm 深处),注入 5 mL 生理盐水,接通负压,旋转收集器头部并缓慢退出,收集抽取的黏液,并用采样液冲洗收集器一次,也可用小儿导尿管接在 50 mL 注射器上来替代收集。

4.2.4.8 　肺泡灌洗液:局部麻醉后将纤维支气管镜通过口或鼻经过咽部插入右肺中叶或左肺舌段的支气管,将其顶端揳入支气管分支开口,经气管活检孔缓缓加入灭菌生理盐水,每次 30～50 mL,总量 100～250 mL,不应超过 300 mL。

4.3·样本采集后的安全处置:样本采集后的锐利器具应弃于利器专用箱,其他废弃物应放在固定的医用垃圾回收箱内,避免污染环境。

参考文献

[1] 中国合格评定国家认可委员会.医学实验室质量和能力认可准则的应用要求:CNAS-CL02-A001:2023[S/OL].(2023-08-01)[2023-09-26].https://www.cnas.org.cn/rkgf/sysrk/rkyyzz/2023/08/912141.shtml.

[2] 国家卫生健康委员会.临床微生物学检验样本的采集和转运:WS/T 640-2018[S/OL].(2018-12-11)[2023-09-26].http://www.nhc.gov.cn/wjw/s9492/201812/f1c15b1b58bc45729f8f9afc164b7805.shtml.

(谷 春 安 成)

样本运送、接收和检验前处理程序

××医院检验科分子诊断实验室作业指导书		文件编号：××-JYK-××-××-×××	
版本/修改：第　　版/第　　次修改		生效日期：	共　　页　第　　页
编写人：	审核人：		批准人：

1. 目的

保证样本在运输、接收和检验前处理等过程中符合检验工作要求。

2. 范围

样本运送人员（系统）、接收人员和检验前处理操作人员。

3. 职责

样本运送人员（系统）和接收人员负责样本的运输和接收，检验人员负责样本的检验前处理。

4. 程序

4.1 · 样本运送

4.1.1　实验室及样本转运人员应熟悉样本种类和数量、转运类型和方式，并遵守样本转送和保存的相关法律法规要求。

4.1.2　实验室应规定样品包装和运送时限的要求，运输时间应根据待检项目样本储存条件和样本稳定性决定。

4.1.3　使用符合生物安全要求的样本转运箱密闭运输，如果是短途运输需使用低温冷藏运输设备（转运箱加冰块）密闭运输，如果是长途运输需冷冻（转运箱加干冰）密闭运输，必要时对样本运输过程中的温度、时间、路径等进行监控管理。

4.1.4　为保证运输过程不影响检测结果、及时运送至实验室，保证运输途中的安全性及发生意外时具备启动紧急处理措施的能力，样本运送人员宜相对固定，并定期进行样本转运知识培训和考核。

4.2 · 样本接收

4.2.1　样本接收人员按检验项目要求核对样本状态，对符合要求的样本做好样本的接收登记，登记内容包括样本标识、接收时间、接收人等信息，确保从样本采集到实验室接收之间的时间适用于所申请的检验。

4.2.2　实验室可根据方法学等信息明确各类样本的验收和拒收标准，不符合检验要求的样本应拒收并记录。

4.2.3　样本合格标准：所有样本标识明确并具有唯一性，可被追溯至检验项目申请单。

4.2.3.1　全血样本：EDTA抗凝；样本量合适；专用容器；无凝血与溶血发生。

4.2.3.2　血清样本：样本无溶血、无脂血、样本量合适、专用容器。

4.2.3.3　尿液样本：样本量合适；专用容器；无污染物。

4.2.3.4　粪便样本：样本量合适；专用容器；无污染物。

4.2.3.5　拭子样本：专用拭子和容器。

4.3·样本保存及检验前处理

4.3.1　送检样本不能立即检验的应根据检验项目对样本的要求采取相应的处理,如离心、转移、分装等,并根据要求将样本储存在相应条件的待检区域,如2～8℃冷藏、−20℃±5℃冷冻或−70℃冷冻保存,避免样本的反复冻融。

4.3.2　检测完毕的样本应按要求存放在相应条件的检毕区域,如2～8℃冷藏、−20℃±5℃冷冻或−70℃冷冻保存,避免样本的反复冻融以备需要时复检,样本应按日期存放,做好标识,便于查取。保存时间按各检验项目的要求执行。

4.4·存放样本的取用:对检验结果有疑问、有争议或被投诉时,取用存放样本进行复检,并做记录。

4.5·存放样本的处理:样本保存期满,由技术人员按生物安全条例处理。

5. 记录表格

《样本交接登记表》《不合格样本登记表》。

参考文献

[1] 中国中西医结合学会检验医学专业委员会.临床检验样本转运及保存规范化专家共识[J].中华检验医学杂志,2023,46(3):259-264.

(谷春安成)

样本运送系统及评估程序

××医院检验科分子诊断实验室作业指导书	文件编号：××-JYK-××-××-×××
版本/修改：第　　版/第　　次修改	生效日期：　　　　　共　页　第　页
编写人：	审核人：　　　　　批准人：

1. 目的

规范检验样本的转运系统，保证检验结果的准确性。

2. 范围

检验样本运送人员及自动化物流系统。

3. 职责

检验科应建立样本运送系统并定期评估。

4. 程序

4.1·人工运送

4.1.1　运送时用符合生物安全要求的转运箱，实行运送专人管理、密闭容器转运、行走路线固定、严格交接登记，记录交接时间及人员，并有防污染的应急措施，必要时对运送过程的环境，如温度、时间、路径、位置等，进行实时监控。

4.1.2　要求运输过程中保持样本直立状态，减少晃动振荡，防止外溢、污染，注意生物安全。如有纸质检验申请单，应与样本同时送达，并应避免申请单被污染。

4.1.3　检验科对样本运送人员定期进行样本转运知识培训和考核，实验室及样本转运人员应熟悉医院的样本种类和数量、样本包装和运送时限、转运类型和方式等，并遵守样本转送和保存的相关法律法规要求。

4.1.4　转运过程意外主要包括样本溢出、样本丢失等，实验室应制定样本溢出、丢失等意外情况发生的应急处理程序。

4.2·自动化物流系统

4.2.1　检验科应规定适用于自动化物流系统样品类型和检验项目，自动化物流系统主要操作者必须经过专项使用培训，并有实验室负责人的授权。

4.2.2　对自动化物流系统应定期进行评估，评估内容包括结果影响评价、生物安全评估、质量风险评估、运行效率评估。应用评估时机包括：① 安装或更换新的自动物流系统时；② 自动物流系统地点、距离、楼层等改变时；③ 实验室根据使用情况制订评估周期。

4.2.3　建立自动物流系统故障应急预案，在自动物流系统出现故障时，能正确进行处理或采用备用方法。

5. 记录表格

《样本交接登记表》。

参考文献

[1] 中国中西医结合学会检验医学专业委员会.临床检验样本转运及保存规范化专家共识[J].中华检验医学杂志，2023，46（3）：259 - 264.

（谷春安成）

检验方法验证和确认程序

××医院检验科分子诊断实验室作业指导书	文件编号：××-JYK-××-××-×××	
版本/修改：第　　版/第　　次修改	生效日期：	共　　页　第　　页
编写人：	审核人：	批准人：

1. 目的

确立分子生物组检测项目性能验证标准操作规程,对分子项目实验室测定结果的精密度、正确度、可报告范围、抗干扰能力等性能指标进行分析,验证其是否符合厂家声明的性能及是否能够满足临床要求。

2. 范围

适用于本实验室分子生物组定性检测、定量检测的所有项目。

3. 职责

3.1·实验室技术负责人和分子生物组组长共同负责检测系统分析性能评价方案的设计。

3.2·分子生物组组长负责性能评价工作的组织和结果确认。

3.3·本专业组工作人员负责执行性能评价的实施和报告。

4. 性能验证的时机

4.1·新检验程序常规应用前。现用检测系统的任一要素的变更,如仪器(仪器更新、升级)、试剂(升级)、校准品(溯源性改变)等,均应按照新检测系统进行验证。

4.2·任何严重影响检测系统分析性能的情况发生后,应在检测系统重新启用前对受影响的性能进行部分性能验证。

4.3·常规使用期间,实验室可基于分析系统的稳定性,利用日常工作产生的检验和质控数据,定期对检验程序的分析性能进行评审,应能满足检验结果预期用途的要求。

5. 性能验证的参数

5.1·分子诊断检验程序的性能参数主要包括 PCR 定性和定量检测等。

5.1.1　PCR 定量检测验证的性能指标包括测量精密度、测量正确度、可报告范围、分析特异性、分析灵敏度、检出限、携带污染率等。

5.1.2　PCR 定性检测验证的性能指标包括符合率、检出限、抗干扰能力、交叉反应等。

6. 性能验证的判断标准

实验室性能验证结果的判断标准是厂商或研发者在试剂盒或检测系统说明书中声明的性能指标。实验室应根据临床需求选择经确认的符合预期用途的检验程序。

7. 实验前准备

7.1·负责实施性能验证的人员应了解验证方案,制订验证计划,并组织实施。

7.2·实验操作人员应熟悉原理和操作,确保仪器工作状态正常并对样品进行正确处理。

7.3·校准仪器,各项性能指标合格。

7.4·样本最好来自患者,尽量与厂家建立性能指标时所用材料一致。

7.5·试剂和校准品满足要求。

7.6·若涉及核酸提取,应使用试剂盒配套或推荐的核酸提取试剂。

7.7·实验室设施及环境符合分析系统工作要求。

8. 性能验证

8.1·验证要求:在常规应用前,应由实验室对已确认的检验程序进行独立验证。

8.2·定性项目的性能验证

8.2.1　符合率验证

8.2.1.1　验证要求:与参比方法进行比较。参比方法主要包括金标准;行业公认检测方法;经验证性能符合要求,能满足临床预期的方法(如与通过 ISO 15189 认可实验室使用相同的检测方法)。

8.2.1.2　验证方案:选取阴性样本至少 5 例、阳性样本至少 10 例(包含弱阳性/低扩增的样本)。罕见或少见病,可酌情减少样本例数。按照患者样本检测程序,采用参比方法和候选方法平行检测。随机法重新分号,检测样品后将所有检测结果按表 1 归总,计算符合率。

表 1　方法符合率验证

		参 比 方 法			总 数
		阳　性	阴　性		
候选方法	阳性	a	b		a + b
	阴性	c	d		c + d
总数		a + c	b + d		a + b + c + d

注:阳性符合率(诊断灵敏度) = a/(a + c)×100%;阴性符合率(诊断特异度) = d/(b + d)×100%;总符合率(诊断符合率) = (a + d)/(a + b + c + d)×100%

8.2.1.3　判断标准:实验室计算得出的阳性符合率(诊断灵敏度)、阴性符合率(诊断特异度)和诊断符合率(诊断符合率)不低于所用厂家检验方法声明的相应标准值,则验证通过;如果小于所用厂家检验方法声明的相应标准值,则验证不通过。

8.2.2　精密度验证

8.2.2.1　验证要求:PCR 相关定性检验的检测对象主要分两类:一类检测对象是基因型,如人类基因某个位点的多态性检测,报告结果为具体基因型,该类检测选择精密度验证样品时,应包括至少 2 个基因型的模板;另一类检测对象主要是各类病原体的定性检测,报告结果为阴阳性,该类检测选择精密度验证样品时,应包括阳性、弱阳性和阴性样本。

8.2.2.2　验证方案:参照 CNAS - CL02 - GL037《临床化学定量检验程序性能验证指南》。对于以阴阳性报告结果的方法,阴性结果以是否阴性为判断标准,阳性结果以 Ct 值进行统计学分析;对于报告具体基因型的方法以 Ct 值进行统计学分析。

8.2.2.3　判断标准:可接受标准为所用厂家检验方法的标准。若无可用的厂家标准时,可根据实验室检测方法的稳定性等指标制定实验室验证可接受标准。

8.2.3　检出限

8.2.3.1　验证要求:所用检验程序在厂家试剂使用说明书等有声明检测下限时。

8.2.3.2　验证方案：使用定值标准物质进行梯度稀释至厂家声明的检出限浓度。可重复测定 5 次或在不同批次对该浓度样本进行 20 次重复测定（如每天测定 4 份样本，连续 5 天）。

8.2.3.2.1　对于报告具体基因型的方法，其选用的标准物质应包括所有的突变类型。

8.2.3.2.2　对于检测对象同时含有不同比例的不同基因型时，应设置多个梯度，并主要从扩增反应终体系中总核酸浓度和突变序列所占比例两个方面进行评价。

8.2.3.3　判定标准：如果是 5 次重复检测，必须 100％检出靶核酸；如果是 20 次检测，必须检出至少 18 次靶核酸。

8.2.4　交叉反应（特异性）

8.2.4.1　验证要求：验证与检测对象可能存在交叉反应的核酸物质对检测结果的影响。对于报告具体基因型的检测方法，应在待测核酸浓度水平验证其他基因型对待测核酸测定的影响。对于病原体核酸检测，与检测对象核酸序列具有同源性、易引起相同或相似临床症状的病原体核酸，宜在病原体感染的医学决定水平进行验证。

8.2.4.2　验证方案：对于基因型检测，取一定浓度经其他方法（测序等）确认为其他基因型的标本，与常规标本同样处理，重复检测至少 3 次。对于病原体核酸检测，取一定浓度与待测核酸可能存在交叉反应的病原体加入样本保存液或经确认为阴性的样本中，与常规标本同样处理，重复检测至少 3 次。

8.2.4.3　判断标准：结果应为阴性。

8.2.5　抗干扰能力

8.2.5.1　验证要求：应验证说明书中涉及的干扰物质对测定结果的影响。常见的干扰物质主要包括血红蛋白、甘油三酯、胆红素、免疫球蛋白 G、类风湿因子、抗核抗体和药物等。实验室可根据临床需求、厂家声明和样本特点选择需要验证的干扰物质及浓度。

8.2.5.2　验证方案

方案一：在弱阳性样本中加入干扰物质溶液（对照组加入等量的溶剂），使得干扰物质的终浓度与厂家声明的浓度相同，与常规样本一样处理，至少重复测定 3 次以上。

方案二：在经确认不含被测物的临床样本中加入含待验证的高浓度水平干扰物质（厂家声明浓度的 10 倍以上），作为实验组；在经确认不含被测物的临床样本中加入低浓度水平干扰物质（厂家声明浓度），作为对照组。分别在实验组和对照组中加入弱阳性样本（量小于10％），与常规样本一样处理，每组至少重复检测 3 次。

8.2.5.3　判定标准

方案一：弱阳性样本检测仍为弱阳性结果，则验证通过。

方案二：如果对照组和实验组结果均为弱阳性，说明在验证浓度下，干扰物质对测定无显著影响。如果对照组结果为弱阳性，实验组结果为阴性，说明在验证浓度下，干扰物质对测定有显著影响。

8.3·定量项目的性能验证

8.3.1　正确度：评价测量正确度的首选方法是分析定值参考物质（偏倚评估），实验室也可采用回收试验、与参考方法比对等方法进行正确度的验证。

8.3.1.1　验证要求：选用具有互换性的标准物质或基质与待测样本相类似的标准物质；有证标准物质；厂商提供的工作标准品；正确度控制品；正确度验证室间质评样本等。选择的参考物质浓度尽可能覆盖线性范围的上限和下限浓度,宜选择 5 个以上浓度进行验证,浓度间宜相差 1 个数量级,其中至少 1 个水平为医学决定水平。

8.3.1.2　验证方案

方案一:分析定值参考物质:每个浓度水平的标准物质样本至少每天重复测定 2 次,连续测定 5 天,按照 WS/T 492—2016《临床检验定量测定项目精密度与正确度性能验证》的方法计算平均值、标准差(或合成不确定度)和置信区间,并与参考数值进行比较。

方案二:回收实验主要是测定比例系统误差。进行回收实验前,应该对待评价系统进行初步评价,并且对待评价系统进行精密度及线性评价,只有在以上评价完成并且符合相关标准要求后才可进行回收实验。

a) 配制标准溶液,在临床基础样本中加入不同体积标准溶液(体积应少于总体积的 10%),制备至少 2 个水平的样本(样本终浓度在测量区间内且尽可能是决定性水平浓度)。

b) 用待评价系统对待回收分析样本和基础样本进行测定,通常对样本进行 3 次以上重复测定,计算样本回收率(R):

$$R = \frac{c \times (V + V_0) - c_0 \times V_0}{V \times c_s} \times 100\%$$

式中:R 为回收率,V 为加入标准品的体积,V_0 为样本体积,c 为样品加入标准品后测定的浓度,c_0 为样品的测定浓度,c_s 为标准品浓度。

c) 然后计算平均回收率:

$$平均回收率 = \frac{R_1 + R_2 + \cdots + R_n}{n} \times 100\%$$

方案三:在无法获得参考物质时可使用患者样本与其他检验方法或试剂盒进行比对验证正确度。在 3~4 天内使用试验方法和比对方法测定至少 20 份患者样本,样本浓度水平应覆盖检测方法的可报告范围。按照 WS/T 492—2016《临床检验定量测定项目精密度与正确度性能验证》的方法进行配对 t 检验,确定两种方法间的平均差值及差值的标准差,计算置信区间和(或)验证限,将测量的差值与厂家的声明差值进行比较。

8.3.1.3　判定标准

方案一:如果参考物质实测数值落在置信区间内,则正确度验证通过。

方案二:回收率在 85%~115%,同时每个样本回收率与平均回收率的差值≤10%。

方案三:如果实验计算的差值在厂家声明差值的验证限内,说明试验方法与对照方法的差值与厂家声明差值一致。

8.3.2　精密度

8.3.2.1　验证要求:应同时验证重复性和中间精密度。可采用新鲜或冻存的样本用于精密度验证,当样本中待测物不稳定或样本不易得到时,也可考虑使用基质与实际待检样本相似的样本,如质控品。样本至少含 2 个浓度水平,所选样本的被测物水平应在测量区间内,尽可能与厂家精密度评价时所用样本浓度一致,至少有 1 个样本的被测物水平处于医学决定水平左右。当 2 个水平样本的不精密度有显著差异时,建议增加为 3 个水平。

8.3.2.2　验证方案

方案一：同时验证重复性和中间精密度：每天检测 1 个分析批，每批检测 2 个水平的样本，每个样本重复检测 3～5 次，连续检测 5 天。获得的数据按照 WS/T 492—2016《临床检验定量测定项目精密度与正确度性能验证》的要求进行分析，使用浓度对数值计算重复性和中间精密度，并与厂家声明比较。

方案二：验证重复性：每个浓度样本批内重复测定 20 次，使用浓度对数值计算不同浓度时的测量精密度；中间精密度为每个浓度样本连续测定 20 天，每天测定 1 次，使用浓度对数值计算不同浓度时的测量精密度。

8.3.2.3　判定标准：实验室测定的重复性和中间精密度小于厂家的声明值，则通过验证。

8.3.3　线性区间验证

8.3.3.1　验证要求：样本基质应与待检临床实验样本相似，患者标本是进行线性试验理想的标本。在已知线性区间内选择 5～7 个浓度水平，应覆盖定量限（低限和高限）。

8.3.3.2　验证方案：使用高、低浓度的标本配制进行线性试验需要的不同浓度标本，应至少配制 5 种不同浓度（含高、低浓度样本）标本。各浓度值（取对数值）的间距宜基本相等。应在一批内完成各浓度标本检测，每份标本至少测定 3 次，所有样本应在一次运行中或几次间隔很短的运行中随机测定，最好在 1 天之内完成。以理论值为横轴，每个稀释浓度的测量值（实测值）的平均值为纵轴做线性回归图。计算线性回归方程：$y = ax + b$ 和决定系数 R^2，计算各浓度标本的理论值与实测值对数值的差值。

8.3.3.3　判定标准：实验结果为一阶方程式为线性，如果 R^2 值不低于厂家声明且各浓度的理论值与实测值对数值的差值≤厂家声明差值，则通过线性范围验证。检测样本的最低值和最高值之间为线性区间。

8.3.4　可报告范围验证

8.3.4.1　验证要求：可报告范围验证的基础是已完成线性范围验证，只有经验证的线性范围上限不能满足临床需求时才进行可报告范围验证。

8.3.4.2　验证方案：宜选择与待测样本具有相同基质的样本。

8.3.4.2.1　低值样本准备：稀释待测样本，产生接近于方法测量区间低限浓度水平的样本，通常为 3～5 个浓度水平，浓度间隔应小于测量区间低限的 20%。

8.3.4.2.2　高值样本准备：对高值待测样本进行稀释，使其接近于线性范围的上 1/3 区域，并记录稀释倍数。至少选用 3 个浓度样本，稀释倍数应为方法性能标明的最大稀释倍数。

8.3.4.2.3　在一次运行中将每个低值样本重复测定 5～10 次，每个高值样本重复测定 3 次。可报告范围的验证包括可报告低限（定量下限）与可报告高限（定量上限×样本最大稀释倍数）。

8.3.5　检出限

8.3.5.1　验证要求：所用检验程序在厂家试剂使用说明书等有声明检测下限时，应进行检出限验证。选用定值标准物质进行检出限验证。

8.3.5.2　验证方案：使用定值标准物质的样本梯度稀释至厂家声明的检出限浓度，在不同批内对该浓度样品进行测定（如测定 5 天，每天测 4 份样品），样品总数不得少于 20 个。稀释液可根据情况选用厂家提供的稀释液或阴性血清，该稀释液或阴性血清中除被验证的目标物必须阴性外,试剂说明书上声明的干扰物质必须在允许范围内。

    8.3.5.3　判定标准:≥95%的样品检出阳性,则检出限验证通过。

    8.3.6　交叉反应(特异性):参见本程序8.2.4。

    8.3.7　抗干扰能力:参见本程序8.2.5。

参考文献

[1] 中国合格评定国家认可委员会.医学实验室质量和能力认可准则的应用要求:CNAS - CL02 - A001:2023[S/OL].(2023 - 08 - 01)[2023 - 09 - 26].https://www.cnas.org.cn/rkgf/sysrk/rkyyzz/2023/08/912141.shtml.

[2] 中国合格评定国家认可委员会.医学实验室质量和能力认可准则在分子诊断领域的应用说明:CNAS - CL02 - A009:2018[S/OL].(2018 - 03 - 01)[2023 - 09 - 26].https://www.cnas.org.cn/rkgf/sysrk/rkyyzz/2018/03/889110.shtml.

(姜永玮　马　亮　曹永彤)

仪器性能验证程序

××医院检验科分子诊断实验室作业指导书	文件编号：××-JYK-××-××-×××
版本/修改：第　　版/第　　次修改	生效日期：　　　　　共　页　第　页
编写人：	审核人：　　　　批准人：

1. 目的

确立分子生物组主要仪器（荧光定量 PCR 仪）性能验证标准操作规程，对荧光定量 PCR 仪进行安全性试验、环境适应性试验、电磁兼容性试验及性能验证试验，验证其是否符合厂家声明的性能及是否能够满足临床要求。

2. 范围

适用于本实验室所用荧光定量 PCR 仪。

3. 职责

3.1·实验室技术负责人和分子生物组组长共同负责检测系统分析性能评价方案的设计。

3.2·分子生物组组长负责性能评价工作的组织和结果确认。

3.3·本专业组工作人员负责执行性能评价的实施和报告。

4. 性能验证的时机

新仪器常规应用前。

5. 性能验证的参数

5.1·温度控制性能

5.1.1　升温速率：在 50～90℃ 范围内，平均升温速率应不小于 1.5℃/s。

5.1.2　降温速率：在 50～90℃ 范围内，平均降温速率应不小于 1.5℃/s。

5.1.3　温度波动度：在恒温阶段，温度的波动应不超过 ±0.2℃。

5.1.4　温度示值误差：实际温度与设置温度之差应不超过 ±0.5℃。

5.1.5　温度均匀度：在恒温阶段，加热模块不同孔位同一时刻最大值与最小值之差不应大于 1℃。

5.1.6　温度持续时间误差：温度的实际持续时间与设置时间的误差不应超过 ±5 s。

5.2·荧光检测性能

5.2.1　荧光强度重复性：每个荧光通道的单孔荧光强度重复检测，相对标准偏差应不大于 2%。

5.2.2　荧光强度均匀度：每个荧光通道的孔间荧光强度，相对标准偏差应不大于 5%。

5.2.3　荧光强度线性：荧光参比物质各浓度的荧光强度值与稀释比例的线性回归相关系数 r 应不低于 0.990。

5.3·整机性能

5.3.1　不同通道荧光干扰：仪器应判定相应目标通道结果为阳性或给出 Ct 值，其他通道结果为阴性或未检出。

5.3.2　仪器线性：各浓度梯度的 DNA 标准物质测得的 Ct 值与浓度对数值的线性回归相关系数 r 的绝对值应不低于 0.990。

5.3.3　DNA 浓度区分度：置信水平 99.9％时，能有效分辨不同浓度 DNA 样本（浓度相差不大于 2 倍）的浓度。

5.3.4　定量重复性：相同 DNA 样本在不同孔位测得的浓度对数值的相对标准偏差应不大于 2％。

5.3.5　定量示值误差：测得的 DNA 标准物质浓度对数值与标称浓度的对数值的相对误差应不超过 ±15％。

5.3.6　稳定性相同 DNA 样本在同一仪器上多册测得的 Ct 值的相对偏差应不大于 5％。

6. 评价方法

6.1·温度控制性能

6.1.1　需配备计量标准专用测温仪：可测量温度范围 0～120℃，分辨力 0.01℃，示值误差在 ±0.1℃范围内，采集频率不小于 1 次/s。按以下步骤进行操作：测温仪的温控探头表面涂抹导热介质，放入待测样本反应孔中，测试孔位在仪器中均匀分布（包含各方向边缘和中间的孔位）；当仪器少于 8 个孔位时，应检测全部孔位；当仪器具有 8～48 个孔位时，应检测不少于 8 个孔位；当仪器具有 48 个以上孔位时，应检测不少于 12 个孔位。

6.1.2　运行程序：参照仪器说明书设置并运行 45℃（1 min）、95℃（1 min）的循环程序，3 次循环；45℃（1 min）、72℃（1 min）、95℃（1 min）的循环程序，5 次循环。

6.1.3　说明：单一起温控模块为分区设置，各独立控温区域单独测试，控温分布均按上述要求执行。

6.1.4　温度控制性能指标检测

6.1.4.1　升温速率的计算：在 45℃（1 min）、95℃（1 min）的循环程序的第 3 次循环升温过程中，计算各测试孔位每秒的温度平均值，取最接近 50℃ 的温度点，记录为 T_a，取最接近 90℃ 的温度点，记录为 T_b，得出 T_a、T_b，以及 T_a 到达 T_b 的时间 t_1，按照公式 1 计算平均升温速率 V_1。

公式 1：$V_1 = (T_b - T_a)/t_1$

式中：V_1，平均升温速率（单位为℃/s）；T_b，各孔位温度平均值中最接近 90℃ 的温度点（单位为℃）；T_a，各孔位温度平均值中最接近 50℃ 的温度点（单位为℃）；t_1，T_a 到达 T_b 的时间（单位为 s）。

6.1.4.2　降温速率的计算：在 45℃（1 min）、95℃（1 min）的循环程序的第 3 次循环降温过程中，计算各测试孔位每秒的温度平均值，取最接近 90℃ 的温度点，记录为 T_c，取最接近 50℃ 的温度点，记录为 T_d，得出 T_c、T_d，以及 T_c 到达 T_d 的时间 t_2，按照公式 2 计算平均升温速率 V_2：

公式 2：$V_2 = (T_c - T_d)/t_2$

式中：V_2，平均升温速率（单位为℃/s）；T_c，各孔位温度平均值中最接近 90℃ 的温度点（单位为℃）；T_d，各孔位温度平均值中最接近 50℃ 的温度点（单位为℃）；t_2，T_c 到达 T_d 的时间（单位为 s）。

6.1.4.3　温度波动度的计算：在 45℃（1 min）、72℃（1 min）、95℃（1 min）的循环程序中，

分别在 3 个温度点进入恒温阶段 15 s 后开始计时,统计 30 s 内同一孔位的最高温度和最低温度,其差值的一半为该测试孔位的温度波动度,按照公式 3 计算。

公式 3:$\Delta T_k = (T_{k\,max} - T_{k\,min})/2$

式中:ΔT_k,第 k 个测试孔位的温度波动度(单位为℃);$T_{k\,max}$,第 k 个测试孔位的恒温 30 s 内温度的最大值(单位为℃);$T_{k\,min}$,第 k 个测试孔位的恒温 30 s 内温度的最小值(单位为℃)。

计算全部测试孔位 δT_k 的平均值,取 5 次循环的最大值,并在数值前面冠以"±"符号,作为温度波动度。

6.1.4.4 温度示值误差的计算:在 45℃(1 min)、72℃(1 min)、95℃(1 min)的循环程序中,分别在 3 个温度点进入恒温阶段 15 s 时采集 1 次温度,之后每隔 10 s 采集温度,按照公式 4 计算测试孔位温度平均值与设置温度的差值。

公式 4:$\Delta T_e = \sum_{k=1}^{n} T_k / n - T_s$

式中:ΔT_e,某一时刻温度示值误差(单位为℃);T_k,第 k 个孔位测得的温度(单位为℃);n,测试孔位数(单位为个);T_s,设置温度(45℃、72℃或 95℃)。

单次循环共采集 5 次温度,计算 δT_e 的平均值,取 5 次循环 δT。平均值的绝对值最大值,作为温度示值误差。

6.1.4.5 温度均匀度的计算:在 45℃(1 min)、72℃(1 min)、95℃(1 min)的循环程序中,分别在 3 个温度点进入恒温阶段 15 s 时采集 1 次温度,之后每隔 10 s 采集温度,按照公式 5 计算不同孔位最高温度与最低温度的差值。

公式 5:$\Delta T_i = T_{i\,max} - T_{i\,min}$

式中:ΔT_i,某一时刻不同孔位最高温度与最低温度的差值(单位为℃);$T_{i\,max}$,某一时刻 n 个测试孔位测得温度的最大值(单位为℃);$T_{i\,min}$,某一时刻 n 个测试孔位测得温度的最小值(单位为℃)。

单次循环共采集 5 次温度,统计 5 次循环,计算 25 次 δT_i,取最大值作为温度均匀度。

6.1.4.6 温度持续时间误差的计算:在 45℃(1 min)、72℃(1 min)、95℃(1 min)的循环程序中,以 94.5℃为计时参考点,统计测试控温的平均温度,自温度首次达到计时参考点以上开始计时,至温度降至计时参考点以下结束计时,记录时间为 t_h,共记录 5 次循环的持续时间,按照公式 6 计算持续时间误差。

公式 6:$\Delta t = \dfrac{\sum_{k=1}^{5} t_h}{5} - 60$

式中:Δt,温度持续时间误差(单位 s);t_h,第 h 次循环的记录时间(单位为 s)。

6.2·荧光检测性能

6.2.1 仪器和材料:除分子生物学实验室常规设备材料外,其他需要的设备和材料如下:① 荧光参比物质:6-羧基荧光素(6-FAM)、6-羧基六氯荧光素(6-HEX)等;② 天平:最小分度值不大于 0.1 mg;③ 微量移液器:量程为 20 μL 和 100 μL,最小刻度 0.1 μL。

6.2.2 试验步骤:根据仪器的荧光检测通道,每个目标检测通道选择相应的荧光参比溶液进行检测。分别配制不少于 5 个浓度(C_1、C_2、C_3、C_4、C_5)的荧光参比溶液。

6.2.2.1　重复性试验取中浓度(C_3)荧光参比溶液放置于一个边角的孔位,在合适的恒定温度下(如 37℃),连续采集该孔位在相应通道下的荧光强度值,从第 3 次检测开始连续记录 7 次的荧光强度值。

6.2.2.2　均匀度试验,使用 C_3 溶液置于待测孔位,采集一次相应通道的荧光数据,或将 C_3 溶液依次放置于待测孔位,每次都采集相应通道的荧光数据,检测孔位要求同本程序 6.1。

6.2.2.3　荧光强度线性试验,在各种荧光参比溶液中每隔浓度选择 3 个孔位,采集一次相应通道的荧光数据,孔位排布参照表。当仪器少于 16 个孔时,每种浓度应该能够参比溶液应检测 1 个或 2 个孔位。

6.2.3　荧光强度重复性的计算:采集每种荧光参比物质的同一孔位重复检测的荧光强度值,计算 7 次重复检测的荧光强度值的平均值,按照公式 7 分别计算每种荧光参比物质重复检测的相对标准偏差。

$$公式 7: R_1 = \frac{\sqrt{\dfrac{\sum_{i=1}^{7}(F_i - \overline{F})^2}{6}}}{\overline{F}} \times 100\%$$

式中:R_1,每种荧光参比物质重复检测的相对标准偏差;F_i,第 i 次测得的荧光轻度值;$\overline{F}$,同一孔位重复检测 7 次的荧光强度值的平均值。

6.2.4　荧光强度均匀度的计算:采集每种荧光参比物质各测试孔位的荧光强度值,分别计算各测试孔位荧光强度值的平均值。按照公式 8 分别计算每种荧光参比物质的各测试孔位的荧光强度值相对标准偏差。

$$公式 8: R_p = \frac{\sqrt{\dfrac{\sum_{k=1}^{m}(F_k - \overline{F}_p)^2}{m-1}}}{\overline{F}_p} \times 100\%$$

式中:R_p,每种荧光参比物质 m 个测试孔位荧光强度值的相对标准偏差;m,每种荧光参比物质的测试孔位数;F_k,第 k 个检测孔位测得的荧光强度值;$\overline{F}_p$,每种荧光参比物质 m 个测试孔位荧光强度值的平均值。

6.2.5　荧光强度线性的计算:分别计算每种荧光参比物质不少于 5 个浓度荧光强度的平均值,与稀释比例计算线性相关系数(r)。

6.3 · 整机性能

6.3.1　仪器和材料:除分子生物学实验室常规设备材料外,其他设备和材料如下。

6.3.1.1　DNA 标准物质:包括线性标物和样本标物,线性标物为 10 倍浓度梯度的 DNA 标准物质系列溶液,不少于 6 个浓度,最低浓度为 10^1 拷贝/μL;样本标物为 2 个中浓度($10^3 \sim 10^4$ 拷贝/μL)的 DNA 标准物质溶液,两者浓度相差不大于 2 倍。

6.3.1.2　荧光定量 PCR 检测试剂:Taq DNA 聚合酶复合 GB/T 35542 的要求,引物探针符合 GB/T 34797 的要求,探针的荧光强度根据仪器的荧光检测通道确定。

6.3.1.3　天平:最小分度值不大于 0.1 mg。

6.3.1.4　微量移液器:量程为 10 μL、20 μL 和 100 μL,最小刻度 0.1 μL。

6.3.2　试验步骤:根据仪器的荧光检测通道,每个目标检测通道选择相应的探针进行仪器线性的检测；根据仪器的检测范围，选取不少于 6 个浓度的线性标物，每个浓度重复检测 3 个孔位；另选取 2 个浓度的样本标物，采用常用荧光通道的探针，每个浓度重复检测不少于 7 个孔。当仪器具有 8～16 个孔位时，每种浓度的线性标志物应检测 1 个或 2 个孔位，应重复不少于 4 个孔位。从重复性试验测试孔位中选择 3 个孔位，采用相同浓度的样本标物和试剂，再重复 2 次即为该仪器的稳定性试验。

6.3.3 不同通道荧光干扰：采集线性标物的最高浓度和最低浓度测试孔位在所有荧光通道下的检测结果。

6.3.4 仪器线性的计算：计算各浓度线性标物在相应通道下 Ct 值的平均值，用标物标称浓度的对数值与该 Ct 值均值你和标准曲线计算线性相关系数(r)。

6.3.5 DNA 浓度区分度的计算：采集 2 个浓度样本标物在相应通道下 Ct 值，分别计算平均值，再按照公式 9 分别计算方差。

公式 9：$S^2 = \dfrac{\sum_{c=1}^{x}(X_c - \overline{X})^2}{x-1}$

式中：S^2，样本标物 x 个测试孔位 Ct 值的方差；x，每个样本标物的测试孔位数；X_c，第 c 个测试孔位的 Ct 值；$\overline{X}$，样本标物 x 个测试孔位 Ct 值的平均值。

样本两组 Ct 值在置信水平 99.9% 时是否有显著差异，具体方法见实时荧光定量 PCR 仪性能评价通则附录 C。

6.3.6 定量重复性的计算：通过 6.3.4 得到的标准曲线，分别计算样本标物每个孔位的 Ct 值对应的 DNA 浓度对数值，计算样本标物 DNA 浓度对数值的平均值，按照公式 10 计算相对标准偏差。

公式 10：$R_c = \dfrac{\sqrt{\dfrac{\sum_{c=1}^{x}(M_c - \overline{M})^2}{x-1}}}{\overline{M}} \times 100\%$

式中：R_c，样本标物 x 个测试孔位 DNA 浓度对数值的相对标准偏差；x，样本标物的测试孔位数，单位为个；M_c，第 c 个孔位测得的 DNA 浓度对数值；$\overline{M}$，样本标物 x 个测试孔位 DNA 浓度对数值的平均值。

6.3.7 定量示值误差的计算：通过 6.3.6 得到的样本标物 DNA 浓度对数的平均值($\overline{M}$)，按照公式 11 计算定量示值误差。

公式 11：$\delta = \dfrac{\overline{M} - \lg D}{\lg D} \times 100\%$

式中：δ，定量示值误差；$\overline{M}$，样本标物 x 个测试孔位 DNA 浓度对数值的平均值；D，标准物质标称值。

6.3.8 稳定性的计算：3 次重复试验中，计算每次试验 3 个测试孔位的 Ct 值平均值，然后按照公式 12 计算相对偏差。

公式 12：$B = \dfrac{3(\overline{X}_{max} - \overline{X}_{min})}{\overline{X}_{max} + \overline{X}_{mid} + \overline{X}_{min}} \times 100\%$

式中：B，3 次试验各孔位 Ct 值平均值的相对偏差；$\overline{X}_{max}$，3 次试验各孔位 Ct 值平均值的最大值；$\overline{X}_{mid}$，3 次试验各孔位 Ct 值平均值的中间值；$\overline{X}_{min}$，3 次试验各孔位 Ct 值平均值的最小值。

7. 评价报告

应出具仪器性能评价报告，报告内容应包括试验条件、评价对象、评价指标、评价内容、评价结果、评价机构、地点、时间等信息，并附评价试验的原始记录，评价统计汇总表和记录表。

参考文献

［1］中国合格评定国家认可委员会.医学实验室质量和能力认可准则的应用要求：CNAS-CL02-A001：2023［S/OL］.（2023-08-01）［2023-09-26］.https：//www.cnas.org.cn/rkgf/sysrk/rkyyzz/2023/08/912141.shtml.

［2］国家质量监督检验检疫总局，中国国家标准化管理委员会.核酸引物探针质量技术要求：GB/T 34797-2017［S/OL］.（2017-11-01）［2023-09-26］.https：//openstd.samr.gov.cn/bzgk/gb/newGbInfo?hcno=04F67E4F07E8798D85677EA0440882C9.

［3］国家市场监督管理总局，国家标准化管理委员会.实时荧光定量 PCR 仪性能评价通则：GB/T 42753-2023［S/OL］.（2023-05-23）［2023-09-26］.https：//openstd.samr.gov.cn/bzgk/gb/newGbInfo?hcno=E8B4C822A3BAFB2623E1EF5A280E2733.

（姜永玮　马　亮　曹永彤）

测量不确定度(MU)评定程序

××医院检验科分子诊断实验室作业指导书	文件编号：××-JYK-××-××-×××	
版本/修改：第　　版/第　　次修改	生效日期：	共　　页　第　　页
编写人：	审核人：	批准人：

1. 目的

为评价中心检测/校准结果的可信程度,规范测量不确定度的评定与表达方法,科学、合理、准确地进行测量不确定度评定。完整的测量结果应包括表征结果分散性的信息,即不确定度,对医学检验结果及不确定度的了解,可帮助检验工作中和临床医生在诊断和治疗疾病时,更恰当地解释测量数值。

2. 范围

测量不确定度表达了测得值的可靠性,因为它提供了在一定包含概率中真值存在的区间。了解所谓真值、真值存在区间与包含概率的关系,实验室和医生会更好地理解、认识和解释测量结果,并恰当地应用于临床诊断和治疗,减少误用。适用于医学分子实验室检测/校准结果的测量不确定度的评定与表示。

2.1·实验室的应用

2.1.1 评定测量不确定度是改进医学实验室质量的有效途径:测量不确定度存在的原因是存在影响测量结果的因素。这些影响因素中,有些因素可以消除,有些因素可以通过一些控制方法使其对测量的影响降低。如果实验室按科学规律和应用有效方法,找到那些可以消除或降低的影响因素,并采取措施,就会明显提高检验结果的质量。

2.1.2 测量不确定度是医学实验室选择测量程序的客观指标医学实验室的任务是提供可靠的检验结果。所谓可靠的检验结果就是"真值"、真值存在区间与置信概率关系清楚的结果。在满足应用的前提下,测量不确定度是选择经济、可靠测量程序的关键指标。

2.1.3 加强与临床联系:经常、及时地向临床提供不确定度的信息,有助于实验室工作者加强与临床联系,帮助临床改进对患者结果的解释与应用,从而促进患者与医生的合作。

2.2·医生的应用

2.2.1 诊断疾病时,一般先将报告测量量值与生物参考值或临床决定限进行比较,后两者都不存在不确定度。由于测量量值并不是真值,也不是完整的检验结果,直接比较是有风险的。科学的方法是在比较时考虑结果的不确定度。

2.2.2 临床医生常需比较两个量值,如同一人的前、后两次测量量值。此时需要知道这两个量值的不确定度信息,如果是同一个实验室测量,通常认为测量不确定度是一样的。医生需要决定两个结果间差异的意义,通过考虑它们的不确定度可以做到此点。

2.3·计量溯源的作用:溯源到规定的参照对象,是测量结果可以实现相互比较的基础。部分医学检验参数已具备了国际/国家在计量学上公认的参照对象(体现为 SI 单位或其他单位),但部分医学检验参数目前仍不具备国际/国家在计量学上公认的参照对象,缺乏相互比较的基础。

3. 职责

3.1·检验科技术负责人负责测量不确定度评定工作。

3.2·检验科技术负责人和分子组组长组织实施测量不确定度的评定,负责拟定有关检测项目测量不确定度评定的作业指导书,指导测试人员控制各标准方法规定的影响量,编写《不确定度评定报告》,负责对检测结果测量不确定度报告的验证。

3.3·分子组工作人员严格遵守方法标准和规范化作业技术,认真检查原始记录和检测结果。

4. 程序

4.1·检验科分子组采用公认的检测方法时应遵守该方法对不确定度的表述。

4.2·检验科分子组采用非标准方法或偏离的标准方法时,应重新进行确认,并对方法的测量不确定度进行评定。

4.3·由技术负责人组织或指定有关技术人员(可包括监督员、检测人员、设备责任人等)进行测量不确定度的评定工作。

4.4·不确定度评定和报告根据 GB/T 27420—2018《生物样本测量不确定度评定与表示应用指南》、GB/T 27430—2022《测量不确定度在合格评定中的作用》、CNAS-TRL-001:2012《医学实验室-测量不确定度》,以及 JJF 1059—2012《测量不确定度评定与表示》来实施。对于医学实验室来说,评估测量不确定度的指南十分必要。它可以帮助实验室正确评估测量结果的精度和准确性,并建立起一套科学的质量控制体系。通过这样的控制体系,在普通测量过程中降低误差,提高实验的准确性,为医学领域的实验研究提供数据基础。具体步骤如下。

4.4.1 第一步是确定测量物理量及其所需要的测量单位。在选择测量物理量时,应考虑其在医学实验室中的重要性,以及所需的精度和准确性。测量单位则取决于所使用的测量设备。

4.4.2 第二步是确定影响测量结果的各种因素,包括环境因素、操作程序和设备因素等。这些因素可能包括不同批次的试剂和不同运营人员的实验技术差异等。

4.4.3 第三步是对这些因素进行统计分析,以计算出测量不确定度。这可以通过一个称为标准偏差的统计指标来实现。标准偏差是对一组数据的集中程度的度量,我们可以用它来表示不确定度。

4.4.4 第四步是对测量结果进行比较和分析。这可以通过使用接受因子和公差来完成,以确保测量结果在特定范围内。

4.4.5 医学实验室应该根据实际情况制定适合自己的测量不确定度评估指南。它们应该针对医学实验室的特定需要,并且应该包含一些重要的组件,如质量保证和质量控制计划。同时,应该对评估过程进行监督和监控,以确保其准确性。

5. 医学实验室测量不确定度的评定方法

5.1·检验结果测量不确定度评定方法的分类

5.1.1 原则上,可以使用 2 种方法评定检验结果的测量不确定度。

5.1.1.1 自下而上(bottom-up)的方法,此方法常特指为 GUM 方法或模型(modeling)方法。是基于对测量的全面、系统分析后,识别出每个可能的不确定度来源并加以评定;

通过统计学或其他方法,如从文献、器具或产品的性能规格等处搜集数据,评定每一来源对不确定度贡献大小;然后将识别的不确定度用方差方法合并得到测量结果的"合成标准不确定度"。

5.1.1.2 自上而下(top-down)的方法,是在控制不确定度来源或程序的前提下,评定测量不确定度,即运用统计学原理直接评定特定测量系统之受控结果的测量不确定度。典型方法是依据特定方案(正确度评估和校准方案)的试验数据、QC 数据或方法验证试验数据进行评定,正确度/偏移(b)和精密度/实验室内复现性[s(R_w)]是两个主要的分量。常规医学实验室常将这两者与系统误差和随机误差相联系。

注意:如果采用自上而下的方法评定的测量不确定度没有达到目标不确定度的要求,可用自下而上的方法来识别不确定度的各种来源,改进主要影响因素从而减小测量不确定度。

5.1.2 检验结果测量不确定度评定方法的选择:测量不确定度的评定与其预期应用目的有密切关系。实践表明,对于常规医学实验室,自上而下评定测量不确定度的方法是经济、实用和可接受的方法。

5.2·测量不确定度来源分析:确定不确定度的来源,找出构成不确定度的主要分量。

5.2.1 分析测试领域的测量不确定度的来源一般有以下几种:① 精密度(重复性、实验室内复现性、复现性);② 校准(溯源性、值的不确定度、校准方式);③ 校准值正确性和测量不确定度,校准品与参考物质的互通性;④ 与样本相关的效应(基体、干扰);⑤ 试剂、校准品和参考物质的批间差;⑥ 不同的操作者;⑦ 器材的变异(如天平、注加器、仪器维护等);⑧ 环境变化(如温度、湿度、振动、电压等)。

5.2.2 另外,有些影响因素虽然不直接作用于公信值,但确对示值和测量结果之间的关系有影响,也需要识别。有些影响因子如脂血、溶血和黄疸等可能本身无量值特性,但其实质是产生了干扰测量的物质或颜色等。在确定这些影响不确定度的因素对总不确定度的贡献时,还要考虑这些因素相互之间的影响。

5.3·量化不确定度分量:根据 CNAS - TRL - 001:2012 对每一个不确定度来源通过测量或估计进行量化。首先估计每一个分量对合成不确定度的贡献,排除不重要的分量。可用下面几种方法进行量化。

5.3.1 从实验室外获得数据:医学实验室可以从国际/国家计量机构参考物质、开发测量程序的厂家或实验室的确认资料中取得评定测量不确定度所需的数据。国际/国家计量机构参考物质证书上的数据不少是通过实验室网络确认,确认的数据按照下列公式计算该示值的标准不确定度:

$$u_{char} = \sqrt{\frac{S_R{}^2}{n}}$$

式中:u,示值的测量不确定度;S_R,测量复现性;n,实验室数。

注意:① 在此情况下,测量不确定度包含了各种主要影响组分(样本、仪器、校准品、操作者、试剂、质控品、环境条件、时间等)的变异。由于综合了多个权威或参考实验室的测量结果,因此具有很高的权威性;② 通常情况下,国际/国家计量机构参考物质证书中的不确定度数据可直接引用。利用参考物质修正偏移,参考物质的不确定度应转移到实验室的不确定度中。如果根据上述数据(特别是偏移和厂家内复现性),用自上而下的方法计算测量不确定度,需要了解方法的一致性和实验室水平的一致性。因为这些数据的大小最终与实验室的人员、设备、材料、方法、环境等有直接关系,不在一个统计总体内,就不宜直接利用。

5.3.2 从实验室常规工作中获得数据

5.3.2.1 医学实验室应根据本实验室内部数据来评定测量不确定度,而且数据不应是来自短期特定的实验,而是来自一段较长期间的日常工作,这样评定的测量不确定度具有很强的真实性。

5.3.2.2 实验室需要制订校准和正确度验证计划,应利用国际、国内(有证)参考物质(应考虑互换性),评估本实验室各项检测项目的正确性,获得相关的不确定度分量数据。应认识到从质控品得到的标准不确定度可能不同于患者样本,需要时应评估这种差异。更重要的是数据要有足够长时间的积累,以保证数据的统计控制状态,如多次校准、不同批号试剂、常规仪器维护、校准品批号更换及操作者不同等。

5.3.3 从实验室参加的PT获得数据:上述方法都是基于被测量能够计量溯源到公认的参考系统,可以通过校准和正确度验证计划发现偏移。但是,目前不少医学实验室的被测量尚无法计量溯源到公认的参考系统。这种情况下,医学实验室可以利用PT数据评定测量不确定度。PT数据中包括了不同实验室的可变因素。如果实验室间水平相近,所得到的数据会接近于本实验室的实际数据。如果PT方案设计或实施不当,或包含多种原理不同的测量方法,或参加实验室数量很少,或者参加的实验室能力差异大或欠佳时,所评定的标准不确定度的使用价值有限。

5.4·定义不确定度:是由被测量定义中细节量有限所引起的测量不确定度分量。在QUAM文件中,在评定被测量的测量不确定度时,不是马上列出测量模型进行评定,而是要先明确被测量,找出由于被测量定义中细节量有限而引起的不确定度分量。给被测量定义实质上是要详细说明要测量什么量值及如何测量的问题。在前面已指出,任何被测量的定义需要描述:① 被检系统(如血浆、尿液、全血);② 系统中需要考虑的组分(如葡萄糖、白细胞、血凝过程);③ 量(如浓度、反应速率)。

注意:需要的时候,还应对系统、成分或量增加说明。构成定义不确定度还有两个重要来源,测量量值的计量及参照物(参考系统)的类型。

5.5·不确定度分布图

5.5.1 在理论上,采用同一测量程序测量不同浓度的样本,很难得到同样的测量不确定度,不论是绝对测量不确定度还是相对测量不确定度。在确认测量程序时,如有可能,应计算一系列浓度量值的测量不确定度,形成不确定度分布图(uncertainty profile)。理想情况是不确定度分布应说明横跨整个测量区间的不确定度。它们常表现为一条曲线,测量不确定度随横坐标上浓度的变化而变化。

5.5.2 本文件建议实验室在确认新的测量程序时,应建立测量不确定度分布图,让临床医生对不同浓度测量量值的测量不确定度有一个全面了解,尤其是临床决定限左右的测量不确定度有助于判断某一测量结果与临床判断值之间差异有无显著意义。临床实验室建立不确定度分布图往往要花费大量资源,可考虑按表1计算。

表 1 低、中、高值的测量不确定度的计算

浓 度	范 围	报 告 内 容
低值	参考值上限左右[a]	报告测量不确定度
中值	参考值上限 2 倍左右[a]	报告相对测量不确定度
高值	参考值上限 5 倍左右[a]	报告相对测量不确定度

注：[a]定值±20%

5.6 · 测量不确定度的复审和再评定：医学实验室评定测量不确定度后，在下列情况下往往还要复审和再评定。

5.6.1 测量阶段中的任何不确定度分量重要来源出现了显著性变化；注意：此情况常发生在测量系统发生明显改变。例如，变更了试剂的厂家来源、更换了试剂和（或）校准品批号、仪器进行了维护并更换重要部件。

5.6.2 评定的不确定度不在测量程序期望的性能规格内或者未达到目标不确定度的要求，需要系统审核不确定度的来源和组分，或采取自下而上的方法评定；注意：如果采用自上而下的方法评定的测量不确定度明显不同于自下而上的方法的结果，使用者应审阅自下而上的方法所采用的测量模型，很可能是测量模型不全面，所评定的测量不确定度偏低所致。按实验室质量体系规定应定期复审：采用自上而下的方法评定测量不确定度的基础是测量程序受控，依据的数据有代表性，因此，需要实验室定期对测量程序及其控制状态进行评审，建议每年至少做一次系统的评审。

6. "自上而下"方法评定测量不确定度

6.1 · 从理论上讲，"自上而下"方法评定测量不确定度是基于正确度和实验室内测量复现性进行测量不确定度评定的方法。偏移（系统误差）和实验室内测量复现性（随机误差）是医学实验室分析（测量）过程测量不确定度的最重要的两个分量。对于医学实验室，利用测量重复性（S_r）数据显然忽略了很多影响因素，用测量复现性（S_R）数据，也不一定合适。对于一个特定的医学实验室，利用实验室内测量复现性［$s(R_w)$］数据评定测量不确定度是适宜的。值得注意的是，在本技术报告中实验室内测量复现性引入的测量不确定度分量［$u(R_w)/u_{rel}(R_w)$］在量值上与 $s(R_w)/RSD(R_w)$ 是相等的，但表达含义不同。

6.2 · 按照 CNAS - TRL - 001：2012《医学实验室测量不确定度的评定与表达》第 7 部分描述的方法计算测量不确定度，并且按照其 8.2 和 8.3 部分描述的方法进行实验室测量不确定度的报告。

参考文献

[1] 国家市场监督管理总局,国家标准化管理委员会.测量不确定度在合格评定中的作用: GB/T 27430 - 2022[S/OL]. (2022 - 12 - 30)[2023 - 09 - 26].https://www.doc88.com/p-96016188193724.html.

[2] 国家质量监督检验检疫总局,中国国家标准化管理委员会.测量不确定度评定和表示: GB/T 27418 - 2017[S/OL]. (2017 - 12 - 29)[2023 - 09 - 26].https://max.book118.com/html/2018/1004/7006111115001151.shtml.

（姜永玮　马　亮　曹永彤）

生物参考区间和临床决定限

××医院检验科分子诊断实验室作业指导书		文件编号：××-JYK-××-××-×××	
版本/修改：第　　　版/第　　　次修改		生效日期：	共　　页　第　　页
编写人：	审核人：		批准人：

1. 确定和建立生物参考区间

1.1·新的分析物或新的分析方法：当建立一个新分析物的参考值或用一个新的方法去分析建立已经标准检测过的分析物的参考值时，必须按照该程序大纲执行。

1.1.1　从医学科学出发，编写一份恰当的生物学变异和分析干扰列表。

1.1.2　建立选择/排除和分组标准，并设计一个适当的调查表。该调查表能在潜在的参考个体中揭示这些标准。

1.1.3　参与者有知情同意权，需完成书面同意表格并完成调查表。

1.1.4　基于调查表调查结果和其他合适的健康评估结果将潜在的参考个体进行分类。

1.1.5　依排除标准将不良健康状态的个体从参考样品组中排除。

1.1.6　确定合适的参考个体样本数。

1.1.7　收集、处理各种生物学样品，须与为患者进行实际常规检测活动的样本收集、处理方式一致。

1.1.8　在明确规定的状态下（此状态须与为患者进行实际常规检测活动状态一致）依照各自分析方法对样品进行分析，收集分析结果得到的参考值。

1.1.9　审核获得的参考值数据，并利用直方图去评估数据的分布。

1.1.10　识别并剔除可能的错误数据和离群值。

1.1.11　整理分析参考值。

1.1.12　记录以上所有步骤和程序，并归档保存。

1.2·已检测过的分析物：待测试的群体和整个方法学（包括从测试个体的准备到分析测量）均是相同的或具有可比性，实验室可以采用迁移法确定参考区间。用来迁移的参考区间是由其他实验室或试剂生产商通过往日研究建立的，至今仍有效的参考值。

1.3·参考个体的选择

1.3.1　如何选择参考个体组成参考样品组：选择参考个体的第一步，就是要建立一个标准将非健康者排除在纳入的参考样品之外。表明一个候选参考个体是健康良好的，可能要进行多种检查，诸如病史调查和体格检查和（或）某些实验室检测。作为参考值研究的健康标准应该描述清楚并记录保存，至少每个参考个体的健康状态应对应一个评估调查表。

1.3.2　排除：排除标准应该描述详细，必须将候选参考个体中假如出现符合排除标准的个体，排除在纳入的参考样本之外。当选择参考个体作为参考样品来确定有关健康状态下的参考区间时，表1中的某些条件必须受到严格控制。

表 1　可能的排除标准

经常喝酒	近期患病	正在服用自购药物	妊娠期
献血者	哺乳期	某些环境因素	近期手术
血压不正常	肥胖	禁食或者非禁食	吸烟
吸毒	特殊职业	遗传易感因素	近期接受输血
正在服用医生开方的药物	口服避孕药	正在住院治疗或最近住过院	滥用维生素

　　1.3.3　分组：最常用的分组标准是年龄和性别。除两者之外，其他因素在表 2 中列出。设计良好的调查表就是执行排除和分组标准的最好方法之一。问题最好常用"是"或者"不是"来回答，简单且不需要解释。

表 2　可能的分组因素

年龄	抽取样品时体位	血统背景	妊娠期间的各阶段
血型	种族	运动	抽取样品时的时间段
昼夜变化	性别	禁食或者非禁食	吸烟
饮食习惯	月经周期的不同阶段	生存地区	

　　1.4 · 参考个体的选择：与年龄因素有关的参考区间，许多情况下可以更具有临床应用性。某些由年龄的变化导致实验室检测结果改变，并不能用来评价健康状态。例如，老年患者中的胆固醇或内分泌变化。参考个体不应该是住院患者或者临床患者，除非绝对需要。

　　1.4.1　推测采样法：推测采样法需要在选择参考个体前已经很好地建立排除和分组标准。适用于已经有较好的研究基础并建立了完善的实验室程序的检测。

　　1.4.2　归纳采样法：归纳采样法是在抽取样品并分析测试之后进行排除和分组的。归纳采样法非常适合于一个全新的或者他人较少研究的实验室程序。

　　1.5 · 参考个体书面知情同意：实验室应及时地获得每个参考个体的书面知情同意书。调查表、知情同意书和此研究本身的性质等，必须经过本机构内部的学术委员会或伦理委员会审查。

　　1.6 · 分析前和分析中的影响因素：从参考群体中获得的分析结果，一定要反映所有能影响测验结果的分析前和分析中的变量。因此，所有分析前影响因素，包括被测试者的准备、样品采集和处理、分析的方法和仪器操作等条件必须认真进行规定，而且保证不管是在为患者服务还是研究参考个体时均同等实施。

　　1.6.1　分析前影响因素：分析前影响因素有两种，即生物学因素和方法学因素。生物学因素又包括代谢性和血流动力学原因。必须考虑到细胞潜在的破坏过程。受试者服用药物引起诱导酶的产生等情况应该排除。分析前方法学因素涉及样品的收集和处理。其中应考虑的内容有标本收集技术，是否添加抗凝剂或促凝剂和各种血样收集管的采血次序等。

　　1.6.2　受试者采样前准备：参考个体的选择必须严格。受试者准备不充分或偏离标准状态可能会导致结果不准确或数据偏离。标准状态的设定是根据生物学变异对分析物的影响程度来定的。表 3 归纳了有关受试者采样前需关注的重要因素。

表 3 重要因素一览表

生物学因素	方法学因素	变异性起源及其标准化
代谢性的 血流动力学的 酶的诱导 细胞损伤	样本的采集 样本的运输 样本的处理	特异性因素 (仰卧位 *vs.* 直立位) 多种因素(表 2)

　　1.6.3　样品类型和样本的收集、处理及储存:实验室应有一本指导如何进行样本收集、处理和储存的手册,以便当医生解读患者检测结果的时候能适当地利用参考区间。实验室还应特别指定不同的试管来收集血清样品、血浆样品或者全血样品。

　　1.6.3.1　血液:如果选择血样本,那么需要的是动脉血,还是静脉血,抑或是毛细血管血;还有样品是否需要抗凝,假如要抗凝,可以选用何种抗凝剂,这些都必须做出规定。另外,还必须描述清楚标准化的样品是采自静脉血还是外周血。

　　1.6.3.2　排泄物和分泌物:如果采集的样品是来自血液之外的其他液体,同样必须制定一个指南来指导这些液体的收集、运输和处理操作。这些液体包括尿液(参见 NCCLS 文件 GP16 - A)、脑脊液、胸腔积液、心包液、腹水、关节液、羊水和唾液等。

　　1.6.3.3　温度:收集和处理某些样品时可能需在特定的温度下进行(如 37℃,室温或冰冻)。另外,某些样品(或分析物)的保存将会需要规定在特殊的温度下储存,或者可能要在指定的温度(－20℃或－70℃)冰冻保存。

　　1.7·分析方法性能:样品分析的方法必须阐述清楚,描述的内容包括方法的不准确度、不精密度、最低检测限、线性范围、回收率和影响因素等。其他要求考虑的影响分析性能因素有使用的设备或仪器、试剂(包括蒸馏水)、定标液和计算方法。如果相同分析物不断进行重复检测的话,建立的参考区间必须考虑包含技术人员间、仪器之间的变异。

　　1.8·参考值分析:参考区间指的是最高限和最低限之间的全部数组成的区间,从参考人群中抽出来的个体检测值可以用一个特定的百分比(通常是 95%)来评估,就是说检测值有 95%要落在这个区间内。

　　1.8.1　参数方法:实际应用中的有参数方法,假定的参考观测值或一些用数学转化而来的那些值,需遵循高斯(即"正态")分布曲线。如果参考值不遵循高斯分布曲线,可将这些参考值转换成一些其他的度量单位,将其"正态化"。

　　1.8.2　非参数方法:只要将参数按从小到大逐渐增加的等级排列好。此外,可靠的参考区间的建立首要考虑的问题是,选择合适的参考受试者,测试的数量应充足,防范来源于分析前的错误等。

　　1.8.3　参考值的最小数量

　　1.8.3.1　评估 90%可信限的参考限,需要 120 个参考值;评估 95%可信限的参考限,需要 153 个参考值;评估 99%可信限的参考限,需要 198 个参考值;对于严重偏态分布的结果,研究数量可以高达 700 个。实际工作中,120 个是推荐的最小量。

　　1.8.3.2　如果有异常值或离群值需要剔除,一定要及时选择别的受试者进行补充,直到能获得至少 120 个可接受的参考值。如果确立分组的参考区间,每个组别的推荐参考观测数量至少也是 120 个。

1.8.4　偏离样本的处理：采用 D/R 比率规则，D 指的是一个极端观测值（大的或小的值）和紧接着的极端观测值（第二大或第二小的值）之间的绝对差值，而 R 是指所有观测值的全距，即最大极值和最小极值的差值。D/R 值的 1/3 就可当作是否要剔除观测值的临界值，如果某个观测值的 D 值是等于或大于 1/3 R 值，该极端值要剔除。当离群值被剔除之后，应在剩余的数据中寻找另外一个可能的离群值。

1.8.5　参考值的分组：在实际分析受试者之前，为确保实际操作过程分析的可靠性，必须充分考虑在不同组别设立不同参考区间的可能性。一般认为只要两个分组之间测得的均值的区别具有统计学显著意义（在 5% 或 1% 可信区间），那么每个组别就能保证其自身的参考值区间。

1.8.6　参考限的置信度：在现有条件下，一个可信区间就是一个观测值的分布范围，包括指定概率中的真实的百分数（即总体的第 2.5 个百分数），通常 90% 或 95%。这种概率叫作"置信水平"的间距。非参数法的可信区间是由相应的观测值的秩来决定的。

1.9·参考区间的调用和验证

1.9.1　参考区间的调用：临床实验室可以依赖其他实验室或诊断试剂生产商的帮助，从而在确定参考区间时利用他们提供的适当而足够的参考数据。参考值的调用需满足某些必要条件。

1.9.1.1　采用相同（一样）的分析系统（包括方法和仪器）进行检测的参考值的调用。① 在同一个实验室进行调用；② 从另一个实验室调用，其中又有两种情形：受试者来自相同地区和人口统计学意义的群体；受试者是来自不同地区和不同人口统计学意义的群体。

1.9.1.2　采用不同分析系统（不同的方法或不同的仪器）检测分析物，其参考区间调用。① 在同一个实验室进行调用；② 从一个实验室调用到另一个实验室，其中又有两种情形：受试者是来自相同地区和人口统计学意义的群体；受试者是来自不同地区和不同人口统计学意义的群体。

注意：在同一实验室进行改变方法或仪器后参考区间的调用，就成为两个分析系统的可比性的问题。

1.9.2　参考区间的验证：相同（或可比性可接受）的分析系统之间参考区间的调用，主要有 3 种方法来评估。

1.9.2.1　通过审查研究原始参考数据时的相关因素来主观地评定。

1.9.2.2　实验室可以通过从接收实验室自己的受试者总体中抽出一组参考个体（大约 20 例样本），研究自己的小样本和调用的原始的相对较大样本群体的参考值之间的可比性。

1.9.2.3　检验稍微多一点（大约 60 例样本）的接收实验室自己的受试者总体中抽出的参考个体，探讨这些参考值和调用的原始相对较大样本群体的参考值之间的可比性。

1.10·参考值的描述

1.10.1　参考值的实验室描述：每个定量的临床结果均应该附上合适的参考区间，异常结果应以提醒的某种方式突出显示。报告单中应使用"参考范围"这个术语。一个大家认同的做法是在报告单中毗邻患者结果处标记上"偏高"或"偏低"等字样。

1.10.2　仪器试剂制造商参考值的描述：用于定量诊断检验的设备和试剂制造商应在产品商标（操作手册和包装说明书）上注明参考区间的相关信息。制造商还应该说明大多数常用的分组因素是否为组别的不同而都进行了测试，诸如性别、年龄、是否禁食、一天中的时间段、妊娠、体位等。

2. 临床决定限

2.1·临床决定限定义：临床决定限（clinical decision limits，CDL）指在疑似患者或确诊患者人群中，当某一检测指标测量值高于或低于特定"阈值"时，可以对特定疾病进行明确诊断，或与不良临床结局发生风险显著相关，这一阈值即为CDL。

2.2·医学决定值制订的方法学流程：根据不同的临床决策目的，CDL主要包括诊断截点值（diagnostic cutoff）和危急值（critical value），顾名思义，诊断截点值是用于诊断的阈值，而危急值是实施临床干预的阈值。

2.2.1　诊断截点值的建立：如何确定诊断截点值，取决于该诊断截点值对应的结局指标。常遵循以下步骤。

2.2.1.1　明确病例组，基线可比的健康人为对照组，比较两组人群某指标是否存在差异，尤其是病例组测量值分布范围与对照组无重叠时，高度提示该指标有潜在诊断价值。

2.2.1.2　在临床连续纳入疑似患者，同时随访每一位患者的金标准诊断结果，然后通过绘制受试者工作特征（receiver operating characteristic，ROC）曲线确定诊断截点值，如果在该诊断截点值下获得的灵敏度与特异度有临床意义，则开展下一步研究对其诊断准确性进行评估。

2.2.1.3　在临床连续纳入疑似患者，采用上一步建立的诊断截点值进行诊断，将该诊断结果与金标准诊断结果进行对比，计算灵敏度、特异度、阳性和阴性预测值等指标，对诊断准确性及其诊断截点值的适用性进行评价。

2.2.2　危急值的建立：危急值，通过预测某实验室检查结果显著变化，高于或低于某一界值可能与患者90％死亡概率关联时，此界值定义为危急值。危急值多采用基于医院患者结局的大数据分析来建立，具体步骤如下。

2.2.2.1　提取某时间范围内某医院来源的病例数据，包括不良临床结局（如死亡、住院期间转入加强监护病房等）、住院期间特定指标的所有实验室化验数据及人口学信息等。

2.2.2.2　充分考虑影响实验室检测结果的影响因素，设计数据的纳入与排除标准，筛选符合要求的数据构建分析数据集。

2.2.2.3　清洗数据，如识别离群值，对离群值产生原因进行分析等。

2.2.2.4　基于贝叶斯定理，计算每个实验室检测水平下的不良临床结局发生概率。

2.2.2.5　以实验室检测结果为横坐标，不良临床结局发生概率为纵坐标，绘制散点图及拟合多项式概率趋势曲线。

2.2.2.6　将与90％不良临床结局概率趋势线相交的实验室检测值定义为危急值。

参考文献

[1] National Committee for Clinical Laboratory Standards.用患者样本进行方法比对及偏倚评估：批准指南：NCCLS EP9 - A2［S/OL］.［2023 - 09 - 26］.https：//www.doc88.com/p-4025900687814.html.

[2] National Committee for Clinical Laboratory Standards.临床实验室如何确定和建立生物参考区间：NCCLS C28 - A2［S/OL］.［2023 - 09 - 26］.https：//www.docin.com/p-4208903305.html.

（姜永玮　马　亮　曹永彤）

室内质量控制(IQC)管理程序

××医院检验科分子诊断实验室作业指导书		文件编号：××-JYK-××-××-×××	
版本/修改：第　　版/第　　次修改		生效日期：	共　　页　第　　页
编写人：		审核人：	批准人：

1. 目的

对分子诊断实验室检验程序进行精密度控制,保证检测结果的稳定性。

2. 范围

2.1·适用于本实验室开展的各项检测项目。

2.2·连续监测和评价本实验室的工作质量,以及评价结果的可信性。

2.3·排除质量环节中所有阶段导致不满意的原因。

2.4·反映检验操作中所有步骤的工作情况,包括从收集标本到结果发出的全过程。

2.5·提高常规测定工作的批间和批内标本检测结果的一致性。

3. 职责

3.1·分子诊断实验室组长负责制订检测项目的室内质量控制计划,定期汇总,总结室内质控报告。

3.2·检测人员负责执行检验过程的室内质量控制计划,及时纠正,填写质控报告。

4. 室内质控的方法

L-J质控图和多规则质控方法。

5. 靶值及标准差的设定

5.1·在开始室内质控前,首先设定质控品的靶值。实验室应自行对新批号质控品的各个检测项目确定靶值,靶值必须在实验室内使用自己现行的测定方法进行测定。

5.2·每天新批号的质控物与当前使用的质控物一起测定1次,至少测定20天,收集20个在控数据,计算平均值、标准差及变异系数,此变异系数即为常规条件下的变异,以此平均值作为该批号质控品的下一个月(第一个月)暂定靶值;第一个月与前20次数据计算的平均值作为第二个月室内质控图的靶值、标准差;重复此过程5个月将所有数据和最初20个数据汇总计算平均值、标准差作为该批号质控物常规的靶值和标准差,以此作质控图。

6. 室内质量控制操作程序

6.1·质控前准备

6.1.1　培训实验室工作人员,保证所有工作人员都应对质控的重要性、基础知识、实验方法有较充分的了解,并在实际工作中不断进行培训提高。

6.1.2　建立一套完整的标准操作规程(SOP文件)。仪器必须定期校准,确立校准频度。质控品选择试剂盒内自带质控品或第三方质控品,并按说明正确保存与使用。

6.2·测试环境、仪器、试剂的要求

6.2.1　室温18～30℃;湿度<80%。

6.2.2　试剂：见各个项目操作程序中的试剂。

6.2.3 质控品：试剂盒内自带质控品或第三方质控品，并在使用有效期内，同时无变质或污染。

6.2.4 仪器：每天常规工作状态。

6.3·质控品的准备：从冰箱中取出质控品，放置在室温下完全解冻（约 30 min）。

6.4·质控品的检测

6.4.1 质控品与常规标本平行操作（制备、扩增），详细操作见相应检测项目的作业指导书。剩余质控品随生物垃圾丢弃，不再重复使用。

6.4.2 质控品编号尽量编为大且易于识别、记忆的数字，如 8001 等。

6.4.3 用已知拷贝数的阳性标准品系列同步扩增检测，建立标准曲线（决定系数 $R^2 \geqslant 0.97$），然后根据标准曲线计算质控品的拷贝数。

6.5·质控数据处理：质控原始结果对数转化，将对数值按日期及项目输入 LIS 质控系统进行分析，详见《LIS 系统质控管理程序检测作业指导书》相关步骤。

6.5.1 在 LIS 系统质控管理程序的主菜单窗口中，点击"数据处理"进入"数据处理"界面，在其中按日期、次号及检测编号接收数据，并按日期、质控计划浏览、打印质控数据及其目标平均值、标准差、变异系数和质控图。

6.5.2 LIS 质控管理程序也可根据检测数据和该检测项目的质控规则自动判断在控与否，弹出信息窗口显示质控异常情况和并以红色文字显示当前失控数据。

6.5.3 质控品检测数据"在控"后，才能发出常规报告。

6.6·质控规则及频次

6.6.1 质控规则

1 - 2S：1 个质控测定值超过 $\overline{X} \pm 2S$ 质控限，在临床检验中常作为警告界限。

1 - 3S：1 个质控测定值超过 $\overline{X} \pm 3S$ 质控限，判定为失控。

2 - 2S：连续 2 个质控测定值超过 $\overline{X} \pm 2S$ 质控限，判定为失控。

6.6.2 质控频次：质控品应按照实验频次进行，必须按实验室常规工作进行，由进行常规工作的人员检测。

6.7·质控结果记录

6.7.1 每天将日期、检测原始结果、转换对数值和记录者如实记录在《原始结果记录表》相应位置。

6.7.2 如果在 $\overline{X} \pm 2S$ 质控限外，应及时向有关负责人反映并积极查找原因，但当天的检验结果一般可以发出。

7. 失控情况处理及原因分析

7.1·失控情况处理：操作人员发现失控后应尽快查明引起失控的原因，并采取相应的纠正措施，同时应立即报告专业负责人。在失控纠正前不得对患者标本进行检测，如已经检测不得发出报告。纠正完成后，由当班检验人员填写《失控分析报告》，并由经手人、专业负责人和科室主任签字、保存。

7.2·失控原因分析

7.2.1 查看质控品是否过期，是否在反复冻融下使用，是否按照规定的方法进行保存和复溶等。

7.2.2 检查试剂的有效期,Taq 酶或反转录酶是否失活,使用过程中是否出现差错。

7.2.3 检查失控项目使用仪器的检测程序,检查离心机、金属浴及扩增仪有关参数是否更改,如有变化按要求复原。

7.2.4 检查扩增仪孔间温度的一致性是否良好。

7.2.5 检查仪器温控部分运行的过程是否正确。

7.2.6 检查是否为核酸提取过程中的随机误差导致,如靶核酸提取过程中丢失、有机溶剂去除得不彻底、标本中扩增抑制物的残留、所使用耗材中存在抑制物等。

7.3·失控处理程序

7.3.1 观察临床标本是否有一致性改变,从而确定误差产生的类型。

7.3.2 在同一反应孔内重新扩增该质控品,以查明是否为偶然误差。

7.3.3 更换反应孔重新扩增该质控品,查明是否为孔间差异导致误差。

7.3.4 使用同批号新质控品,重新测定失控项目。

7.3.5 检查试剂,必要时可更换试剂以查明原因。

7.3.6 检查仪器状态进行仪器维护,重新测定失控项目。

7.3.7 如果执行上述步骤后也未能得到在控结果,则应求助厂家工程师。

7.4·确认解决问题并做好记录:找出原因,经纠正后须重新测定质控品,以"在控"确认问题是否解决,在失控时测定的患者样本也须重新测定,应将出现的质控事件和纠正过程形成文件。

8. 室内质控数据的管理

8.1·每个月月末应对当月的所有质控数据进行汇总整理和统计处理,并打印质控图表,填写《质量控制分析报告》,上报实验室组长并存档。

8.2·每个月月末应对室内质控数据进行周期性评价。如果发现有显著性的变异,需对质控图的平均值、标准差进行修改,并要对质控方法重新进行设计。

8.3·每个月月末应填写该月所有测定项目的室内失控情况汇总表。

9. 记录表格

《月质控分析报告》《失控分析报告》。

参考文献

[1] 国家卫生健康委员会.临床检验定量测定室内质量控制:WS/T 641—2018[S/OL].(2018 – 12 – 11)[2023 – 09 – 26]. http://www.nhc.gov.cn/old_file/uploadfile/20190107102354742.pdf.

[2] 中国合格评定国家认可委员会.医学实验室质量和能力认可准则的应用要求:CNAS – CL02 – A001:2023[S/OL].(2023 – 08 – 01)[2023 – 09 – 26].https://www.cnas.org.cn/rkgf/sysrk/rkyyzz/2023/08/912141.shtml.

[3] 中国合格评定国家认可委员会.医学实验室质量和能力认可准则在分子诊断领域的应用说明:CNAS – CL02 – A009: 2018[S/OL].(2018 – 03 – 01)[2023 – 09 – 26].https://www.cnas.org.cn/rkgf/sysrk/rkyyzz/2018/03/889110.shtml.

(姜永玮 马 亮 曹永彤)

室间质量评价(EQA)管理程序

××医院检验科分子诊断实验室作业指导书	文件编号：××-JYK-××-××-×××
版本/修改：第　　版/第　　次修改	生效日期：　　　　　共　页　第　　页
编写人：	审核人：　　　　　批准人：

1. 目的

了解实验室测定结果的准确性和实验室所处的水平,从而保证检测结果的准确性。

2. 范围

2.1·确定实验室进行检测的能力,以及监控实验室的持续能力。

2.2·明确实验室中存在的问题并制订相应的处理措施。

2.3·确定新的检测和测量方法的有效性和可比性,并对这些方法进行相应监控。

2.4·增加实验室用户的信心,识别实验室间的差别。

3. 室间质评的组织机构

国家卫生健康委员会(简称国家卫健委)临床检验中心或省临床检验中心。

4. 室间质评的测定原则

室间质评样本测定时须与患者样本同样操作,不得特殊对待,并且不能与其他医院核对测定结果,应如实反映实验室的真实工作状况和水平,如有疑问可与室间质评的组织机构沟通。

5. 质评样本检测操作程序

5.1·质评前准备

5.1.1　在建立实施室内质控体系的基础上参加室间质评活动。

5.1.2　收到质控物后根据质评标本的有关说明,认真检查核对血清的数量、批号、包装,如有破损、缺失、标本编号错误等及时向科室反映,以便及时与国家卫健委临床检验中心或省临床检验中心联系,及时补寄。

5.1.3　仔细阅读室间质评的通知和要求,由实验室组长将质评样本保存在标本制备区的 $-20\,^\circ\mathrm{C}$ 冰箱,妥善保管好报表和项目编码。

5.2·测试环境、仪器、试剂的要求

5.2.1　室温 $18\sim30\,^\circ\mathrm{C}$,湿度 $<80\%$ 。

5.2.2　试剂：见各个项目操作程序中的试剂。

5.2.3　质控品：试剂盒内自带质控品或第三方质控品,并在使用有效期内,同时无变质或污染。

5.2.4　仪器：每天常规工作状态。

5.3·质评样品的准备

5.3.1　按测定日期从冰箱中取出质评物,放置室温下完全解冻(约 30 min)。

5.3.2　将 5 份平衡好的质评物瞬时离心后,按 1～5 批号顺序置于标本架上。

5.4·质评样品的测定

5.4.1　质评物与常规标本平行操作(制备、扩增),详细操作见相应检测项目的检测作业指导书。

5.4.2　每个质控品平行检测 3 次。所有质控品检测完毕后,将剩余质控标本按说明书要求保存,以备复查。

5.5·填写报表或网上回报:填写报表时应按要求逐项填写,字迹清晰整洁。填写后再次核对,以防笔误、样本编号或顺序错误等。测定者、实验室组长签字。

5.6·结果存档:填写后复印或将网页另存,一份寄出,一份存档,以备核查。

6. 评价方法

6.1·单项 PT 值评分标准:每一批号每一项目结果在允许范围内时,测定结果合格,得分为 100%;若在允许范围外时,测定结果不合格,得分为 0。单个项目的测定得分＝该项目的合格结果数/该项目的总测定样本数×100%。合格:该项目的测定得分≥80%;不合格:该项目的测定得分<80%。

6.2·总项目的 PT 值评分标准:总项目的测定得分＝总项目的合格结果数/总项目的总测定样本数×100%。合格:总项目的测定总得分≥80%;不合格:总项目的测定总得分<80%。

6.3·国家卫健委临床检验中心给参加的实验室发放证书的规定。

6.3.1　合格证书:每年每个专业参加 2 次或 3 次以上,不得缺席,每次有 5 个调查样本。每次总项目的测定总得分≥80%,颁发合格证书。

6.3.2　参加证书:若不符合合格证书的要求和标准,则颁发参加证书。

7. 质评结果处理

7.1·反馈结果分析:收到反馈结果后应及时分析,检查各项目的准确度、有无系统性误差、有无不合格项目,对不合格项目分析失误的原因并填写《质量控制分析报告》。

7.2·影响质评结果的原因

7.2.1　书写误差

7.2.1.1　此类误差可能由不正确的报告单位或小数点位数错误引起。

7.2.1.2　在报告单上填写仪器、方法、试剂等编码错误。

7.2.1.3　没有将仪器、磁盘、读数窗口的检测结果正确地抄写到报告单上(如标本的结果以相反的顺序抄写或拷贝)。

7.2.2　方法学问题

7.2.2.1　仪器功能检查(如温度、荧光等)未按要求执行,性能指标不在可接受范围内。

7.2.2.2　未能适当地进行仪器的定期维护或不正确的仪器校准。

7.2.2.3　使用的试剂保存不当、反复冻融或超出有效期。

7.2.2.4　仪器数据处理功能出现问题。

7.2.2.5　厂家试剂或生产厂家规定的仪器设置问题(实验室需要与厂家联系评价此类问题)。

7.2.3　技术问题

7.2.3.1　对室间质评物不恰当的复溶或复溶后延迟检测。

7.2.3.2　测定时样本放置顺序有误。

7.2.3.3　当天的室内质控结果失控但仍检测室间质控品并发出报告。

7.2.3.4　室内质控数据虽在可接受限之内,但检测结果显示出趋势性。

7.2.3.5 不适当的质控限或规则（如果可接受的质控范围太宽,结果落在可接受的范围内的概率增加,同时超过可接受的室间质评限的概率增加）。

7.2.3.6 没有按实验室的规范程序操作。

7.2.4 室间质控品的问题

7.2.4.1 基质效应：有些仪器或方法的性能会受到 EQA 样本基质的影响,导致结果不准确。

7.2.4.2 非均匀性质控物（如质控物不恰当的混匀或质评物不一致的前处理等）。

7.2.4.3 质控物被污染。

7.2.5 室间质量评价的问题：不适当的分组、不适当的靶值、不适当的评价区间及 EQA 组织者不正确的数据输入。

7.2.6 经调查后无法解决的问题

7.2.6.1 当排除了所有的可识别误差,单个不可接受结果可能是由于随机误差,特别是当重复分析结果可接受时,不应采取纠正措施。

7.2.6.2 所发质控物本身不合格（不在标准质控范围）,导致结果偏差较大,无法进行统一质评。

7.2.6.3 经调查后无法解决的问题（因是质控品）,应及时与检验中心联系,说明问题并给出解决办法。

7.2.6.4 将所有的失控调查原因及纠正措施做好记录,并上报科室质量控制小组和科室主任,由科室主任签字后,归档保存。

8. 记录表格

《室间质评记录表》《失控分析报告》。

参考文献

[1] 中国合格评定国家认可委员会.医学实验室质量和能力认可准则的应用要求：CNAS－CL02－A001：2023[S/OL].(2023－08－01)[2023－09－26].https://www.cnas.org.cn/rkgf/sysrk/rkyyzz/2023/08/912141.shtml.

[2] 中国合格评定国家认可委员会.医学实验室质量和能力认可准则在分子诊断领域的应用说明：CNAS－CL02－A009：2018[S/OL].(2018－03－01)[2023－09－26].https://www.cnas.org.cn/rkgf/sysrk/rkyyzz/2018/03/889110.shtml.

（姜永玮　马　亮　曹永彤）

检验结果可比性程序

××医院检验科分子诊断实验室作业指导书	文件编号：××-JYK-××-××-×××	
版本/修改：第　　版/第　　次修改	生效日期：	共　　页　第　　页
编写人：	审核人：	批准人：

（一）检验仪器间的比对程序

1. 目的

规范分子诊断实验室内仪器间比对实验的操作方法和判断规则。

2. 定义

实验室有 2 套或 2 套以上的检测仪器进行相同项目检测时，应该检查规定数量的相同样品，从测定结果间的差异了解检测仪器间的偏差。如果偏差在允许误差范围内，说明检测仪器对样品的测定结果基本相符，不会对临床造成明显影响。

3. 实验对象

分子诊断实验室内相同项目分析系统。

4. 实验基本要求

4.1·样本要求：选取 20 例新鲜患者血清，其病毒定量值位于检测病毒的可报告范围之间，不得使用溶血、脂血等异常性状样本。

4.2·数据要求

4.2.1　数据记录：将实验结果记录下来保留备考。

4.2.2　数据有效性：整个实验保证有室内质量控制。失控时，必须及时处理，并待质控在控后再检测。

5. 实验程序

5.1·标本检测：实验对象在同一时间、同一实验环境下，对选取的样本分别进行单次检测，收集检测结果。

5.2·数据处理：将数据录入 EXCEL 表格，计算 R^2，偏移（变异系数 = 标准差/平均值×100%）。

6. 判断规则

20 例样本中至少 18 例偏移＜±7.5%，验证通过。否则不通过。未通过按不符合处理。

7. 记录表格

《分子诊断实验室检测系统比对记录表》。

（二）人员比对程序

1. 目的

规范分子诊断实验室内人员比对和留样再测实验的操作方法和判断规则。

2. 定义

2.1·实验室有 2 个或 2 个以上的检测人员进行相同项目的手工操作前,应该检查规定数量的相同样品,从测定结果间的差异了解检测人员之间的偏差。如果偏差在允许误差范围内,说明检测人员对样品的测定结果基本相符,不会对临床造成明显偏倚。

2.2·系统故障修复、评审或其他需要的情况下,收集已检测样本再次测定以评估判断的一致性。

3. 实验对象

分子诊断实验室内实验操作人员。

4. 实验基本要求

4.1·样本要求:选取 5 例患者的新鲜血清,包括 1 例阴性和 4 例病毒定量值在检测病毒的可报告范围内(覆盖临界值、低值、中值和高值),不应使用溶血、脂血等异常样本。

4.2·数据要求

4.2.1　数据记录:记录将实验结果备查。

4.2.2　数据有效性:整个实验项目保证有室内质量控制。失控时必须及时处理,并待质量控制在控后再检测。

5. 实验程序

5.1·标本检测:实验人员在同一时间、同一实验环境下对选取的样本分别进行单次检测,收集检测结果。

5.2·数据处理:将数据录入 EXCEL 表格,计算偏移(变异系数 = 标准差/平均值×100%)。

6. 判断规则

6.1·至少 4 个样本检测结果的偏移在 ± 7.5% 范围内,表示验证通过,否则验证未通过。

6.2·未通过应以不符合处理。

7. 记录表格

《分子诊断实验室内人员比对记录表》《分子诊断实验室留样再测记录表》。

参考文献

[1] 中国合格评定国家认可委员会.医学实验室质量和能力认可准则的应用要求:CNAS-CL02-A001:2023[S/OL].(2023-08-01)[2023-09-26].https://www.cnas.org.cn/rkgf/sysrk/rkyyzz/2023/08/912141.shtml.

[2] 中国合格评定国家认可委员会.医学实验室定量检验程序结果可比性验证指南:CNAS-GL047:2021[S/OL].(2021-04-25)[2023-09-26].https://www.cnas.org.cn/rkgf/sysrk/rkzn/2021/05/905335.shtml.

(姜永玮　马　亮　曹永彤)

感染性疾病分子检验结果报告程序

××医院检验科分子诊断实验室作业指导书	文件编号：××-JYK-××-××-×××	
版本/修改：第　　版/第　　次修改	生效日期：	共　　页　第　　页
编写人：	审核人：	批准人：

1. 目的

规范感染性疾病分子检验结果报告发放的格式、内容和时间,对报告的签发、审核与结果解释说明等进行有效控制和管理,以保证提供准确、及时、可靠的检验结果。

2. 范围

适用于感染性疾病分子检验结果的报告发放。

3. 职责

3.1·实验室负责人负责检验报告的格式、内容和时间的确定。

3.2·检验人员负责标本的检测和结果录入。

3.3·授权签字人负责对检验报告进行签发、审核。

3.4·中级以上职称人员负责结果的解释说明。

4. 程序

4.1·检验报告的格式：检验报告格式由实验室根据项目要求统一设计,但须包括以下内容。

4.1.1　准确、清晰、明确的检测结果,包括文字、图像等,适当时还可包括检验程序。

4.1.2　实验室名称,必要时可注明地址及联系方式(委托项目报告单上必须注明委托实验室的名称和地址)。

4.1.3　受试者的基本资料,包括姓名、性别、年龄、住院号、病床号、科室名称、临床诊断等。

4.1.4　原始样本的唯一识别标识、类型和状态(如血清、血浆、体液等)、采集日期和时间、接收日期和时间。

4.1.5　检验报告日期和时间,如果报告单上没有时间,应确保能够在检验系统或通过原始测量数据查到。

4.1.6　检测项目、检测方法、检测结果、测量单位,如定量检测,应使用标准的计量单位,并注明项目的参考区间或检测方法的线性或测定范围;如为定性检测可注明"阳性"或"阴性"。

4.1.7　正常参考值范围。

4.1.8　合法授权的开单医生的姓名、工号或代码,如果是工号或代码,需通过计算机索引系统或其他编码记录形式查明相应的开单医生。

4.1.9　检验操作者、审核者的姓名及批准人电子签名标识,必要时给予建议与结果解释,报告结果的附加信息。

4.2·检验报告的审核

4.2.1　核对检验报告的受检者基本资料是否与申请单一致。

4.2.2　核对检测项目、检测日期、检测方法等基本信息。

4.2.2　检查样本及阴阳性质控品位置,保证原始结果的准确。

4.2.3　检测人员根据室内质量控制数据确认同批次项目结果受控。

4.2.4　项目检测结果录入后,技术人员必须认真校核检验系统内的结果是否与原始数据一致,确保结果真实可靠。

4.3·检验报告的签发

4.3.1　基本资料和实验结果审核后才能进行结果的签发,每一份报告单都需经 2 人审核以确保检测项目与临床需求项目一致,从而避免漏检与错检的发生。

4.3.2　认真审核结果与临床诊断的相关性。对实验中出现的异常结果,应根据受检者的年龄、性别、临床诊断等相关信息进行评价,若发现明显不符情况时建议受试者及时复查。

4.3.3　核对检验结果是否超出试剂盒规定的测量允许范围,若高出测量允许范围上限,应将样本稀释后测量。

4.3.4　授权审核人审核报告时,可关注受试者的连续检测过程和结果的变化趋势,对变化大的结果可通过复查或联系客户受检者了解原因后做出准确判断。

4.3.5　注意不同检测项目结果之间的相关性:对一份样本同时进行几个项目检测的情况,需要注意结果之间是否存在内部联系,能否互相支持以判断测定结果的可靠性。

4.4·检验报告的更改:当发现已审核发放的检验结果报告中有错误时,实验室应及时通知相关科室并补发正确报告,收回原报告归档备查。

5. 记录表格

《临床沟通记录表》。

参考文献

[1] 国家卫生和计划生育委员会.感染性疾病相关个体化医学分子检测技术指南[S/OL].(2017 - 12 - 05)[2023 - 09 - 26]. http://www.nhc.gov.cn/zwgk/jdjd/201712/3be16325c79448dfa2687e8d6745d842.shtml.

（谷 春 安 成）

遗传性疾病分子检测结果报告程序

××医院检验科分子诊断实验室作业指导书	文件编号：××-JYK-××-××-×××	
版本/修改：第　　版/第　　次修改	生效日期：	共　页　第　　页
编写人：	审核人：	批准人：

1. 目的

规范遗传性疾病分子检验结果报告发放的格式、内容和时间,对报告的签发、审核与结果解释说明等进行有效控制和管理,以保证提供准确、及时、可靠的检验结果。

2. 范围

适用于遗传性疾病分子检测结果的报告发放。

3. 职责

3.1·实验室负责人负责检验报告的格式、内容和时间的确定。

3.2·取得临床基因扩增检验技术人员上岗证并经过分子遗传学技术理论与技能培训合格的检验人员负责标本检测和数据录入。

3.3·有临床医学、分子生物学或遗传学背景的生物信息人员对分子检测的数据进行分析。

3.4·中级以上职称、并经培训合格的临床遗传咨询医生结合患者的临床症状进行结果的解释和说明。

3.5·授权签字人负责对检验报告进行签发、审核。

4. 程序

4.1·检测报告内容

4.1.1　检测样本的识别信息,包括受试者姓名、性别及出生日期(产前诊断应同时列出目前的年龄和妊娠周数),样本类型,采集时间,实验编号,送检医生,检测方法,报告时间等。

4.1.2　实验室信息,包括实验室名称、实验操作人员、报告审核人员、联系方式等。

4.1.3　对检测结果清楚的描述,包括个体的基因型、检测到的突变位点等信息。根据人类基因组变异协会(human genome variation society,HGVS)命名规则对检测到的变异进行标注,标注方式包括基因名称、杂合/纯合性、cDNA命名、蛋白质命名、外显子序号等,必要时需包括检测项目的正常值范围、阳性判断值(cut-off)等。

4.1.4　针对临床遗传检测目的对实验结果的临床意义有解释性的表述,同时需要将随访建议、遗传咨询建议等内容体现在检测报告中。以DNA测序为例,结果报告和解释包括以下内容:① 预测碱基变异与已知基因结构的相关性及对基因的影响;② 检测到的基因变异均应根据国际标准进行评估和分类,参考美国医学遗传学与基因组学学会(American College of Medical Genetics and Genomics,ACMG),按照5级术语系统"致病的""可能致病的""意义不明确的""可能良性的"和"良性的"进行变异分类解读,建议用"阳性""阴性""不确定"及"携带者"对报告结果做总结性的说明;③ 对于遗传病,实验室应首先以相应的数据库为参考依据。如检测到的变异为新突变且突变的性质和意义目前可能并不明确时,应在报告中说明;如未检测到突变,报告中应对此阴性结果的可能原因进行解释和描述;④ 检测报告中还应列出相应的支持证据。

4.1.5　报告应包括临床医生的建议,如建议受检者进行细胞酶学/功能检测、受检者家系其他成员进行变异检测等,以便为进一步为解读变异检测结果提供支持。

4.1.6　遗传检测的局限性(如实验技术的局限性和临床的有效性等)应有清楚的解释和描述,当采用的二代测序方法尚不能覆盖所有基因,应在检测报告中注明实际可覆盖的基因和基因区域,并描述数据处理方法和过程。

4.1.7　需要在报告结尾处列出对变异检测结果分类时引用的全部参考文献和信息。

4.1.8　实验检测结果需要有实验室负责人和授权审核人签字。

4.1.9　荧光原位杂交(FISH)检测结果报告中应包括试剂来源和应用的探针(基因标记或位点标记)、分析的细胞数目。荧光原位杂交仅提供疑似位点的探针部位信息,不能替代完整的核型分析。另外,应根据检测实验室自己建立的参考值范围的有效性,对嵌合体的可能性进行描述。

4.1.10　若检测失败应阐述失败的原因。

4.2·结果报告的签发与审核

4.2.1　结果报告的签发

4.2.1.1　核对检测项目和方法是否满足临床要求。

4.2.1.2　核对检测报告单的受试者基本资料是否与临床申请单一致。

4.2.1.3　实验检测人员必须认真核对数据的准确性,确保受试者检测结果的真实,同时根据诊断标准判断结果的可靠性。

4.2.2　结果报告的审核

4.2.2.1　基本资料和检测数据核对签发后,由分子遗传及临床专业人员进行结果报告的审核,避免发生项目的漏检与错检。

4.2.2.2　认真审核检测结果与临床诊断的相关性,对实验中出现的异常结果,从受检者的年龄、性别、临床诊断等不同的角度进行解释,若发现存在明显不符情况时建议及时复查。

4.2.2.3　检测结果在临床决策中的应用应由临床医师或多学科专家讨论决定。

5. 记录表格

《临床沟通记录表》。

参考文献

[1] 曾秀凤,许振朋,黄辉,等.遗传病二代测序临床检测全流程规范化共识探讨[J].中华医学遗传学杂志,2020,37(3): 339－344.

[2] 黄辉,沈亦平,顾卫红,等.临床基因检测报告规范与基因检测行业共识探讨[J].中华医学遗传学杂志,2018,35(1): 1－8.

(谷 春 安 成)

NGS 分子检验结果报告程序

××医院检验科分子诊断实验室作业指导书	文件编号：××-JYK-××-××-×××
版本/修改：第　　版/第　　次修改	生效日期：	共　页　第　页
编写人：	审核人：	批准人：

1. 目的

规范 NGS 分子检验结果报告的格式，对报告的签发、审核与更改、补发、结果解释说明等进行有效控制和管理，以保证提供准确、及时、可靠的检验结果。

2. 范围

适用于 NGS 分子检验结果的报告发放。

3. 职责

3.1·实验室负责人应具有临床医学专业背景、分子生物学相关工作经历、副高级以上专业技术职称，负责检验报告的格式、内容及时间的确定。

3.2·取得临床基因扩增检验技术人员上岗证并经过 NGS 技术理论与技能培训合格的检验人员负责标本检测和数据录入。

3.3·具有临床医学、分子生物学或遗传学专业背景，掌握相关计算机知识并经过生物信息学培训的数据分析人员负责对所获得数据在特定程序软件下进行结果分析和注释，并提供初步报告。

3.4·临床医学或遗传学背景的中级以上职称专业人员负责对上述报告和意见进行全面论证和审核，授权签字人负责最终的审核和签发。

4. 程序

4.1·NGS 检测数据的分析：NGS 数据的生物信息学分析流程主要包括质控数据过滤、序列比对、变异位点检测及注释等。涉及的生物信息分析软件都要通过适量标准品测序数据验证，确保所用软件及参数可达到临床报告的要求。具体步骤如下。

4.1.1　质控数据过滤：测序实验的质量直接影响后续数据的分析结果，为保证结果的可靠性，需要对原始数据进行过滤与筛选。测序数据的质量控制主要包括质量评估和数据筛选，后者主要包括去接头序列、去低质量序列、去重复序列等。

4.1.2　序列比对：数据通过第一步的质量控制之后，根据参考序列（reference），通过 BWA、SOAPaligner 等比对软件将测得的序列（reads）定位至基因组的相应位置。

4.1.3　变异检测：变异检测分为两大类，一类是单碱基变异（SNV）和小插入缺失变异（INDEL），一类是染色体水平的结构变异（SV），肿瘤相关的 NGS 数据主要检测 SNV 和 INDEL 两种突变类型，鉴定后的变异位点还需要进行可视化查看和确认，如是否引起蛋白质一级结构的改变。

4.1.4　变异注释：基于通用数据库，根据变异基因所在基因组坐标范围对变异位点关联的具体变异名称、类型及致病性进行解读注释。基因变异注释需参考人类基因组变异协会（HGVS）最新命名规则，遗传病相关基因命名推荐参考美国医学遗传学学院（ACMG）的遗传疾病变异分类指导的命名、遗传背景说明及权威文献说明。

4.1.5 变异/基因与疾病关系注释的参考数据库：① 人类基因突变数据库（HGMD）是目前收集人类突变信息最全的数据库；② 在线人类孟德尔遗传数据库（OMIM）；③ ClinVar数据库。

4.2·NGS结果报告及解释：NGS是多步骤的复杂的检测和分析方法，产生的报告内容较多，对临床而言需遵循首页简明、结果明确、解释清楚、信息充分的原则。报告内容应包括以下方面。

4.2.1 受试者基本信息：包括姓名、年龄、性别、住院号等。

4.2.2 样本信息：样本应有唯一标识，注明样本类型、采集时间、采集部位、送检时间、送检科室、送检医生、报告日期等。

4.2.3 实验室信息：包括实验室名称、实验操作人员、报告审核人员、联系方式等。

4.2.4 检测项目信息：包括检测项目名称、检测位点及范围、检测仪器、检测试剂、检测方法及检测下限、分析软件的版本等。

4.2.5 如果涉及病理检查需添加病理信息：肿瘤组织类型、位置、细胞含量、肿瘤细胞比例和出血、坏死、酸脱钙处理等特殊说明。

4.2.6 检测结果内容：结果报告应包括检出的基因型、变异位置、变异频率（肿瘤样本）、cDNA 的 GenBank 号（NM 开头）及符合 HGVS 书写规范（www.hgvs.org）的突变类型、编码蛋白 GenBank 号（NP 开头）及突变类型、杂合/纯合状态。

4.2.7 注释和解读：检测结果的致病性分级、药物信息及临床意义、变异解读引用的参考文献等。临床意义的解读应是客观平实的描述，对于疾病相关性只描述既往研究中的疗效和监测，不能出现使用何种治疗手段或策略的文字。

4.2.8 标注检测方法的实验室内部验证结果、检测局限性和不确定性，以及进一步的检测建议，若检测失败应阐述失败的原因。

4.2.9 结果报告由实验操作者、报告医生或授权审核人联合签发。

4.3·结果报告的签发与审核

4.3.1 结果报告的签发

4.3.1.1 核对检测报告单的受试者基本资料是否与临床申请单一致。

4.3.1.2 核对检测项目和方法是否满足临床要求。

4.3.1.3 核对原始数据的准确性，确保检测结果的真实性。

4.3.1.4 生物信息人员分析测序数据参数质控情况，确保检测结果的可靠性。

4.3.2 结果报告的审核

4.3.2.1 基本资料和检测数据核对签发后，由生物信息人员及临床专业人员进行结果报告的审核，避免发生项目的漏检与错检。

4.3.2.2 认真审核检测结果与临床诊断的相关性，对实验中出现的异常结果，从受试者的年龄、性别、临床诊断等不同的角度进行解释，若发现存在明显不符情况时建议及时复查。

4.3.2.3 检测结果在临床决策中的应用应由临床医师或多学科专家讨论决定。

5. 记录表格

《临床沟通记录表》。

参考文献

［1］黄辉,沈亦平,顾卫红,等.临床基因检测报告规范与基因检测行业共识探讨［J］.中华医学遗传学杂志,2018,35(1)：1-8.

［2］中国临床肿瘤学会肿瘤标志物专家委员会,中国肿瘤驱动基因分析联盟.二代测序技术在肿瘤精准医学诊断中的应用专家共识［J］.中华医学杂志,2018,98(26)：2057-2065.

［3］赵辰,谢小雷,冀维真,等.美国二代测序技术临床应用的共识声明、实践资源、技术标准和指南的概述［J］.中华医学遗传学杂志,2021,38(6)：513-520.

（谷　春　安　成）

药物敏感相关基因分子检验结果报告程序

××医院检验科分子诊断实验室作业指导书	文件编号：××-JYK-××-××-×××
版本/修改：第　　版/第　　次修改	生效日期：　　　　　共　页　第　页
编写人：	审核人：　　　　　　批准人：

1. 目的

规范药物敏感相关基因分子检测结果报告发放的格式、内容和时间，对报告的签发、审核与结果解释说明等进行有效控制和管理，以保证提供准确、及时、可靠的检验结果。

2. 范围

适用于药物敏感相关基因分子检测结果的报告发放。

3. 职责

3.1·实验室负责人负责检验报告的格式、内容和时间的确定。

3.2·取得临床基因扩增检验技术人员上岗证的检验人员负责标本检测和数据录入。

3.3·中级以上职称的授权审核人员负责对结果报告进行签发、审核、解释及咨询。

4. 程序

4.1·检测报告内容

4.1.1　受试者基本信息：包括姓名、年龄、性别、住院号、种族或地域来源（必要时）等。

4.1.2　样本信息：样本应有唯一标识，注明样本类型、采集时间、采集部位、送检时间、送检科室及送检医生、报告日期等。

4.1.3　临床申请信息：申请检验时应至少包括诊断、申请检验目的、家族史和（或）既往史（必要时）。

4.1.4　实验室信息：包括实验室名称、实验操作人员、报告审核人员、联系方式（必要时）等。

4.1.5　检测项目信息：包括检测项目名称、检测方法及检测下限、参考值范围等。

4.1.6　检测结果报告及其解释，必要时可附相关图表。

4.1.7　备注说明信息：包括检测项目的临床意义、检测结果的分析说明、检测方法的局限性和特异性，以及综合临床资料给予的用药建议等。

4.1.8　检测结果仅对被测样本负责的声明。

4.2·检测结果报告要求

4.2.1　采用标准化的基因命名和计量单位。定量检测应注明参考区间、检测方法的线性或测定范围；定性检测可直接写基因型、基因扩增有或无、微卫星不稳定的程度（低、中、高）、甲基化有或无等。

4.2.2　应规范使用术语。尽量不使用缩写语，如"金黄色葡萄球菌"不应缩写为"金葡菌"。

4.2.3　检测结果报告应准确客观地描述结果，避免引起歧义。定性检测结果不应简单地报告为"阳性""阴性"或"不确定"，也不可使用"＋"或"－"符号，如阴性结果可简单描述为"×××耐药基因未检出"。

4.2.4 根据个体遗传信息,药物敏感相关基因分子检测结果解释主要包括两种类型:① 调节用药剂量;② 确定用药种类,必要时可应将原始检测数据和受试者临床信息结合,推荐下一步措施。

4.3·如果实验室收到的检测样本不适合检验或可能影响检验结果时,但应临床要求必须进行检测时,应在报告中注明实际情况。

4.4·检测报告的签发与审核

4.4.1 检验人员应对检测过程的有效性、结果数据的准确性进行核对。

4.4.2 审核人员应对受检者基本信息和检验报告质量进行审核,审核无误后签发。一经发布,结果与相关信息将不再进行修改。

4.4.3 当发现已发出的检验报告有误需要更改时,首先查找错误原因,并及时和临床医师沟通。将原报告收回、注销,重新发出新的检验报告。新报告的编号与原报告一致,经原检验者、原审核者审核后方可报告。记录备案并总结、制订相应措施,培训和教育员工以杜绝错误再次发生。

4.4.4 设定并公示检测结果报告发放时间,报告时间是指从接受送检标本起,到检测结果发放的时间。

4.5·检测报告的保密

4.5.1 临床基因扩增检验实验室所有原始记录和检测报告应归档保存,所有受检者资料未经许可,一般人员不可查询。

4.5.2 当临床科室要求电话报告时,应先确定对方身份,核对其查询的受检者基本信息后,在实验室负责人授权的情况下方可报告结果,并明确告知对方实验的最终结果以检测报告为准。

4.6·当临床科室或受试者对检测结果提出疑问或咨询时,由报告审核者解释临床基因扩增检验结果。结合受检者临床信息,向临床医生解释检测结果报告的临)床意义,沟通后及时做好相应记录。

5. 记录表格

《临床沟通记录表》。

参考文献

[1] 国家卫生和计划生育委员会.药物代谢酶和药物作用靶点基因检测技术指南(试行)概要[J].实用器官移植电子杂志,2015,3(5):257-267.
[2] 黄辉,沈亦平,顾卫红,等.临床基因检测报告规范与基因检测行业共识探讨[J].中华医学遗传学杂志,2018,35(1):1-8.

（谷 春 安 成）

标本复检程序		
××医院检验科分子诊断实验室作业指导书	文件编号：××-JYK-××-××-×××	
版本/修改：第　　版/第　　次修改	生效日期：	共　　页　第　　页
编写人：	审核人：	批准人：

1. 目的

规范样本复检流程,降低检验差错率,提高检验质量,确保医疗安全。

2. 范围

适用于分子诊断实验室复核检测的项目。

3. 职责

3.1·取得授权的专业技术人员,对实验结果进行初步审核、确认,必要时进行复检,复检的方式包括但不限于采用不同检测位点的方法进行确认。

3.2·取得授权审核报告的专业人员负责对复检的检验结果进行审核与确认,负责对最终报告和意见进行全面论证和审核。

3.3·实验室负责人负责检验报告的格式、内容及时间的确定。

4. 程序

4.1·复检程序的制定

4.1.1　复检方法的选择:为确保检验结果的准确性,实验室可根据检验项目的特点制定相应的复检程序,复检方法可选用重复检测、随访检测、不同厂家或不同检测方法进行重复检测、特异性和准确性更优异的方法或选用其他相关标志物的检测加以确认。

4.1.2　复检程序:需要时,选择上述方法对检验结果进行确认。包括明确的复检方法、明确的复检操作流程、明确的结果判断规则。

4.2·复检程序的启动时机:出现以下情形之一,立即启动复检程序。① 质控结果出现异常;② 检测结果处于灰区或不确定,但阳性结果对疾病的诊断、治疗至关重要时,或阳性预测值小于95%的,需要对阳性结果进行确认。

4.3·检验后样本的处理:检验后废弃样本的处理和检验样本的容器、检验过程中使用材料的处理要符合《医疗废物管理条例》和《医疗卫生机构医疗废物管理办法》。对临床实验室的样本、培养物、被污染物要保存于专用的、有明显生物危险标识的废物贮存袋中,必要时经过高压消毒,按照医疗废弃物处理。

5. 记录表格

《样本复检记录表》。

参考文献

[1] 中国合格评定国家认可委员会.医学实验室质量和能力认可准则的应用要求：CNAS-CL02-A001：2023[S/OL].(2023-08-01)[2023-09-26].https：//www.cnas.org.cn/rkgf/sysrk/rkyyzz/2023/08/912141.shtml.

（谷春安成）

检验后样本处理程序

××医院检验科分子诊断实验室作业指导书	文件编号：××-JYK-××-××-×××	
版本/修改：第　　版/第　　次修改	生效日期：	共　　页　第　　页
编写人：	审核人：	批准人：

1. 目的

规范检验后样本的保存,保证其安全性,需要时可用于复检和附加检验。

2. 范围

分子诊断检验后样本的保存和处理。

3. 职责

3.1·实验室人员负责检验后样本的保存。

3.2·经过培训的医疗垃圾回收人员负责检测后样本的处理。

4. 程序

4.1·检验后数据的保存

4.1.1　基因检测的数据应由实验室长期保存(建议至少保存 2 年),也可在送检知情同意书中约定保存年限,若超过年限则可自行销毁或由委托人保存。

4.1.2　根据数据类型选择合适的保存方式,但应包括原始数据的可溯源性、现有技术(测序技术、遗传变异技术等)的版本可溯源性、基于目前知识注释解读的可溯源性。

4.1.3　基于数据安全考虑,要实施必要的防火墙、加密和管理,基于受试者隐私考虑,个人信息、医疗记录和 NGS 数据可以分开管理保存。

4.1.4　检验后数据的再分析:随着基因组学技术的不断发展,对基因(组)疾病的认识也在不断更新,建议实验室可应受试者要求,根据自身情况制定相应的标准操作流程,对数据进行重新解读和再分析。

4.1.5　实验室、临床医生或科研人员必须在保护受试者隐私、保证数据安全、符合伦理知情同意等前提条件下对检验后数据进行研究。

4.2·检验后样本的保存

4.2.1　建立检验后样本保存的规章制度,做好样本的标识并有规律地存放,保存好样本的原始标识;对于敏感、重要的样本应加锁重点保管,专人专管。

4.2.2　检测后样本要进行一定时间(尽可能长期)的保留,建议保存原始样本,以备必要时复查,当对检测结果提出质疑时,只有对原标本进行复查才能说明初次检验是否有误。对于病原体核酸等在原始样本中稳定性较差的,建议保存经适当处理过的样品,如核酸提取物等。

4.2.3　完成检测后的提纯 RNA 样本在 −80℃保存 1 年,提纯 DNA 样本在室温保存 26 周,−20℃保存 2 年,−80℃保存时限更长。纯度不高的 DNA 样本建议保存在 −20℃或更低温度,以确保 DNA 的完整性。

4.2.4　对超过保存时限的样本可销毁以节省资源和空间。

4.2.5　检验后样本若用于科研,需由伦理委员会审批,在不影响受试者个人隐私及利益的前提条件下,并在知情同意书中明确。

4.3·检验后样本的处理：检验后废弃样本的处理和检验样本的容器、检验过程中使用材料的处理要符合《医疗废物管理条例》和《医疗卫生机构医疗废物管理办法》。对临床实验室的样本、培养物、被污染物要保存于专用的、有明显生物危险标识的废物贮存袋中,必要时经过高压消毒,按照医疗废弃物处理。

5. 记录表格

《检验后样本处理记录表》。

参考文献

[1] 中国合格评定国家认可委员会.医学实验室质量和能力认可准则的应用要求：CNAS－CL02－A001：2023[S/OL].(2023－08－01)[2023－09－26].https：//www.cnas.org.cn/rkgf/sysrk/rkyyzz/2023/08/912141.shtml.

[2] 中国中西医结合学会检验医学专业委员会.临床检验样本转运及保存规范化专家共识[J].中华检验医学杂志,2023,46(3)：259－264.

（谷　春　安　成）

数据控制管理程序

××医院检验科分子诊断实验室作业指导书	文件编号：××-JYK-××-××-×××	
版本/修改：第 版/第 次修改	生效日期：	共 页 第 页
编写人：	审核人：	批准人：

1. 目的

分子诊断实验室通过对检验数据的全过程进行控制,保证数据的准确、完整、安全和保密。

2. 范围

适用于分子诊断实验室检验数据的采集、计算和处理全过程。

3. 职责

3.1·组长和信息管理员负责计算机及 LIS 数据管理,保证检验数据的准确性。

3.2·检验人员负责检验数据的采集、记录、计算、转换和传递,保证其准确、完整、安全和保密。

4. 程序

分子诊断实验室对检验数据(包括提取仪、扩增仪的实验数据,以及由人工或自动化方式输入 LIS 系统的数据)应有效控制。

4.1·检验数据的人工读取和记录:分子诊断实验室提取仪、扩增仪等如果未接入 LIS 系统,其检验数据由工作人员人工读取并纸质记录,转移录入 LIS 系统,复核人员对原始数据复核,对结果报告审核发布。

4.2·数据的有效位数

4.2.1 记录数据的有效位数依照相应规程决定,无规定时,按其示值方式决定。

4.2.2 计算数据的有效位数按检验标准/规范执行,标准/规范未明确规定时,可参照规定的数值多保留一位小数。

4.2.3 检验结果的有效位数判定按检验方法之规定执行。

4.3·数据复核与记录修改

4.3.1 复核人员应对原始记录的各项数据进行认真复核,必要时对数据进行追溯核实。

4.3.2 记录中出现错误时,按《记录管理程序》要求进行"划改"。

4.4·数据的转移

4.4.1 数据的转移须保存转移前的原始数据凭证以便核实和查证。

4.4.2 数据转移过程中不允许进行数据的修约、计算、变更。

4.5·数据核查

4.5.1 组长应定期对输入、输出实验室信息系统的数据(包括检测系统与实验室信息系统相互传输的数据、手工录入的数据)与原始数据进行比较审核,以保证数据传输的完整性,并检查在数据传输、存储,以及处理过程中出现的错误。

4.5.2 核查的内容:检测仪器原始数据、LIS 中的数据、HIS 中的数据、医生和护士工作站等检验报告查询系统中的数据、取报告单处查询到的数据、自助取报告单机打印出来的数据是否一致。LIS 中报告的样本说明等相关信息和备注与 HIS 系统中及医生和护士工作站等检验报告查询系统中的相关信息和备注是否一致。

4.5.3　核查的时机和方法：新仪器接入时；增加或更改检验项目时；增加或更改新的备注或解释时；更改检测项目的参考区间、单位或标识时，进行至少 5 份核查。每半年用进行一次定期核查。各仪器的所有项目均核查至少一份报告数据。

4.6·数据结果查询与储存备份

4.6.1　实验室信息系统的数据（包括检验结果、生物参考区间、检验报告的报告备注、样品血液、技术备注）在距今至少 24 个月，应该可以"在线"检索患者和实验室数据。

4.6.2　数据库数据的维护、存储和备份由实验室信息系统开发商和医院信息中心进行处理。为防止因硬件或软件故障导致数据丢失，每天自动对 LIS 数据进行备份，并定期核查备份的有效性和备份数据的完整性。PCR 实验扩增数据永久保存，定期备份。

5. 相关文件和记录

《结果报告程序》《数据控制和信息管理程序》《应对风险和改进机遇的控制程序》《信息系统标准操作规程》《信息系统数据一致性评估记录表》。

参考文献

[1] 中国合格评定国家认可委员会.医学实验室质量和能力认可准则的应用要求：CNAS - CL02 - A001：2023［S/OL］.（2023 - 08 - 01）［2023 - 09 - 26］.https：//www.cnas.org.cn/rkgf/sysrk/rkyyzz/2023/08/912141.shtml.

[2] 中国合格评定国家认可委员会.医学实验室质量和能力认可准则在实验室信息系统的应用说明：CNAS - CL02 - A010：2018［S/OL］.（2012 - 09 - 13）［2023 - 09 - 26］.https：//www.cnas.org.cn/extra/col23/1348646705.pdf.

（吕建晓　马越云）

信息系统管理程序

××医院检验科分子诊断实验室作业指导书	文件编号：××-JYK-××-××-×××	
版本/修改：第　版/第　　次修改	生效日期：	共　　页　第　　页
编写人：	审核人：	批准人：

1. 目的

规范科室通过计算机信息系统(LIS)进行的检测数据的采集、传送、处理和报告过程，以保证信息系统的正常运行及数据/信息的完整性、准确性和保密性。

2. 范围

本程序适用于分子诊断实验室的所有计算机或检验设备进行检验数据的采集、处理、操作、记录、报告、存贮、传输及检索的控制，以及对计算机和检验设备的维护。

3. 职责

3.1·实验室主任：负责分配实验室工作人员使用 LIS 的权限。

3.2·信息管理员：负责日常计算机软硬件维护；收集使用意见和建议，负责组织 LIS 系统的学习和培训工作。

3.3·分子诊断实验室组长：负责本专业 LIS 的管理工作，根据本组工作内容和管理要求提出软件修改要求，反馈给信息管理员。

3.4·检验人员：必须按 LIS 的操作要求，负责检测数据的采集、处理、记录，并将 LIS 使用过程中存在的问题及时反映给组长，确保信息系统中数据和信息的完整性和保密性。

4. 程序

4.1·分子诊断实验室应对工作人员必须经培训考核合格，获得主任 LIS 授权方可登录 LIS 系统。

4.1.1　培训时间：实验室信息系统发生更改、升级或增加新的功能和模块时。新员工开始岗位工作前。

4.1.2　培训人员：LIS 供应商技术人员或检验科信息管理员。

4.1.3　培训内容和方式：以授课和使用操作指导的方式进行 LIS 系统的功能介绍，信息的安全防护和应急预案。

4.1.4　考核方式：进行理论和操作考核。方法参照《人员管理程序》中"定期评估培训效果"。

4.2·实验室工作人员在权限范围内登录 LIS，包括访问患者信息、录入申请、输入数据、结果传输、审核报告等；若修改患者结果数据，应获得新的授权，检验者与审核者不能是同一人。

4.3·LIS 系统检验项目参数由信息管理员定期维护更新，包括新增检验项目参数的设定，现有检验项目变更程序，如试剂、仪器、样本类型、结果判读标准、备注信息等。

4.4·实验室组长及信息管理员参加科室组织的对实验室信息系统(LIS)的定期评审。

4.5·定期组织人员将 LIS 数据与原始结果数据相比较，以保证数据传输的完整性，并检查在数据传输、存储，以及处理过程中出现的错误。

4.6·实验室组长对系统设定的实验室报告的内容和格式进行审核、批准，以确保将实验室结果与医务人员进行有效的沟通并符合其需要。

4.7·定期审核由计算机对患者数据进行的计算并记录。

4.8·由人工或自动化方式输入计算机的数据，在最终接受并由计算机进行报告之前，须经审核确认其正确性后才能成为有效的数据。

4.9·在 LIS 中对各个检验项目设定某些报警指标，当检验结果处于报警指标范围时，LIS 自动提示对这些结果的注意，以发现不合理或不可能的结果。

4.10·建立审核机制，使实验室可以识别接触或修改过患者数据、控制文件或计算机程序的所有人员。

4.11·10 年内存储的患者结果数据和档案信息等可迅速检索查询。

4.12·有有效的备份(上传医院交换机或移动硬盘拷贝)以防止硬件或软件出现故障时丢失患者结果数据。

4.13·定期维护医院 HIS 与检验科 LIS、检验科 LIS 与检验科每台仪器之间的数据传输通道是否正确。

4.14·LIS 系统在检验全过程的操作均有记录，包括培训、考核、授权、结果审核、修改、查询等。

4.15·应急预案

4.15.1　建立 LIS 应急预案，发生突发或异常事件，如意外停机、系统异常(反应事件缓慢)，应有措施保护数据、信息和计算机设备。

4.15.2　当 LIS 发生故障，造成重要信息丢失、损害后，应利用备份数据进行系统恢复。恢复前，需要采取应急措施，如与临床或患者沟通，推迟结果的发出。

4.15.3　信息管理员需要审查追踪记录及收集证据，对故障影响及相关人员进行分析查找原因，启动纠正措施，恢复系统数据和资料，全过程应详细记录，由文档管理员归档保存。

5. 相关文件和记录

《数据控制和信息管理程序》《实验室突发事件及应急预案管理程序》《记录的控制程序》《LIS 系统传输核查表》《计算机软件、文件、数据修改审批表》《LIS 故障登记及处理记录》《临床检验科信息系统 LIS 使用权限一览表》。

参考文献

[1] 中国合格评定国家认可委员会.医学实验室质量和能力认可准则的应用要求：CNAS - CL02 - A001：2023[S/OL].(2023 - 08 - 01)[2023 - 09 - 26].https：//www.cnas.org.cn/rkgf/sysrk/rkyyzz/2023/08/912141.shtml.

[2] 中国合格评定国家认可委员会.医学实验室质量和能力认可准则在实验室信息系统的应用说明：CNAS - CL02 - A010：2018[S/OL].(2012 - 09 - 13)[2023 - 09 - 26].https：//www.cnas.org.cn/extra/col23/1348646705.pdf.

（吕建晓　马越云）

信息安全管理程序

××医院检验科分子诊断实验室作业指导书	文件编号：××-JYK-××-××-×××
版本/修改：第　　版/第　　次修改	生效日期：　　　　　　　共　　页 第　　页
编写人：	审核人：　　　　　　批准人：

1. 目的

分子诊断实验室通过对检验数据、信息系统、网络系统的安全进行控制，保证数据、信息的安全和保密。

2. 范围

适用于分子诊断实验室检验数据信息处理全过程。

3. 职责

3.1 · 实验室组长、信息管理员负责组室信息系统的管理和维护。

3.2 · 检验人员负责检验数据的采集、记录、计算、转换和传递，保证其准确、完整、安全和保密。

3.3 · 信息中心：负责计算机软、硬件的安装、维护升级及网络安全的管理。

4. 程序

分子诊断实验室拥有大量数据和信息，以信息系统、计算机、仪器设备等为存储载体，需要从多个层次保证信息安全，达到维护患者安全。

4.1 · 安保：实验室安装面部识别门禁系统和监控设备，防止计算机、仪器设备等遗失或被盗。

4.2 · 进入实验室的人员要做好身份核实，禁止无关人员进入，禁止人员拍照，如需拍照，做记录向实验室管理者取得同意。

4.3 · 实验室检验相关电子信息、纸质资料要做好收纳整理，并保证安全，以免遗失或被盗，造成实验项目信息泄露，危害患者安全与健康。

4.4 · 为充分保护计算机系统的安全性，主任分配科室人员使用 LIS 的权限，明确能访问、输入结果、修改结果、授权发布结果、改变 LIS 设置的工作人员权限。只有被授权的人员才能对计算机系统中相关文件进行管理和更改，部分员工只有浏览和常规使用的权限。任何人不得超越权限使用计算机和 LIS。

4.5 · 经授权的专用计算机及经授权使用的 LIS 个人用户和密码，必须自行妥善管理，防止他人盗用，必要时更改自己的密码。在不使用 LIS 时，及时退出。

4.6 · 禁止在计算机上运行与医疗无关的程序，未经许可禁止擅自安装或卸载计算机软件。

4.7 · 禁止在医疗计算机上随意使用外来软盘、U 盘、硬盘等移动存储设备。

4.8 · 实验室使用的电脑、移动硬盘、U 盘要做好防火墙系统和系统杀毒工作，保证电子设备被病毒或木马损坏数据或使数据泄露。

4.9 · 外来人员使用计算机须经科室负责人同意。

4.10·专人负责网络系统的安全,对杀毒软件进行定期更新升级。

4.11·分子诊断实验室组长应定期对系统设定的实验室报告的内容和格式进行审核、批准,以确保将实验室结果与医务人员进行有效的沟通并符合其需要。

4.12·信息管理员定期维护 LIS 系统与医护端 HIS,与用户手机端检验结果查询系统等检验结果的一致性。

4.13·分子组工作人员要注意保护患者隐私信息,如 HIV、HBV 核酸阳性结果的患者。

5. 相关文件和记录

《数据控制和信息管理程序》《记录的控制程序》《LIS 系统传输核查表》《计算机软件、文件、数据修改审批表》《LIS 故障登记及处理记录》。

参考文献

[1] 中国合格评定国家认可委员会.医学实验室质量和能力认可准则的应用要求:CNAS‐CL02‐A001:2023[S/OL].(2023‐08‐01)[2023‐09‐26].https://www.cnas.org.cn/rkgf/sysrk/rkyyzz/2023/08/912141.shtml.

[2] 中国合格评定国家认可委员会.医学实验室质量和能力认可准则在实验室信息系统的应用说明:CNAS‐CL02‐A010:2018[S/OL].(2012‐09‐13)[2023‐09‐26].https://www.cnas.org.cn/extra/col23/1348646705.pdf.

(吕建晓 马越云)

第四章
管理体系要求

风险和改进机遇识别程序

××医院检验科分子诊断实验室作业指导书		文件编号：××-JYK-××-××-×××	
版本/修改：第　　版/第　　次修改		生效日期：	共　　页　第　　页
编写人：		审核人：	批准人：

1. 目的

分子诊断实验室通过建立、实施和维护风险和改进机遇识别程序,识别检验前、中、后的过程和实验室活动中对患者伤害的风险和改善医疗的机遇。

2. 适用范围

适用于分子诊断实验室全程实验活动及其相关人员、设备、试剂耗材、环境等要素的风险识别。

3. 职责

3.1·科室主任负责识别风险和改进机遇的组织、督导、评审、总结。

3.2·组长负责制订机遇识别计划,组织人员识别风险,形成风险评估报告。

3.3·质量监督员负责过程监督、落实。

3.4·文档管理员负责记录表格的收集、整理、保存、归档。

3.5·分子诊断实验室工作人员积极参加风险识别过程。

4. 程序

4.1·分子诊断实验室通过收集本室检验全过程所涉及的内外部信息来识别潜在的风险因素和改进机遇。包括检验前、中、后过程中人、机、料、法、环全部要素,以及外部的咨询、投诉、外部评审、室间质评、厂家风险提示、产品召回信息、同行实验室风险预警等。

4.2·风险识别

4.2.1　通过对检验全过程数据的分析、内部审核、管理评审、投诉、事件报告、不符合项、不合格标本等,分析识别实验室存在的风险,对风险源、事件、原因及其潜在后果进行识别。风险识别主要针对质量风险(包括检验前、检验中和检验后的全过程)、生物安全风险和实验室安全风险三方面。

4.2.2　构建鱼骨图,分析判断主次层次

4.2.2.1　分析问题原因/结构,针对问题点,选择层别方法(如人、机、料、法、环等),然后按头脑风暴分别对各层别类别找出所有可能原因(因素),再找出各要素进行归类、整理,标明从属关系。

4.2.2.2　开始正式绘制,先填写鱼头,画出主骨,填写大要因;然后画出中骨、小骨,填写中、小要因;最后用特殊符号标识重要因素。如图1所示。

4.3·检验前过程的风险:包括但不限于以下过程和活动。

4.3.1　标本采集

4.3.1.1　患者准备:考虑饮食、用药、睡眠、病程及病情的早、中、晚。

4.3.1.2　检验申请:申请单上患者信息错误。

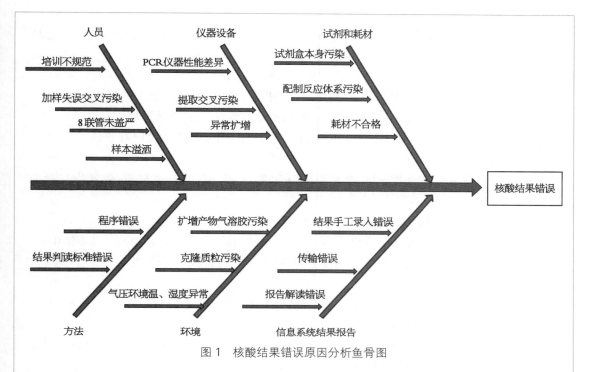

图 1 核酸结果错误原因分析鱼骨图

4.3.1.3 采集过程：患者信息识别错误、信息录入错误、标本采集时间错误、标本采集量不足或过多、标本采集类型错误、标本采集容器错误、标本血量与抗凝剂比例不当。标本溶血影响核酸扩增；脂血影响核酸提取，还可导致 HBV DNA 检测结果偏低。

4.3.2 标本运送

4.3.2.1 转运前的处理与暂存；样本及时送检，送检过程应确保样品的完整性。

4.3.2.2 全程保证送检者、公众和环境的安全。

4.3.2.3 运送过程标本防护不够、溢洒、丢失、被盗。

4.3.2.4 运输条件不合格，错误运送保存时间和温度。

4.3.3 标本转运后保存及质量要求

4.3.3.1 DNA 检测全血、血清和血浆标本可室温稳定 24 h，2～8℃可稳定 72 h。

4.3.3.1 RNA 检测应加入 RNA 稳定剂，转运需在 2～8℃进行。

4.3.3.3 需要长期保存的样本应转移至无 DNase 和（或）无 RNase 的密封容器。

4.3.3.4 分子检测血液标本不宜反复冻融，否则应评估其完整性。

4.3.3.5 分子检测血液标本不宜放置在自动除霜冰箱中。

4.4·检验过程的风险：包括但不限于以下过程和活动。

4.4.1 室内质控：① 质控品的使用：浓度、第三方质控、稳定性（1 年的同一批号的质控品）；② 新批号质控品比对；③ 质控规则设置；④ 失控的处理：不精密度、偏倚、允许总误差等。

4.4.2 室间质评/室间比对：① 样品的接收、登记、保存、检测、结果上报、回报分析；② 操作人员能力，仪器状态；③ 室间质评数据及文件的管理；④ 实验比对：人员、仪器比对。

4.5·检验后过程的风险：包括但不限于以下过程和活动。

4.5.1 数据过滤与分析、转移录入：分子诊断实验室结果数据很多要人工转录，结果报告、规范化：双人判读，初审，复审，双人审核，交接有记录，PCR下机数据永久保存，定期备份。

4.5.2　检验结果的格式化、发布、报告和留存等。

4.5.3　临床咨询服务：结果解读，临床应用的指导，与临床诊断符合率的调查。

4.5.4　样本保存：血液、体液原始样本保存，提取核酸，扩增产物的保存。

4.5.5　常规和急诊报告周转时间、检测报告错误、危急值报告是否及时有效。

4.6·支持过程：包括但不限于以下过程和活动。

4.6.1　实验室分区合理：温、湿度及压力合格，人流、气流、物流规范；各区物品专区专用。

4.6.2　人员能力是否满足要求

4.6.2.1　相关人员资质符合要求，持证上岗（包括基因扩增、生物安全、高压灭菌器操作）。

4.6.2.2　合理的人员培训计划及内容，内外部多样的培训形式，合理的人员配备（2人），新进员工和转岗人员的培训。

4.6.2.3　要对培训效果进行评估，每年评估员工的工作能力。

4.6.3　设备配置及校准验证

4.6.3.1　各分区配置所需设备（表1）并定期校准，如定期对扩增仪、加样枪、温度计、恒温设备、离心机和生物安全柜进行校准。

表1　分子诊断实验室设备要求

	试剂准备区	标本处理区	扩 增 区	分 析 区
PCR仪			☆,注①	
核酸分析仪				☆,注①
生物安全柜	★	☆		
离心机	☆	☆,注②		
加热恒温器		★		
冰箱	☆	☆,注②		★
振荡混匀器	☆	☆		
加样枪	☆	☆	★	
紫外灯	☆	☆	☆	★
办公用品	★	★	★	★

注：☆为必备，★为选配。注①，PCR仪和分析仪应带有UPS电源；注②，RNA检测必须配备低温离心机和超低温冰箱

4.6.3.2　设备性能验证：包括时机、参数、判断标准符合规定的要求。

4.6.3.3　强检设备按国家法律要求进行检定。

4.6.4　试剂、耗材：符合国家规定和相关行业标准，如采集容器：真空采血管性能验证（密闭性、抽吸量、无菌、无核酸）、采集容器类型选择，不能使用绿帽肝素管，肝素可以抑制Taq酶的活性，从而抑制PCR的扩增，干扰DNA的合成，使DNA的检测结果出现假阴性。根据需要选择枪头量程及是否带滤芯；根据PCR仪选择不同的8联管；RNA检测应用DEPC水，并定期检测是否合格。

4.6.5　患者和临床人员是否对实验室服务满意。

4.6.6 实验室 LIS 系统性能是否符合规范要求。

4.7·风险的评估

4.7.1 对风险进行分级：对于识别出的风险从风险发生的概率和风险的严重程度两个维度进行打分,确定等级评估标准。

4.7.2 识别主要风险,确定高风险事件。

4.7.2.1 按照 FMEA 风险评分矩阵方式,绘制实验的风险评分矩阵表(表 2)。

表 2   风险评估矩阵表

发生概率	严 重 程 度				
	Ⅰ(可忽略)	Ⅱ(轻微的)	Ⅲ(轻度的)	Ⅳ(严重的)	Ⅴ(灾难性)
A(不可能)	1	2	3	4	5
B(极少)	2	4	6	8	10
C(有时)	3	6	9	12	15
D(很可能)	4	8	12	16	20
E(频繁)	5	10	15	20	25

4.7.2.2 定义风险值及可接受标准:区分低(1~8 分)、中(9~15 分)、高(16~25 分)风险值,低风险可接受,实验室无须进行控制;中风险暂时可接受,须持续监控;高风险不可接受,应执行控制措施,以能最小化(减缓)或消除(避免)该风险(表 3)。

表 3   风险控制措施及剩余风险再评估

检验流程	风险分析	风险等级	接受程度	控 制 措 施	剩余风险评估
加样	生物安全柜内发生溢洒	中	不可接受	依据《生物安全柜内标本溢洒处理流程》:使用有效氯0.55%消毒液喷洒覆盖,消毒液现用现配,24 h 内使用	低
检测	扩增产物泄露	高	不可接受	依据新冠核酸检测 SOP 文件,8 联管不开盖,一次性密封袋密封,按医疗垃圾及时处理	低

5. 相关文件和记录

《质量方针、目标及指标管理程序》《室间质量评价程序》《投诉管理程序》《应对风险和改进机遇的控制程序》《不符合工作的管理程序》《内部审核程序》《管理评审程序》《风险评估表》。

参考文献

[1] 中国合格评定国家认可委员会.医学实验室质量和能力认可准则:CNAS - CL02:2023[S/OL].(2023 - 06 - 01)[2023 - 09 - 26].https://www.cnas.org.cn/rkgf/sysrk/jbzz/2023/06/911424.shtml.

[2] 中国合格评定国家认可委员会.实验室风险管理指南:CNAS - TRL - 022:2023[S/OL].(2023 - 03 - 20)[2023 - 09 - 26].https://www.cnas.org.cn/rkgf/sysrk/jsbg/2023/03/910955.shtml.

(吕建晓   马越云)

应对风险和改进机遇采取措施程序

××医院检验科分子诊断实验室作业指导书	文件编号：××-JYK-××-××-×××	
版本/修改：第　　版/第　　次修改	生效日期：	共　　页　第　　页
编写人：	审核人：	批准人：

1. 目的

分子诊断实验室通过采取措施应对识别出的风险和改进机遇，以规避、消除或降低风险、转移、承担或接受风险。

2. 范围

适用于分子诊断实验室应对风险管理过程中识别出的风险和改进机遇。

3. 职责

3.1·实验室主任负责应对风险和改进机遇的组织、授权、配置资源、督导、评审、总结。

3.2·组长负责制订风险管理计划，并采取应对措施降低风险，编写风险评估报告等。

3.3·质量监督员负责过程监督、落实。

3.4·文档管理员负责记录表格的收集、整理、保存、归档。

3.5·分子诊断实验室工作人员积极参加风险和机遇应对措施的过程。

4. 程序

4.1·成立安全管理小组

4.1.1　明确安全管理小组各层级的职责权限，包括风险和改进机遇的识别、评估、应对、评审、监督职能。

4.1.2　制订应对应对风险和改进机遇计划，包括人员、职责、内容、频次等。

4.2·分析风险和改进机遇：对识别出的风险和改进机遇，依据发生频率和严重程度及可检测度进行优先级排序，区分轻重缓急。依据风险评估结果，采取不同风险应对策略。包括风险接受、风险控制、风险转移、风险规避等。

4.2.1　对于能力范围可控制的低风险可采取风险接受。

4.2.2　对中高风险采取控制措施，建立质量指标，降低风险或减轻损失。

4.2.3　对于高风险可采取风险转移或风险分担，借助外部专业机构或实验室，采取业务分包或购买保险的方式，将风险控制在能力和水平可以控制的范围之内。

4.2.4　对于超出能力和水平的风险可采取风险规避策略，通过放弃或者停止该实验项目、过程或活动，以避免和减轻威胁。

4.3·完善资源

4.3.1　人员：包括完善健康保障、基因操作的培训、操作能力评估、生物安全防护训练等。

4.3.2　材料与方法：与临床沟通项目临床意义、参考范围、检出下限，明确方法局限；与供应商沟通设备、试剂、耗材信息，召回有缺陷产品；与员工沟通工作流程、实验操作、质控程序、生物安全，完善个体防护设备。

4.4·加强实验室活动

4.4.1　设计、建立、维护分子诊断实验室的可验证有效的管理体系和工作流程,包括质量控制、生物风险、实验室安全,并文件化。

4.4.2　实验室设施、程序(包括设备、试剂、校准品、检测方法等)发生变更时,及时采取措施验证其有效性。

4.4.3　制订涉及质量和生物危害操作的应急预案,并定期演练从而提高组室工作人员应对危害发生的意识和能力。

4.4.4　对委托实验室,应定期验证其资质、能力、责任感等以符合科室规定的要求。

4.4.5　通过对内部审核、管理评审、不合格标本、质量指标、不符合项、投诉建议等结果采取应对措施,以降低风险至可接受水平。

4.4.6　依据年度计划对设备、试剂、耗材进行检定校准和性能验证,以保证实验的准确性,实现实验室目标。

4.5·通过采取风险控制措施降低风险,而后对剩余风险再评估,如果剩余风险仍然不可接受,则进行受益-风险分析,如证明受益大于剩余风险,则该风险可接受。如果证据不支持医疗受益大于剩余风险,则该风险不可接受。应记录受益-风险分析的结果,以及向医患传达的信息。

4.6·定期评审:应对风险和改进机遇的措施应定期评审其有效性。

4.6.1　包括每年度的内部审核和管理评审及突发事件后的评审,从而监控风险应对措施的有效性。

4.6.2　应对风险和改进机遇的措施应记录并作为持续改进的记录。

5. 相关文件和记录

《原始样品采集和处理程序》《室内质量控制程序》《室间质量评价程序》《检验后样品的处理程序》《应对风险和改进机遇的控制程序》《持续改进的管理程序》《风险评估表》《应对风险和改进机遇采取措施记录表》。

参考文献

[1] 中国合格评定国家认可委员会.医学实验室质量和能力认可准则:CNAS-CL02:2023[S/OL].(2023-06-01)[2023-09-26].https://www.cnas.org.cn/rkgf/sysrk/jbzz/2023/06/911424.shtml.

[2] 中国合格评定国家认可委员会.医学实验室核酸检测质量和安全指南:CNAS-TRL-018:2022[S/OL].(2022-03-01)[2023-09-26].https://www.cnas.org.cn/rkgf/sysrk/jsbg/2022/03/907760.shtml.

(吕建晓　马越云)

持续改进程序

××医院检验科分子诊断实验室作业指导书		文件编号：××-JYK-××-××-×××	
版本/修改：第 版/第 次修改		生效日期：	共 页 第 页
编写人：	审核人：		批准人：

1. 目的

分子诊断实验室通过参加管理评审，识别潜在的不符合项来源，及时制订实施全面改进措施，确保质量管理体系持续的有效性。

2. 适用范围

适用于分子诊断实验室运行质量管理体系的持续改进。

3. 职责

3.1·科室主任全面负责质量管理体系的持续改进工作。

3.2·分子诊断实验室组长制订相应措施并实施质量管理体系的持续改进工作。

3.3·质量监督员负责监督和验证质量指标的改进。

3.4·全组人员应积极参与持续改进活动。

4. 程序

4.1·改进机遇的识别：分子组按照质量管理体系的要求对现行质量管理体系进行分析和评价，并对所有操作程序进行评审，识别需要改进的机遇。

4.1.1 收集外部信息，识别需要改进的机遇：通过外部服务与供应评价、咨询服务管理、客户投诉处理、医患沟通管理、外部评审报告，规范、加强与服务对象、供应商的交流，收集服务建议，识别改进机遇提高服务质量。

4.1.2 参加自身评审，识别需要改进的机遇

4.1.2.1 通过进行质量体系的内部审核，识别并改进相应的领域。

4.1.2.2 通过管理评审，就质量方针和目标，对质量体系的现状和适应性进行全面检查和正式评价，发现质量管理体系及全部医疗服务的改进机遇。

4.1.2.3 通过风险评估，识别检验前、中、后全流程的风险机遇。

4.1.3 检验程序的评审：检验程序的评审是检验科关于技术方面的评审，包括各检验项目被执行的全过程。评审内容应广泛全面：如上次检验程序评审的执行情况，检验程序的一般性情况，检验前程序、检验程序、检验后程序等，定期对检验程序进行评审。

4.2·持续改进的实施

4.2.1 改进措施的制订：组长在识别改进机遇后，组织人员进行分析，确定改进的目标，寻找可能达到质量改进目标的解决方法，制订具体的改进措施计划。

4.2.2 改进措施的审批：组长将持续改进措施计划上交质量负责人，由质量负责人和技术负责人共同审批（当改进措施涉及技术方面内容时），并根据内容制订相应跟踪验证期限。

4.2.3 改进措施的实施：组长负责组织持续改进措施计划的实施并记录。

4.2.3.1 对用户进行教育和培训，如向患者宣传检验常识，为临床举办检验知识讲座等。

4.2.3.2　为员工提供适当的教育和培训机会。

4.2.3.3　提高实验室用户和员工的素质,改进实验室工作。

4.3·持续改进的监控

4.3.1　质量监督员负责持续改进措施实施情况的监督并提交执行情况报告。

4.3.2　由质量负责人和(或)技术负责人组织针对性评审确定采取措施的有效性。

4.3.3　检验科管理层应通过重点评审或审核相关范围的方法评价所采取措施的成效,确定质量改进目标是否实现。

4.4·持续改进的记录保存与告知:质量管理体系改进措施的实施、验证等过程由相关责任人记录告知组室成员,质量监督员监督,文档管理员归档。

5. 相关文件和记录

《不符合工作的管理程序》《投诉管理程序》《应对风险和改进机遇的控制程序》《实验室患者、用户和员工反馈管理程序》《不符合项和纠正措施管理程序》《内部审核程序》《管理评审程序》《持续改进记录表》。

参考文献

[1] 中国合格评定国家认可委员会.医学实验室质量和能力认可准则:CNAS - CL02:2023[S/OL].(2023 - 06 - 01)[2023 - 09 - 26].https://www.cnas.org.cn/rkgf/sysrk/jbzz/2023/06/911424.shtml.

[2] 中国合格评定国家认可委员会.医学实验室质量和能力认可准则的应用要求:CNAS - CL02 - A001:2023[S/OL].(2023 - 08 - 01)[2023 - 09 - 26].https://www.cnas.org.cn/rkgf/sysrk/rkyyzz/2023/08/912141.shtml.

（吕建晓　马越云）

用户反馈与改进程序

××医院检验科分子诊断实验室作业指导书		文件编号：××-JYK-××-××-×××	
版本/修改：第　　版/第　　次修改		生效日期：	共　　页　第　　页
编写人：		审核人：	批准人：

1. 目的

分子诊断实验室通过从服务对象的沟通、咨询、投诉、员工建议等形式获取反馈意见，采取改进措施，提高服务质量和医患满意度。

2. 适用范围

适用于分子组获取临床医患沟通、咨询、投诉等用户反馈及处理。

3. 职责

3.1·科室主任负责用户反馈的组织、指导、规范。

3.2·组长负责组织人员对用户反馈的收集、制订改进措施。

3.3·质量监督员负责改进措施的监督、落实。

3.4·文档管理员负责记录表格的收集、整理、保存、归档。

4. 程序

4.1·用户反馈的征求

4.1.1　征求方式：分子组接受口头、书面、电话、信函、电子邮件等形式反馈；参加检验科与临床沟通会、参与临床查房、发放和收集调查表等。

4.1.2　征求对象：包括本院临床科室医护、门诊患者、住院患者、体检人群、外出巡诊患者、院外医疗机构、内部员工等。

4.2·用户反馈的改进

4.2.1　用户反馈的分析整理，区分有效反馈、无效反馈、正面反馈、负面评价。

4.2.2　针对服务质量的反馈：组长组织人员从检验全流程分析查找原因，提出改进措施，质量监督员监督执行情况，涉及外部部门参加或者本组力量无法单独完成的情况，反馈给科室主任获取支持。

4.2.3　针对服务态度的反馈：直接反映到个人，按科室有关规定实施奖惩措施。

4.2.4　针对内部员工反馈：组长将反馈意见反映到科室主任或管理层，合理化建议参考吸收。

4.2.5　改进措施汇总，更新至分子组 SOP 文件，如果涉及修改科室管理体系，提交科室管理层召开管理评审。

4.3·用户反馈资料的保存：所有用户反馈受理资料及采取措施的记录由文档管理员统计整理，按照科室文档管理规定归档保存。

4.4·用户反馈的告知：组长将统计整理后的用户反馈及改进措施向全组公布，并上报科主任。

5. 相关文件和记录

《投诉管理程序》《实验室患者、用户和员工反馈管理程序》《不符合项和纠正措施管理程序》《内部审核程序》《管理评审程序》《检验科与临床沟通记录表》《临床医护满意度调查表》《患者满意度调查表》《投诉、意见、建议及处理记录》《员工建议调查表》。

参考文献

[1] 中国合格评定国家认可委员会.医学实验室质量和能力认可准则：CNAS‑CL02：2023[S/OL].(2023‑06‑01)[2023‑09‑26].https：//www.cnas.org.cn/rkgf/sysrk/jbzz/2023/06/911424.shtml.

[2] 中国合格评定国家认可委员会.医学实验室质量和能力认可准则的应用要求：CNAS‑CL02‑A001：2023[S/OL].(2023‑08‑01)[2023‑09‑26].https：//www.cnas.org.cn/rkgf/sysrk/rkyyzz/2023/08/912141.shtml.

（吕建晓　马越云）

第二篇

标准操作规程

第五章
仪器设备标准操作规程

生物安全柜使用及维护标准操作规程

××医院检验科分子诊断实验室作业指导书	文件编号：××-JYK-××-××-×××	
版本/修改：第　　版/第　　次修改	生效日期：	共　页　第　页
编写人：	审核人：	批准人：

1. 目的

规范生物安全柜的使用、维护及校准，确保生物安全柜正常使用。

2. 原理

将柜内空气向外抽吸，使柜内保持负压状态，通过垂直气流来保护工作人员；外界空气经高效空气过滤器（HEPA 过滤器）过滤后进入安全柜内以避免处理样品被污染；柜内的空气也需经过 HEPA 过滤器过滤后再排放到大气中以保护环境。

3. 运行环境

相对湿度＜85％；运行温度 25℃±10℃。

4. 操作步骤

4.1·将安全柜门抬起至正常工作位置，注意不得高于安全柜左边的警戒线。

4.2·打开安全柜电源开关及内置风机，仪器报警自检，约需 3 s，检查、记录压力指示表读数。无任何阻碍状态下须让安全柜工作至少 15 min。在正式操作将试验用品放入安全柜前，不得过载、不得挡住前后风口。

4.3·安全柜内所有的实验材料须距离玻璃门至少 4 cm，放入试验材料后让安全柜开启 2～3 min 后再开始工作。

4.4·操作期间，避免工作时人员进出室内或在操作者背后走动，以减少气流干扰。

4.5·操作过程中，如有物质溢出或液体溅出，应对所有被污染的物体消毒，并用 75％乙醇消毒安全柜内表面。

4.6·工作结束后，须让安全柜在无任何阻碍状态下继续工作至少 5 min，以清除工作区域内浮尘污染，关闭生物安全柜玻璃门，打开紫外线灯消毒至少 30 min。

4.7·消毒结束后将 System 按钮调至"OFF"档，关闭紫外线灯。

5. 维护与保养

5.1·每日维护：使用前观察并记录生物安全柜内的压力表，压力表正常工作范围为 0.7～1.3 英尺水柱（1 英尺水柱＝2 988.98 Pa）。工作结束后须用 75％乙醇消毒安全柜内部和工作台表面，并紫外线照射生物安全柜内至少 30 min。

5.2·每月维护：拆卸并抬起工作区域底板，用 75％乙醇擦拭底板下空间，其他每 3 个月检测并记录紫外线的消毒效果。

6. 校准

6.1·例行校正：厂方工作人员至少每年维护 1 次（表 1）。

6.2·故障校正：仪器监测指标失控时、仪器移位后、仪器因故障进行维修后均需要校正。

表 1　校 正 指 标

测 试 项 目	测 试 方 法	正 常 值
垂直气流速度断面平均值	热球式风速计	55 FPM
进风风速	热球式风速计	105 FPM
烟雾试验		
工作面中线上 0.15 m	烟雾发生器	
观察窗内 0.025 m、上沿 0.15 m	烟雾发生器	
观察窗外沿 0.04 m	烟雾发生器	
工作口边沿	烟雾发生器	
安全内锁装置及紫外灯测试	手动	
内部电源插座测试	万用表	

7. 应急处理

7.1·压力异常：安全柜压力表正常工作范围为 0.7～1.3 英尺水柱，如＞1.3 英尺水柱表示滤膜有问题，应通知厂方技术人员更换滤膜。更换滤膜或清洗滤膜应记录在"仪器设备维护保养记录表"中。

7.2·出现故障时联系工程师，按照工程师意见进行处理并通知实验室负责人。

8. 注意事项

8.1·生物安全柜需放在远离门窗的位置，以防门窗处的不稳定气流影响安全柜内层气流流动路径。

8.2·生物安全柜不可用于贮藏物品，注意纸张、棉签等可能造成生物安全柜过滤器的堵塞，生物安全柜使用前后需用适宜的消毒剂擦拭柜内工作区域。

8.3·操作台上不可堆放过多物品，否则易导致柜内后部进风不畅，安全柜内禁止使用易燃、易爆及腐蚀性气体。

8.4·更换、维护安全柜内机件（如过滤器、风机等）的工作需由厂家专业人员完成。

9. 记录表格

《生物安全柜保养记录表》。

参考文献

[1] 中国合格评定国家认可委员会.医学实验室质量和能力认可准则：CNAS－CL02：2023［S/OL］.（2023－06－01）［2023－09－26］.https：//www.cnas.org.cn/rkgf/sysrk/jbzz/2023/06/911424.shtml.

[2] 中国合格评定国家认可委员会.医学实验室质量和能力认可准则的应用要求：CNAS－CL02－A001：2023［S/OL］.（2023－08－01）［2023－09－26］.https：//www.cnas.org.cn/rkgf/sysrk/rkyyzz/2023/08/912141.shtml.

（殷建华　王 蕾）

超净工作台使用及维护标准操作规程

××医院检验科分子诊断实验室作业指导书	文件编号：××-JYK-××-××-×××	
版本/修改：第　　版/第　　次修改	生效日期：	共　　页　第　　页
编写人：	审核人：	批准人：

1. 目的

规范超净工作台使用、维护，确保超净工作台正常使用。

2. 原理

在指定的空间内室内洁净空气经预过滤装置初滤，由小型离心式通风机压进静压箱，再经高效空气过滤器进一步地过滤净化，从高效空气过滤器出风面吹出来的洁净空气有着均匀的断面风速，能够清除工作区原先的空气，再将尘埃颗粒和微生物带走以形成无菌洁净的工作环境。

3. 运行环境

相对湿度＜85％；运行温度 25℃±10℃。

4. 操作步骤

4.1·接通超净工作台的电源，开启风机使风机开始正常运转，这时应检查高效过滤器出风面是否有风送出。

4.2·使用超净工作台时先用经过清洁液浸泡的纱布擦拭台面，然后用消毒剂擦拭消毒。

4.3·接通电源前 50 min 打开紫外灯照射消毒，照射 30 min 后关闭紫外灯，开启送风机。

4.4·实验操作结束后清理工作台面，关闭风机及照明开关，并用消毒剂擦拭消毒。

4.5·工作完毕后开启紫外灯，照射消毒 30 min 后关闭紫外灯，切断电源。

5. 维护与保养

5.1·每次使用完毕立即清洁仪器，悬挂标识，并填写仪器使用记录。

5.2·取样结束后先用毛刷刷去洁净工作区的杂物和浮尘。

5.3·要经常用蘸乙醇的纱布将紫外线杀菌灯表面擦干净，保持表面清洁。

5.4·效果评价：设备内外表面应该光亮整洁且没有污迹。

6. 校准

6.1·分子诊断实验室负责人制订定期校准/检定计划。

6.2·校准/检定频率：每年至少 1 次（每年由设备科联系有资质的计量检定机构，按约定时间实施校准或检定）。

6.3·校准/检定合格的仪器由仪器负责人贴上状态标识，以标明仪器的校准/检定状态及下次校准/检定的日期。

6.4·校准/检定不合格时应立即进行原因分析并采取相应措施。

7. 应急处理

如果操作中途遇到停电，暴露在未过滤空气中的材料便难免被污染，此时应迅速结束工作。

8. 注意事项

8.1·净化工作区内严禁存放不必要的物品,以保持洁净气流流动不受干扰。

8.2·每2个月用风速计测量一次工作区平均风速,如发现不符合技术标准应调节调压器手柄,改变风机输入电压使工作台处于最佳状况。

8.3·每月进行一次维护检查并填写维护记录。

8.4·在使用超净工作台的工程中,需注意不要有震动产品,震动产品会影响工作台内部风机的使用寿命。

8.5·任何情况下都不应将超净台的进风罩对着开敞的门或窗,以免影响滤清器的使用寿命。

9. 记录表格

《超净工作台维护记录表》。

参考文献

[1] 中国合格评定国家认可委员会.医学实验室质量和能力认可准则:CNAS-CL02:2023[S/OL].(2023-06-01)[2023-09-26].https://www.cnas.org.cn/rkgf/sysrk/jbzz/2023/06/911424.shtml.

[2] 中国合格评定国家认可委员会.医学实验室质量和能力认可准则的应用要求:CNAS-CL02-A001:2023[S/OL].(2023-08-01)[2023-09-26].https://www.cnas.org.cn/rkgf/sysrk/rkyyzz/2023/08/912141.shtml.

(殷建华　王　蕾)

紫外线消毒车使用及维护标准操作规程

××医院检验科分子诊断实验室作业指导书	文件编号：××-JYK-××-××-×××	
版本/修改：第　　版/第　　次修改	生效日期：	共　　页　第　　页
编写人：	审核人：	批准人：

1. 目的

规范紫外线消毒车的使用和维护，确保紫外线消毒车正常使用。

2. 原理

利用紫外灯发出的 C 波段紫外线破坏细菌、病毒的 DNA，起到消毒作用。

3. 运行环境

相对湿度＜85％；运行温度 25℃±10℃。

4. 操作步骤

4.1·打开保护门，用手托住灯臂向上抬至需要位置。顺时针方向打开定时器，设置消毒时间，每次照射时间＞90 min，有效消毒距离为 60～90 cm。接通电源打开带灯，实验人员离开现场。

4.2·消毒完毕后定时器自动关闭灯管电源。使用完毕后关闭启动开关，切断电源，用手托起灯臂，按灯臂调节按钮，放下灯臂，关上保护门。

5. 维护与保养

5.1·每日上班后检查灯管是否清洁。清洁紫外线消毒车外表面。

5.2·每周维护：用蘸有 75％乙醇的纱布擦拭灯管。

6. 注意事项

6.1·定时器必须按顺时针方向使用，严禁反方向使用。

6.2·使用前应进行通电试验，电源必须装有接地线，以防触电。

6.3·消毒车在使用一段时间后，灯管表面如有灰尘应使用蘸有 75％乙醇的棉球或纱布擦净灯管，以免影响效果。

6.4·严禁在有人的状态下使用紫外线消毒灯，以防灼伤眼睛和皮肤。紫外线灯管波长应选择 254 nm。使用完成后应切断电源。不同实验区勿混用紫外线消毒车。

7. 记录表格

《紫外线消毒车维护保养记录表》。

参考文献

[1] 中国合格评定国家认可委员会.医学实验室质量和能力认可准则：CNAS‐CL02：2023[S/OL].(2023‐06‐01)[2023‐09‐26].https：//www.cnas.org.cn/rkgf/sysrk/jbzz/2023/06/911424.shtml.

[2] 中国合格评定国家认可委员会.医学实验室质量和能力认可准则的应用要求：CNAS‐CL02‐A001：2023[S/OL].(2023‐08‐01)[2023‐09‐26].https：//www.cnas.org.cn/rkgf/sysrk/rkyyzz/2023/08/912141.shtml.

（殷建华　王　蕾）

干式恒温器使用及维护标准操作规程

××医院检验科分子诊断实验室作业指导书	文件编号:××-JYK-××-××-×××	
版本/修改:第　版/第　次修改	生效日期:	共　页　第　页
编写人:	审核人:	批准人:

1. 目的

规范干式恒温器的正常使用。

2. 原理

采用微电脑控制,利用高纯度材料作为热导介质,以代替传统的水浴装置。

3. 运行环境

相对湿度<85%;运行温度 25℃±10℃。

4. 操作步骤

4.1·电源线插头已经可靠插入电源插座中,电源线接地可靠。

4.2·打开电源开关,所有的指示灯和数码管都亮,大约 5 s 后即时温度显示窗(PV)显示的数字为金属模块的即时温度,设置温度显示窗(SV)显示的数字为上一次使用的设置温度。

4.3·按压(设置/SET)键 1 次,此时设置 SV 最左边数字闪烁,按上下键可更改闪烁数字到所需数值。

4.4·再按压(设置/SET)键 1 次,闪烁数字右移 1 位,按上下键更改闪烁数字直至所需数值。

4.5·再按压(设置/SET)键 1 次,闪烁数字右移 1 位,同样按上下键更改闪烁数字直至所需数值,完成温度设置。或再次按压(设置/SET)键从左边重新开始设置。

4.6·温度设置完成 8 s 后数字停止闪烁,提示本机系统进入运行状态,并按照当前设置的温度运行。

5. 维护与保养

5.1·本仪器应定期用干净软布蘸少量无水乙醇清洗模块上的锥孔,以保证试管与锥孔壁接触充分、导热良好、避免污染。

5.2·本仪器表面如有污迹,可用软布蘸清洁膏清洗。

6. 校准

6.1·分子诊断实验室负责人制订定期校准/检定计划。

6.2·校准/检定频率:每年至少 1 次(每年由设备科联系有资质的计量检定机构,按约定时间实施校准或检定)。

6.3·校准/检定合格的仪器由仪器负责人贴上状态标识,以标明仪器的校准/检定状态及下次校准/检定的日期。

6.4·校准/检定不合格时应立即进行原因分析并采取相应措施。

7. 应急处理

如果 PV 显示温度与第三方测量温度相差至少 0.1℃时,联系本机保管人员进行温度误差校正。

8. 注意事项

8.1·每次使用前和使用后,必须用蒸馏水清洗模块的锥孔,保证试管与锥孔壁接触充分。

8.2·在设置新的温度过程中,仍然按照上次设置的温度值运行,直至 SV 数字停止闪烁。

8.3·在使用恒温器的过程中,禁止按压(校准/ADJ)键。

8.4·如果进行恒温 4℃ 至少 4 h 的实验操作后,必须清除模块冷凝水(切断电源后拧开模块上 2 个黑色旋钮,取出模块,用软布清除各个接触面的冷凝水,然后再将模块安装复位)。

9. 记录表格

《干式恒温器维护记录表》。

参考文献

[1] 中国合格评定国家认可委员会.医学实验室质量和能力认可准则:CNAS - CL02:2023[S/OL].(2023 - 06 - 01)[2023 - 09 - 26].https://www.cnas.org.cn/rkgf/sysrk/jbzz/2023/06/911424.shtml.

[2] 中国合格评定国家认可委员会.医学实验室质量和能力认可准则的应用要求:CNAS - CL02 - A001:2023[S/OL].(2023 - 08 - 01)[2023 - 09 - 26].https://www.cnas.org.cn/rkgf/sysrk/rkyyzz/2023/08/912141.shtml.

(殷建华　王　蕾)

高速冷冻离心机使用及维护标准操作规程

××医院检验科分子诊断实验室作业指导书	文件编号：××-JYK-××-××-×××	
版本/修改：第　　　版/第　　次修改	生效日期：	共　　页　第　　页
编写人：	审核人：	批准人：

1. 目的

规范高速冷冻离心机的使用、维护及校准，确保高速冷冻离心机正常使用。

2. 原理

利用离心机转子高速旋转产生的强大离心力，加快液体中颗粒的沉降速度，把样品中不同沉降系数和不同浮力密度的物质进行分离、浓缩和提纯。

3. 运行环境

相对湿度＜85％；运行温度 25℃±10℃。

4. 操作步骤

4.1·打开台式高速冷冻离心机电源开关，进入待机状态。

4.2·选择合适的转头：离心时离心管盛放的液体不能超过总容量的 2/3（否则液体易溢出）；使用前后应注意转头内有无漏出液体残留，应使之保持干燥。转换转头时应注意使离心机转轴和转头的卡口卡牢。离心管平衡误差应≤0.1 g。

4.3·离心参数

4.3.1　按温度设置按钮，再按相应数字键设置离心温度。

4.3.2　按速度设置按钮，可在 RPM/RCF 设置档之间切换，按相应数字键设置离心速度。

4.3.3　按转头设置、时间设置按钮，再按相应数字键设置转头型号和离心时间。

4.3.4　离心机刹车或加速速度一般设置在 0～4，不宜经常调整。

4.4·将平衡好的离心管对称放入转头内，盖好转头盖子拧紧螺丝。按下离心机盖门，如盖门未盖牢离心机将不能启动。按 START 键开始离心。离心开始后应待离心速度达到所设的速度时才能离开，一旦发现离心机有异常（如不平衡而导致机器明显震动或噪声很大），应立即按 STOP 键，必要时直接按电源开关切断电源，停止离心，并找出原因。

4.5·使用结束后应清洁转头和离心机腔，不能立即关闭离心机盖以利于湿气蒸发。

4.6·使用结束后必须登记，注明使用情况。

5. 维护与保养

5.1·冷冻离心机为了保护制冷压缩机，仪器断电与通电间隔时间必须＞3 min，否则会损伤压缩机。仪器较长时间不使用或维修时应切断主电源，否则仪器会带电，特别是维修时易发生安全事故。

5.2·离心机转子使用时一定要确认设置的转子号正确无误。若转子号设置错误会造成转子超速使用或达不到所需的离心效果。特别是超速使用可能发生转子炸裂的恶性事故，万万不可疏忽大意。

5.3·转子不使用时应从离心腔内取出，及时用中性洗涤液清洁擦干防止化学腐蚀，并存放在干燥通风处。不允许用非中性清洁剂擦洗转子,不允许用电热风吹(烘)干转子。转子中心孔内应涂少许润滑脂保护。为保证冷冻效果,当环境温度高于30℃时应对转子和离心腔预冷,转子还应降低转速15%运行。

5.4·离心完毕后要擦干离心腔内水分,每周对电机主轴的锥面上涂少许中性润滑油脂保护以防止转轴锈蚀。较长时间不使用离心机时应将转子取出,擦干净放置在干燥的地方以防止锈蚀。

6. 校准

6.1·分子诊断实验室负责人制订定期校准/检定计划。

6.2·校准/检定频率:每年至少1次(每年由设备科联系有资质的计量检定机构,按约定时间实施校准或检定)。校准/检定合格的仪器由仪器负责人贴上状态标识,以标明仪器的校准/检定状态及下次校准/检定的日期。校准/检定不合格时应立即进行原因分析并采取相应措施。

7. 应急处理

机器如发现故障,请及时向实验室负责人汇报,并与工程师联系。

8. 注意事项

8.1·台式高速冷冻离心机在预冷状态时离心机盖必须关闭,离心结束后取出转头要倒置于实验台上,擦干腔内余水,离心机盖处于打开状态。

8.2·超速离心时液体一定要加满离心管,因为在超速离心时需抽真空,只有加满才能避免离心管变形。如果离心管盖子密封性差就不能加满,应避免液体外溢而影响感应器正常工作。

8.3·转头在预冷时转头盖可摆放在离心机的平台上,或摆放在实验台上,千万不可不拧紧浮放在转头上,因为一旦误启动,转头盖就会飞出造成事故。

8.4·转头盖在拧紧后一定要用手指触摸转头与转盖之间有无缝隙,如有缝隙要拧开重新拧紧,直至确认无缝隙方可启动离心机。

8.5·使用时一定要接地线。离心管内的物质应相对平衡,如引起两边不平衡会对离心机成很大损伤,至少会缩短离心机的使用寿命。

8.6·在离心过程中,操作人员不得离开离心机室,一旦发生异常情况操作人员不能关闭电源(POWER),要按STOP。在预冷前要填写好离心机使用记录。离心管应定期更新,严禁使用濒临破裂的离心管。

8.7·每次使用前应注意检查转子有无腐蚀点和细微裂纹,禁止使用已腐蚀或有裂纹的转子或超过保质期的转子,以保障人身安全。

9. 记录表格

《高速冷冻离心机使用和维护保养记录表》。

参考文献

[1] 中国合格评定国家认可委员会.医学实验室质量和能力认可准则:CNAS-CL02:2023[S/OL].(2023-06-01)[2023-09-26].https://www.cnas.org.cn/rkgf/sysrk/jbzz/2023/06/911424.shtml.

[2] 中国合格评定国家认可委员会.医学实验室质量和能力认可准则的应用要求:CNAS-CL02-A001:2023[S/OL].(2023-08-01)[2023-09-26].https://www.cnas.org.cn/rkgf/sysrk/rkyyzz/2023/08/912141.shtml.

(殷建华 王 蕾)

旋涡振荡器使用及维护标准操作规程

××医院检验科分子诊断实验室作业指导书	文件编号：××-JYK-××-××-×××		
版本/修改：第　　版/第　　次修改	生效日期：	共　　页　第　　页	
编写人：	审核人：	批准人：	

1. 目的

规范旋涡振荡器的使用、维护及校准,确保旋涡振荡器正常使用。

2. 原理

旋涡振荡器是一种用于产生高频电信号的电路元件。其工作原理是基于电学和磁学的相互作用,通过将电信号传递到螺旋线圈中使其产生旋涡电流并在螺旋圈内产生强磁场从而引起振荡。

3. 运行环境

相对湿度＜85％；运行温度 25℃±10℃。

4. 操作步骤

4.1·将漩涡振荡器放置于平整稳定的工作台面上,并将其调整水平。

4.2·接通电源,打开电源开关,调至适当转速使用。

4.3·使用完毕后调低转速至停止,关闭电源。

5. 维护与保养

5.1·运转 100 h 后,机器上所有的螺帽、螺栓和紧固件都要彻底检查 1 次,如有松动应及时紧固。

5.2·不允许在不紧固的情况下开机,不允许在超负荷的情况下开机。如通电后有异常情况,请检查线路。

6. 校准

6.1·分子诊断实验室负责人制订定期校准/检定计划。

6.2·校准/检定频率：每年至少 1 次(每年由设备科联系有资质的计量检定机构,按约定时间实施校准或检定)。

6.3·校准/检定合格的仪器由仪器负责人贴上状态标识,以标明仪器的校准/检定状态及下次校准/检定的日期。

6.4·校准/检定不合格时应立即进行原因分析并采取相应措施。

7. 应急处理

如果在使用仪器时自身产生共振、机身晃动严重、运行不平衡,马上降低转速。

8. 注意事项

8.1·使用前请将速度旋钮指示调至最左边,速度指数调至最小处,并逐步增加转速。

8.2·使用后请认真擦拭和保养仪器。

8.3·垫片时操作只适用于单个试管。使用多个试管时,请将容器均匀分布在垫片周围。

8.4·小心由于速度过高使容器内容物飞溅出来。

8.5·使用后接触仪器时应小心,因为此时操作面板变得很热。

8.6·选择垫片,必要时可重新打孔。

8.7·使用时小心混合液体飞溅造成的身体损害。

9. 记录表格

《旋涡振荡器使用和维护保养记录表》。

参考文献

[1] 中国合格评定国家认可委员会.医学实验室质量和能力认可准则:CNAS－CL02:2023[S/OL].(2023－06－01)[2023－09－26].https://www.cnas.org.cn/rkgf/sysrk/jbzz/2023/06/911424.shtml.

[2] 中国合格评定国家认可委员会.医学实验室质量和能力认可准则的应用要求:CNAS－CL02－A001:2023[S/OL].(2023－08－01)[2023－09－26].https://www.cnas.org.cn/rkgf/sysrk/rkyyzz/2023/08/912141.shtml.

(殷建华 王 蕾)

加样器使用及维护标准操作规程

××医院检验科分子诊断实验室作业指导书	文件编号：××-JYK-××-××-×××	
版本/修改：第　　版/第　　次修改	生效日期：	共　　页　第　　页
编写人：	审核人：	批准人：

1. 目的

规范加样器的使用、维护及校准，确保加样器正常使用。

2. 原理

微量移液器加样的物理学原理有两种：使用空气垫加样和使用无空气垫的活塞正移动加样。

3. 运行环境

相对湿度＜85%；运行温度 25℃±10℃。

4. 操作规程

4.1·设定容量值：根据量程选择相应的移液器，可调式移液器只能在允许容量范围内调节。

4.2·吸液：选择量程合适的吸头安装在移液器枪头上。稍加扭转压紧吸头使之与枪头间无间隙。把吸液按钮压至第一停点，将吸头浸入液样中，然后缓慢、平稳地松开按钮吸取液样，等待 1 s，然后将吸头提离液面，用吸水纸抹去吸头外面可能附着的液滴，勿触及吸头口。

4.3·释放液体：吸头贴到容器内壁并保持 10°～40°倾斜，平稳地把按钮压到第一停点，等待 1 s 后把按钮压到第二停点以排出剩余液体。压住按钮同时提起加样器，松开按钮，按吸头弹射器除去吸头（吸取不同液体时需更换吸头）。

5. 维护与保养

定期用湿布清洁移液器外部，不可用乙醚、乙醇等有机溶剂擦洗。

6. 校准

6.1·例行校准：每半年由生产厂家或供应商负责校准 1 次。

6.2·故障校准：容量失准时、维修后需要校正。

6.3·校准后验收：校准后，分子诊断实验室负责人对各项指标进行核实，达标后方可。

7. 应急处理

7.1·发现漏气或计量不准，其可能原因和解决方法是：吸头松动时用手拧紧；吸头破裂时更换新的吸头；发现吸液时有气泡，先将液体排回原容器，再检查原因。

7.2·出现有不能解决的故障时，应及时联系维修人员并通知分子诊断实验室负责人。

8. 注意事项

8.1·吸头浸入液体的深度要合适，吸液过程中应尽量保持吸头浸入液体的深度不变。

8.2·吸头内有液体时不可将移液器平放或倒转，以防液体污染移液器。

参考文献

[1] 中国合格评定国家认可委员会.医学实验室质量和能力认可准则：CNAS-CL02：2023[S/OL].(2023-06-01)[2023-09-26].https://www.cnas.org.cn/rkgf/sysrk/jbzz/2023/06/911424.shtml.

（殷建华　王　蕾）

－70℃冰箱使用和管理标准操作规程

××医院检验科分子诊断实验室作业指导书		文件编号：××-JYK-××-××-×××		
版本/修改：第　版/第　　次修改		生效日期：	共　页 第　页	
编写人：		审核人：	批准人：	

1. 目的

规范－70℃冰箱的使用、维护及校准，确保－70℃冰箱正常使用。

2. 原理

在制冷系统工作的时候，气态制冷剂会从蒸发器吸入压缩机成为高温高压的气体，然后通过压缩机排入冷凝器，经过冷凝器散热之后变成了中温中压的液态，然后经过干燥过滤器之后进入毛细管节流降压，然后通过蒸发器汽化、扩散，同时还会吸收箱内的热量变成了低温低压的气态制冷剂，最后再次被压缩机吸入循环，这就是一个制冷循环。

3. 运行环境

相对湿度 10％～85％；运行温度 32℃以下。

4. 操作规程

4.1·按要求放置冰箱，接通电源，调试。若半小时后有明显降温感觉，表示冷柜工作正常。温度的调节面板上显示箱内温度。

4.2·快速按下并释放"SET"键，显示"SET"。按"SET"键显示设定的温度。按"︽"或"︾"键增加或降低数字调节至需要的温度。

4.3·按"SET"键确认。按"FNC"键返回，面板上显示箱内温度。

4.4·报警限值的设定：为保证箱内储存物的质量，电子温控器具有报警功能。当箱内温度高于报警上限或低于报警下限时，蜂鸣器即会发出警告，同时显示屏上的报警指示灯闪烁，按任一键报警消失（但显示屏上的报警指示灯仍继续闪烁）。当箱内温度恢复到正常范围时报警消失。报警限值设定的标准操作如下。

4.4.1　按下"SET"键至少 5 s 以上显示"CP"。按"︽"键显示"AL"。按"SET"键显示"AFD"。

4.4.2　按"︽"键显示"HAL"。按"SET"键显示设定的报警上限值。按"︽"或"︾"增加或降低数字调节至需要的温度。按"SET"键确认后显示"HAL"；按"︽"键显示"LAL"。

4.4.3　按"SET"键显示设定的报警下限值。按"︽"或"︾"增加或降低数字调节至需要的温度。按"SET"键确认后显示"LAL"。按 2 次"FNC"返回，面板上显示箱内温度。

5. 维护与保养

5.1·每日保养：每天观察冰箱温度并记录。

5.2·每月保养：每月擦拭冰箱表面，必要时可用中性洗涤剂清洁。

6. 校准

6.1·例行校准：温度校准至少每年 1 次，由厂家或供应商完成。

6.2·故障校准：监测指标失控、维修后需要校准。

6.3·校准后,分子诊断实验室负责人对各项指标进行核实,达标后方可。

7. 应急处理

7.1·出现不能自行解决的故障时应及时联系工程师维修处理,并告知分子诊断实验室负责人。

7.2·出现影响检验质量的故障时应立即停止使用。

8. 注意事项

8.1·冰箱应放置于水平地面并留有一定的散热空间。

8.2·外接电源和电压必须匹配,并要求有良好的接地线。

9. 记录表格

《-70℃冰箱维护记录表》。

参考文献

[1] 中国合格评定国家认可委员会.医学实验室质量和能力认可准则：CNAS-CL02：2023[S/OL].(2023-06-01)[2023-09-26].https://www.cnas.org.cn/rkgf/sysrk/jbzz/2023/06/911424.shtml.

[2] 中国合格评定国家认可委员会.医学实验室质量和能力认可准则的应用要求：CNAS-CL02-A001：2023[S/OL].(2023-08-01)[2023-09-26].https://www.cnas.org.cn/rkgf/sysrk/rkyyzz/2023/08/912141.shtml.

（殷建华　王　蕾）

荧光显微镜使用和管理标准操作规程

××医院检验科分子诊断实验室作业指导书	文件编号：××-JYK-××-××-×××	
版本/修改：第　　版/第　　次修改	生效日期：	共　　页　第　　页
编写人：	审核人：	批准人：

1. 目的

规范荧光显微镜的使用和维护，防止因违规操作而损坏荧光显微镜；保证临床检测质量；延长荧光显微镜的使用寿命。

2. 原理

以紫外线为光源，用以照射被检物体，使之发出荧光，然后在显微镜下观察物体的形状及其所在位置。

3. 运行环境

温度应控制在 18～30℃，湿度应＜80％相对湿度，室内光线暗室。

4. 操作步骤

4.1·荧光显微镜镜头配置：增强反差型平场荧光物镜 40×、增强反差型平场荧光油镜 100×各 1 个，10×目镜 2 个、数码摄像头、6 位 M27 物镜转换器、6 位反射光滤片转盘、三目镜座。

4.2·使用前准备

4.2.1　将荧光显微镜安装在坚固、平坦的桌面或工作台上，不要堵塞镜基下面的通风口。

4.2.2　为了避免堵住冷却用的自然对流空气，需确保在荧光显微镜的各个方向与墙及其他周围物品之间保持至少 1 cm 的距离。如果安装了灯座，灯座也要保持这种距离。

4.2.3　更换灯泡时应把主开关拨到"O"的位置，切断电源以免触电或着火。如果荧光显微镜使用时或刚刚使用后，需待灯泡和灯座冷却后才能更换灯泡。

4.2.4　荧光显微镜镜架后面电压选择开关的设置一定要符合当地的供电电压。

4.2.5　始终使用荧光显微镜所属公司提供的电源线。

4.2.6　将荧光显微镜的接地端与墙上插座的接地端牢固相连。

4.2.7　严防金属物体进入荧光显微镜通风口中，这会造成可导致触电、人身伤害的设备损坏。

4.2.8　在电源线和灯座之间应保持足够的距离，如果电源线接触到灯座会因为受热而熔化。

4.3·使用操作

4.3.1　开启稳压器，再打开显微镜开关，每次使用前都应预热显微镜 10 min。

4.3.2　打开荧光通路开关，调节焦距与光强。将样品放置于载物台上选择所需观察的通道，然后先将 10×物镜转进光路对样品聚焦，调节孔径光阑和视场光阑，再将所需物镜转进光路对样品聚焦。旋动粗、细焦螺旋调节焦距，调节光强后开始观察标本。

4.3.3　使用结束后关闭开关及电源，取下样品，恢复至使用前的状态。

4.3.4　清洁物镜、目镜等玻璃部件时,不能用擦镜纸干擦,若需除掉油渍或指纹要用无水乙醇。

5. 维护与保养

5.1·每天使用完毕后用无水乙醇清洁物镜和目镜,用中性清洁剂清洁载物台和荧光显微镜镜身,清洁完毕盖好防尘罩并做好日常清洁记录,以供所有使用荧光显微镜的人员察看。显微镜开机后半小时内不得关机,关机后半小时内不得开机以免损坏汞灯。填写每次使用记录《荧光显微镜使用及维护记录表》。

5.2·每个月清洁1次滤光片上面的灰尘,切忌触碰到滤光片。

5.3·每年定期由仪器负责人对显微镜进行1次全面检查及维护,检查显微镜各部件的状态并对其进行全面清洁,填写《荧光显微镜使用及维护记录表》。

5.4·仪器的维修

5.4.1　荧光显微镜发生故障时需立即进行维修,必要时请专业维修人员进行修复,填写《设备维修申请单》,维修记录填写《仪器设备故障与修复记录表》。

5.4.2　不能立即维修需贴上停用标识,警示其他工作人员不要使用该仪器。

5.4.3　仪器的维修记录让操作人员在使用仪器前及时查看。

6. 注意事项

6.1·严格按照荧光显微镜出厂说明书要求进行操作,不要随意改变程序。

6.2·应在暗室中进行检查。进入暗室后,接上电源,点燃超高压汞灯5～15 min,待光源发出强光稳定后,眼睛完全适应暗室,再开始观察标本。

6.3·防止紫外线对眼睛的损害,在调整光源时应戴上防护眼镜。

6.4·荧光显微镜光源寿命有限,标本应集中检查,以节省时间,保护光源。

6.5·标本染色后立即观察,因时间久了荧光会逐渐减弱。

6.6·标本观察时候应采用无荧光油,应避免眼睛直视紫外光源。

6.7·电源应安装稳压器,电压不稳会降低荧光灯的寿命。

7. 记录表格

《荧光显微镜使用及维护记录表》。

参考文献

[1] 中国合格评定国家认可委员会.医学实验室质量和能力认可准则：CNAS-CL02：2023[S/OL].(2023-06-01)[2023-09-26].https://www.cnas.org.cn/rkgf/sysrk/jbzz/2023/06/911424.shtml.

[2] 中国合格评定国家认可委员会.医学实验室质量和能力认可准则的应用要求：CNAS-CL02-A001：2023[S/OL].(2023-08-01)[2023-09-26].https://www.cnas.org.cn/rkgf/sysrk/rkyyzz/2023/08/912141.shtml.

(殷建华　王　蕾)

荧光定量扩增仪标准操作规程

××医院检验科分子诊断实验室作业指导书	文件编号：××-JYK-××-××-×××	
版本/修改：第　　版/第　　次修改	生效日期：	共　页　第　页
编写人：	审核人：	批准人：

1. 目的

确保荧光定量扩增仪的正常使用和良好状态。

2. 原理

荧光检测和各种应用分析软件结合,可动态观察 PCR 每一循环各反应管中 PCR 扩增产物逐渐增加的情况。荧光扩增曲线分为 3 个阶段：荧光背景信号阶段、荧光信号指数扩增阶段及平台期。在荧光信号指数扩增阶段,PCR 产物量的对数值与起始模板量之间存在线性关系,因此可以在此阶段进行定量分析。

3. 运行环境

实验室温度应控制在 18~30℃,湿度应＜80％相对湿度。

4. 试剂

4.1·品名：××××荧光定量 PCR 试剂盒。

4.2·品牌：××。规格：××测试/盒。

5. 操作步骤

5.1·插上电源,开启计算机。

5.2·启动 PCR 仪。前面板左侧的绿指示灯亮,提示仪器正常。若绿指示灯闪烁,提示托盘未关闭。红灯亮则提示启动错误,应检查并排除故障。

5.3·点击计算机屏幕上的××SDS Software 运行程序。

5.4·运行前设置(新增或更改反应条件时)。

5.4.1　创建反应板文件：选择 FILE(文件)→NEW(新建),在 New Document Wizard(新建文件向导)窗口中从 Assay(试验)下拉列表中选择试验类型,接受 Container(容器)和 Template(模板)字段中的默认设置[即分别为 96 Well Clear(空白 96 孔板)和 Blank Document(空白反应板)]。在 Default Plate Name(默认反应板名)字段中输入反应板文件名,或接受默认文件名,然后点击 Next(下一步)。将探针加到反应板文件中,然后点击 Next(下一步),为每个反应孔指定探针和任务,然后单击 Finish(完成)。根据 SDS 软件提示输入样本名称,点击 OK(确定)。SDS 软件即会创建反应板文件,并显示 Well Inspector(反应孔设定)。在 Well Inspector(反应孔设定)窗口中,单击一个反应孔或拖动鼠标选取多个重复反应孔。输入样本名称(Sample name)、类型(Type),若做定量分析,则应输入阳性参考品的拷贝数(Concentration)。关闭 Well Inspector(反应孔设定)窗口。在 Setup(设定)选项卡上,检查并核对每个反应孔的信息。

5.4.2　设定热循环条件：在 Instrument(仪器)选项卡上,设定热循环条件,选择 File(文件)→Save as(另存为),输入反应文件模板指定文件名,单击 Save 保存。

5.5·运行前设置完毕后,将反应板装入仪器中,反应板 A1 位应位于仪器托盘的左上角。

5.6·单击 Start,开始运行指定 PCR 程序。运行程序完成后,Analysis(分析)按钮变为可用状态,并显示信息提示程序是否运行完成。

5.7·分析检测数据并报告检测结果:依次进行分析参数设置、基线和域值调整,最后分析并查看结果,做出检测报告。分析完毕后,打开仪器托盘,取出反应板。关闭仪器托盘。关闭 PCR 仪电源,退出系统。关闭计算机电源。

6. 维护与保养

6.1·每日保养:每次实验结束后用清水擦拭仪器外表。

6.2·每周保养:纱布或棉签蘸 75％乙醇擦拭和清水擦拭仪器外表面。

6.3·每月保养:正常情况下,每月至少使用 1 次时,应在当月第 1 次实验结束后清洁,可用纱布或棉签蘸 75％乙醇擦拭和清水擦拭,再用移动紫外灯照射 1 h。若超过 1 个月未使用,则启用时清洁。用纱布或棉签蘸 75％乙醇擦拭和清水擦拭,再用移动紫外灯照射 1 h;若仪器被试剂或样本污染时,应在使用 75％乙醇擦拭后,用清水擦拭,再用移动紫外灯照射至少 1 h。

6.4·每年保养:由厂家工程师进行校准,或出现问题时由工程师负责校准,并由公司出具测试校准证明。一般实验室工作人员不得进行仪器的校准。测试校准频率为每年 1 次,校准检测报告的保存参照《设备管理程序》。

7. 校准

7.1·分子诊断实验室负责人制订定期校准/检定计划。

7.2·校准/检定频率:每年至少 1 次(每年由设备科联系有资质的计量检定机构,按约定时间实施校准或检定)。校准/检定合格的仪器由仪器负责人贴上状态标识,以标明仪器的校准/检定状态及下次校准/检定的日期。校准/检定不合格时应立即进行原因分析并采取相应措施。

8. 应急处理

在扩增仪运行之前或期间,可能显示警告,按警告要求进行目标区(ROI)校正、背景校准、光学校准、染料校准、仪器性能验证试验等。

9. 注意事项

9.1·不使用任何可以和设备部件或设备所含材料发生反应并导致危害的去污或清洁剂。

9.2·仪器工作期间若刚使用过仪器,在样本恢复室温之前请勿触摸样本板。

9.3·仪器在运行过程中,禁止强行切断电源来结束程序(突遇停电等意外除外)。

9.4·如果发现仪器降温速度明显比正常状态的慢,仪器发烫,或者温度下降达不到设定的温度,请检查进风口和出风口是否有异物堵塞。

10. 记录表格

《××PCR 仪保养记录表》。

参考文献

[1] 中国合格评定国家认可委员会.医学实验室质量和能力认可准则:CNAS－CL02:2023[S/OL].(2023－06－01)[2023－09－26].https://www.cnas.org.cn/rkgf/sysrk/jbzz/2023/06/911424.shtml.

[2] 中国合格评定国家认可委员会.医学实验室质量和能力认可准则的应用要求:CNAS－CL02－A001:2023[S/OL].(2023－08－01)[2023－09－26].https://www.cnas.org.cn/rkgf/sysrk/rkyyzz/2023/08/912141.shtml.

(殷建华 王 蕾)

自动核酸提取仪标准操作规程

××医院检验科分子诊断实验室作业指导书	文件编号：××-JYK-××-××-×××
版本/修改：第　　版/第　　次修改	生效日期：　　　共　页　第　页
编写人：	审核人：　　　　批准人：

1. 目的

确保自动核酸提取仪的正常使用和良好状态。

2. 原理

2.1·抽吸法：也叫移液法，是通过固定磁珠、转移液体来实现核酸的提取，一般通过操作系统控制机械臂来实现转移。

2.2·磁棒法：是通过固定液体，转移磁珠来实现核酸的分离，其原理和过程与抽吸法相同，不同的是磁珠和液体分离的方式。磁棒法是通过磁棒对磁珠的吸附将磁珠从废液中分离开，放入下一步的液体中，实现核酸的提取。

3. 运行环境

3.1·仪器的安装环境：正常的大气压（海拔高度应低于 3 000 m）、温度 20～35℃、使用温度 25℃、相对湿度 10％～80％、畅通流入的空气温度为 35℃或以下。

3.2·避免将仪器放置在靠近热源的地方，如电暖炉；同时为防止电子元件短路，应避免水或其他液体溅入其中。

3.3·进风口和排风口均位于仪器背面，应避免灰尘或纤维在进风口聚集，保持风道的畅通。

3.4·核酸提取仪离其他竖直面应至少 10 cm。

3.5·仪器接地：为了避免触电事故，仪器的输入电源线必须接地。

3.6·远离带电电路：操作人员不得擅自拆解仪器、更换元件或进行机内调节，这些必须由持证的专业维修人员完成，不能在接通电源的情况下更换元件。

4. 试剂

根据样品类型选择相对应的配套商业化试剂盒。试剂盒严格按照说明书储存和管理。

5. 操作步骤

5.1·按照试剂盒说明书要求准备试剂及标本。

5.2·开机，待磁棒框、磁套框上升到位后抽出仪器的孔板运送架。

5.3·将 96 孔深孔板按正确位置（A 位朝左侧）小心缓慢地放置在孔板运送架上，再将孔板运送架归位。

5.4·将磁套插入沟槽中并往里轻推，直至听到"咔嗒"一声，提示磁套已完全插入到沟槽中。

5.5·关门以避免环境污染。

5.6·按照说明书选择程序［如提取乙型肝炎病毒（HBV）核酸，选择 DNA/RNA 3］，按"启动"键开始运行。

5.7·程序运行完毕后取出 96 孔深孔板和磁套,立即收集洗脱下来的核酸溶液,并将其转移到 EP 管中用于后续实验,也可暂时置于 4℃或长久保存于−20℃。

6. 维护与保养

6.1·每日保养:提取结束且深孔板及磁套取出处置妥当后,盖上盖子后开启内置的紫外消毒灯 30 min 进行消毒。

6.2·每周保养:使用温和的实验室清洁剂(如 75％乙醇)擦拭仪器外壳及内部,不建议使用腐蚀性的清洁剂;若怀疑仪器存在生物危险材料污染,可使用温和的消毒剂(如 84 消毒液)消毒。

6.3·每月保养:使用 75％乙醇擦拭仪器外壳表面,以清洁和消毒。

6.4·每年保养:由厂方专业技术人员对仪器进行校准和保养,并由公司出具测试校准证明。一般实验室工作人员不得进行仪器校准。

7. 校准

7.1·分子诊断实验室负责人制订定期校准计划。

7.2·设备校准和性能验证应满足制造商建议。

7.3·校准频率:每年至少校准 1 次(由生产厂商授权的专业人员完成)。

7.4·校准合格的仪器由仪器负责人贴上状态标识,以标明仪器的校准状态及下次校准的日期。

7.5·校准不合格时应立即进行原因分析并采取相应措施。

8. 应急处理

在系统运行之前或运行期间,可能显示警告,按警告要求进行处理或仪器校准、仪器验证等。

9. 注意事项

9.1·故障发生时,依照操作接口指示做适当的处理。

9.2·更换、添加试剂、耗材或样本时,确保机械臂等运动部件完全停止。

9.3·未经培训并获得许可前,切勿任意调整或更改系统设定。

10. 记录表格

《××全自动核酸提取仪保养记录表》。

参考文献

[1] 中国合格评定国家认可委员会.医学实验室质量和能力认可准则:CNAS−CL02:2023[S/OL].(2023−06−01)[2023−09−26].https:∥www.cnas.org.cn/rkgf/sysrk/jbzz/2023/06/911424.shtml.

[2] 中国合格评定国家认可委员会.医学实验室质量和能力认可准则的应用要求:CNAS−CL02−A001:2023[S/OL].(2023−08−01)[2023−09−26].https:∥www.cnas.org.cn/rkgf/sysrk/rkyyzz/2023/08/912141.shtml.

(殷建华　王　蕾)

全自动核酸检测系统标准操作规程

××医院检验科分子诊断实验室作业指导书	文件编号：××-JYK-××-××-×××	
版本/修改：第　　版/第　　次修改	生效日期：	共　　页　第　　页
编写人：	审核人：	批准人：

1. 目的

确保全自动核酸检测系统的正常使用和良好状态。

2. 原理

核酸纯化工作站，操作系统控制机械臂完成移液过程，××技术代替传统的纯化过程，高效完成样品核酸的提取与纯化。

3. 运行环境

3.1·仪器的安装环境：正常的大气压（海拔高度应低于 3 000 m）、温度 20～35℃、使用温度 25℃、相对湿度 10%～80%、畅通流入的空气温度为 35℃或以下。

3.2·避免将仪器放置在靠近热源的地方，如电暖炉；同时为防止电子元件短路，应避免水或其他液体溅入其中。

4. 试剂

根据样品类型和靶标选择相对应的配套商业化试剂盒。试剂盒严格按照说明书储存和管理。

5. 操作步骤

5.1·实验前准备：首先制订实验计划，确定检测样本的数量、检测项目及各种检测项目对应的样本数量；根据实验计划准备足够的试剂，包括所有检测试剂与提取试剂；根据实验计划准备足够耗材，包括 1 000 μL 枪头、250 μL 枪头、深孔板、PCR 板（或 PCR 管）、试剂混匀管、稀释液；将细胞保存管内的刷子取出弃掉，保存管直接插入样本架内，样本全部放入后，在下一个位置插入稀释液（条码是×××××××××××）。

5.2·运行系统：打开设备电源开关，登录软件系统。电源开启后，等待系统自动进入登录界面，输入用户名和密码，并点击 Login，软件进入功能选择界面，点击 Run 进入开始界面。选择所需程序（不同的用户程序名称可能不同），点击右上方 Run，运行所选程序。

5.3·设备先进行自检，完成后进入枪头选择界面。所有枪头盒全部填装满时，选择 Yes；系统自动记录枪头剩余情况，如果剩余枪头数量够用选择 No。再次确认样本及稀释液已经放入，设备自动扫描样本条码。

5.4·选择检测项目：右侧会显示常用的检测项目，点击右侧对应的检测项目（如 HPV GT4D），下方会出现对应颜色的"Now TEST＞＞HPV GT4D＜＜"，点击 Adding Test Type 进入项目添加模式；可以在左侧选择部分样本，或点击 Set ALL 选择所有样本，选中的样本孔会在孔右侧显示对应项目颜色的填充块。

5.5·选择样本类型："Sample is S/P"为血清或血浆样本；"Sample is other"为其他类型样本。选择完成后，点击 Setup completed 确认。如果要调整样本检测信息，可选择 RESET 重新设置;如果要调整样本数量,可增减样本管后选择 ReScan,重新扫描样本条码,重设检测信息。在连接 LIS 状态,系统会根据 LIS 系统信息自动设置样本检测项目、样本类型,客户仅需点击 Check&confirm。

5.6·按界面提示放置对照品:闪烁位置为当前需要放入对照品的位置,右下角信息提示框有对照品详细信息提示;软件会提示需要放置的对照品类型,HPV 项目仅需扫描阳性对照品即可。在外部扫码器上扫描所需对照品的条码,放入样本架对应位置(即闪烁位置)。样本区域显示样本条码、样本类型、检测项目、对照品信息及每个检测项的样本数量,Barcode 后的空白区域为条码信息录入框。

5.7·试剂放置界面:按软件提示(详细信息见界面右下角)选择对应试剂,在球形扫码器上扫码,并且放置在 32 孔试剂槽对应位置,试剂管盖按顺序放置在提供的管盖适配器上;按提示放入足够数量的 PCR 管(板),并扫描对应的 PCR 板条码。如果只用了一个 PCR 模块,另一个 PCR 模块也必须扫描条码;2 个 PCR 模块的条码扫描完成后,程序自动回到运行界面,确认实验信息后,设备开始自动运行。

5.8·运行结束界面取出 PCR 管(板)盖上盖子,离心后转移到荧光定量 PCR 仪上;取出 PCR 反应体系,若设备支持荧光定量 PCR 仪孔板信息导入格式,则可导入信息文件。

5.9·回收样本及剩余试剂:取出实验样本,盖上盖子,按照要求保存;在界面上点击 Available Reagents,按界面提示回收有剩余的试剂,盖上盖子后按要求保存。界面会显示 32 孔试剂槽各孔试剂剩余份数。取出提取试剂,盖上盖子,避光保存。

6. 维护与保养

6.1·每日保养:每天使用后,必须要进行日常维护,具体步骤如下。

6.1.1　取下废物收集袋,密封好,按照生物危害垃圾处理。

6.1.2　运行维护程序,进入 Maintenance 界面:滑动开关到 On,开启自动维护,设备将启动自检。等设备机械臂归位,设备将启动各项去污染程序。最后,维护结束后,设备电源自动关闭。

6.2·每周保养:使用温和的实验室清洁剂(如 75% 乙醇)擦拭仪器外壳及内部,不建议使用腐蚀性的清洁剂;若怀疑仪器存在生物危险材料污染,可使用温和的消毒剂(如 84 消毒液)消毒。

6.3·每月保养:擦拭外表面,进行风向测试、无菌培养测试。

6.4·每年保养:联系厂家专业人员对仪器进行校准、配件更换(如有需要),访问公司网站进行软件更新。

7. 校准

7.1·分子诊断实验室负责人制订定期校准计划。

7.2·设备校准和性能验证应满足制造商建议。

7.3·校准频率:每年至少校准 1 次(由生产厂商授权的专业人员完成)。

7.4·校准合格的仪器由仪器负责人贴上状态标识,以标明仪器的校准状态及下次校准的日期。

7.5·校准不合格时应立即进行原因分析并采取相应措施。

8. 应急处理

在系统运行之前或运行期间,可能显示警告,按警告要求进行处理或仪器校准、仪器验证等。

9. 注意事项

9.1·故障发生时,依照操作指示做适当的处理。

9.2·更换、添加试剂、耗材或样本时,确保机械臂等运动部件完全停止。

9.3·未经培训并获得许可前,切勿任意调整或更改系统设定。

10. 记录表格

《××全自动核酸检测系统保养记录表》。

参考文献

[1] 中国合格评定国家认可委员会.医学实验室质量和能力认可准则:CNAS - CL02:2023[S/OL].(2023 - 06 - 01)[2023 - 09 - 26].https://www.cnas.org.cn/rkgf/sysrk/jbzz/2023/06/911424.shtml.

[2] 中国合格评定国家认可委员会.医学实验室质量和能力认可准则的应用要求:CNAS - CL02 - A001:2023[S/OL].(2023 - 08 - 01)[2023 - 09 - 26].https://www.cnas.org.cn/rkgf/sysrk/rkyyzz/2023/08/912141.shtml.

（殷建华　王　蕾）

焦磷酸测序仪标准操作规程

××医院检验科分子诊断实验室作业指导书	文件编号：××-JYK-××-××-×××	
版本/修改：第　　版/第　　次修改	生效日期：	共　　页　第　　页
编写人：	审核人：	批准人：

1. 目的

确保正确使用利用焦磷酸测序技术（pyrosequencing）原理进行核酸测序的仪器设备。

2. 原理

引物与模板 DNA 退火后，在 DNA 聚合酶、ATP 硫酸化酶、荧光素酶和三磷酸腺苷双磷酸酶 4 种酶的协同作用下，将引物上每一个 dNTP 的聚合与一次荧光信号的释放偶联起来，通过检测荧光的释放和强度，达到实时测定 DNA 序列的目的。该技术适于对已知的短序列测序分析，焦磷酸测序技术不需要凝胶电泳，也不需要对 DNA 样品进行任何特殊形式的标记和染色，具备同时对大量样品进行测序分析的能力。

3. 运行环境

3.1·仪器的安装环境：实验室温度 18～30℃，相对湿度＜80％。

3.2·安装空间要求：仪器应安装在稳固平整的地面。仪器两侧和后部各保留至少 0.5 m 的距离，以方便维护保养和仪器散热。要水平放置，避免震动。仪器放置在通风良好、灰尘少的环境，避免过冷或过热或日光直射。

3.3·仪器安全：在仪器周围不可使用可燃性危险品，避免引起火灾或发生爆炸。仪器处于运行状态时禁止触碰电源，并应打开仪器工作区仓门。

3.4·人员安全：仪器设备中所有与患者样品接触或有潜在接触可能的表面与零件都视为污染物。在操作、维护仪器设备时需穿戴保护性的手套和外套。在仪器运转过程中，勿触及移动的所有装置，避免人身伤害。

4. 试剂

根据靶标选择相对应的配套商业化焦磷酸测序试剂盒。试剂盒严格按照说明书储存和管理，并确保在有效期内使用。

5. 操作步骤

5.1·打开仪器操作软件×× Advanced Software，在操作界面右键单击想保存文件的文件夹，选择"New Assay"，从右键菜单中选择分析类型 AQ、SNP、CpG、SEQ，填写分析名称并保存。

5.2·根据分析的目标类型选择相应选项，并输入将要检测分析的序列，点击"Dispensation Order"获得仪器碱基加样顺序和预期的峰型图。点击"保存"保存待分析的序列信息。

5.3·点击工具栏的运行按钮，建立运行信息，输入运行程序名称并保存。

5.4·根据试剂盒要求选择"Instrument Method"。

5.5·可选择性输入：试剂货号、Plate ID、接头号或运行序号。

5.6·选中样本孔单击右键选择"load Assay",保存运行设置。

5.7·点击软件界面上的 tools 工作栏下拉菜单中的 Pre run information,得到酶、底物及 dNTPs 的加样量信息,打印结果(很重要)。将链霉亲和素包被的琼脂糖微珠轻轻振荡,保证其充分混匀。

5.8·上机操作步骤

5.8.1　按下表配制混合液。

磁珠	1 μL	
结合缓冲液	40 μL	由于操作过程中有损耗,建议实际用
超纯水	19 μL	量增加 10%～20%
总体积	60 μL	

5.8.2　取 10 μL 寡核苷酸对照(Control Oligo)加入 90 μL 1×稀释液,振荡混匀,取 30 μL 第一轮稀释液,加入 1 470 μL 1×稀释液振荡混匀,寡核苷酸对照终浓度为 0.04 μmol/L。

5.8.3　取 60 μL 上表中的混合液加入含有 20 μL PCR 产物中,室温下 1 400 r/min 振荡 5～10 min。对照组为 0.04 μmol/L 的寡核苷酸对照。

5.8.4　添加 24 μL 退火缓冲液和 1.2 μL 对应的测序引物加入反应板上。把 PCR 反应板 (或 8 联管)放在真空工作区的 PCR P 区上。

5.8.5　打开真空泵的开关和吸附器的开关,在盛放的超纯水区吸取 30 s。

5.8.6　将振荡后的 PCR 板/8 联管放在 PCR P 区,把探针放在 PCR 板/8 联管吸取 15 s, 小心拿起探针放在盛放 70%乙醇里 5 s,再放在变性液里 5 s,移入洗脱液里 10 s。把真空泵的吸附器竖直 5 s,使管中不再有液体流出。然后,把吸附器水平放在工作区的 Q24 P 区上方, 不要接触液面,关闭吸附器。

5.8.7　将吸附器上的探针放到含有退火缓冲液和测序引物混合液的液面下,轻轻摇动吸附器以确保探针上吸附的磁珠完全释放到混合液中。将吸附器转到盛放的超纯水里,洗涤探针上没有完全洗脱的磁珠,持续 10～30 s。再将吸附器转到超纯水里,开启吸附器开关,持续 30 s。完毕后将吸附器竖直约 5 s,使吸附器中的液体流尽。关闭吸附器并将其放入 P 区存放。关闭真空泵。

5.8.8　将 Q24 板(上有退火缓冲液和测序引物的混合液)放在预热的 PyroMark Q24 板 Holder 上,在 80℃加热 2 min。将 Q24 板从 PyroMark Q24 板 Holder 上取下,放置 5 min 使其冷却至室温。

5.8.9　根据试剂盒说明书计算酶、底物及 dNTPs 所需量,并加入 PyroMark Q24 试剂仓。 打开测序仪机箱上的盖子,放入试剂仓,使试剂仓上的标签朝向自己。确定试剂仓的标签朝向自己后,固定试剂仓前的卡夹。打开固定反应板的固定框,将反应板(上有室温放置 5 min 后的待测序液)放在加热板上。关闭固定框和测序仪的机箱盖。将存有运行信息的 USB 插入测序仪上。选择"RUN"按钮后点击"OK"。选择 USB 里存储的运行信息。当选择好存储的运行信息后点击"Select"运行仪器。

5.8.10　当测序完成以后,仪器会自动将结果(即运行信息)保存到 USB 存储器里,点击 "Close"。移除 USB 存储器。打开测序仪的机箱盖。打开试剂仓前的固定装置,移出试剂仓。

将试剂仓前的固定装置回位。打开固定框,把板从加热器上移出。关闭固定框和仪器的机箱盖。扔掉反应后的反应板并按照试剂仓清洗说明洗涤试剂仓。打开××MDx Software查看测序结果。

6. 维护与保养

6.1·仪器的清洁

6.1.1　所需清洁用品:70%乙醇、超纯水、无尘清洁纸。

6.1.2　操作步骤:仪器清洁前需关闭机器,并切断电源。打开仪器门,用无尘清洁纸蘸取少量70%乙醇擦拭仪器内部各个区域及加热块。用无尘清洁纸蘸取少量超纯水擦拭屏幕及仪器外表,擦拭完毕后再用干燥的无尘清洁纸擦多余水分。以上清洁完毕后,接通仪器电源。

6.2·清洁加热块和光导管

6.2.1　所需清洁用品:70%乙醇、棉签、无尘清洁纸。

6.2.2　操作步骤:仪器清洁前需关闭机器,并切断电源。打开仪器门,打开加热模块的热盖,用棉签蘸取少量70%乙醇清洁每个加热孔。用无尘清洁纸蘸取少量70%乙醇,小心清洁加热模块和光导管之间的区域。

7. 校准

7.1·分子诊断实验室负责人制订定期校准计划。

7.2·设备校准和性能验证应满足制造商建议。

7.3·校准频率:每年至少校准1次(由生产厂商授权的专业人员完成)。

7.4·校准合格的仪器由仪器负责人贴上状态标识,以标明仪器的校准状态及下次校准的日期。校准不合格时应立即进行原因分析并采取相应措施。

8. 应急处理

在系统运行之前或运行期间,可能显示警告,按警告要求进行处理,及时纠正错误。

9. 注意事项

9.1·故障发生时,依照操作指示做适当的处理。

9.2·在操作、维护仪器设备时需穿戴保护性的手套和外套。在仪器运转过程中,勿触及移动的所有装置,避免人身伤害。

9.3·未经培训并获得许可前,切勿任意调整或更改系统设定。

10. 记录表格

《××型磷酸测序仪保养记录表》。

参考文献

[1] 中国合格评定国家认可委员会.医学实验室质量和能力认可准则:CNAS-CL02:2023[S/OL].(2023-06-01)[2023-09-26].https://www.cnas.org.cn/rkgf/sysrk/jbzz/2023/06/911424.shtml.

[2] 中国合格评定国家认可委员会.医学实验室质量和能力认可准则的应用要求:CNAS-CL02-A001:2023[S/OL].(2023-08-01)[2023-09-26].https://www.cnas.org.cn/rkgf/sysrk/rkyyzz/2023/08/912141.shtml.

(殷建华)

DNA 序列分析仪(Sanger)标准操作规程

××医院检验科分子诊断实验室作业指导书	文件编号：××-JYK-××-××-×××	
版本/修改：第　版/第　次修改	生效日期：	共　页　第　页
编写人：	审核人：	批准人：

1. 目的

确保正确使用基因分析仪。

2. 原理

利用 DNA 聚合酶延伸结合在待测模板上的引物,直到随机掺入 3′端无羟基的双脱氧核糖核苷酸终止延伸,然后通过高分辨率变性凝胶电泳分离出大小不同的延伸片段,读取碱基序列。

3. 运行环境

3.1·仪器的安装环境：实验室温度 18～30℃,相对湿度＜80％。

3.2·安装空间要求：仪器应安装在稳固平整的地面。仪器两侧和后部各保留至少 0.5 m 的距离,以方便维护保养和仪器散热。要水平放置,避免震动。仪器放置在通风良好、灰尘少的环境,避免过冷或过热或日光直射。

3.3·仪器安全：在仪器周围不可使用可燃性危险品,避免引起火灾或发生爆炸。仪器在自检及运行过程中禁止打开仪器仓门,不可随意搬动仪器避免损坏仪器内部检测系统。

3.4·人员安全：仪器设备中所有与患者样品接触或有潜在接触可能的表面与零件都视为污染物。在操作、维护仪器设备时需穿戴保护性的手套和外套。在仪器运转过程中,勿触及移动的所有装置,避免人身伤害。

4. 试剂

根据样品类型选择相对应的配套商业化 Sanger 测序试剂盒。试剂盒严格按照说明书储存和管理,并确保在有效期内使用。

5. 操作步骤

5.1·仪器的准备

5.1.1　打开仪器：确认计算机与主机的数据通信线及电源线等是否连接正确;检查 Oven 的门是否已经关闭,测序仪中是否有其他物体;关上仪器门;按下电源开关,开启仪器,直到绿色信号灯亮才可以进行操作。不同信号灯模式及含义参考表 1。

表 1　不同信号灯模式及含义

指　示　灯	提　示　状　态
所有灯不亮	仪器关闭
绿灯亮	待运行
绿灯闪烁	正在运行
黄灯闪烁	开机自动检测、中止运行、门未开或运行失败(不需要重启仪器)
黄灯亮	待机
红灯亮	自我检测失败、仪器故障、需要重启仪器和计算机

5.1.2 打开计算机及软件：启动计算机，选择"ADMIN"用户，输入密码进入 Windows 系统。启动约 2 min，打开数据收集软件（series data collection software），稍等片刻后，出现登录界面，输入用户名和密码后，进入数据收集系统。检查仪器状态。检查耗材信息：请确保仪器中已有耗材能完成将要进行的检测项目，如不能完成，须更换新的耗材。检查缓冲液信息：每次开始检测前都必须检查缓冲液的含量及膜是否盖好，如低于填充线或膜松动，必须进行更换及处理。检查有无气泡：每次开始检测前必须明确有无气泡，如有气泡，需进行气泡的排除。

5.2·检测前准备。预热：完成所有检查后，可点击"Start Pre-Heat"对仪器进行预热，POP7 温度为 60℃。建立反应板：点击后出现模板对话框，输入新建反应板的命名，选择孔的数量、检测类型、毛细管类型及胶的类型；点击"Assign Plate Contents"，进行样品设置，点击"Show In Wells"，选择显示内容；选择其中一孔，输入样本名称；选中相应的待检测区域（点击加样板左上角白色空格即可选中整板）后，在下方的 Barcode 框中单击即可分别点击"Assays""File Name Conventions"及"Result Groups"下拉菜单，选择需要的程序、文件命名方式及结果分组。全部选择完毕后，点击"Save Plate"保存；放入样品板，样本板需先进行离心，使用样品深入 96 孔板底部；样品组装完成后，将有标签的一面朝外，小心放入样品板；点击"Link Plate for Run"，运行程序。

5.3·进行检测：编辑并保存好样品板信息后，点击"Link Plate for Run"；或直接在左边点击"Load Plates for Run"后点击"Link Plate"，在 Library 选择窗口中选择已保存的样品板；确认样品板名称及样品类型等相关信息是否正确，点击"Start Run"，进入毛细管电泳状态界面，此时仪器绿灯处于闪烁状态，这阶段严禁开启仪器门，严禁关闭仪器运行软件；在电泳期间可以进行 View Array、View Sample、View EPT 操作。

5.4·结果查看：在 Review Results 菜单下可察看测序及片段分析结果。

5.5·关机：首先应退出运行程序，然后关掉仪器电源开关，最后关掉计算机。一般情况下不要频繁开关机，根据××公司提供的××系列基因分析仪日常使用维护注意事项每星期休息时关机 1 次，且重启××系列与计算机重启间隔 30 s。

6. 维护与保养

6.1·每次开机前的维护。运行前，检查管路中有无气泡，有无漏胶（注意机器的环境卫生，确认散热扇出口没有被堵住）。开机后，检查仪表盘上的试剂耗材使用情况并及时更换需要更换的试剂。若有气泡应及时执行排气泡程序以保证仪器正常运行。

6.2·每周维护：每运行 7 日，需更换新鲜的缓冲液（ABC/CBC），更换泵的液封脱水器中的水，并清洁 Buffer-pin 阀。

6.3·每月维护：更换 CBC 胶垫，清洁自动进样台；清洗管路系统（wash pump and channels wizard）、废液池。

6.4·每年维护：每年进行 1 次数据备份检查；每年 1 次校准，由××公司有资质的工程师负责进行校准，并出具校准报告。

7. 校准

7.1·分子诊断实验室负责人制订定期校准计划。

7.2·设备校准和性能验证应满足制造商建议。

7.3·校准频率：每年至少校准 1 次（由生产厂商授权的专业人员完成）。

7.4·校准合格的仪器由仪器负责人贴上状态标识，以标明仪器的校准状态及下次校准的日期。

7.5·校准不合格时应立即进行原因分析并采取相应措施。

8. 应急处理

在系统运行之前或运行期间，可能显示警告，按警告要求进行处理，及时纠正错误，必要时需进行仪器空间校准及光谱校准。

9. 注意事项

9.1·故障发生时，依照操作指示做适当的处理。

9.2·在操作、维护仪器设备时需穿戴保护性的手套和外套。在仪器运转过程中，勿触及移动的所有装置，避免人身伤害。

9.3·未经培训并获得许可前，切勿任意调整或更改系统设定。

10. 记录表格

《××型 DNA 测序仪保养记录表》。

参考文献

[1] 中国合格评定国家认可委员会.医学实验室质量和能力认可准则：CNAS‐CL02：2023[S/OL].(2023‐06‐01)[2023‐09‐26].https://www.cnas.org.cn/rkgf/sysrk/jbzz/2023/06/911424.shtml.

[2] 中国合格评定国家认可委员会.医学实验室质量和能力认可准则的应用要求：CNAS‐CL02‐A001：2023[S/OL].(2023‐08‐01)[2023‐09‐26].https://www.cnas.org.cn/rkgf/sysrk/rkyyzz/2023/08/912141.shtml.

（殷建华）

二代测序仪标准操作规程

××医院检验科分子诊断实验室作业指导书	文件编号：××-JYK-××-××-×××
版本/修改：第　　版/第　　次修改	生效日期：　　　　　共　　页　第　　页
编写人：	审核人：　　　　　批准人：

1. 目的

建立二代测序仪的标准操作规程,保证测序仪的正常使用,确保不同实验室间结果的准确性及提高其可比性。

2. 原理

以全球广泛使用的二代测序仪 Illumina 为例,应用"可逆末端终止子"技术进行边合成边测序。首先将已知特定序列的接头连接到需要测序的片段化基因 DNA 上,形成特定形式的文库。后续通过特异性结合被锚定在芯片上,引物与接头结合并扩增文库序列,扩增过程中,通过检测碱基添加释放的荧光信号来确定每个碱基的序列,达到设定的测序标准后测序程序终止。

3. 运行环境

实验室温度应控制在 22℃±3℃。湿度应控制在 20%～80%。海拔应低于 2 000 m。空气质量:污染程度Ⅱ级。通风:最大 2 048 BTU/h。

4. 试剂

仪器使用试剂根据样品类型选择配套的商业化二代测序试剂盒。

5. 操作步骤

5.1 · 根据需求在仪器上设置对应的程序。

5.2 · 试剂解冻和准备

5.2.1　冷冻试剂常温水浴 60～90 min 不要超过水位线,冷藏芯片提前半小时平衡至室温,常温试剂用时取出。

5.2.2　化冻试剂颠倒翻转 5 次混匀试剂,确认全部试剂解冻,桌面轻叩直至试剂底部无气泡。

5.3 · 流动槽检查和放置

5.3.1　芯片底部的四个胶垫是否平整,进样口是否通透,固定流动槽是否松动或缺损。

5.3.2　检查载台是否有异物(包括灰尘、残渣和结晶)清理干净后再放置芯片。

5.4 · 常温试剂放置及废液槽清理干净

5.5 · 文库质控及变性

5.5.1　进行文库质控,符合要求后按照实验需要进行文库稀释。

5.5.2　进行文库变性,使文库由双链 DNA 变为单链 DNA,将变性后的文库添加至试剂盒指定孔位。

5.5.3　将试剂盒放置于仪器内,进行上机。

5.6 · 设置并运行测序程序

5.6.1 在软件界面点击"Sequence"进入测序参数设置界面。在"Run Mode(运行模式)"界面中,选择 Manual(手动),点击"Next"。设置测序运行参数(Run Name 可个性化输入),点击"Next"。

5.6.2 根据仪器提示在芯片仓中载入测序芯片、在试剂仓中装入试剂夹盒、在废液仓中装入清空的废液瓶,关上芯片仓门和试剂仓门,点击"Next"。

5.6.3 进入 Check 界面后,仪器进行自检,等待所有选项仪器自检通过后,点击 Start,运行测序程序后,显示测序开始的界面。

5.7·下机结果分析

结果分析参见《NGS 检测标准操作规程(Illumina 二代测序仪)》。

6. 维护与保养

在测序运行完成后或仪器闲置每 7 天务必执行仪器清洗。常规仪器清洗通过以下方式确保性能的持续性。

6.1·冲洗射流管路和吸管内的任何残留试剂。

6.2·防止盐分在射流管路和吸管内堆积和结晶。

6.3·防止来自之前运行的交叉污染。

7. 校准

7.1·校准时机:二代测序仪应在投入使用前(新安装或旧仪器重新启用)、更换部件维修后、仪器搬动后、质控偏差太大(排除仪器故障和试剂影响因素后)、比对结果超出允许范围、实验室认为需要校准时等情况下进行校准。

7.2·校准操作:初始安装或更换零部件后需进行全面的系统校准。投入使用前使用 PhiX 参照基因文库进行试剂验证,通过后仪器方可投入使用。

8. 应急处理

在系统运行之前或运行期间,可能出现警报,按警报要求进行操作处理,并进行仪器校准、仪器验证等。

9. 注意事项

9.1·文库的质量须合格才能进一步上机。

9.2·试剂芯片须要完好无损,仪器状态正常,环境符合仪器操作的要求。

10. 记录表格

《××型高通量测序仪保养记录表》。

参考文献

[1] 中国合格评定国家认可委员会.医学实验室质量和能力认可准则:CNAS-CL02:2023[S/OL].(2023-06-01)[2023-09-26].https://www.cnas.org.cn/rkgf/sysrk/jbzz/2023/06/911424.shtml.

[2] 中国合格评定国家认可委员会.医学实验室质量和能力认可准则的应用要求:CNAS-CL02-A001:2023[S/OL].(2023-08-01)[2023-09-26].https://www.cnas.org.cn/rkgf/sysrk/rkyyzz/2023/08/912141.shtml.

[3] 童永清,李艳.高通量测序平台发展及在临床分子诊断中的应用与展望[J].中华检验医学杂志,2019,42(2):4.

(赵 强 孙 宜 殷建华)

DNA 打断仪标准操作规程

××医院检验科分子诊断实验室作业指导书	文件编号：××-JYK-××-××-×××
版本/修改：第 版/第 次修改	生效日期：	共 页 第 页
编写人：	审核人：	批准人：

1. 目的

使用××DNA 打断仪进行建库样品的片段化处理，确保仪器的正常使用和良好状态。

2. 原理

介于 20 Hz～20 kHz 的机械波振动在弹性介质中传播形成声波，介于 20 kHz～500 MHz 称为超声波，超声波具有波长短、易于定向发射和会聚等优点。××DNA 打断仪利用自动声波聚焦技术（AFA）的几何聚焦声波能量，通过线性超声波传感器将波长为 1 mm 的声波能量聚焦在样品上，不仅可以控制波形，而且自动聚焦的能量无损失，可直接作用于管内样品。

3. 运行环境

实验室温度应控制在 15～32℃。将设备放置在稳定水平的操作平台上，远离热源，避免阳光直射。

4. 试剂

试剂主要包括 TE 缓冲液（pH = 8.0）和去离子水等。

5. 操作步骤

5.1·打断前样品的准备

5.1.1 以打断时使用 96 孔 PCR 板为例。将需要打断样品以列为单位用 8 道移液器加入到打断板的孔里，用 TE 缓冲液（pH = 8.0）补至 80 μL，充分混匀（注意：根据样品的建库起始量要求取样，如 DNA 小片段每孔为 3～5 μg。对于 Fosmid/BAC 样品，打断体积可为 50 μL/孔）。

5.1.2 用镊子将辅助打断的聚四氟乙烯塑料棒（经灭菌）小心加入各孔中。使用封膜机封膜，并在打断前稍离心，去除气泡（注意：加入样品前需对 96 孔板做一标记，以避免将 96 孔板放反造成样品混淆；添加辅助塑料棒时应在洁净环境下进行操作，并反复用 75％乙醇擦拭清洁镊子，添加完毕后需再次确认各孔是否均已加入，否则会影响打断效果）。

5.2·××DNA 打断仪操作步骤

5.2.1 向水槽中添加双蒸水：取出××DNA 打断仪有机玻璃水槽，向槽内加入去离子水至相应刻度处，并小心将水槽放入仪器内对应位置。Z 轴 = 7 时，用 100 μL/200 μL 容积的 96 孔板打断，水位添加至水槽水位线左侧指示刻度为 10 的位置。

5.2.2 排气：双击桌面××DNA 打断仪专用软件 SonoLab，点击"Start Homing"，将换能器架自动向下移动至相应位置，并自动排气，排气时间为 45 min。

5.2.3 程序设置：点击主界面 Method Editor 进入程序设置，点击"New Method"新建程序，点击"Load Method"打开历史记录程序，点击"Save Method"保存目前界面程序，点击"Save Method As"另存目前界面程序。

5.2.3.1 确定板架类型，点击"Plate Name"的下拉菜单，96 孔 PCR 板和核酸打断管

（microTUBE with crimp-cap）打断选择"500143 96microTUBE crimp＋7 offset"；miccroTUBE with snap-cap 选择"500111 24microTUBE snap＋7 offset"。其次，在右下界面 Min temperature 和 Max temperature 设置打断温度上下限，温度下限设为 2℃，温度上限设为 15℃。设置打断参数，PIP 500＝Intensity 10。打断过程中超过设置温度范围时，仪器会停止工作，软件操作界面会弹出"温度超出界限"的对话框。待温度恢复至设置范围内，再继续打断，在此期间应将样品置于冰上暂时存放，并检测冷循环是否在正常工作。

5.2.3.2 在程序编辑左侧界面设置确定需打断样品，用鼠标点击添加，每次添加一列。选择和确定相应的样品位置，右界面会显示相应样品的打断程序，核对实际样品位置与程序设定位置是否一致。如果整板的参数一致，可点击最右侧的"Fill Plate"，即整板 12 排都被设为统一的参数。点击界面最下一行按钮的"Save Method As"保存目前界面程序。点击"Return"返回主界面。

5.2.4 样品装置：按住仪器绿色按钮开门，将装置好样品的打断管架或打断板平放在支架相应位置，核对方向是否正确。A1 放在右上角。注意：在打断主界面会有打断温度显示，需等水温降至稳定（约 10℃ 以下）方可执行打断操作，软件操作界面将会弹出对话框提示水温。

5.2.5 打断：点击"Start"，确认软件自动弹出的对话框内容后，开始打断样品。

5.2.6 更换打断样品：打断完成后，主界面弹出"Process Is Completed"，确认程序结束后点击"Load Plate"，更换下一板样品。

5.3 · 仪器清理：仪器使用完毕后，点击主界面"Service Bath"向上移动换能器架至相应位置，依次关闭软件和计算机、仪器主机、恒温水箱，清除水槽中的去离子水，擦干水槽内表面和转换器架，并在水槽中放入干燥剂。注意：在清理换能器上残留水迹时切勿用力擦拭，应该用吸水纸将换能器上的水迹轻轻吸走，以避免换能器损坏。水槽中的水应该用新的纱布擦拭干净并将水槽放回仪器对应位置。如果机器闲置一段时间需将换能器降下，并在空水槽中排气 10 s 以排干排气管内的水。

5.4 · 打断效果检测：打断完成后从 96 孔板取出约 3 μL 样品用于电泳检测，检测合格后纯化并开始建库。

5.5 · 打断程序：切勿随意更改打断所用的参数设置 Duty Cycle，PIP，Cycle Per Burst。样品不同，96 孔板不同，其打断效率也不一样，主要通过时间设置来控制样品打断大小。

6. 维护与保养

6.1 · 水浴的维护

6.1.1 每日维护：水浴只能使用双蒸水。按照试验的具体需要设置水浴的深度。每天使用完毕后必须清空水浴并擦干，以防藻类及微生物滋生。

6.1.2 每月维护：每月定期用 10％次氯酸钠漂白剂（次氯酸钠终浓度约为 0.5％）清洗水浴和排气管。将此溶液加入水浴，放低传感器，让排气泵运转几分钟。然后用双蒸水替换水浴中的溶液，重复一次。

6.2 · 传感器的维护：不使用时需将传感器移出水浴，用无绒布拭去传感器残余的水，晾干以防其腐蚀。保持传感器表面清洁，使用时特别防止传感器在无水浴状态下运行导致的过热损坏。

6.3·安全系统的维护：定期测试安全系统,确保按下"Stop"按钮后程序停止运行。禁止在安全系统故障时运行程序。

6.4·排气系统的维护：在没有水浴的情况下,排气泵会在 10 s 后关闭。防止在无水的情况下运行排气泵对泵造成损伤。查看排气管底部是否有气泡出来。必要时可将进口管取下,放在显微镜下清理堵塞孔道的物质。长期储存前需除去排气管中的水。

6.5·空气进气口：定期清理空气进气口以保持通畅,防灰尘堵塞。

7. 校准

7.1·分子诊断实验室负责人制订定期校准计划。

7.2·设备校准和性能验证应满足制造商建议。

7.3·校准频率：每年至少校准 1 次(由生产厂商授权的专业人员完成)。

7.4·校准合格的仪器由仪器负责人贴上状态标识,以标明仪器的校准状态及下次校准的日期。校准不合格时应立即进行原因分析并采取相应措施。

8. 应急处理

在系统运行之前或运行期间,可能出现警报,按警报要求进行操作处理,并进行仪器校准、仪器验证等。

9. 注意事项

9.1·每周至少要换一次水(蒸馏水)不可使用去离子水,不可加入抗冻剂、杀藻剂等任何添加剂进入设备。

9.2·超声水槽内必须保证有水才可以启动超声,不可无水超声。仪器连续使用 1 h 后,保证仪器停止超声至少 20 min,此过程须保持设备正常运作,超声仪电源开启的状态。

9.3·仪器运作时不可突然关闭电源,如要关闭电源,必须先停止仪器运转之后才可关闭电源。

9.4·每天必须关闭电源,不可让仪器运转过夜；仪器运转时不可用外力强迫适配器旋转马达停止。

9.5·超声波水槽不可用尖锐物品碰触或刮擦,不可加入高盐或腐蚀性液体。

9.6·未经操作培训的人员严禁使用仪器。

10. 记录表格

《××型 DNA 打断仪使用保养记录表》。

参考文献

[1] 中国合格评定国家认可委员会.医学实验室质量和能力认可准则：CNAS-CL02：2023[S/OL].(2023-06-01)[2023-09-26].https：//www.cnas.org.cn/rkgf/sysrk/jbzz/2023/06/911424.shtml.

[2] 中国合格评定国家认可委员会.医学实验室质量和能力认可准则的应用要求：CNAS-CL02-A001：2023[S/OL].(2023-08-01)[2023-09-26].https：//www.cnas.org.cn/rkgf/sysrk/rkyyzz/2023/08/912141.shtml.

(殷建华)

数字 PCR 仪器标准操作规程

××医院检验科分子诊断实验室作业指导书	文件编号：××-JYK-××-××-×××
版本/修改：第　　版/第　　次修改	生效日期：　　　　　　　共　　页　第　　页
编写人：	审核人：　　　　　批准人：

1. 目的

指导实验人员正确使用××数字 PCR 系统。

2. 原理

采用高密度的纳升流控芯片技术,芯片中有多达 20 000 个反应孔,样品加样之后均匀分布到孔内,达到相互隔离的目的,PCR 反应之后计数器读取每个微孔中荧光信号并计数。

3. 运行环境

电源：建议配置 UPS($>$1.5 kVA,电池供电 2 h 以上)。通风：仪器通风没有阻挡。温度：实验室应配有空调,控温在 20～25℃。湿度：控制相对湿度在 20％～80％。空间：易于操作,安全,空气洁净。

4. 试剂

仪器使用试剂根据样品类型和靶点选择配套的商业化数字 PCR 检测试剂盒。

5. 操作步骤

5.1 · 芯片加载器。打开芯片加载器电源,将芯片放置于加载器的芯片槽中,将上样刮片置于加载器臂的固定装置上,将芯片盖放置于仪器转臂的盖槽中,用移液器吸取反应混合物,加样至上样刮片,按启动按钮,分配器自动将反应混合物分配至芯片的反应孔内。加载后,用浸入式流体注射器滴加液体,直接缓慢加入芯片使流体覆盖整个表面;转过装载臂,使芯片盖牢固地接触芯片,用力压紧芯片盖以确保密封。滴加密封剂,将芯片填充端口先插入芯片加载器的 UV 固化站,将芯片推入工作站,直到紫外灯亮起。当紫外灯关闭后(约 15 s),取出芯片并放置在干净、干燥、无绒、黑暗位置以备使用。

5.2 · 扩增。打开热循环仪加热盖并确认在两个样品块中安装了××数字 PCR 芯片适配器。将芯片放在样品块上,使芯片填充口朝热循环仪的前部。将散热垫放置在芯片上。关闭并接合热循环仪的加热盖。使用热循环仪,按具体要求选择并启动芯片的预编程运行。

5.3 · ××数字 PCR 仪读取结果

5.3.1 设定芯片信息：在主菜单上轻触以打开设置菜单,然后轻触"Well Volume"。在 Well Volume 屏幕中选择成像的芯片类型,或触摸"User-defined"输入自定义类型后,点击确定保存设置,然后返回设置菜单。

5.3.2 设置数据存储位置：从主菜单中打开设置菜单,触摸"Data Destinations";在此设置所需的选项。

5.3.3 数据读取：打开芯片托盘将芯片面朝上装入托盘,芯片 ID 和填充端口朝向仪器正面。确认芯片放置正确,推入托盘开始检测芯片和成像。运行过程中,显示屏上显示运行进度,同时可编辑实验文件名。当显示屏显示 Analyzing Data 时,仪器完成成像进行结果分析。仪器芯片分析完成后,结果存储在仪器上。

5.3.4 结果分析:××数字PCR仪对芯片进行成像后,对原始数据进行初步评估。仪器识别捕获图像内的数据,并对结果进行质量评估,以确定仪器是否收集到可用数据。如数据通过初始质量评估,仪器将计算FAM和VIC所对应的核酸序列浓度,结果以拷贝/μL报告,同时使用彩色标记显示质量评估结果。绿色:数据满足所有质量阈值时显示绿色标志。黄色:仪器无法清楚地识别未放大井的数量,或芯片上未扩增孔的分布不均匀,或样品浓度超出最佳范围。红色:如有必要,可重新对芯片进行成像或重新运行。如需对实验结果进一步分析,可将成像数据传输到软件,进行二次分析。

6. 维护与保养

6.1·每天实验结束后,用去离子水擦拭仪器表面。使用无绒布或棉签蘸去离子水对芯片托盘和样品块表面进行擦洗。如果存在污染,使用10%异丙醇清洁托盘、样品块或其他接触的表面,然后用棉签擦洗表面。定期校准仪器触摸屏。

6.2·每周维护:归档、备份实验数据;若仪器连续使用,则每周关闭计算机和仪器的电源开关,然后用无绒布擦拭仪器表面。

6.3·仪器维修需由厂家进行。

7. 校准

7.1·分子诊断实验室负责人制订定期校准计划。

7.2·设备校准和性能验证应满足制造商建议。

7.3·校准频率:每年至少校准1次(由生产厂商授权的专业人员完成)。

7.4·校准合格的仪器由仪器负责人贴上状态标识,以标明仪器的校准状态及下次校准的日期。校准不合格时应立即进行原因分析并采取相应措施。

8. 应急处理

在系统运行之前或运行期间,可能出现警报,按警报要求进行操作处理,并进行仪器校准、仪器验证等。

9. 注意事项

9.1·故障发生时,依照操作指示做适当的处理。

9.2·在仪器运转过程中,勿触及移动的所有装置,避免人身伤害。

9.3·未经培训并获得许可前,切勿任意调整或更改系统设定。

9.4·仪器维修需由厂家进行。定期归档、备份实验数据。

10. 记录表格

《××型数字PCR仪使用保养记录表》。

参考文献

[1] 中国合格评定国家认可委员会.医学实验室质量和能力认可准则:CNAS-CL02:2023[S/OL].(2023-06-01)[2023-09-26].https://www.cnas.org.cn/rkgf/sysrk/jbzz/2023/06/911424.shtml.

[2] 中国合格评定国家认可委员会.医学实验室质量和能力认可准则的应用要求:CNAS-CL02-A001:2023[S/OL].(2023-08-01)[2023-09-26].https://www.cnas.org.cn/rkgf/sysrk/rkyyzz/2023/08/912141.shtml.

(殷建华)

微阵列芯片扫描仪标准操作规程

××医院检验科分子诊断实验室作业指导书	文件编号：××-JYK-××-××-×××
版本/修改：第　　版/第　　次修改	生效日期：　　　　共　　页 第　　页
编写人：	审核人：　　　　批准人：

1. 目的

指导实验人员正确使用××微阵列芯片扫描仪操作,保证仪器正常工作。

2. 原理

××微阵列芯片扫描仪划分为光学、电子、机械和软件 4 个部分。波长为 532 nm 的激光经过激发物镜组会聚后聚焦到微阵列样品表面,诱导荧光分子发射出荧光。荧光经过激发物镜组收集后形成平行荧光光束,再经过反射镜反射到发射光滤色片上。滤色片能通过所需波长的荧光,滤掉其他波长的杂散光,包括激发光。发射光束被接收物镜重新聚集,然后通过针孔进入光电倍增管(PMT)。从光电倍增管中出来的模拟信号被模数转换器转化为数字信号,然后将该数据传输到计算机中使其以图像形式显示。

3. 运行环境

电源:建议配置 UPS(>1.5 kVA,电池供电 2 h 以上)。通风:仪器通风没有阻挡。温度:实验室应配有空调,控温在 20~25℃。湿度:控制相对湿度在 20%~80%。空间:易于操作,安全,空气洁净。

4. 操作步骤

4.1·启动。启动计算机工作站,用 USB 连接线将扫描仪和计算机连接起来,打开扫描仪电源。Microsoft Windows 桌面任务栏将出现 USB 设备图标。从 Microsoft Windows 开始菜单选择"所有程序",启动××应用程序。程序开始搜索扫描仪和系统自检。

4.2·连接到扫描仪设备,在启动窗口中选择软件工作模式。连接到"××"扫描仪设备。连接到软件模拟的"虚拟设备"扫描仪。不连接扫描仪设备而仅进行"图像分析"。"退出"应用程序。

4.3·准备扫描。打开激光:点击扫描仪栏上的激光器按钮打开激光,按钮图标会由"关闭"状态变为"打开"状态,其间按钮上的倒数时钟指示激光器预热过程,一般需要约 10 min。载入芯片:点击扫描仪栏中的"弹出托架"按钮,芯片托架的前端小片会打开仓门,伸出芯片入口用于承载芯片。预览扫描:点击"预览扫描"按钮开始预览扫描。

4.4·扫描。新建扫描 ROI 区域:点击工具栏中的"新建扫描区域"按钮,在图像窗口上点击拖动鼠标,则一个新的矩形扫描区域被创建到窗口上。设置扫描参数,点击"扫描"按钮开始扫描。保存扫描图像:点击"保存"按钮,在保存文件对话框中输入文件名称,并选择相应的保存格式。

4.5·图像分析:点击工具栏中"新建 Block"按钮创建一组图像分析网格阵列。在 Block 属性对话框中,设置每个 Block 中样品点的行数、列数、间距、半径及旋转角度。设置阵列的行数、列数和间距可以创建多个 Block。

4.6·载入阵列列表文件；点击工具栏中"载入 GAL/XAL 阵列"按钮并选择要载入的 GAL 或 XAL 文件。

4.7·保存数据：点击工具栏中"保存"按钮，在保存文件对话框中选择 LSR 格式。

4.8·取出芯片并退出。点击"弹出托架"按钮，开启仓门，捏住芯片尾端水平轻缓地抽出芯片。取出芯片后点击"复位托架"按钮将托架复位。关闭打开的激光器并退出应用程序。

5. 维护与保养

每天使用前需自检 1 次，自检通过方可进行实验，自检不通过时需即刻与公司人员联系。每次实验结束后用干净的抹布轻擦仪器外壳。

6. 校准

6.1·分子诊断实验室负责人制订定期校准计划。

6.2·设备校准和性能验证应满足制造商建议。

6.3·校准频率：每年至少校准 1 次（由生产厂商授权的专业人员完成）。

6.4·校准合格的仪器由仪器负责人贴上状态标识，以标明仪器的校准状态及下次校准的日期。

6.5·校准不合格时应立即进行原因分析并采取相应措施。

7. 应急处理

在系统运行之前或运行期间，可能出现警报，按警报要求进行操作处理，并进行仪器校准、仪器验证等。

8. 注意事项

8.1·故障发生时，依照操作指示做适当的处理。

8.2·在仪器运转过程中，勿触及移动的所有装置，避免人身伤害。

8.3·未经培训并获得许可前，切勿任意调整或更改系统设定。

8.4·仪器维修需由厂家进行。

9. 记录表格

《××型微阵列芯片扫描仪使用保养记录表》。

参考文献

[1] 中国合格评定国家认可委员会.医学实验室质量和能力认可准则：CNAS‐CL02：2023[S/OL].(2023‐06‐01)[2023‐09‐26].https：//www.cnas.org.cn/rkgf/sysrk/jbzz/2023/06/911424.shtml.

[2] 中国合格评定国家认可委员会.医学实验室质量和能力认可准则的应用要求：CNAS‐CL02‐A001：2023[S/OL].(2023‐08‐01)[2023‐09‐26].https：//www.cnas.org.cn/rkgf/sysrk/rkyyzz/2023/08/912141.shtml.

（殷建华）

核酸扩增检测分析仪标准操作规程

××医院检验科分子诊断实验室作业指导书	文件编号：××-JYK-××-××-×××	
版本/修改：第　　版/第　　次修改	生效日期：	共　　页　第　　页
编写人：	审核人：	批准人：

1. 目的

规范××新冠核酸快速检测仪的使用与保养,确保仪器状态正常,保证结果准确、可靠。

2. 原理

2.1 · ××(品牌)××(型号)核酸扩增检测分析仪采用交叉引物恒温扩增技术,通过特异性引物、荧光探针、逆转录酶及链置换特性的 DNA 聚合酶,在恒定温度条件下,一次性完成新型冠状病毒核酸片段的特异性扩增过程。荧光信号被适配仪器探测到并自动生成实时荧光曲线。

2.2 · 配套试剂盒中的 2019 - nCoV 全自动检测管在管内设置多个疏水分隔层,将管内的裂解液、清洗流和反应液进行隔离。通过外部仪器的加热控制,提取液在高温下化学裂解检测样本并释放出核酸。通过外部仪器磁导作用,使得检测用的标本核酸分别穿过不同液体层,最后核酸在管腿中被洗脱下来,发生扩增反应。从而实现"一管式"的全自动核酸分析。即在一个密闭检测管内完成裂解结合、清洗、洗脱和扩增反应。

3. 运行环境

3.1 · 空气中无腐蚀性物质,如盐和酸,这些污染物可能损坏电缆和设备表面。

3.2 · 相对湿度≤95％,无凝结。环境温度为 5～40℃。如果环境温度≥40℃,可能导致设备性能下降。操作海拔 0～2 000 m。

3.3 · 请勿将本产品放置于暖气通风口、其他热源或温度变化的地方。

3.4 · 请勿在有易燃麻醉气体与空气、氧气或一氧化二氮混合的环境下使用。

4. 试剂

4.1 · 品名：新型冠状病毒 2019 - nCoV 核酸检测试剂盒(恒温扩增-实时荧光法)。

4.2 · 品牌：××。规格：20 测试/盒。

5. 操作步骤

5.1 · 设备安装。安装电源线：将电源线母头端插入底板后方的电源插座内,要求安装到位,不松动即可。

5.2 · 开机：将设备连接电源,检查运行环境,开启设备右后侧的电源开关,设备进入初始化页面。设备开启后请输入用户名和密码,点击"登录",进入检测页面,在检测页面,可通过点击"模块 1"和"模块 2"……"模块 8"进行检测模块的选择。

5.3 · 室内质控

5.3.1　质控品选择：使用质控品为厂家试剂盒提供的阴阳对照性质控。

5.3.2　质控频率：每日检测前做一次阴性和阳性对照。

5.3.3　质控规则：新冠核酸检测为定性项目,要求阴性对照不能为阳性,阳性对照不能为阴性。

5.3.4　失控判断：当阴性或阳性对照结果与预期有任何一个不一致即为失控，迅速查明失控原因，纠正后才可签发报告。

5.4·标本检测

5.4.1　选择检测模块后，被选模块会居中突出显示，提示用户扫描检测管上的二维码，录入检测管信息。扫描二维码时将检测管盖子上的二维码对准设备前部扫描口，尽量使二维码位于红色扫描光的中心。扫描完毕后，系统将录入检测管信息。

5.4.2　输入样本信息后，打开检测模块盖子，将检测管放入检测模块中，插入检测管后盖上检测模块盖子。

5.4.3　完成上述操作后，对话框下方的"开始检测"键被激活并变为蓝色，点击"开始检测"，页面上将显示样本编号和试验完成的剩余时间。

注意：如果用户未插入检测管或未盖上翻盖，检测程序无法运行，且点击"开始检测"按键系统会有相应提示。

5.4.4　在所选模块开始检测后，选择另一模块可进行新的检测，检测的操作流程同上。

5.5·结果分析

5.5.1　检测结束后，检测页面中的模块背景颜色会从蓝色变为绿色，倒计时部位会转变为检测结果，"阴性"结果为绿色字体显示，其他结果为红色字体显示。点击"放大镜"按钮可查看检测结果。测试完后点击模块右上角的"新建检测"按钮，可以开始新的检测。

5.5.2　历史结果查看：在"检测"页面点击进入"检测记录"页面。在该页面，可查看每一条检测记录的"检测项目""检测日期""样本编号""样本类型"和"检测结果"。其中，"检测结果"显示"阳性"或"阴性"或"无效"。点击某条记录最右侧的按钮，可以查看当前记录的详情信息。点击"检测项目""检测日期""样本编号""样本类型"或"检测结果"，可实现依照对应项目正序或逆序排列。

5.6·关机：按下设备右侧的电源开关即可关机。

6. 维护与保养

为了保证设备的各种功能正常和测量结果的精度，建议操作人员定期清洁消毒设备，清洁时需关闭设备，所需保养见下。

6.1·每月一次

6.1.1　显示屏清洁：用干燥的软布对屏幕进行清洁。严禁使用任何有机溶剂、酸性或碱性溶液，否则可能损坏显示屏。

6.1.2　设备表面清洁：用软布蘸取医用清洁剂(75％乙醇)对设备表面进行清洁。

6.1.3　检测管插口处清洁：用软布蘸取医用消毒剂(75％乙醇)插口处进行清洁和消毒。清洁时严禁清洁液流入检测管插口。

6.2·每年一次：联系公司专业人员进行设备校准。

6.3·每5年一次：验证过温保护装置有效性。由制造商或有相关资质的技术人员对过温保护装置进行通断测试。

7. 校准

7.1·分子诊断实验室负责人制订定期校准计划。

7.2·设备校准和性能验证应满足制造商建议。

7.3·校准频率：每年至少校准 1 次（由生产厂商授权的专业人员完成）。

7.4·校准合格的仪器由仪器负责人贴上状态标识，以标明仪器的校准状态及下次校准的日期。校准不合格时应立即进行原因分析并采取相应措施。

8. 应急处理

在扩增仪运行之前或期间，可能会出现故障信息提示，按故障信息提示内容要求进行重新检测或采取其他措施解决，必要时联系客服。

9. 注意事项

9.1·工作台及所需物品定期用 1％次氯酸钠、75％乙醇或紫外灯进行消毒。

9.2·2019－nCoV RNA 提取液中含有不溶颗粒，在吸附前请充分混匀。

9.3·请保证全自动检测管的二维码（位于检测管盖上方）清洁、清晰，不可涂写、遮掩，以防影响二维码的功能。

9.4·请勿打开正在运行检测程序的样本室的盖子。

10. 记录表格

《××核酸扩增检测分析仪保养记录表》。

参考文献

[1] 中国合格评定国家认可委员会.医学实验室质量和能力认可准则：CNAS－CL02：2023［S/OL］.（2023－06－01）［2023－09－26］.https：//www.cnas.org.cn/rkgf/sysrk/jbzz/2023/06/911424.shtml.

[2] 中国合格评定国家认可委员会.医学实验室质量和能力认可准则的应用要求：CNAS－CL02－A001：2023［S/OL］.（2023－08－01）［2023－09－26］.https：//www.cnas.org.cn/rkgf/sysrk/rkyyzz/2023/08/912141.shtml.

（殷建华　王　蕾）

第六章
感染性病原体项目检测标准操作规程

基于血液样本分子检测平台标准操作程序

××医院检验科分子诊断实验室作业指导书	文件编号：××-JYK-××-××-×××	
版本/修改：第　　版/第　　次修改	生效日期：	共　页　第　页
编写人：	审核人：	批准人：

1. 目的

确保感染性病原体项目基于血液样本的分子检测操作的准确性、可靠性和安全性，以提供准确的感染性病原体诊断结果，指导临床治疗决策，促进患者健康。

2. 原理

基于血液样本的分子检测平台采用核酸扩增技术，通过特定的引物和探针与感染性病原体的核酸序列结合，进行扩增和检测。该技术具有高度的敏感性和特异性，能够快速准确地检测目标病原体的存在。

3. 标本采集

3.1·样本类型：血液样本，可以是全血、血浆或血清。

3.2·标本采集、保存与运输：按照标准采集血液样本，无须空腹；立即送检，室温保存不超过 12 h，或 2~8℃不超过 7 天，－20℃不超过 6 个月。

4. 仪器和试剂

4.1·试剂：包括核酸提取试剂、反应混合液、引物和探针等。

4.2·仪器：基于血液样本的分子检测平台，包括核酸提取仪、PCR 仪、实时荧光定量 PCR 仪等。

5. 性能参数

5.1·验证各系统检测项目的正确度、精密度（批内、批间）、线性范围等性能。

5.2·正确度验证

5.2.1　实验方案

5.2.1.1　样本选择：国家卫健委临检中心质控品血清标本至少 5 份（最好包括阴性、临界值阳性、高值、中值、低值阳性标本各一份）；或者购买国家标准品，使用阴性血清稀释，包括阴性、临界值阳性、高值、中值、低值阳性标本各一份。

5.2.1.2　对 5 份标本按分子诊断实验室相应项目的 SOP 在基准仪器上试验。

5.2.2　结果评价标准：依据国家卫健委临床检验中心全国室间质评方案和 CNAS-CL36《医学实验室质量和能力认可准则在分子诊断领域的应用说明》的附录 A.2 相关规定标准："自建检测系统不精密度要求：以能力验证/室间质评评价界限（靶值±0.4 对数值）作为允许总误差（TEa），重复性精密度＜3/5TEa；中间精密度＜4/5TEa"的相关要求，分子诊断实验室正确度以 4/5TEa（即"靶值±0.32 对数值"）作为可接受定量范围，实测结果的对数值在此范围内为符合，5 例样本符合率达 80％及以上且阴性及临界值样本符合预期为合格判断标准。

5.3·精密度试验

5.3.1 批内精密度

5.3.1.1 实验方案：选择不同病毒浓度血清标本 3 份(含低浓度阳性、中浓度阳性和高浓度阳性)和阴性血清 1 份,同批次各检测 5 次,结果取对数并计算均值与偏差。

5.3.1.2 结果评价标准：根据 CNAS－CL36 的附录 A.2 相关规定标准："自建检测系统不精密度要求：以能力验证/室间质评评价界限(靶值±0.4 对数值)作为允许总误差(TEa),重复性精密度＜3/5TEa;中间精密度＜4/5TEa"的相关要求,分子诊断实验室批内精密度以 3/5TEa(即"靶值±0.24 对数值")作为可接受定量范围,20 例样本符合率达 80％及以上,且阴性及临界值样本符合预期为合格判断标准。

5.3.2 批间精密度

5.3.2.1 实验方案：选择不同病毒浓度血清标本 3 份(含低浓度阳性、中浓度阳性、高浓度阳性)和阴性标本 1 份,每天检测 1 次,连续重复 5 天,结果取对数值并计算均数与偏差。

5.3.2.2 结果评价标准：根据 CNAS－CL36 的附录 A.2 相关规定标准："自建检测系统不精密度要求：以能力验证/室间质评评价界限(靶值±0.4 对数值)作为允许总误差(TEa),重复性精密度＜3/5TEa;中间精密度＜4/5TEa",的相关要求,分子诊断实验室批间精密度以 4/5TEa(即"靶值±0.32 对数值")作为可接受定量范围,20 例样本符合率达 80％及以上,且阴性及临界值样本符合预期为合格判断标准。

5.4·线性范围试验

5.4.1 实验方案：取高定量浓度病毒血清,以健康人员血清作 10 倍梯度稀释至需要浓度,并对系列稀释后的样品进行检测,结果取对数,计算线性回归方程。

5.4.2 结果评价标准依据中华人民共和国医药行业标准(YY/T 1182—2010)《核酸扩增检测用试剂(盒)》。

5.4.3 要求"样本线性相关系数$|R|\geqslant0.980$"(或 $R^2\geqslant0.960\ 4$)。依据 CNAS－CL36 的附录 A.4 相关规定标准："实验室内分析系统定期比对,样品数 $n\geqslant20$,浓度应覆盖测量区间,计算回归方程,系统误差应＜±7.5％。"

6. 校准

根据厂家提供的标准操作程序和校准试剂,对仪器进行校准,确保仪器性能的准确性和可靠性。

7. 操作步骤

7.1·样本处理

7.1.1 根据样本类型和预处理要求,进行适当的样本处理,如离心、裂解、提取核酸等。

7.1.2 严格按照操作规程进行样本分装,确保每个样本的准确标识和防止交叉污染。

7.2·PCR 扩增

7.2.1 准备 PCR 反应体系,包括适当的引物、探针和缓冲液,按照配制要求进行操作。

7.2.2 将样本 DNA 或 RNA 加入 PCR 反应管中,确保加入适当的量和正确的操作顺序。

7.2.3 设置 PCR 仪的温度程序,包括变性、退火和延伸步骤,并启动 PCR 反应。

7.3·实时荧光定量 PCR

7.3.1 根据实验需要和实验室的标准程序,设置实时荧光定量 PCR 的参数和条件。

7.3.2 将 PCR 反应体系加入实时荧光定量 PCR 反应板中,确保样品标识的准确性。

7.3.3　启动实时荧光定量 PCR 仪并进行数据采集,记录所得的荧光信号值和循环阈值(Ct)值。

8. 质量控制

8.1·每批次实验均应带试剂盒内的阴性对照品及阳性对照品,以对该批次的有效性进行判定。

8.2·每批样本的检测过程中,质控样品应与待测样本同时处理,并与预期结果相符。

8.3·记录质控样品的检测结果和参考范围,确保实验的准确性和可靠性。

8.4·结果判读

8.4.1　根据实时荧光定量 PCR 仪所得的荧光信号和 Ct 值,判断样本的检测结果。

8.4.1.1　对于测定值＞检测下限的样本,且扩增曲线成明显 S 形,报告相应的测定结果。

8.4.1.2　对于测定值＞检测上限的样本,报告注明＞检测上限值(如 HBV DNA＞2.0×10^9 U/mL)。若需精确定量可稀释 1 000 倍后复测。

8.4.1.3　对于测定值≥检测下限且＜内标对照 Ct 值的样本,同时内标检测为阳性且 Ct 值≤内标参考值,表明病毒载量低,测定值仅供参考,可备注定性阳性以为今后参考。

8.4.1.4　对于测定值＜检测下限的样本,同时内标检测为阳性且 Ct 值≤内标参考值,则报告核酸含量低于试剂盒检测下限;若内标不正常(Ct 值＞内标参考值或无数值),则该样本的检测结果无效,应查找并排除原因,并对此样本进行重复试验(若检测结果仍无效,建议联系试剂厂家)。

8.4.2　依据设定的阈值,判定样本为阳性、阴性或无效结果。

8.4.3　根据实验室的标准程序和结果解读指南,对结果进行解读和报告。

8.4.4　检测方法的局限性:样本检测结果与样本收集、处理、运输及保存质量有关,其中任何失误都将会导致结果不准确。如果样本处理时没有控制好交叉污染,可能出现假阳性结果。

9. 被测量值的测量不确定度（相关时）

不适用。

10. 生物参考区间或临床决定值

根据各厂家试剂盒参考值的研究试验确定其检测下限和内标对照 Ct 值的参考值。

11. 检验结果的可报告区间

据各厂家试剂盒参考值的研究试验确定其可报告区间。

12. 危急值（适当时）

无。

13. 临床意义

13.1·根据相关的临床指南和研究结果,将检测结果与患者的临床信息进行综合分析。

13.2·判断检测结果对患者的诊断、治疗和预后有何临床意义,并提供相关建议和指导。

14. 注意事项

14.1·干扰因素

14.1.1　内源性抑制物:血红蛋白、免疫球蛋白、脂类等物质。拒绝溶血、脂血等样本。

14.1.2　外源性抑制物:肝素、采集容器抑制物等。要求一次性的非肝素抗凝且合格的采血管。

14.1.3　实验室污染：操作不当、不使用带滤芯吸头、不一次性使用耗材等原因可能会导致试验失败。

14.2 · 变异的潜在来源

14.2.1　了解检测结果可能存在的潜在变异来源，如基因突变、样本收集和处理方法、试剂反复冻融、保存不当造成的检测不准等。

14.2.2　根据实验室的质量控制方案和标准操作程序，监测和评估这些变异来源的影响，并及时采取纠正措施。

14.3 · 注意事项

14.3.1　严格遵守实验室的安全操作规程和生物安全防护要求，确保操作人员和环境的安全。

14.3.2　严格按照标准程序操作，避免交叉污染和误操作，确保结果的准确性和可靠性。

14.3.3　定期维护和校准 PCR 仪和其他实验设备，对每次实验进行质量控制，保证其正常运行和准确性。

14.3.4　记录每次操作的详细信息，包括样本信息、试剂批号、操作步骤和实验条件等，便于结果的追溯和分析。

14.3.5　实验室管理应严格按照 PCR 基因扩增实验室的管理规范，实验人员必须进行专业培训，实验过程严格分区进行，实验操作的每个阶段使用的仪器和设备，各区各阶段用品不能交叉使用。

参考文献

[1] 中国合格评定国家认可委员会.医学实验室质量和能力认可准则：CNAS - CL02：2023［S/OL］.（2023 - 06 - 01）［2023 - 09 - 26］.https：//www.cnas.org.cn/rkgf/sysrk/jbzz/2023/06/911424.shtml.

[2] 中国合格评定国家认可委员会.医学实验室质量和能力认可准则的应用要求：CNAS - CL02 - A001：2023［S/OL］.（2023 - 08 - 01）［2023 - 09 - 26］.https：//www.cnas.org.cn/rkgf/sysrk/rkyyzz/2023/08/912141.shtml.

（卞成蓉　刘　佳　李伯安）

乙型肝炎病毒(HBV)核酸检测标准操作规程

××医院检验科分子诊断实验室作业指导书	文件编号：××-JYK-××-××-×××
版本/修改：第　　版/第　　次修改	生效日期：　　　　共　　页　第　　页
编写人：	审核人：　　　　批准人：

1. 目的

规范操作流程,保证乙型肝炎病毒(HBV)DNA 定量的准确性和可靠性。

2. 原理

根据 HBV 全基因组序列中的高保守区域,设计一对 HBV 特异性引物和一条特异性荧光探针,利用 PCR 反应液、耐热 DNA 聚合酶(Taq 酶)、核苷酸单体(dNTPs)等进行实时荧光定量 PCR,以定量检测 HBV DNA,从而对 HBV 感染作出快速早期诊断。

3. 样本采集

3.1·样本类型：静脉血 2～5 mL。

3.2·标本采集、保存与运输：无须空腹；立即送检,室温保存不超过 12 h,或 2～8℃不超过 7 天,－20℃不超过 6 个月。

4. 仪器和试剂

4.1·仪器：×××荧光定量 PCR 分析系统。

4.2·试剂组成

4.2.1　核酸提取试剂：DNA 提取溶液 1(15 mL/瓶)、十二烷基硫酸钠、曲拉通 X-100、异硫氰酸胍、DNA 提取溶液 2(5 mL/瓶)、4-羟乙基哌嗪乙磺酸、氯化钠、磁珠、DNA 提取溶液 3(15 mL/瓶)、曲拉通 X-100、氯化钠、DNA 提取溶液 4(10 mL/瓶)、矿物油、洗脱液(1.44 mL/瓶)、Tris-HCl 缓冲液。

4.2.2　核酸扩增试剂：HBV 内标、HBV PCR 反应液和 HBV 酶混合液。

5. 性能参数

5.1·正确度：偏倚≤10%。精密度：批内变异系数<10%,批间变异系数<10%。

5.2·最低检测下限：20 U/mL。线性范围：20～$2.0×10^9$ U/mL。可报告范围：20～$2.0×10^{12}$ U/mL。

6. 校准

6.1·标准品：$2×10^3$ U/mL、$2×10^4$ U/mL、$2×10^5$ U/mL、$2×10^6$ U/mL。

6.2·项目校准周期：每次。

7. 操作步骤

7.1·分装 HBV DNA 提取液：在试剂储备区的超净工作台进行 HBV DNA 提取液分装,分装步骤如图 1 所示。

7.2·HBV DNA 提取步骤：在标本制备区实验台提取 HBV DNA,提取步骤如图 2 所示。

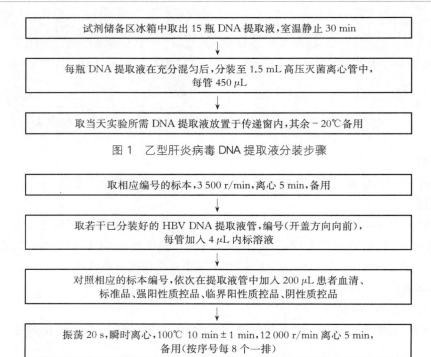

试剂储备区冰箱中取出 15 瓶 DNA 提取液, 室温静止 30 min

↓

每瓶 DNA 提取液在充分混匀后, 分装至 1.5 mL 高压灭菌离心管中, 每管 450 μL

↓

取当天实验所需 DNA 提取液放置于传递窗内, 其余 −20℃ 备用

图 1　乙型肝炎病毒 DNA 提取液分装步骤

取相应编号的标本, 3 500 r/min, 离心 5 min, 备用

↓

取若干已分装好的 HBV DNA 提取液管, 编号(开盖方向向前), 每管加入 4 μL 内标溶液

↓

对照相应的标本编号, 依次在提取液管中加入 200 μL 患者血清、标准品、强阳性质控品、临界阳性质控品、阴性质控品

↓

振荡 20 s, 瞬时离心, 100℃ 10 min ± 1 min, 12 000 r/min 离心 5 min, 备用(按序号每 8 个一排)

图 2　乙型肝炎病毒 DNA 提取步骤

注: ① 在实验过程中动作应轻柔, 避免产生气溶胶造成标本间的交叉污染; ② 离心时标本应按顺序从 1 号位置开始逆时针放置, 且离心管盖子的方向应保持一致; ③ 内标溶液、质控品及标准曲线提前 30 min 室温复溶, 使用前应进行瞬时离心

7.3·HBV DNA 基因扩增

7.3.1　进入扩增及产物分析区, 换上红色工作服。将反应管放入 PCR 扩增仪, 根据说明书的相关程序设定仪器参数。

7.3.2　循环参数设定

步　　骤	温　度	时　间	循环次数
尿嘧啶−N−糖基化酶(UNG 酶)反应	50℃	2 min	1
Taq 酶活化	94℃	5 min	1
变性	94℃	15 s	45
退火、延伸及荧光采集	57℃	30 s*	
仪器冷却(可选)	25℃	10 s	1

注: * 由于部分仪器原因, 不能设置为 30 s, 可以设置为 31 s

7.3.3　反应管架应经紫外消毒后再返回试剂配制区。

8. 质量控制

8.1·每批次实验均应带试剂盒内的阴性对照品及阳性对照品, 以对该批次的有效性进行判定。

8.2·HBV 阴性质控品: 无 Ct 值显示。

8.3·HBV 阳性质控品：检测浓度值介于 $1.58×10^2 \sim 1.58×10^3$ U/mL。

8.4·4 个 HBV 定量参考品：均检测为阳性，且标准曲线决定系数 $R^2 \geqslant 0.98$。

8.5·以上要求需在同一次实验中同时满足，否则本次试验无效需重新进行。

8.6·结果判读

8.6.1　定量结果解读

8.6.1.1　对于测定值为 $20 \sim 2.0×10^9$ U/mL 的样本，且扩增曲线成明显 S 形，报告相应的测定结果。

8.6.1.2　对于测定值 $>2×10^9$ U/mL 的样本，报告注明 $>2.0×10^9$ U/mL。若需精确定量可稀释 1 000 倍后复测。

8.6.1.3　对于测定值 $\geqslant 20$ U/mL 且 <40 U/mL 的样本，同时内标检测为阳性且 Ct 值 $\leqslant$ 40，表明病毒载量低，测定值仅供参考，可备注定性阳性以为今后参考。

8.6.1.4　对于测定值 <20 U/mL 的样本，同时内标检测为阳性且 Ct 值 $\leqslant 40$，则报告 HBV DNA 含量低于试剂盒检测下限；若内标不正常（Ct 值 >40 或无数值），则该样本的检测结果无效，应查找并排除原因，并对此样本进行重复试验（若检测结果仍无效，建议联系试剂厂家）。

8.6.2　通过参考值的研究试验确定本试剂盒的检测下限为 20 U/mL；内对照 Ct 值的参考值为 40。

8.6.3　检测方法的局限性：样本检测结果与样本收集、处理、运输及保存质量有关，其中任何失误都将会导致结果不准确。如果样本处理时没有控制好交叉污染，可能出现假阳性结果。

9. 被测量值的测量不确定度（相关时）

不适用。

10. 生物参考区间或临床决定值

阴性。

11. 检验结果的可报告区间

可报告范围：$20 \sim 2.0×10^{12}$ U/mL。

12. 危急值（适当时）

无。

13. 临床意义

13.1·用于 HBV 感染的辅助诊断和乙型肝炎患者药物治疗的疗效监控。

13.2·对于检测结果阳性的报告，只表明该样本中有 HBV 的遗传物质 DNA 存在，并不表明有活病毒存在。

13.3·对于检测结果为阴性的报告，并不能排除样本中含有 HBV，只能说明样本中含有的 HBV 浓度低于试剂盒的检测灵敏度。

14. 注意事项

14.1·干扰因素

14.1.1　内源性抑制物：血红蛋白、免疫球蛋白、脂类等物质。拒绝溶血、脂血等样本。

14.1.2　外源性抑制物：肝素、采集容器抑制物等。要求一次性的非肝素抗凝且合格的采血管。

14.1.3　实验室污染：操作不当、不使用带滤芯吸头、不使用一次性使用耗材等原因可能会导致试验失败。

14.2·变异的潜在来源：试剂反复冻融、保存不当造成的检测不准。

14.3·注意事项

14.3.1　本试剂用于体外诊断，使用前仔细阅读本说明书。

14.3.2　实验前熟悉和掌握需使用的各种仪器的操作方法和注意事项，对每次实验进行质量控制。

14.3.3　实验室管理应严格按照 PCR 基因扩增实验室的管理规范，实验人员必须进行专业培训，实验过程严格分区进行，实验操作的每个阶段使用的仪器和设备，各区各阶段用品不能交叉使用。

14.3.4　所用的试剂在使用前，均需在室温下充分融化、混匀后使用。提取样本核酸前，确保 DNA 提取液 1、3、4 的温度平衡至室温或以上，建议室温放置 1 h 以上或置于 30℃ 的水浴箱 30 min 以上。静止的 DNA 提取液 2 会形成棕色沉淀，使用前需充分混匀。HBV 酶混合液易黏着于管壁，使用前需瞬时离心数秒。

14.3.5　对于检测为阴性的样本，应确定 HBV 内标的扩增信号是否正常，以保证试验操作和检测试剂的正常使用及抑制样本的出现，避免假阴性结果，对于阳性检测样本，HBV 内标的扩增信号可不予考虑。

14.3.6　所有检测样本均应视为具有传染性物质，实验过程中应穿工作服，戴一次性手套并经常更换以防止样本间的交叉污染；样本操作和处理均应符合相应法规要求。

参考文献

[1] 中国合格评定国家认可委员会.医学实验室质量和能力认可准则的应用要求：CNAS-CL02-A001：2023[S/OL].(2023-08-01)[2023-09-26].https://www.cnas.org.cn/rkgf/sysrk/rkyyzz/2023/08/912141.shtml.

[2] 中华医学会肝病学分会,中华医学会感染病学分会.慢性乙型肝炎防治指南(2022 年版)[J].实用肝脏病杂志,2023,26(03)：457-478.

[3] 中华医学会肝病学分会.肝硬化诊治指南[J].中华肝脏病杂志,2019,27(11)：846-865.

[4] 吴明山,刘振球,陈兴栋,等.全球乙型肝炎病毒基因型的分布现状[J].中华疾病控制杂志,2020,24(2)：217-221.

（卞成蓉　刘　佳　李伯安）

丙型肝炎病毒（HCV）核酸检测标准操作规程

××医院检验科分子诊断实验室作业指导书	文件编号：××-JYK-××-××-×××
版本/修改：第　　版/第　　次修改	生效日期：　　　　　共　页　第　页
编写人：	审核人：　　　　　批准人：

1. 目的

规范操作流程，保证丙型肝炎病毒（HCV）RNA 定量的准确性和可靠性。

2. 原理

利用针对 HCV 核酸保守区设计的一对特异性引物、一条特异性荧光探针，配以 PCR 反应液，在荧光定量 PCR 仪上，应用实时荧光定量 PCR 检测技术通过荧光信号的变化实现 HCV RNA 的定量检测。

3. 样本采集

3.1·样本类型：静脉血 2～5 mL。

3.2·标本采集、保存与运输：无须空腹；采集标本立即送检，室温保存不超过 12 h，或 2～8℃ 不超过 7 天，−20℃ 不超过 6 个月。

4. 仪器和试剂

4.1·仪器：×××荧光定量 PCR 分析系统。

4.2·试剂组成

4.2.1　核酸提取试剂：RNA 提取溶液 1（15 mL/瓶）、十二烷基硫酸钠、曲拉通 X－100、异硫氰酸胍、磁珠、RNA 提取溶液 2（2.5 mL/瓶）、4-羟乙基哌嗪乙磺酸、氯化钠、RNA 提取溶液 3（15 mL/瓶）、曲拉通 X－100、氯化钠、RNA 提取溶液 4（5 mL/瓶）、矿物油。

4.2.2　核酸扩增试剂：HCV 内标、HCV PCR 反应液和实时定量 PCR 增强剂。

5. 性能参数

5.1·正确度：偏倚≤10％。精密度：批内变异系数＜10％，批间变异系数＜10％。

5.2·最低检测下限：25 U/mL。线性范围：50～$1.0×10^8$ U/mL。可报告范围：25～$1.0×10^{11}$ U/mL。

6. 校准

6.1·标准品：$1×10^4$ U/mL、$1×10^5$ U/mL、$1×10^6$ U/mL、$1×10^7$ U/mL。

6.2·项目校准周期：每次。

7. 操作步骤

7.1·分装 HCV RNA 提取液：在试剂储备区的超净工作台中进行 HCV RNA 提取液分装（图1）。

7.2·HCV RNA 提取步骤：在标本制备区实验台进行 HCV RNA 提取，提取步骤如图2所示。

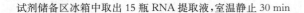

試劑儲備區冰箱中取出 15 瓶 RNA 提取液,室温静止 30 min

↓

每瓶 RNA 提取液充分混匀后,分装至 1.5 mL 高压灭菌离心管中,每管 450 μL

↓

取当天实验所需提取液放置于传递窗内,其余 - 20℃备用

图 1　HCV RNA 提取液分装步骤

标本编号,3 500 r/min 离心 5 min,备用

↓

取若干已分装好的 HCV RNA 提取液管,编号(开盖方向向前),每管加入 4 μL 内标溶液

↓

对照相应的标本编号,依次在提取液管中加入 200 μL 患者血清、标准品、强阳性质控品、临界阳性质控品、阴性质控品

↓

振荡 20 s,瞬时离心,100℃ 10 min ± 1 min,12 000 r/min 离心 5 min,备用(按序号每 8 个一排)

图 2　HCV RNA 提取步骤

注:① 在实验过程中动作应轻柔,避免产生气溶胶造成标本间的交叉污染;② 离心时标本应按顺序从 1 号位置开始逆时针放置,且离心管盖子的方向应保持一致;③ 内标溶液、质控品及标准曲线提前 30 min 室温复溶,使用前应进行瞬时离心

7.3 · HCV RNA 基因扩增步骤

7.3.1　进入扩增及产物分析区,换上红色工作服。将反应管放入 PCR 仪,然后按说明书的相关程序设定相关参数。

7.3.2　循环参数设定

步　　　骤	温　度	时　间	循 环 数
预变性和酶激活	95℃	1 min	1
反转录	60℃	30 min	1
cDNA 预变性	95℃	1 min	1
变性	95℃	15 s	45
退火、延伸及荧光采集	60℃	30 s*	
仪器冷却(可选)	25℃	1 s	1

注: * 由于部分仪器原因,不能设置为 30 s,可以设置为 31 s

7.3.3　反应管架应经紫外消毒后再返回试剂配制区。

8. 质量控制

8.1 · 每批次实验均应带试剂盒内的阴性对照及阳性对照,以对该批次的有效性进行判定。

8.2·HCV 阴性质控品：无 Ct 值显示。

8.3·HCV 阳性质控品：检测浓度值介于 $1.58 \times 10^2 \sim 1.58 \times 10^3$ U/mL。

8.4·4 个 HBV 定量参考品：均检测为阳性，且标准曲线决定系数 $R^2 \geqslant 0.98$。

8.5·以上要求在同一次实验中需同时满足，否则本次试验无效需重新进行。

8.6·结果判断

8.6.1 定量结果解读

8.6.1.1 对于测定值为 $50 \sim 1.0 \times 10^8$ U/mL 的样本，且扩增曲线成明显 S 形，报告相应的测定结果.

8.6.1.2 对于测定值 $>1.0 \times 10^8$ U/mL 的样本，报告应注明 $>1.0 \times 10^8$ U/mL。若需精确定量可根据结果，将样本稀释至 1.0×10^8 U/mL 以下复测。

8.6.1.3 对于测定值 $\geqslant 25$ U/mL 且 <50 U/mL 的样本，同时内标检测为阳性且 Ct 值 $\leqslant$ 内标参考值，表明病毒载量低，测定值仅供参考，可备注定性阳性以为今后参考。

8.6.1.4 对于测定值 <25 U/mL 的样本，同时内标检测为阳性且 Ct 值 $\leqslant$ 内标参考值，则报告 HCV RNA 含量低于试剂盒检测下限；若内标不正常（Ct 值 >38 或无数值），则该样本的检测结果无效，应查找并排除原因，并对此样本进行重复试验（若检测结果仍无效，建议联系试剂厂家）。

8.6.2 通过参考值的研究试验确定本试剂盒的检测下线为 25 U/mL；内标参考值为 38。

8.6.3 检测方法的局限性：样本检测结果与样本收集、处理、运输及保存质量有关，其中任何失误都将会导致结果不准确。如果样本处理时没有控制好交叉污染，可能出现假阳性结果。

9. 被测量值的测量不确定度（相关时）

不适用。

10. 生物参考区间或临床决定值

阴性。

11. 检验结果的可报告区间

可报告范围：$25 \sim 1.0 \times 10^{11}$ U/mL。

12. 危急值（适当时）

无。

13. 临床意义

13.1·用于 HCV 感染的辅助诊断和乙型肝炎患者药物治疗的疗效监控。

13.2·对于检测结果阳性的报告，只表明该样本中有 HCV 的遗传物质 RNA 存在，并不表明有活病毒存在。

13.3·对于检测结果为阴性的报告，并不能排除样本中含有 HCV，只能说明样本中含有的 HCV 浓度低于试剂盒的检测灵敏度。

14. 注意事项

14.1·干扰因素

14.1.1 内源性抑制物：血红蛋白、免疫球蛋白、脂类等物质。拒绝溶血、脂血等样本。

14.1.2 外源性抑制物：肝素、采集容器抑制物等。要求一次性的非肝素抗凝且合格的采血管。

14.1.3　实验室污染：操作不当、不使用带滤芯吸头、不使用一次性使用耗材等原因可能会导致试验失败。

14.2·变异的潜在来源：试剂反复冻融、保存不当造成的检测不准。

14.3·注意事项

14.3.1　本试剂用于体外诊断，使用前仔细阅读本说明书。

14.3.2　实验前熟悉和掌握需使用的各种仪器的操作方法和注意事项，对每次实验进行质量控制。

14.3.3　实验室管理应严格按照 PCR 基因扩增实验室的管理规范，实验人员必须进行专业培训，实验过程严格分区进行，实验操作的每个阶段使用的仪器和设备，各区各阶段用品不能交叉使用。

14.3.4　所用的试剂使用前均需在室温下充分融化、混匀。提取样本核酸前，确保提取试剂 1、2、3、4 的温度平衡至室温或以上，建议室温放置 1 h 以上或置于 30℃ 水浴箱 30 min 以上。静止的提取试剂 1 会形成棕色沉淀，使用前需充分混匀。HCV 增强剂易黏着于管壁，使用前需瞬时离心数秒。

14.3.5　对于检测为阴性的样本，应确定 HCV 内标的扩增信号是否正常，以保证试验操作和检测试剂的正常使用及抑制样本的出现，避免假阴性结果，对于阳性检测样本，可不予考虑 HCV 内标的扩增信号。

14.3.6　所有检测样本均应视为传染性物质，实验过程中应穿工作服，戴一次性手套并经常更换以防止样本间的交叉污染；样本操作和处理均应符合相应法规要求。

参考文献

[1] 中国合格评定国家认可委员会.医学实验室质量和能力认可准则的应用要求：CNAS‐CL02‐A001：2023[S/OL].(2023‐08‐01)[2023‐09‐26].https：//www.cnas.org.cn/rkgf/sysrk/rkyyzz/2023/08/912141.shtml.

[2] 中华医学会肝病学分会,中华医学会感染病学分会.丙型肝炎防治指南（2022 年版）[J].中华传染病杂志,2023,41（1）：29‐46.

[3] 王耀,毛宇嵘.丙型肝炎核酸检测现状[J].中华肝脏病杂志,2021,29(8)：803‐806.

[4] 白雪丁,徐进杰,申辛欣,等.丙型肝炎病毒核酸检测技术研究进展[J].中华实验和临床病毒学杂志,2020,34(1)：97‐101.

（卞成蓉　刘　佳　李伯安）

乙型肝炎病毒(HBV)基因分型标准操作规程

××医院检验科分子诊断实验室作业指导书	文件编号：××-JYK-××-××-×××
版本/修改：第　　版/第　　次修改	生效日期：　　　　共　　页　第　　页
编写人：	审核人：　　　　批准人：

1. 目的

对临床已确诊为慢性乙型肝炎病毒感染者血清样本中的乙型肝炎病毒 B、C、D 3 个基因型进行分型定性检测。

2. 原理

采用 HBV B 型、C 型和 D 型特异性引物及荧光探针,应用 PCR 结合 Taqman 技术,FAM 波长检测 B 型和 C 型 HBV,HEX 波长检测 D 型 HBV 特异性 DNA 核酸片段。

3. 样本采集

3.1·样本类型：静脉血 2～5 mL。

3.2·标本采集、保存与运输：无须空腹;采集标本立即送检,室温保存不超过 12 h,或 2～8℃不超过 7 天,−20℃不超过 6 个月。

4. 仪器和试剂

4.1·仪器：×××荧光定量 PCR 分析系统。

4.2·试剂组成

4.2.1　核酸提取液 A：聚乙二醇、氯化钠。

4.2.2　核酸提取液 B：十二烷基硫酸钠、吐温 20、氢氧化钠、螯合树脂。

4.2.3　PCR 缓冲液：引物、脱氧核糖核苷酸、氯化镁。

4.2.4　B 型、C 型、D 型探针。

4.2.5　其他试剂：Taq 酶、B 型阳性血清对照、C 型阳性血清对照、D 型阳性血清对照、阴性血清对照。

5. 性能参数

5.1·灵敏度≥95％;特异度 100％。

5.2·最低检测下限：10^3 U/mL。可报告范围：HBV B 型、HBV C 型、HBV D 型。

6. 校准

6.1·校准物：相应浓度的×××。

6.2·项目校准周期：××天。

7. 操作步骤

7.1·试剂配制：按样本数(样本数＝待检血清数＋对照品 4 个)n 配制反应液,在试剂储备区的超净工作台中配制试剂,操作步骤如图 1 所示。

7.2·提取步骤：在标本制备区实验台进行,提取步骤如图 2 所示。

PCR 混合液名称	反应液	酶混合液	内 标
乙型肝炎病毒 B/D 型 PCR 混合液	38 μL/人份	3 μL/人份	无须添加
乙型肝炎病毒 C 型/内标 PCR 混合液	38 μL/人份	3 μL/人份	0.4 μL/人

↓

按照上表分装到反应管中

↓

分装后的反应管可在 2～8℃放置 3 h

图 1　配制试剂操作步骤

取出适量 0.2 mL 反应管,使用 10 μL 移液器向每个反应管中先加入
核酸释放剂 5 μL(建议深吸浅打,避免出现气泡)

↓

加入待测样本、阴性对照、阳性对照各 5 μL,用移液器吸打 3～5 次混匀
(轻轻吸打,避免出现气泡),所有样本均需重复 2 个反应管

↓

放置 10 min,每个样品的 2 个反应管分别加入 2 种 PCR 混合液 40 μL

↓

2 000 r/min 离心 30 s

图 2　提取步骤

注:① 在实验过程中动作应轻柔,避免产生气溶胶造成标本间的交叉污染;② 处理后的样品应在 1 h 内使用;③ 在每次检测中应设置阳性、阴性对照

7.3·PCR 扩增步骤

7.3.1 进入扩增及产物分析区,换上红色工作服。将反应管放入 PCR 扩增仪,根据说明书的相关程序设定仪器参数。

7.3.2 循环参数设定

步　　　骤	温　度	时　　间	循环次数
尿嘧啶-N-糖基化酶(UNG 酶)反应	50℃	2 min	1
Taq 酶活化	94℃	5 min	1
变性	94℃	15 s	45
退火、延伸及荧光采集	57℃	30 s*	
仪器冷却(可选)	25℃	10 s	1

注:* 由于部分仪器原因,不能设置为 30 s,可以设置为 31 s

7.3.3 反应管架应经紫外消毒后再返回试剂配制区。

8. 质量控制

8.1·乙型肝炎病毒分型-阴性对照:两种反应液管 FAM 通道均无 Ct 值显示,乙型肝炎病毒 B/D 型 PCR 反应液管 HEX/VIC 通道无 Ct 值显示,但乙型肝炎病毒 C 型/内标 PCR 反

应液管 HEX/VIC 通道检测为阳性(Ct 值≤39)。

8.2·乙型肝炎病毒分型-阳性对照:结果判定为乙型肝炎病毒 C 型,乙型肝炎病毒 B/D 型 PCR 反应液管 FAM、HEX/VIC 通道均无 Ct 值显示。但乙型肝炎病毒 C 型/内标 PCR 反应液管 FAM 通道检测为阳性(Ct 值≤39)。

8.3·以上要求需在同一次实验中同时满足,否则,本次实验无效,需重新进行。

8.4·结果判断

8.4.1 待测样本按照下表进行结果判定。

B/D 型 PCR 反应液		C 型/内标 PCR 反应液	结 果 判 断
FAM 通道	HEX 通道	FAM 通道	
Ct≤39	No Ct	No Ct	乙型肝炎病毒 B 型
No Ct	No Ct	Ct≤39	乙型肝炎病毒 C 型
No Ct	Ct≤39	No Ct	乙型肝炎病毒 D 型
Ct≤39	No Ct	Ct≤39	乙型肝炎病毒 B/C 混合型
Ct≤39	Ct≤39	No Ct	乙型肝炎病毒 B/D 混合型
No Ct	Ct≤39	Ct≤39	乙型肝炎病毒 C/D 混合型
Ct≤39	Ct≤39	Ct≤39	乙型肝炎病毒 B/C/D 混合型

注:No Ct 即无显示 Ct 值

8.4.2 对于上述两种反应液,目的基因测定 Ct 值>39 或无显示时,如 C 型/内标 PCR 反应液 HEX 通道(内标基因)检测为阳性(Ct 值≤39),则报告注明乙型肝炎病毒 B 型、C 型、D 型分型检测低于试剂盒检测下限。

8.4.3 如 C 型/内标 PCR 反应液 HEX 通道(内标基因)检测 Ct 值>39 或无显示,则该样本的检测结果无效,应查找并排除原因,并对此样本进行重复实验(若检测结果仍无效,建议联系试剂厂家)。

9. 被测量值的测量不确定度（相关时）
不适用。

10. 生物参考区间或临床决定值
阴性。

11. 检验结果的可报告区间
报告范围:HBV B 型、HBV C 型、HBV D 型。

12. 危急值（适当时）
无。

13. 临床意义
国内 HBV 基因型中 60% 为 C 型基因,30% 为 B 型基因。B 基因型主要集中在北方地区,C 基因型在南方地区则更多见,D 基因型主要存在于新疆、西藏和青海等地,在云南省也零星发现。可以结合临床表现和其他实验室检测指标对患者病情进行评价。

14. 注意事项
14.1·干扰因素

14.1.1　内源性抑制物：血红蛋白、免疫球蛋白、脂类等物质。拒绝溶血、脂血等样本。

14.1.2　外源性抑制物：肝素、采集容器抑制物等。要求一次性的非肝素抗凝且合格的采血管。

14.1.3　实验室污染：操作不当、不使用带滤芯吸头、不使用一次性使用耗材等原因会导致试验失败。

14.2·变异的潜在来源：试剂反复冻融、保存不当造成的检测不准。

14.3·注意事项

14.3.1　本实验用于体外诊断，使用前仔细阅读本说明书。

14.3.2　实验前熟悉和掌握需使用的各种仪器的操作方法和注意事项，对每次实验进行质量控制。

14.3.3　实验室管理应严格按照 PCR 基因扩增实验室的管理规范，实验人员必须进行专业培训，并在实验过程中严格分区进行，实验操作的每个阶段使用的仪器和设备，各区各阶段用品不能交叉使用。

14.3.4　所用的试剂使用前均需在室温下充分融化、混匀。在从质控品瓶中移取部分试剂时，避免微生物和核糖核酸酶污染。

14.3.5　根据阴性值和噪声值设定荧光阈值，分别设定 FAM 和 HEX 通道。

14.3.6　所有检测样本均应视为传染性物质，实验过程中应穿工作服，戴一次性手套并经常更换以防止样本间的交叉污染；样本操作和处理均应符合相应法规要求。

参考文献

[1] 中国合格评定国家认可委员会.医学实验室质量和能力认可准则的应用要求：CNAS－CL02－A001：2023[S/OL].（2023－08－01）[2023－09－26].https：//www.cnas.org.cn/rkgf/sysrk/rkyyzz/2023/08/912141.shtml.

[2] 中华医学会肝病学分会,中华医学会感染病学分会.慢性乙型肝炎防治指南（2022 年版）[J].实用肝脏病杂志,2023,26（03）：457－478.

[3] 中华医学会肝病学分会.肝硬化诊治指南[J].中华肝脏病杂志,2019,27（11）：846－865.

[4] 吴明山,刘振球,陈兴栋,等.全球乙型肝炎病毒基因型的分布现状[J].中华疾病控制杂志,2020,24（2）：217－221.

（卞成蓉　刘　佳　李伯安）

丙型肝炎病毒(HCV)基因分型标准操作规程

××医院检验科分子诊断实验室作业指导书	文件编号：××-JYK-××-××-×××	
版本/修改：第　　版/第　　次修改	生效日期：	共　页 第　页
编写人：	审核人：	批准人：

1. 目的

正确、规范化丙型肝炎病毒(HCV)RNA基因分型检测。

2. 原理

分别采用 HCV 1b、1、2、3 和 6 型特异性引物与荧光探针，应用 PCR 结合 Taqman 技术，对 HCV 1b、1、2、3 和 6 型的特异性 RNA 核酸片段进行检测。

3. 样本采集

3.1・样本类型：静脉血 2～5 mL。

3.2・标本采集、保存与运输：无须空腹；采集标本立即送检，室温保存不超过 12 h，或 2～8℃不超过 7 天，−20℃不超过 6 个月。

4. 仪器和试剂

4.1・仪器：×××荧光定量 PCR 分析系统。

4.2・试剂组成

4.2.1　核酸提取试剂：① 裂解液：4 mL/瓶，含有硫氰酸胍的溶液；② 去抑制剂：1 瓶，含有去抑制剂的冻干粉末；③ 助沉剂：1 瓶，含有助沉剂的冻干粉末；④ 洗涤液 A：14 mL/瓶，含有硫氰酸胍的溶液；⑤ 洗涤液 B：14 mL/瓶，含有 Tris 的溶液；⑥ 洗脱液：1.8 mL/支，含有 0.04% NaN_3 的纯水(无 RNase)。

4.2.2　核酸扩增试剂：PCR 主反应液、酶混合物。

5. 性能参数

5.1・精密度：变异系数<5%。特异性：与其他亚型均无交叉反应。

5.2・最低检测下限：10^3 U/mL。可报告范围：HCV 1b、1、2、3 和 6 型。

6. 校准

6.1・校准物：相应浓度的×××。

6.2・项目校准周期：××天。

7. 操作步骤

7.1・试剂配制：在试剂储备区超净工作台中进行试剂配制，操作步骤如图 1 所示。

> 将试剂盒中的提取溶液 1、PCR 反应液、PCR 增强剂、内标取出，置于离心管架上，待室温溶解后，用高速离心机，瞬时离心，备用

↓

> 取试剂盒中反应液和酶混合物于室温下融化，并振荡混匀后，低速离心备用

↓

根据待扩增样品数 n（n = 待测标本数 + 1 管阴性对照 + 1 管阳性对照），按 PCR 反应液 43 μL/人份 + RT - PCR 增强剂 1.2 μL/人份的比例配制反应混合液，计算好各试剂的使用量，加入一适当体积离心管中，充分混合均匀，低速（2 000 r/min）离心数秒后，备用

↓

提取液的配制：根据待测样本、阴性对照、阳性对照数量，按比例（提取试剂 1 600 μL/人份 + 丙型肝炎病毒分型内标 1 μL/人份）取相应量的提取试剂 1 及内标，充分混匀成提取试剂 1 混合液，瞬时离心后备用

图 1　试剂配制步骤

7.2·提取步骤：在标本制备区实验台进行，提取步骤如图 2 所示。

取适量 1.5 mL 灭菌离心管，分别标记阴性对照、阳性对照及待测样本，每管加入 600 μL RNA 提取溶液 1 混合液

↓

每管加入 300 μL 待测样本或阴性对照、阳性对照；盖上管盖，振荡混匀 10 s，瞬时离心

↓

每管加入 100 μL RNA 提取溶液 2（充分混匀后吸取），振荡混匀 10 s 后室温静置 30 min

↓

瞬时离心后将离心管置于分离器上，3 min 后缓慢将溶液吸出（注意不要碰到吸附于管壁的棕色物）

↓

每管加入 600 μL RNA 提取溶液 3 和 200 μL RNA 提取溶液 4，振荡混匀 5 s，瞬时离心后将离心管再次置于分离器上

↓

约 3 min 后，将吸头插入离心管底部，从底部开始缓慢将液体完全吸出丢弃，静置 1 min 后将管底残余液体完全吸出丢弃

↓

加入 50 μL RNA 洗脱液，将离心管壁上磁珠洗脱到管底，吸打混匀 3～4 次，室温静置 10 min 后将离心管再次置于分离器上 3 min，然后将洗脱下来的 RNA 吸取至新的 1.5 mL 灭菌离心管中

↓

根据待测样本、阴性对照、阳性对照的数量，每一个样本对应 3 个反应管，3 个反应管分别加入 44.2 μL 不同的 3 种分型 PCR 混合液

↓

吸取已处理的样本 RNA、阴性对照、阳性对照各 15 μL 加入 PCR 混合液中，盖好管盖，转移到扩增区

图 2　提取步骤

注：① 在实验过程中动作应轻柔，避免产生气溶胶造成标本间的交叉污染；② 处理后的样品应在 1 h 内使用；③ 在每次检测中应设置阳性、阴性对照

7.3·PCR 扩增步骤

7.3.1 进入扩增及产物分析区,换上红色工作服。将反应管放入 PCR 扩增仪,根据说明书相关程序设定仪器参数。

7.3.2 循环参数设定

步 骤	温 度	时 间	循 环 数
预变性和酶激活	95℃	1 min	1
逆转录	60℃	30 min	1
cDNA 预变性	95℃	1 min	1
变性	95℃	15 s	45
退火、延伸及荧光采集	60℃	30 s*	
仪器冷却(可选)	25℃	1 s	1

注:* 由于部分仪器原因,不能设置为 30 s,可以设置为 31 s

7.3.3 反应管架应经紫外消毒后再返回试剂配制区。

8. 质量控制

8.1·阴性对照:各型反应液检测 FAM、HEX 均无 Ct 值显示;内标检测 Ct 值≤36。

8.2·阳性对照:各型反应液检测为阳性,Ct 值≤36。

8.3·以上要求需在同一次实验中同时满足,否则,本次实验无效,需重新进行。

8.4·结果判断

8.4.1 如果各基因型反应液的检测结果为无 Ct 值或 Ct 值>36,则报告为丙型肝炎病毒 1b、1、2、3 和 6 型阴性。

8.4.2 如果丙型肝炎病毒 1/3 型反应液的检测结果 FAM Ct 值≤36,报告为丙型肝炎病毒 1 型阳性,HEX Ct 值≤36,报告为丙型肝炎病毒 3 型阳性。

8.4.3 如果丙型肝炎病毒 2/6 型反应液的检测结果 FAM Ct 值≤36,报告为丙型肝炎病毒 2 型阳性,HEX Ct 值≤36,报告为丙型肝炎病毒 6 型阳性。

8.4.4 如果丙型肝炎病毒 1b/内标型反应液的检测结果 FAM Ct 值≤36,报告为丙型肝炎病毒 1b 型阳性。

8.4.5 待检样本在 HCV 基因分型荧光 PCR 检测混合液 FAM、HEX 通道均为检测到扩增曲线但 HCV RNA<1 000 U/mL,测结果报告为 HCV 未分出型。

9. 被测量值的测量不确定度（相关时）

不适用。

10. 生物参考区间或临床决定值

阴性。

11. 检验结果的可报告区间

可报告范围：HCV 1b、1、2、3 和 6 型。

12. 危急值（适当时）

无。

13. 临床意义

可以对标本进行 HCV 的基因分型,结合临床表现和其他实验室检测指标对患者病情进行评价。

14. 注意事项

14.1·干扰因素

14.1.1 内源性抑制物:血红蛋白、免疫球蛋白、脂类等物质。拒绝溶血、脂血等样本。

14.1.2 外源性抑制物:肝素、采集容器抑制物等。要求一次性的非肝素抗凝且合格的采血管。

14.1.3 实验室污染:操作不当、不使用带滤芯吸头、不使用一次性使用耗材等原因会导致试验失败。

14.2·变异的潜在来源:试剂反复冻融、保存不当造成的检测不准。

14.3·注意事项

14.3.1 本实验用于体外诊断,使用前仔细阅读本说明书。

14.3.2 实验前熟悉和掌握需使用的各种仪器的操作方法和注意事项,对每次实验进行质量控制。

14.3.3 实验室管理应严格按照 PCR 基因扩增实验室的管理规范,实验人员必须进行专业培训,实验过程严格分区进行,实验操作的每个阶段使用的仪器和设备,各区各阶段用品不能交叉使用。

14.3.4 所用的试剂在使用前均需在室温下充分融化、混匀。从质控品瓶中移取部分试剂时,避免微生物和核糖核酸酶污染。

14.3.5 根据阴性值和噪声值设定荧光阈值,分别设定 FAM 和 HEX 通道。

14.3.6 所有检测样本均应视为具有传染性物质,实验过程中应穿工作服,戴一次性手套并经常更换以防止样本间的交叉污染;样本操作和处理均应符合相应法规要求。

参考文献

[1] 中国合格评定国家认可委员会.医学实验室质量和能力认可准则的应用要求:CNAS - CL02 - A001:2023[S/OL].(2023 - 08 - 01)[2023 - 09 - 26].https://www.cnas.org.cn/rkgf/sysrk/rkyyzz/2023/08/912141.shtml.

[2] 中华医学会肝病学分会,中华医学会感染病学分会.丙型肝炎防治指南(2022 年版)[J].中华传染病杂志,2023,41(1):29 - 46.

[3] 王耀,毛宇嵘.丙型肝炎核酸检测现状[J].中华肝脏病杂志,2021,29(8):803 - 806.

[4] 白雪丁,徐进杰,申辛欣,等.丙型肝炎病毒核酸检测技术研究进展[J].中华实验和临床病毒学杂志,2020,34(1):97 - 101.

[5] 霍中华,王财,王国庆,等.丙型肝炎病毒检测技术的研究进展[J].国际医药卫生导报,2020,26(24):3725 - 3728.

(卞成蓉　刘　佳　李伯安)

人类免疫缺陷病毒(HIV)Ⅰ型核酸定量检测标准操作规程

××医院检验科分子诊断实验室作业指导书	文件编号：××-JYK-××-××-×××	
版本/修改：第　　版/第　　次修改	生效日期：	共　　页　第　　页
编写人：	审核人：	批准人：

1. 目的

规范人类免疫缺陷病毒(HIV)Ⅰ型核酸定量检测的标准操作规程,指导检验人员正确进行 HIV Ⅰ型核酸定量检测。

2. 原理

采用一步法聚合酶链式反应(RT-PCR)结合荧光探针(Taqman)的体外扩增和检测技术,对人免疫缺陷病毒(HIV Ⅰ型)的特异性 RNA 核酸片段进行荧光定量 PCR 检测。

3. 标本采集

3.1 · 标本类型：血清或血浆。

3.1.1　血清：抽取患者静脉血 2 mL,置于灭菌的一次性非抗凝试管中,分离血清于无菌离心管备用。

3.1.2　血浆：抽取患者静脉血 2 mL,置于灭菌的一次性 EDTA 抗凝(非肝素)管中,分离血浆于无菌离心管备用。

3.2 · 血清或血浆可在 2～8℃ 放置 72 h；-20℃ 保存不超过 3 个月；-70℃ 以下长期保存。应避免反复冻融。

3.3 · 标本拒收标准：肝素抗凝血液样本；血量少、无条码或标识的血液样本。

4. 仪器和试剂

4.1 · 仪器：全自动或半自动核酸提取仪,荧光定量 PCR 仪(ABI7000、ABI7300、ABI7500、ABI7900 等)。

4.2 · 试剂

4.2.1　核酸提取试剂：裂解液、去抑制剂、磁珠溶液、洗涤液、洗脱液。

4.2.2　核酸扩增试剂：HIV Ⅰ型核酸荧光 PCR 反应液、RT-PCR 酶、DEPC-H_2O、内标、阳性对照品、阴性对照品。

4.2.3　阳性对照品进行 10 倍、100 倍、1 000 倍梯度稀释。

5. 性能参数

5.1 · 正确度：诊断符合率×××；方法符合率×××。

5.2 · 精密度：×××。

5.3 · 最低检测限：×××U/mL。

5.4 · 线性检测范围：×××～×××U/mL。

6. 校准

6.1 · 校准物：不同稀释浓度的阳性对照品。

6.2 · 校准时机：每次。

7. 操作步骤

7.1·参考实验室所用试剂盒的说明书。

7.2·仪器操作参阅《荧光定量扩增仪标准操作规程》和《核酸提取仪标准操作规程》。

8. 质量控制

8.1·详见《室内质量控制标准操作规程》。

8.2·基线、阈值的设定：阈值设定原则以阈值线刚好超过 DEPC‐H_2O 的最高点。

8.3·标准曲线：实验结束后将阳性对照品各稀释后浓度值输入仪器软件中，仪器自动生成标准曲线。标准曲线的拟和度应≤−0.980，否则视为定量结果无效。

8.4·质控对照：阴性对照品目的基因的 Ct 值为 Undet 或＞40，内标 Ct 值25～35。阳性对照品目的基因的 Ct 值≤35。

8.5·结果判断

8.5.1 仪器生成标准曲线后，自动显示待检样品定量值。

8.5.2 检测样本中 $2×10^3$ U/mL＜HIV RNA＜$1×10^8$ U/mL，报告相应的数值。

8.5.3 检测样本中 HIV RNA 值超过 $1×10^8$ U/mL，可按实际测得值报告相应数值，亦可将该样本用正常人血浆稀释到试剂盒定量检测线性范围内后重新测定。

8.5.4 检测样本中 1 000 U/mL＜HIV RNA＜2 000 U/mL，表明病毒载量较低，该数值仅供参考，并应对此份标本谨慎跟踪。

8.5.5 检测样本中 HIV RNA＜1 000 U/mL，表明病毒载量低，该数值仅供参考，应报告为小于 1 000 U/mL，并应对此份标本谨慎跟踪。

9. 被测量值的测量不确定度（相关时）

不适用。

10. 生物参考区间或临床决定值

＜1 000 U/mL。

11. 检验结果的可报告区间

$1×10^3$～$1×10^8$ U/mL。

12. 危急值（适当时）

无。

13. 临床意义

13.1·监测抗病毒药物治疗效果。抗病毒药物治疗前后，定期进行病毒载量分析和监测，结合 CD4$^+$ T 淋巴细胞计数，有助于抗病毒药物治疗方案的确定和修改。

13.2·监测疾病进展。定期检测 HIV I 病毒载量，有助于监测感染者的病程变化，结合 CD4$^+$ T 淋巴细胞计数，为抗病毒药物治疗提供病毒学依据。

13.3·诊断急性 HIV I 感染。针对 HIV I 抗体筛查阴性、近期有流行病学史的个体，或确证结果不确定，核酸定量检测可用于诊断 HIV I 急性期感染。

13.4·确定 HIV I 感染。针对 HIV I 抗体筛查阳性或确证结果不确定的个体，结合流行病学、临床病史和 CD4$^+$ T 淋巴细胞计数等，核酸定量检测有助于确定 HIV I 感染。

14. 注意事项

14.1·应严格按照行业行政主管部门颁布的基因扩增检验实验室的管理规范执行。

14.2·肝素抗凝的血浆不可用于 PCR 实验,因为肝素对 PCR 有抑制作用。

14.3·反应液分装时应尽量避免产生气泡,并注意防止泄漏,以免荧光物质污染仪器。

14.4·所有的待检测样本和阴阳性对照均应视为传染性物质,并严格按实验室生物安全要求进行操作和处理。

14.5·由于 HIV 为 RNA 病毒,操作过程中应特别注意防止 RNase 对 RNA 的降解作用,所有使用的耗材、加样器等均为专用的、去除 RNase 和 DNase 的一次性耗材。

参考文献

[1] 中国合格评定国家认可委员会.医学实验室质量和能力认可准则的应用要求:CNAS‐CL02‐A001:2023[S/OL].(2023‐08‐01)[2023‐09‐26].https://www.cnas.org.cn/rkgf/sysrk/rkyyzz/2023/08/912141.shtml.

[2] 中国合格评定国家认可委员会.医学实验室质量和能力认可准则在分子诊断领域的应用说明:CNAS‐CL02‐A009:2018[S/OL].(2018‐03‐01)[2023‐09‐26].https://www.cnas.org.cn/rkgf/sysrk/rkyyzz/2018/03/889110.shtml.

[3] 张雅,卓之豪,张师音.HIV 核酸检测技术应用现状及前景[J].中国艾滋病性病,2019,10:1092‐1095.

（梁　艳）

人类免疫缺陷病毒(HIV)Ⅱ型核酸定量检测标准操作规程

××医院检验科分子诊断实验室作业指导书	文件编号：××-JYK-××-××-×××
版本/修改：第　　版/第　　次修改	生效日期：	共　　页　第　　页
编写人：	审核人：	批准人：

1. 目的

规范人类免疫缺陷病毒(HIV)Ⅱ型核酸定量检测的标准操作规程,指导检验人员正确进行 HIVⅡ型核酸定量检测。

2. 原理

采用一步法聚合酶链式反应(RT-PCR)结合荧光探针(Taqman)的体外扩增和检测技术,对人免疫缺陷病毒(HIVⅡ型)的特异性 RNA 核酸片段进行荧光定量 PCR 检测。

3. 标本采集

3.1·标本类型：血清或血浆。

3.2·标本采集

3.2.1　血清：抽取患者静脉血 2 mL,置于灭菌的一次性非抗凝试管中,分离血清于无菌离心管备用。

3.2.2　血浆：抽取患者静脉血 2 mL,置于灭菌的一次性 EDTA 抗凝(非肝素)管中,分离血浆于无菌离心管备用。

3.3·血清或血浆可在 2~8℃ 放置 72 h;-20℃ 保存不超过 3 个月;-70℃ 以下长期保存。应避免反复冻融。

3.4·标本拒收标准：肝素抗凝血液样本;血量少、无条码或标识的血液样本。

4. 仪器和试剂

4.1·仪器：全自动或半自动核酸提取仪,荧光定量 PCR 仪(ABI7000、ABI7300、ABI7500、ABI7900 等)。

4.2·试剂

4.2.1　核酸提取试剂：裂解液、去抑制剂、磁珠溶液、洗涤液、洗脱液。

4.2.2　核酸扩增试剂：HIVⅡ型核酸荧光 PCR 反应液、RT-PCR 酶、DEPC-H_2O、内标、阳性对照品、阴性对照品。

4.2.3　阳性对照品进行 10 倍、100 倍、1 000 倍梯度稀释。

5. 性能参数

5.1·正确度：诊断符合率×××;方法符合率×××。

5.2·精密度：×××。

5.3·最低检测限：×××U/mL。

5.4·线性检测范围：×××~×××U/mL。

6. 校准

6.1·校准物：不同稀释浓度的阳性对照品。

6.2·校准时机：每次。

7. 操作步骤

7.1·参考实验室所用试剂盒的说明书。

7.2·仪器操作参阅《荧光定量扩增仪标准操作规程》和《核酸提取仪标准操作规程》。

8. 质量控制

8.1·详见《室内质量控制标准操作规程》。

8.2·基线、阈值的设定：以阈值线刚好超过 DEPC - H_2O 的最高点。

8.3·标准曲线：实验结束后将阳性对照品各稀释后浓度值输入仪器软件中,仪器自动生成标准曲线。标准曲线的拟和度应≤ - 0.980,否则视为定量结果无效。

8.4·质控对照：阴性对照目的基因的 Ct 值为 Undet 或＞40,内标 Ct 值 25～35。阳性对照目的基因的 Ct 值≤35。

8.5·结果判断

8.5.1 仪器生成标准曲线后,自动显示待检样品定量值。

8.5.2 检测样本中 1×10^4 U/mL＜HIV RNA＜1×10^8 U/mL,报告相应的数值。

8.5.3 检测样本中 HIV RNA 值超过 1×10^8 U/mL,可按实际测得值报告相应数值,亦可将该样本用正常人血浆稀释到试剂盒定量检测线性范围内后重新测定。

8.5.4 检测样本中 5×10^3 U/mL＜HIV RNA＜1×10^4 U/mL,表明病毒载量较低,该数值仅供参考,并应对此份标本谨慎跟踪。

8.5.5 检测样本中 HIV RNA＜5×10^3 U/mL,表明病毒载量低,该数值仅供参考,应报告为小于 5×10^3 U/mL,并应对此份标本谨慎跟踪。

9. 被测量值的测量不确定度（相关时）

不适用。

10. 生物参考区间或临床决定值

＜5×10^3 U/mL。

11. 检验结果的可报告区间

5×10^3 ～1×10^8 U/mL。

12. 危急值（适当时）

无。

13. 临床意义

13.1·监测抗病毒药物治疗效果。

13.2·监测疾病进展。

13.3·诊断急性 HIVⅡ型感染。

14. 注意事项

14.1·应严格按照行业行政主管部门颁布的基因扩增检验实验室的管理规范执行。

14.2·肝素抗凝的血浆不可用于 PCR 实验。

14.3·反应液分装时应尽量避免产生气泡,并注意防止泄漏,以免荧光物质污染仪器。

14.4·所有的待检测样本和阴阳性对照均应视为传染性物质,并严格按实验室生物安全要求进行操作和处理。

14.5·所有使用的耗材、加样器等均为专用、去除 RNase 和 DNase 的一次性耗材。

参考文献

[1] 中国合格评定国家认可委员会.医学实验室质量和能力认可准则的应用要求：CNAS – CL02 – A001：2023[S/OL].(2023 – 08 – 01)[2023 – 09 – 26].https：//www.cnas.org.cn/rkgf/sysrk/rkyyzz/2023/08/912141.shtml.

[2] 中国合格评定国家认可委员会.医学实验室质量和能力认可准则在分子诊断领域的应用说明：CNAS – CL02 – A009：2018[S/OL].(2018 – 03 – 01)[2023 – 09 – 26].https：//www.cnas.org.cn/rkgf/sysrk/rkyyzz/2018/03/889110.shtml.

[3] 张雅,卓之豪,张师音.HIV 核酸检测技术应用现状及前景[J].中国艾滋病性病,2019,10：1092 – 1095.

（梁　艳）

EB 病毒 DNA 检测标准操作规程

××医院检验科分子诊断实验室作业指导书	文件编号：××-JYK-××-××-×××
版本/修改：第　　版/第　　次修改	生效日期：　　　　共　　页　第　　页
编写人：	审核人：　　　　　批准人：

1. 目的

对人全血样本中 EB 病毒(EBV)DNA 进行荧光 PCR 检测,也对观察抗病毒治疗的效果具有一定的临床意义。

2. 原理

本品系采用鼻咽癌病毒特异引物,利用核酸扩增、荧光标记探针,对人血液中的鼻咽癌病毒核酸(EBV DNA)进行定性或定量检测。

3. 样本采集

3.1・标本采集

3.1.1　全血：临床医护人员用一次性真空采血器抽取受检者静脉血 2～5 mL,注入一次性 EDTA 抗凝管中,密闭送检。

3.1.2　血清：临床医护人员用一次性真空采血器抽取受检者静脉血 2～5 mL,注入一次性无菌真空干燥管中,密闭送检。

3.1.3　鼻咽拭子：由临床医护人员用一次性咽拭子采集,密闭送检。

3.1.4　组织：由临床医护人员取可疑部位组织适量置无菌玻璃瓶或一次性无菌干燥塑料管,密封送检。

3.1.5　尿液：由临床医护人员采集晨尿中段尿 1～5 mL 于一次性无菌尿杯中,密闭送检。

3.1.6　脑脊液：由临床医护人员用一次性无菌塑料管收集相关标本 1～5 mL,密封送检。

3.2・标本保存和运送：标本一经采集,则应尽快送检;标本可立即用于测试,室温保存不超过 12 h,无法立即检测者于 2～8℃保存不超过 7 天,也可保存于 -20℃待测,保存期为 6 个月。全血标本在 2～8℃可放置 72 h。标本长途运送时应采用 0℃冰壶。

3.3・对于不合格标本(如严重溶血、脂血标本、肝素抗凝标本等),应及时电话通知临床并填写《不合格标本拒收登记表》,若应临床要求接受了不合格标本,应在检验报告备注中注明,并做好记录。

4. 仪器和试剂

4.1・仪器：×××荧光定量 PCR 分析系统。

4.2・试剂组成

序号	组　　分	数量	体积/人份	主　要　成　分
1	核酸抽提液	1.4 mL	50 μL	含有氯化钠和 EDTA - Na$_2$ 的溶液
2	EBV 核酸荧光 PCR 检测混合液	972 μL×1	36 μL	含有 1 对引物、2 条荧光探针及 PCR - Mix 的溶液

（续表）

序号	组　　分	数量	体积/人份	主　要　成　分
3	酶(Taq + UNG)	$10.4\,\mu L \times 1$	$0.4\,\mu L$	含 Taq DNA 聚合酶和 UNG 酶的溶液
4	EBV 阴性对照品	$50\,\mu L \times 1$		灭活人阴性血清
5	EBV 阳性对照品	$50\,\mu L \times 1$		含目的基因片段的缺陷性病毒
6	EBV 内标	$30\,\mu L \times 1$	$1\,\mu L$	含目的基因相似片段的缺陷性病毒

注：不同批号的组分不可以互换使用。试剂盒应在 -20℃ 及以下温度避光保存。试剂盒反复冻融不宜超过 3 次，开瓶后请于 2 个月内使用。EDTA,乙二胺四乙酸；EBV,EB 病毒；UNG,尿嘧啶-N-糖基化酶

5. 性能参数

检出限：4.0×10^2 拷贝/mL。线性范围：$4.0 \times 10^2 \sim 4.0 \times 10^9$ 拷贝/mL。

6. 校准

6.1·校准物：相应浓度的×××。

6.2·项目校准周期：××天。

7. 操作步骤

7.1·标本处理

7.1.1　全血

7.1.1.1　在 2 mL 离心管中加入 1 mL 红细胞裂解液（厂商单独提供），再加入 800 μL 混匀的外周血样本。

7.1.1.2　充分振荡混匀至透明清亮,12 000 r/min 离心 1 min。

7.1.1.3　弃上清,再加入 1 mL 红细胞裂解液。

7.1.1.4　充分振荡至沉淀溶解,12 000 r/min 离心 3 min,弃上清。

7.1.1.5　加入 1 mL 生理盐水,无须混匀,12 000 r/min 离心 10 min,弃上清加入 400 μL 核酸释放剂,吹打混匀,75℃ 恒温处理 10 min 后瞬时离心。

7.1.1.6　取 10 μL 到 PCR 反应管中,每管加入 PCR - Mix 40 μL,盖管盖,2 000 r/min 离心 30 s。

7.1.2　血清

7.1.2.1　在 1.5 mL EP 管中加入 100 μL 浓缩液,再加入 100 μL 样本,振荡混匀,12 000 r/min 离心 5 min。

7.1.2.2　弃上清,加入 50 μL 核酸释放剂,吸打混匀,室温静置 10 min。

7.1.2.3　取 10 μL 到 PCR 反应管中,每管加入 PCR - Mix 40 μL,盖管盖,2 000 r/min 离心 30 s。

7.1.3　鼻咽拭子

7.1.3.1　向样本收集管中加入 1 mL 无菌生理盐水,充分振荡混匀,然后把全部液体（样本洗脱液）倒入 1.5 mL 灭菌离心管中（棉拭子靠离心管壁挤干后丢弃）。

7.1.3.2　混匀后吸取 100 μL 至另一 1.5 mL 离心管中加入浓缩液 100 μL,振荡混匀,12 000 r/min 离心 5 min,弃上清,沉淀中加入 50 μL 核酸释放剂,振荡或移液枪吸打混匀,静置 10 min,作为待测样本备用。

7.1.4　组织：将组织转移至 1.5 mL 一次性高压灭菌离心管中,加入适量的 DNA 提取

液,100℃恒温处理(10±1)min,置-20℃冰箱1～2 h。12 000 r/min 离心 5 min,备用。

7.1.5　尿液:取尿液沉淀 1.0～1.5 mL 一次性高压灭菌离心管,12 000 r/min 离心 5 min。去上清,沉淀中加入 60 μL DNA 提取液充分混匀,100℃恒温处理(10±1)min。置-20℃冰箱1～2 h,12 000 r/min 离心 5 min,备用。

7.1.6　脑脊液:将脑脊液混匀转移至 1.5 mL 一次性高压灭菌离心管中,12 000 r/min 离心 5 min;弃上清,沉淀加入 1.0 mL 生理盐水,混匀,12 000 r/min 离心 5 min;弃上清,沉淀加入 60 μL 的 DNA 提取液,100℃恒温处理(10±1)min,置-20℃冰箱1～2 h。12 000 r/min 离心 5 min,备用。

7.2·标准品、阴阳性对照:阴性对照品、阳性对照品、定量参考品 A～D 分别取 10 μL 与 10 μL 核酸释放剂混匀,作为待测样本备用。

7.3·加样

7.3.1　取出 N 个 0.2 mL 反应管,使用 100 μL 移液器向每个反应管中分别加入上述待测样本、阴性对照品、阳性对照品,以及定量参考品 A～D 各 10 μL。

7.3.2　用 100 μL 移液器向反应管中加入 PCR-Mix 40 μL,盖上管盖,并去除气泡。

7.3.3　使用微型离心机,瞬时离心后(2 000 r/min 离心 30 s),置于反应管架上。

7.3.4　换下本区工作服,将反应管及反应管架通过传递窗传递到样本扩增区。

7.4·EBV DNA 基因扩增

7.4.1　进入扩增及产物分析区,换上红色工作服。将反应管放入 PCR 扩增仪,根据说明书的相关程序设定仪器参数。

7.4.2　循环参数设定

步　　　　骤	温　度	时　间	循环次数
尿嘧啶-N-糖基化酶(UNG 酶)反应	50℃	2 min	1
Taq 酶活化	94℃	5 min	1
变性	94℃	15 s	45
退火、延伸及荧光采集	57℃	30 s*	
仪器冷却(可选)	25℃	10 s	1

注:* 由于部分仪器原因,不能设置为 30 s,可以设置为 31 s

7.4.3　反应管架应经紫外消毒后再返回试剂配制区。

8. 质量控制

8.1·EBV 阴性对照:检测 FAM 通道无扩增曲线,HEX/VIC 通道有明显 S 形扩增曲线(Ct 值≤40)。

8.2·EBV 阳性对照:检测 FAM 通道有明显 S 形扩增曲线,且 FAM 通道检测浓度值介于 $1.35×10^5$～$1.07×10^6$ 拷贝/mL。

8.3·4 个 EBV 阳性参照品:均检测为阳性,且标准曲线相关系数 R^2≥0.98。

8.4·以上要求需在同一次实验中同时满足,否则本次实验无效,需重新进行。

8.5·结果判断

8.5.1 阴阳性判断

8.5.1.1 对于 FAM 通道 Ct 值≤39 的样本,报告为 EB 病毒 DNA 阳性。

8.5.1.2 对于测定 FAM 通道 Ct 值＞39 的样本,同时 HEX/VIC 通道检测为阳性(Ct 值≤40),报告注明 EB 病毒 DNA 低于试剂盒检测下限;若 HEX/VIC 通道 Ct 值＞40 或无显示,则该样本的检测结果无效,应查找并排除原因,并对此样本进行重复实验(若重复实验的检测结果仍无效,请与公司联系)。

8.5.2 定量结果

8.5.2.1 对于 FAM 通道测定值在 $4.00×10^2 \sim 4.00×10^9$ 拷贝/mL 之间的样本,报告相应的测定结果。

8.5.2.2 对于 FAM 通道测定值＞$4.00×10^9$ 拷贝/mL 的样本,报告注明＞$4.00×10^9$ 拷贝/mL。若需精确定量,可根据结果将样本稀释至 $4.00×10^9$ 拷贝/mL 以下再复测。

8.5.2.3 对于 FAM 通道测定值＜$4.00×10^2$ 拷贝/mL 的样本,同时,HEX/VIC 通道检测为阳性(Ct 值≤40),则报告样本中 EB 病毒 DNA 含量低于试剂盒检测下限;若 HEX/VIC 通道 Ct 值＞40 或无显示,则该样本的检测结果无效,应查找并排除原因,并对此样本进行重复实验(若重复实验的检测结果仍无效,请与公司联系)。

9. 被测量值的测量不确定度（相关时）

不适用。

10. 生物参考区间或临床决定值

阴性。

11. 检验结果的可报告区间

$4.0×10^2 \sim 4.0×10^9$ 拷贝/mL。

12. 危急值（适当时）

无。

13. 临床意义

13.1 · 用于 EBV 感染的辅助诊断和其感染患者药物治疗的疗效监控。

13.2 · 对于检测结果阳性的报告,只表明该样本中有 EBV 的遗传物质 DNA 存在,并不表明有活病毒存在。

13.3 · 对于检测结果为阴性的报告,并不能排除样本中含有 EBV,只能说明样本中含有的 EBV 浓度低于试剂盒的检测灵敏度。

14. 注意事项

14.1 · 整个检测过程应严格分在三区进行: PCR 反应体系的配制区;标本处理、加样区;PCR 扩增、荧光检测及结果分析区。各区使用的仪器、设备、耗材和工作服应独立专用。实验后即请清洁工作台,并进行消毒。操作台、移液器、离心机、PCR 扩增仪等仪器设备应经常用 10% 次氯酸或 75% 乙醇、紫外线灯或臭氧消毒处理。

14.2 · 使用不含荧光物质的一次性手套(经常替换)、一次性专用离心管、自卸式移液器和带滤嘴吸头。

14.3 · 试剂准备和标本处理应使用超净工作台(负压式)或防污染罩,以防止对环境污染。

14.4·每次实验应设置阴、阳性对照品。试剂使用前应在常温下充分融化并混匀。PCR反应混合液应避光保存。反应管中尽量避免气泡存在,管盖需盖紧。

14.5·操作人员应经过专业培训,具有一定经验和操作技能。

14.6·实验中接触过标准品和对照品的废弃物品(如吸头)、扩增完毕的离心管、标本等应进行无害化处理后方可丢弃。

14.7·不同批号的试剂请勿混用,请在有效期内使用试剂盒。

参考文献

[1] 中国合格评定国家认可委员会.医学实验室质量和能力认可准则的应用要求:CNAS-CL02-A001:2023[S/OL].(2023-08-01)[2023-09-26].https://www.cnas.org.cn/rkgf/sysrk/rkyyzz/2023/08/912141.shtml.

[2] 贺巧,李贤兵,李罗娜,等.非高发区人群中血浆 EB 病毒 DNA 对鼻咽癌的筛查及临床应用价值[J].中华检验医学杂志,2022,45(4):381-387.

[3] 刘秀静,陈华乐,余坚,等.新型 EB 病毒全自动核酸定量检测系统在儿童传染性单核细胞增多症快速诊断中的价值[J].中华全科医学,2021,19(7):1191-1195.

(卞成蓉　李伯安)

巨细胞病毒 DNA 定量检测标准操作规程

××医院检验科分子诊断实验室作业指导书		文件编号：××-JYK-××-××-×××	
版本/修改：第　　版/第　　次修改		生效日期：	共　　页　第　　页
编写人：		审核人：	批准人：

1. 目的

规范操作流程，保证巨细胞病毒(CMV)DNA 检测的准确性和可靠性。

2. 原理

根据 CMV 全基因组序列中的高保守区域，设计一对特异性引物和一条特异性荧光探针，配以 PCR 反应液、耐热 DNA 聚合酶(Taq 酶)、核苷酸单体(dNTPs)等，应用 PCR 结合 Taqman 探针技术对 CMV 的特异性 DNA 核酸片段进行荧光检测，从而对 CMV 病毒感染做出快速早期诊断。

3. 样本采集

3.1 · 标本采集

3.1.1　尿液：由临床医护人员采集晨尿中段尿 1～5 mL 于一次性无菌尿杯中，密闭送检。

3.1.2　乳汁：采集乳汁 1～5 mL 于一次性无菌杯中，密闭送检。

3.1.3　血清：由临床医护人员用一次性真空采血器抽取受检者静脉血 2～5 mL，注入一次性无菌真空干燥管中，密闭送检。

3.2 · 标本保存和运送：标本一经采集，则应尽快送检；标本可立即用于测试，室温保存不超过 12 h，无法立即检测者于 2～8℃ 保存不超过 7 天，也可保存于 -20℃ 待测，保存期为 6 个月。标本长途运送时应采用 0℃ 冰壶。

3.3 · 对于不合格标本(如严重溶血、脂血标本，肝素抗凝标本等)，应及时电话通知临床并填写《不合格标本拒收登记表》，若应临床要求接受了不合格标本，应在检验报告备注中注明，并做好记录。

4. 仪器和试剂

4.1 · 仪器：×××荧光定量 PCR 分析系统。

4.2 · 试剂组成

序号	组　　分	数　　量	体积/人份	质 控 范 围
1	核酸抽提液	1.4 mL	50 μL	
2	CMV 核酸荧光 PCR 检测混合液	936 μL×1	36 μL	
3	酶(Taq + UNG)	10.4 μL×1	0.4 μL	
4	CMV DNA 阴性血清对照品	50 μL×1		阴性
5	CMV DNA 临界阳性对照品	50 μL×1		$5×10^3$～$5×10^4$拷贝/mL
6	CMV DNA 标准品 I	20 μL×1		$5×10^7$拷贝/mL
7	CMV DNA 标准品 II	20 μL×1		$5×10^6$拷贝/mL
8	CMV DNA 标准品 III	20 μL×1		$5×10^5$拷贝/mL
9	CMV DNA 标准品 IV	20 μL×1		$5×10^4$拷贝/mL

注：CMV，巨细胞病毒；UNG，尿嘧啶-N-糖基化酶

5. 性能参数

5.1·正确度：偏倚≤10%。精密度：批内变异系数＜10%，批间变异系数＜10%。

5.2·最低检测下限：1 000 拷贝/mL。线性范围：$1×10^3 \sim 1×10^7$ 拷贝/mL。

6. 校准

6.1·校准物：相应浓度的×××。

6.2·项目校准周期：××天。

7. 操作步骤

7.1·标本处理

7.1.1　尿液样本：在 1.5 mL EP 管中加入 1 mL 样本，12 000 r/min 离心 5 min；弃上清，加入 50 μL 核酸释放剂，与沉淀振荡或移液枪吹打混匀，室温静置 10 min，作为待测样本备用。取 10 μL 到 PCR 反应管中，每管加入 PCR‐Mix 40 μL，盖管盖，2 000 r/min 离心 30 s。

7.1.2　乳汁样本：摇匀乳汁，取 1～1.5 mL 离心管中，1 500 r/min 离心 10 min，去掉上层白色脂质层后（可以用医用棉签轻轻刮掉），吸取中间层 500 μL 至另一 1.5 mL 离心管中，加入 100 μL 浓缩液，12 000 r/min 离心 5 min，弃上清，加入 500 μL 生理盐水，充分振荡混匀，12 000 r/min 离心 5 min，弃上清，加入 100 μL 核酸释放剂，充分振荡混匀，充分裂解 10 min，作为待测样本备用。

7.1.3　血浆样本：取 100 μL 血浆样本，加入等体积的浓缩液，12 000 r/min 离心 5 min，弃上清，加入 50 μL 核酸释放剂，用枪头挑起沉淀，吹打几次，将沉淀打散混匀，充分裂解 10 min，作为待测样本备用。

7.1.4　外周血样本

7.1.4.1　将抗凝外周血样本振荡混匀，取 800 μL 外周血样本加入 2 mL 离心管；向离心管中加入 1 mL 红细胞裂解液，充分振荡混匀，至透明清亮；12 000 r/min 离心 1 min，去上清。

7.1.4.2　再加入 1 mL 红细胞裂解液，充分振荡混匀，12 000 r/min 离心 3 min，去上清；再加入 1 mL 生理盐水，无须振荡，12 000 r/min 离心 10 min，去上清，向沉淀中加入 400 μL 核酸释放剂，将沉淀吹打混匀，75℃恒温处理 10 min，即可作为扩增核酸样本使用（在外周血处理过程中，"去上清"时，要小心除去上清部分，不要把沉淀一起吸弃，否则会出现 Ct 值拖后或假阴性）。

7.2·标准品、阴阳性对照：阴性对照品、阳性对照品、阳性参照品 A～D 分别取 10 μL 与 10 μL 核酸释放剂混匀，作为待测样本备用。

7.3·加样

7.3.1　取出 N 个 0.2 mL 反应管，使用 100 μL 移液器向每个反应管中分别加入上述待测样本、阴性对照、阳性对照，以及定量参考品 A～D 各 10 μL（加样前待测样本要吸打混匀）。

7.3.2　用 100 μL 移液器向反应管中加入 PCR‐Mix 40 μL，盖上管盖，并去除气泡。

7.3.3　使用微型离心机，瞬时离心后（2 000 r/min 离心 30 s），置于反应管架上。

7.3.4　换下本区工作服，将反应管及反应管通过传递窗传递到样本扩增区。

7.4·CMV DNA 基因扩增步骤

7.4.1　进入扩增及产物分析区，换上红色工作服。将反应管放入 PCR 扩增仪，根据说明书的相关程序设定仪器参数。

7.4.2 循环参数设定

步　　骤	温　度	时　间	循环次数
尿嘧啶-N-糖基化酶(UNG)反应	50℃	2 min	1
Taq 酶活化	94℃	5 min	1
变性	94℃	15 s	45
退火、延伸及荧光采集	57℃	30 s*	
仪器冷却(可选)	25℃	10 s	1

注：* 由于部分仪器原因,不能设置为 30 s,可以设置为 31 s

7.4.3 反应管架应经紫外消毒后再返回试剂配制区。

8. 质量控制

8.1·CMV-阴性对照：Ct 值无显示。但内标检测为阳性,且 Ct 值≤40。

8.2·CMV-阳性对照：检测浓度值介于 $1.11 \times 10^5 \sim 1.11 \times 10^6$ 拷贝/mL。

8.3·4 个 CMV 阳性参照品：均检测为阳性,且标准曲线相关系数 $R^2 \geqslant 0.98$。

8.4·以上要求需在同一次实验中同时满足,否则本次实验无效,需重新进行。

8.5·结果判断

8.5.1 阴阳性判断

8.5.1.1 对于测定 Ct 值≤39 的样本,报告为巨细胞病毒 DNA 阳性。

8.5.1.2 对于测定 Ct 值>39 的样本,同时,内标检测为阳性(Ct 值≤40),报告注明巨细胞病毒 DNA 低于试剂盒检测下限;若内标 Ct 值>40 或无显示,则该样本的检测结果无效,应查找并排除原因,并对此样本进行重复实验(若重复试验的检测结果仍无效,请与公司联系)。

8.5.2 定量结果

8.5.2.1 对于测定值在 $4.00 \times 10^2 \sim 4.00 \times 10^9$ 拷贝/mL 的样本,报告相应的测定结果。

8.5.2.2 对于测定值>4.00×10^9 拷贝/mL 的样本,报告注明>4.00×10^9 拷贝/mL。若需精确定量可根据结果,将样本稀释至 4.00×10^9 拷贝/mL 以下再复测。

8.5.2.3 对于测定值<4.00×10^2 拷贝/mL 的样本报告样本中巨细胞病毒 DNA 含量低于试剂盒检测下限。

9. 被测量值的测量不确定度（相关时）

不适用。

10. 生物参考区间或临床决定值

阴性。

11. 检验结果的可报告区间

$4.0 \times 10^2 \sim 4.0 \times 10^9$ 拷贝/mL。

12. 危急值（适当时）

无。

13. 临床意义

13.1·用于 CMV 感染的辅助诊断和药物治疗的疗效监控。

13.2·对于检测结果阳性的报告,只表明该样本中有 CMV 的遗传物质 DNA 存在,并不表明有活病毒存在。

13.3·对于检测结果为阴性的报告,并不能排除样本中含有 CMV,只能说明样本中含有的 CMV DNA 浓度低于试剂盒的检测灵敏度。

14. 注意事项

14.1·本试剂用于体外诊断,使用前仔细阅读本说明书。

14.2·实验前熟悉和掌握需使用的各种仪器的操作方法和注意事项,对每次实验进行质量控制。

14.3·实验室管理应严格按照 PCR 基因扩增实验室的管理规范,实验人员必须进行专业培训,实验过程严格分区进行,实验操作的每个阶段使用的仪器和设备,各区各阶段用品不能交叉使用。

14.4·所用的试剂在使用前,均需在室温下充分融化、混匀后使用。提取样本核酸前,确保 DNA 提取试剂的温度平衡至室温或以上,建议室温放置 1 h 以上或置于 30℃ 水浴箱 30 min 以上。酶混合液易黏着于管壁,使用前需瞬时离心数秒。

14.5·所有检测样本均应视为具有传染性物质,实验过程中应穿工作服,戴一次性手套并经常更换以防止样本间的交叉污染;样本操作和处理均应符合相应法规要求。

参考文献

[1] 中国合格评定国家认可委员会.医学实验室质量和能力认可准则的应用要求:CNAS-CL02-A001:2023[S/OL].(2023-08-01)[2023-09-26].https://www.cnas.org.cn/rkgf/sysrk/rkyyzz/2023/08/912141.shtml.

[2] 王春娟.美国移植和细胞治疗学会系列指南 3:造血干细胞移植后巨细胞病毒感染和巨细胞病毒病的防治策略[J].中国感染与化疗杂志,2022,22(5):648-656.

[3] 何昌霞,曹齐生,丁德权,等.巨细胞病毒肠道感染对结肠癌患者癌组织中凋亡通路基因水平的影响[J].中华医院感染学杂志,2021,31(24):3762-3766.

(卞成蓉　李伯安)

乙型肝炎病毒 YMDD 耐药突变检测标准操作规程

××医院检验科分子诊断实验室作业指导书	文件编号：××-JYK-××-××-×××
版本/修改：第　　版/第　　次修改	生效日期：　　　　共　页 第　页
编写人：	审核人：　　　　　批准人：

1. 目的

用于定性检测乙型肝炎患者血清中与拉米夫定耐药有关的 HBV 多聚酶基因 YMDD 位点突变（YMDD→YIDD 或 YVDD，即 550ATG→GTG 及 550ATG→ATT）。可作为临床对乙型肝炎患者接受拉米夫定抗病毒治疗过程中病毒变异情况的监测的参考。

2. 原理

本品采用聚合酶链式反应（PCR）结合 Taqman 荧光探针技术，分三管进行平行检测，其中，C 检测管检测样本中的总 HBV DNA，包括 YMDD 野生型和突变型 DNA，I 检测管检测 YIDD 突变 DNA，V 检测管检测 YVDD 突变 DNA。试剂盒中使用 dUTP 和 UNG 酶防止扩增产物的污染。本品的优点在于单独检测全部 HBV 和两种类型的突变病毒，检测体系相互间无竞争抑制，能较客观地评价样本中病毒的组成形式。本品的缺点在于分三管检测同一样本，操作比较复杂。

3. 样本采集

用一次性的针筒抽取患者静脉血 1 mL，置于灭菌的一次性试管中室温自然凝固或 800～1 600 g 离心 20 min，取分离出的血清 0.2 mL 左右送检。血清标本 2～8℃可放置 72 h，－70℃可长期保存，标本不宜反复冻融。

4. 仪器和试剂

4.1·仪器：×××荧光定量 PCR 分析系统。

4.2·试剂组成

序号	组 分 名 称	装 量	每个反应中用量	组 成 成 分
1	PCR C 反应液	264 μL/管	16.5 μL	引物，脱氧核糖核苷酸
2	PCR I 反应液	264 μL/管	16.5 μL	引物，脱氧核糖核苷酸
3	PCR V 反应液	264 μL/管	16.5 μL	引物，脱氧核糖核苷酸
4	氯化镁	260 μL/管	5 μL	氯化镁
5	核酸提取液 A	1 mL/管	50 μL	聚乙二醇、氯化钠
6	核酸提取液 B	2×1 mL/管	100 μL	氢氧化钠、十二烷基硫酸钠、Chelex-100 树脂
7	荧光探针	168 μL/管	3.5 μL	探针
8	Taq 酶	96 μL/管	2 μL	Taq 酶、尿嘧啶-N-糖基化酶
9	强 I/V 阳性血清对照	50 μL/管	—	HBV 阳性血清
10	临界 I 阳性血清对照	50 μL/管	—	HBV 阳性血清
11	强 V 阳性血清对照	50 μL/管	—	HBV 阳性血清
12	阴性对照	50 μL/管	—	阴性血清

5. 性能参数

对 HBV、YIDD 和 YVDD 的最低检测限均为 1×10^3 U/mL。

6. 校准

6.1·校准物：相应浓度的×××。

6.2·项目校准周期：××天。

7. 操作步骤

7.1·试剂准备

7.1.1 按样本数(样本数 = 待检血清样本数 + 血清对照品 4 个)n 分别配制三种反应液。

7.1.1.1 C 检测孔：取 PCR C 反应液 $n \times 16.5$ μL、氯化镁 $n \times 5$ μL、荧光探针 $n \times 3.5$ μL、Taq 酶 $n \times 2$ μL,混于一离心管中混匀。

7.1.1.2 I 检测孔：取 PCR I 反应液 $n \times 16.5$ μL、氯化镁 $n \times 5$ μL、荧光探针 $n \times 3.5$ μL、Taq 酶 $n \times 2$ μL,混于一离心管中混匀。

7.1.1.3 V 检测孔：取 PCR V 反应液 $n \times 16.5$ μL、氯化镁 $n \times 5$ μL、荧光探针 $n \times 3.5$ μL、Taq 酶 $n \times 2$ μL,混于一离心管中混匀。

7.1.2 三种反应液均按 27 μL/管分装到反应管中,分装后反应管可在 2～8℃放置 3 h。

7.2·样本、对照品的处理和加样

7.2.1 取待测血清样本及对照血清各 50 μL(冻存血清使用前在室温融解,振荡混匀 10 s),分别加入 50 μL 核酸提取液 A,振荡混匀 15 s,13 000 r/min 离心 10 min,弃上清。分别加入 100 μL 核酸提取液 B 至沉淀中(核酸提取液 B 使用时一定要充分混匀,将颗粒和液体一起加入沉淀中),振荡混匀 10 s,100℃保温 10 min,13 000 r/min 离心 2 min。处理后的样品应在 1 h 内使用,或在 -80～-20℃最长保存 1 个月(不宜反复冻融)。在每次检测中应设置阴、阳性血清对照。

7.2.2 取样品处理上清液(冻存样品使用前室温充分融化,振荡混匀数秒,12 000 r/min 离心 2 min)各 3 μL 分别加入三种反应管中,低速离心数秒,取出置全自动荧光 PCR 仪上。

7.3·PCR 扩增：反应管先在 50℃反应 2 min,然后 94℃保温 5 min,再按 94℃ 20 s→53℃ 30 s 循环 40 次。

8. 质量控制

8.1·试剂盒中提供强阳性血清对照、临界 I 阳性血清对照和临界 V 阳性血清对照及阴性对照各一个。

8.2·如试剂质量完好且操作正确,相应的结果应当满足以下条件(表 1)。

表 1 乙型肝炎病毒 YMDD 耐药突变检测质控情况

对 照 品	质 控 要 求
强 I/V 阳性血清对照	结果判断为 I/V 突变共生,且 Ct - C<30、Ct - I<31、Ct - V<31
临界 I 阳性血清对照	结果判断为 I 突变
临界 V 阳性血清对照	结果判断为 V 突变
阴性对照	结果判断为 HBV DNA 阴性

8.3·检测结果应达到上表要求的标准,否则实验无效,应检查仪器、试剂、扩增条件等方面的误差。

8.4·每次检测中应设置阴阳性对照品。

8.5·结果判断

8.5.1 以 C、I 和 V 检测孔的 Ct 值判断 HBV DNA 是否发生 YIDD 和 YVDD 突变。具体判断如表 2。

表 2 乙型肝炎病毒 YMDD 耐药突变结果判断

Ct 值	结 果 判 断
Ct - C = 40	HBV 阴性
Ct - C<36 且 Ct - I = 40 且 Ct - V = 40	YMDD 野生型
Ct - C<36 且 Ct - I<36 且 Ct - V = 40	YIDD 突变
Ct - C<36 且 Ct - I = 40 且 Ct - V<36	YVDD 突变
Ct - C<36 且 Ct - I<36 且 Ct - V<36	YIDD/YVDD 共生突变

注:Ct - C,C 检测孔的 Ct 值;Ct - V,V 突变检测孔的 Ct 值;Ct - I,I 突变检测孔的 Ct 值。其中"C"代表 HBV DNA,"I"代表 YIDD 突变,"V"代表 YVDD 突变

8.5.2 C、I 和 V 检测孔 36<Ct<40 为检测灰区,建议重复检测 2 次,如检测结果至少 1 次仍为 Ct<40 判断该管为阳性,否则,判断该管为阴性。

9. 被测量值的测量不确定度(相关时)

不适用。

10. 生物参考区间或临床决定值

阴性。

11. 检验结果的可报告区间

无。

12. 危急值(适当时)

无。

13. 临床意义

13.1·乙型肝炎病毒 YMDD 位点的变异情况与该病毒对药物拉米夫定的耐药性直接相关,发生 YMDD 变异的病毒可能存在耐药性,还有少量其他位点的突变也会导致耐药性。如需检测除 YMDD 以外其他位点的突变情况,或对本试剂盒结果进行确认,可对 HBV DNA 进行基因测序。

13.2·临床上通过检测和监测乙型肝炎病毒耐药突变,可以指导个体化的治疗方案,评估疗效和预后,并采取措施防止耐药株的传播。这有助于提高治疗的有效性,减少耐药发展和病情进展的风险,从而改善乙型肝炎患者的生活质量和预后。

14. 注意事项

14.1·整个检测过程应严格分在三区进行:PCR 反应体系的配制区;标本处理、加样区;PCR 扩增、荧光检测及结果分析区。各区使用的仪器、设备、耗材和工作服应独立专用。实验后即请清洁工作台,并进行消毒。操作台、移液器、离心机、PCR 扩增仪等仪器设备应经常用

10％次氯酸或 75％乙醇、紫外线灯或臭氧消毒处理。

14.2·使用不含荧光物质的一次性手套(经常替换)、一次性专用离心管、自卸式移液器和带滤嘴吸头。

14.3·试剂准备和标本处理应使用超净工作台(负压式)或防污染罩,以防止对环境污染。

14.4·每次实验应设置阴、阳性对照品。试剂使用前应在常温下充分融化并混匀。PCR反应混合液应避光保存。反应管中尽量避免气泡存在,管盖需盖紧。

14.5·操作人员应经过专业培训,具有一定经验和操作技能。

14.6·实验中接触过标准品和对照品的废弃物品(如吸头)、扩增完毕的离心管、标本等应进行无害化处理后方可丢弃。

14.7·不同批号的试剂请勿混用,请在有效期内使用试剂盒。

参考文献

[1] 中国合格评定国家认可委员会.医学实验室质量和能力认可准则的应用要求:CNAS－CL02－A001:2023[S/OL].(2023－08－01)[2023－09－26].https://www.cnas.org.cn/rkgf/sysrk/rkyyzz/2023/08/912141.shtml.
[2] 中华医学会肝病学分会,中华医学会感染病学分会.慢性乙型肝炎防治指南(2022年版)[J].实用肝脏病杂志,2023,26(03):457－478.
[3] 中华医学会肝病学分会.肝硬化诊治指南[J].中华肝脏病杂志,2019,27(11):846－865.
[4] 吴明山,刘振球,陈兴栋,等.全球乙型肝炎病毒基因型的分布现状[J].中华疾病控制杂志,2020,24(2):217－221.

(卞成蓉 夏利芳 李伯安)

乙型肝炎病毒耐药基因多态性检测标准操作规程

××医院检验科分子诊断实验室作业指导书	文件编号：××-JYK-××-××-×××
版本/修改：第　　　版/第　　　次修改	生效日期：　　　　共　　页　第　　页
编写人：	审核人：　　　　　　批准人：

1. 目的

规范乙型肝炎病毒（HBV）耐药基因多态性检测的标准操作规程，指导检验人员正确进行乙型肝炎病毒耐药基因多态性的检测。

2. 原理

设计特异的 PCR 引物扩增获得 HBV 目的基因片段，该片段包含所要检测的耐药基因突变位点。通过 PCR 产物与设计的探针进行 DNA 反向点杂交技术，根据膜条特定位置显色与否判断 HBV 的耐药突变类型。

3. 标本采集

3.1 · 标本类型：血清或血浆。

3.2 · 标本采集

3.2.1　血清：抽取患者静脉血 2～5 mL，置于灭菌的一次性非抗凝试管中，分离血清于无菌离心管备用。

3.2.2　血浆：抽取患者静脉血 2～5 mL，置于灭菌的一次性 EDTA 抗凝（非肝素）管中，分离血浆于无菌离心管备用。

3.3 · 血清或血浆在室温放置不超过 2 h，2～8℃放置不超过 48 h；−20℃保存不超过 6 个月；−70℃以下长期保存。应避免反复冻融。

3.4 · 标本拒收标准：肝素抗凝血液样本；血量少、无条码或标识的血液样本。

4. 仪器和试剂

4.1 · 仪器：基因扩增仪、分子杂交仪。

4.2 · 试剂

4.2.1　提取试剂：HBV DNA 提取液。

4.2.2　PCR 试剂：反应液、HBV 阳性质控品、HBV 阴性质控品。

4.2.3　杂交试剂：膜条、链霉亲和素辣根过氧化物酶（POD）、四甲基联苯胺（TMB）。

5. 性能参数

5.1 · 精密度：×××。

5.2 · 最低检出限：×××拷贝/mL。

6. 校准

不适用。

7. 操作步骤

7.1 · 参考实验室所用试剂盒的说明书。

7.2 · 仪器操作参阅《基因扩增仪标准操作规程》和《杂交仪标准操作规程》。

8. 质量控制

8.1·质量标准：阴性对照上不得有杂交信号,否则实验无效;阳性对照的杂交膜条应该在相应位点有蓝色斑点,其他位点均不应显色,否则判为无效。

8.2·质控品：阳性质控品选用阳性质控,阴性质控品选用阴性样本。

8.3·质控周期：与临床标本同步处理。

8.4·耐药突变检测：膜条阵列检测 HBV 拉米夫定耐药突变 3 个位点的 4 种突变类型,HBV 阿德福韦酯耐药突变 2 个位点的 2 种突变类型。每个检测位点分别设计野生型探针和突变型探针,互为对照。膜条阵列第一排为野生型探针,第二排为突变型探针,相互对应。

8.4.1　拉米夫定耐药突变：阵列位点 rt180L、rt204M、rt207M、rt207V 显色,表明感染了拉米夫定敏感野生型 HBV;阵列位点 rt180M、rt204V、rt204I、rt207I 显色,表明感染了拉米夫定耐药突变型 HBV;上述两类位点均显色,表明混合感染拉米夫定敏感野生型和耐药突变型两种 HBV。

8.4.2　阿德福韦酯耐药突变：阵列位点 rt181A、rt236N 显色,表明感染了阿德福韦酯敏感野生型 HBV;阵列位点 rt181V、rt236T 显色,表明感染了阿德福韦酯耐药突变型 HBV;上述两类检测位点均显色,表明混合感染阿德福韦酯敏感野生型和耐药突变型两种 HBV。对于某个检测位点,如野生型和突变型阵列位点均不显色,表明该样本较为特殊,可进行测序确定。

8.5·异常结果分析

8.5.1　阳性质控品相应阵列位点部分不显色或所有阵列位点不显色,提示可能是样本 DNA 提取、PCR 扩增、杂交失败,建议重做。

8.5.2　阳性质控品相应阵列位点以外的阵列位点显色,提示发生非特异杂交或污染,建议校准杂交仪温度,准确配制杂交液,排除污染后重做。

8.5.3　阴性质控品任何阵列位点显色,提示发生污染,建议排除污染后重做。

8.6·检验方法的局限性：因 HBV 病毒变异快,各阵列位点可能因为探针覆盖范围内的基因序列出现新的碱基突变而导致不显色。

9. 被测量值的测量不确定度（相关时）

不适用。

10. 生物参考区间或临床决定值

阴性。

11. 检验结果的可报告区间

无。

12. 危急值（适当时）

无。

13. 临床意义

HBV 感染是乙型肝炎的主要病因。临床治疗应用最多的抗乙肝病毒药物是核苷类似物,如拉米夫定、阿德福韦等。但患者长期服用此类药物可诱导 HBV 基因（YMDD 区）发生变异,会降低病毒对药物的敏感性,临床上出现 HBV DNA 和 ALT 水平反弹升高等现象。由于 HBV DNA 聚合酶缺乏校正功能,因此 HBV 是突变频率很高的 DNA 病毒。利用 PCR 结合 DNA 芯片反向点杂交技术,可快速检测与拉米夫定、阿德福韦耐药相关最常见的突变。

14. 注意事项

14.1 · 杂交全过程要避免用手接触膜条,可用镊子夹取膜条边角操作,或戴手套操作。

14.2 · 样品处理所使用的离心管及实验过程使用的吸头应高压灭菌并一次性使用。

14.3 · 每次试验应进行质量控制。

14.4 · 每天或每次实验完成后,各操作室的工作台面需用可移动紫外灯(近工作台面)照射 30 min 以上,以防止扩增产物对实验室造成污染。

参考文献

[1] 中国合格评定国家认可委员会.医学实验室质量和能力认可准则的应用要求:CNAS - CL02 - A001:2023[S/OL].(2023 - 08 - 01)[2023 - 09 - 26].https://www.cnas.org.cn/rkgf/sysrk/rkyyzz/2023/08/912141.shtml.

[2] 中国合格评定国家认可委员会.医学实验室质量和能力认可准则在分子诊断领域的应用说明:CNAS - CL02 - A009:2018[S/OL].(2018 - 03 - 01)[2023 - 09 - 26].https://www.cnas.org.cn/rkgf/sysrk/rkyyzz/2018/03/889110.shtml.

[3] 候金林,孙剑,王程.乙型肝炎病毒耐药变异研究的回顾与展望[J].中华肝脏病杂志,2007,15(1):1 - 3.

[4] 利振坤,何吕芬,李欢,等.HBV 阿德福韦酯耐药位点基因突变检测方法的建立[J].中华医院感染学杂志,2020,30(20):6.

[5] 卞成蓉,李菁菁,宋英伟,等.乙肝感染患者 HBV RT 区耐药基因突变特点分析[J].中华预防医学杂志,2023,57(6):868 - 876.

(梁　艳)

结核分枝杆菌耐药基因检测标准操作规程

××医院检验科分子诊断实验室作业指导书	文件编号：××-JYK-××-××-×××	
版本/修改：第　　版/第　　次修改	生效日期：	共　　页　第　　页
编写人：	审核人：	批准人：

1. 目的

规范结核分枝杆菌耐药基因检测（荧光 PCR 熔解曲线法）的标准操作规程，指导检验人员正确进行结核分枝杆菌耐药基因的检测，为临床耐药结核分枝杆菌感染诊断和用药方案的制订提供实验室依据。

2. 原理

利用实时荧光定量 PCR 仪的不对称 PCR 扩增技术，比较特异的荧光标记寡核苷酸探针同与其完全互补单链 PCR 产物（野生型），以及存在突变的单链 PCR 产物（突变型）结合所产生熔解曲线 Tm 值的变化，检测 $rpoB$ 基因、$embB$ 基因、$katG$ 基因、$inhA$ 基因和 $ahpC$ 5 种基因与耐多药相关的基因所包含的位点突变（共 16 个突变位点）。检测样本的 Tm 低于阴性（野生型）对照品的检测 Tm 值则判断为阳性，提示对应样本具有耐药性。16 个突变位点及其耐药性分别为：检测到 $rpoB$ 基因的 511、513、515、516、518、519、526、531 和 533 位点突变与利福平耐药相关。检测到 $embB$ 基因的 306 位点、$katG$ 基因的 315 位点、$inhA$ 基因的 -15 位点，以及 $ahpC$ 基因 -6、-9、-10、-12 位点突变则为异烟肼耐药株。

3. 标本采集

3.1・标本类型：痰液、脑脊液、胸腔积液、腹水、关节腔液等。

3.2・标本保存与运输：立即送检，室温保存不超过 12 h，2~8℃不超过 7 天，-20℃不超过 6 个月。

4. 仪器和试剂

4.1・仪器：实时荧光定量 PCR 仪。

4.2・试剂：PCR 反应液Ⅰ（检测 $rpoB$ 基因位点突变）、PCR 反应液Ⅱ（检测 $katG$ 和 $inhA$ 基因位点突变）、PCR 反应液Ⅲ（检测 $embB$ 和 $ahpC$ 基因位点突变）、阳性质控品、阴性质控品。

5. 性能参数

检出限：××个菌/mL。

6. 校准

不适用。

7. 操作步骤

7.1・参考实验室所用试剂盒的说明书。

7.2・仪器操作参阅《荧光定量扩增仪标准操作规程》。

8. 质量控制

8.1・详见《室内质量控制标准操作规程》。

8.2・结果判定：与阴性(野生型)对照品相比,如 PCR 反应Ⅰ中的熔解曲线峰 Tm 值降低,则为利福平耐药株；如 PCR 反应Ⅱ或 PCR 反应Ⅲ中的熔解曲线峰 Tm 值降低,则为异烟肼耐药株。

9. 被测量值的测量不确定度（相关时）

不适用。

10. 生物参考区间或临床决定值

阴性。

11. 检验结果的可报告区间

无。

12. 危急值（适当时）

无。

13. 临床意义

全球范围内结核分枝杆菌耐药率不断上升,出现高耐药和耐多药菌株,对药物疗效及结核病防控产生较大影响。利福平和异烟肼是主要的结核病治疗一线药物,易出现耐药。结核分枝杆菌耐药基因的检测有助于快速准确地为患者提供个体化抗结核治疗方案,对于结核病的防控具有重要意义。

14. 注意事项

14.1・应严格按照行业行政主管部门颁布的基因扩增检验实验室的管理规范执行。

14.2・试剂盒使用前应检查有效期。若过期或出现破损禁止使用,以免影响测定结果。

14.3・PCR 反应液使用前应先离心,以保证 PCR 反应体系的体积及防止潜在污染。

14.4・每次实验应设置空白、阴性和阳性对照。

14.5・检测样本应视为具有传染性物质,操作和处理均需符合相关法规要求。

参考文献

[1] 中国合格评定国家认可委员会.医学实验室质量和能力认可准则的应用要求：CNAS - CL02 - A001：2023[S/OL].(2023 - 08 - 01)[2023 - 09 - 26].https：//www.cnas.org.cn/rkgf/sysrk/rkyyzz/2023/08/912141.shtml.
[2] 张俊仙,吴雪琼.结核分枝杆菌耐药性检测方法的研究进展[J].中国防痨杂志,2019,41(2)：6.
[3] 徐晓娜,宋衍燕,肖迪.结核分枝杆菌耐药性检测技术研究进展[J].中国预防医学杂志,2023,3：274 - 280.

（梁　艳）

万古霉素耐药基因检测标准操作规程

××医院检验科分子诊断实验室作业指导书	文件编号：××-JYK-××-××-×××
版本/修改：第　　版/第　　次修改	生效日期：　　　　共　页　第　页
编写人：	审核人：　　　　批准人：

1. 目的

规范建立万古霉素耐药基因检测（荧光 PCR 法）的标准操作规程，指导检验人员正确进行万古霉素耐药基因（*vanA* 和 *vanB*）的检测。

2. 原理

设计特异性引物和探针，采用实时荧光 PCR 法检测万古霉素耐药基因 *vanA* 和 *vanB* 基因。

3. 标本采集

3.1 · 标本类型：粪便、血液、鼻咽部或创面分泌物、痰液、胸腔积液、腹水、脑脊液或尿液标本。

3.2 · 标本采集

3.2.1　粪便：采集新鲜粪便，取黏液脓血部位标本，放置于有 0.5 mL 生理盐水的离心管中，振荡混匀，13 000 r/min 离心 2 min。去尽上清，沉淀中加入 DNA 提取液充分混匀，沸水浴 10 min（误差不超过 1 min）。13 000 r/min 离心 5 min，取上清做 PCR 反应。

3.2.2　血液：取 2 mL 抗凝血（非肝素），静置待分层，吸取上层及中层，13 000 r/min 离心 2 min，去尽上清，沉淀中加入 DNA 提取液充分混匀，沸水浴 10 min（误差不超过 1 min）。13 000 r/min 离心 5 min，取上清做 PCR 反应。

3.2.3　鼻咽部或创面分泌物：用无菌拭子拭取鼻咽部或创面分泌物，将分泌物或咽拭子置入无菌试管（含 1 mL 灭菌生理盐水），用无菌棉球将试管塞紧后，密闭送检。取 1 mL 标本，13 000 r/min 离心 2 min；弃去上清，沉淀中直接加入 DNA 提取液充分混匀，沸水浴 10 min（误差不超过 1 min）。13 000 r/min 离心 5 min，取上清做 PCR 反应。

3.2.4　痰液：取受检者肺深部咳出痰液 1~3 mL，密闭送检。取痰液加入 4 倍体积的 4% NaOH，摇匀，室温下放置 30 min 液化，取 0.5 mL 样品至 1.5 mL 离心管中，再加入 0.5 mL 4% NaOH 室温放置 10 min 后 13 000 r/min 离心 5 min。沉淀加无菌生理盐水 1 mL 打匀，13 000 r/min 离心 5 min；再重复洗涤一次。去尽上清，沉淀中直接加入 DNA 提取液充分混匀，沸水浴 10 min（误差不超过 1 min）。13 000 r/min 离心 5 min，取上清做 PCR 反应。

3.2.5　胸腔积液、腹水：采集新鲜胸腔积液、腹水 1~3 mL，13 000 r/min 离心 2 min；弃上清，沉淀中加入 DNA 提取液充分混匀，沸水浴 10 min（误差不超过 1 min）。13 000 r/min 离心 5 min，取上清做 PCR 反应。

3.2.6　脑脊液：采集脑脊液 1~3 mL，13 000 r/min 离心 2 min；弃上清，沉淀中加入 DNA 提取液充分混匀，沸水浴 10 min（误差不超过 1 min）。13 000 r/min 离心 5 min，取上清做 PCR 反应。

3.2.7 尿液：采集清洁中段尿 1～3 mL，13 000 r/min 离心 2 min；弃上清，沉淀中加入 DNA 提取液充分混匀，沸水浴 10 min(误差不超过 1 min)。13 000 r/min 离心 5 min，取上清做 PCR 反应。

4. 仪器和试剂

4.1 · 仪器：荧光定量 PCR 仪（ABI7000、ABI7300、ABI7500、ABI7900 等）。

4.2 · 试剂

4.2.1 核酸提取试剂：核酸抽提液。

4.2.2 核酸扩增试剂：荧光 PCR 反应液、酶（Taq + UNG）、DEPC - H_2O、内标、阳性对照、阴性对照。

5. 性能参数

5.1 · 精密度：×××。

5.2 · 最低检测限：×××拷贝/mL。

6. 校准

不适用。

7. 操作步骤

7.1 · 参考实验室所用试剂盒的说明书。

7.2 · 仪器操作参阅《荧光定量扩增仪标准操作规程》。

8. 质量控制

8.1 · 详见《室内质量控制标准操作规程》。

8.2 · 基线、阈值的设定：阈值设定原则以阈值线刚好超过 H_2O 的最高点。

8.3 · 质控对照：阴性对照目的基因的 Ct 值为 Undet 或>40，内标 Ct 值 25～35。阳性对照目的基因的 Ct 值≤35。符合以上两个条件，此次实验视为有效。

8.4 · 结果判断

8.4.1 测定 Ct 值>40 或 Undet，判断为阴性。

8.4.2 测定 Ct 值≤35，报告为阳性。

8.4.3 35<测定 Ct 值<40，建议复检一次，复测 Ct 值仍为 35～40，报告为阴性。

9. 被测量值的测量不确定度（相关时）

不适用。

10. 生物参考区间或临床决定值

阴性。

11. 检验结果的可报告区间

无。

12. 危急值（适当时）

无。

13. 临床意义

13.1 · 万古霉素是侵入性耐甲氧西林金黄色葡萄球菌（MRSA）感染的首选药物，主要用于治疗 MRSA 感染。万古霉素耐药金黄色葡萄球菌的耐药性是由 *vanA* 基因和操纵子介导的。

13.2·耐万古霉素肠球菌(VRE)是重要的医院病原体之一,肠球菌对糖肽类药物耐药由 $vanA/B/C$ 基因介导,其中 $vanA$ 和 $vanB$ 基因型最为常见。当检出 $vanA$ 基因时,万古霉素和替考拉宁耐药;当检出 $vanB$ 基因时,万古霉素耐药而替考拉宁敏感;同时要对检出 van 基因的患者采取接触隔离措施。故万古霉素耐药基因的检测主要用于指导临床调整抗生素治疗方案;快速筛查,以便于早期发现医院内感染性病原体感染者和(或)携带者,及时采取相应干预措施,避免医院感染的传播和暴发。

14. 注意事项

14.1·应严格按照行业行政主管部门颁布的基因扩增检验实验室的管理规范执行。

14.2·试剂使用前应在常温下充分融化并混匀。

14.3·PCR 反应混合液应避光保存。

14.4·反应管中尽量避免气泡存在,管盖需盖紧。

14.5·不同批号的试剂勿混用,并在有效期内使用试剂盒。

参考文献

[1] 中国合格评定国家认可委员会.医学实验室质量和能力认可准则的应用要求:CNAS-CL02-A001:2023[S/OL].(2023-08-01)[2023-09-26].https://www.cnas.org.cn/rkgf/sysrk/rkyyzz/2023/08/912141.shtml.

[2] 中国合格评定国家认可委员会.医学实验室质量和能力认可准则在分子诊断领域的应用说明:CNAS-CL02-A009:2018[S/OL].(2018-03-01)[2023-09-26].https://www.cnas.org.cn/rkgf/sysrk/rkyyzz/2018/03/889110.shtml.

[3] 杨靖娴,刘静,邵华华,等.耐万古霉素肠球菌的耐药与毒力基因检测[J].实用医学杂志,2014,30(1):132-136.

[4] 高硕,朱宏,周辉,等.尿液分离万古霉素耐药屎肠球菌耐药机制及毒力基因分析[J].临床检验杂志,2022,2(40):101-104.

[5] 魏利,李桂秋.万古霉素在金黄色葡萄球菌中的耐药性研究进展[J].医学综述,2019,25(1):119-123,128.

(梁 艳)

耐甲氧西林金黄色葡萄球菌耐药基因检测标准操作规程

××医院检验科分子诊断实验室作业指导书	文件编号：××-JYK-××-××-×××
版本/修改：第　　版/第　　次修改	生效日期：　　　　共　　页　第　　页
编写人：	审核人：　　　　批准人：

1. 目的

规范耐甲氧西林金黄色葡萄球菌(MRSA)耐药基因检测的标准操作规程,指导检验人员正确进行耐甲氧西林型金黄色葡萄球菌耐药基因的测定。

2. 原理

利用 Taqman 探针结合实时定量 PCR 技术,利用特异性引物和荧光标记探针,对耐甲氧西林金黄色葡萄球菌的特异性耐药基因核酸片段进行荧光 PCR 检测。

3. 标本采集

3.1·标本类型：鼻咽拭子和痰液。

3.2·标本采集

3.2.1　鼻咽拭子：用无菌拭子拭取鼻腔、咽部分泌物,将其置入无菌试管(含 1 mL 灭菌生理盐水),用无菌棉球将试管塞紧后,密闭送检。

3.2.2　痰液：用无菌采样管取受检者肺深部咳出痰液 1~3 mL,密闭送检。

3.3·标本及时送检,或置于－20℃及以下温度保存,避免反复冻融。样本运送时建议采用低温保存运送。

4. 仪器和试剂

4.1·仪器：荧光定量 PCR 仪。

4.2·试剂：核酸抽提液、耐甲氧西林型金黄色葡萄球菌耐药基因核酸荧光 PCR 反应液、酶(Taq＋UNG)、阴性对照品、阳性对照品。

5. 性能参数

5.1·精密度：×××。

5.2·最低检出限：×××拷贝/反应。

6. 校准

不适用。

7. 操作步骤

7.1·参考实验室所用试剂盒说明书。

7.2·仪器操作参阅《荧光定量扩增仪标准操作规程》。

8. 质量控制

8.1·详见《室内质量控制标准操作规程》。

8.2·基线、阈值的设定：具体设置方法参照各仪器使用说明书。

8.2.1　基线的起点和终点确定原则：基线是指 PCR 开始时信号很低、接近背景且比较平稳的那个阶段。起点要避开开始的几个循环,由高温导致的信号增高,设在信号已经降到背景高度且能维持平稳的地方,一般在 3～6 个循环;终点要避免覆盖信号已经开始有明显增长的地方,一般在本组数据中最小的 Ct 值前再 3 个循环处。另外,起点与终点之间最好能间隔 8 个循环以上,以满足统计基线标准偏差的数学要求。

8.2.2 阈值设定:荧光阈值的缺省设置是 3～15 个循环的荧光信号的标准偏差的 10 倍(机器自动设置)。手动设置的原则是该阈值要大于样本的荧光背景值和空白对照的荧光最高值,同时要尽量选择进入指数期的最初阶段,真正的信号出现在荧光信号超过阈值后。

8.3·质控对照:阴性对照样本无 Ct 值或＞40;阳性对照样本 Ct 值≤35。符合以上两个条件,此次实验视为有效。

8.4·结果判定

8.4.1 阴性结果判定:如果样本检测荧光通道 Ct 值显示 Undet 或＞40,表示检测样品低于检测限,该样本为阴性。

8.4.2 阳性结果判定

8.4.2.1 待测样本 Ct 值≤35,扩增曲线呈 S 形,表示检测样本为阳性。

8.4.2.2 待测样本荧光通道 35＜Ct 值≤40,建议重做,重做结果示 35＜Ct 值≤40,且扩增曲线呈典型的 S 形,则判断为阳性;若非典型 S 形曲线,则判为阴性。

9. 被测量值的测量不确定度(相关时)

不适用。

10. 生物参考区间或临床决定值

阴性。

11. 检验结果的可报告区间

无。

12. 危急值(适当时)

无。

13. 临床意义

MRSA 是医院感染病原菌之一,MRSA 阳性时,β-内酰胺类药物均表现为耐药,临床需调整治疗方案,同时要对患者采取接触隔离措施。故 MRSA 的检测主要用于指导临床调整抗生素治疗方案;早期发现医院内感染,及时采取相应干预措施,避免医院感染的传播和暴发。

14. 注意事项

14.1·检测过程应严格分区进行,各区使用的仪器、设备、耗材和工作服应独立专用,实验后及时清洁工作台并进行消毒。操作人员应经过专业培训,具有一定经验和操作技能。

14.2·更换试剂和耗材须进行批号比对。仪器须定期维护和保养。不同批号的试剂请勿混用,请在有效期内使用试剂盒。若过期或出现破损禁止使用,避免影响测定结果。

参考文献

[1] 中国合格评定国家认可委员会.医学实验室质量和能力认可准则的应用要求:CNAS - CL02 - A001:2023[S/OL].(2023 - 08 - 01)[2023 - 09 - 26].https://www.cnas.org.cn/rkgf/sysrk/rkyyzz/2023/08/912141.shtml.

[2] 中国合格评定国家认可委员会.医学实验室质量和能力认可准则在分子诊断领域的应用说明:CNAS - CL02 - A009:2018[S/OL].(2018 - 03 - 01)[2023 - 09 - 26].https://www.cnas.org.cn/rkgf/sysrk/rkyyzz/2018/03/889110.shtml.

(李江燕 梁 艳)

血流感染病原体数字 PCR 检测标准操作规程

××医院检验科分子诊断实验室作业指导书	文件编号：××-JYK-××-××-×××
版本/修改：第　　　版/第　　次修改	生效日期：　　　　　共　　页　第　　页
编写人：	审核人：　　　　　批准人：

1. 目的

指导血流感染病原体数字 PCR 检测的全过程，检测血流感染病原体，确保准确、可靠地定性检测人血液样本和其他样本中 13 种病原微生物菌属，以及细菌的 7 种耐药基因核酸，辅助血流感染的诊断和疗效评价。

2. 原理

血流感染病原体数字 PCR 检测技术是一种基于聚合酶链反应（PCR）原理的检测方法，用于检测血液样本中病原体的 DNA 或 RNA。通过针对 13 种病原微生物菌属及细菌的 7 种耐药基因的核酸保守区设计特异性引物和荧光探针，采用数字 PCR 技术，快速定性检测样本中上述病原体及耐药基因核酸。

3. 样本采集

3.1·样本类型：适用于血液样本、血浆样本。

3.2·使用游离 DNA 专用采血管采集血液：遵循标准静脉采血程序和游离 DNA 专用采血管说明书的注意事项，采集 2～10 mL 血液。采血后，立即轻柔颠倒采血管 10 次。采集的血液常温（6～30℃）保存和运输，3 天内分离血浆。

3.3·使用常规 EDTA 抗凝管采集血液：遵循标准静脉采血程序，采集 2～10 mL 血液。采血后，立即轻柔颠倒采血管 10 次，尽快分离血浆，1 h 内处理最佳，至多不超过 2 h。

3.4·分离血浆：将采血管平衡放入水平转子离心机，4℃，1 200 g 离心 5 min，吸取上层血浆，转移至无菌保存管。

3.5·样本保存和运输：血浆分离后应尽快进行核酸提取，或 -20±5℃保存（不超过 3 个月），长期保存应置于 -70℃以下。

4. 仪器和试剂

4.1·仪器：×××样本制备仪，×××全自动核酸提取仪，×××荧光定量 PCR 分析系统，数字 PCR 微滴式芯片，×××全自动液滴数字 PCR 系统，×××生物芯片分析仪。

4.2·试剂

4.2.1　试剂组成

序号	组分名称	组分状态	规格数量		组成成分
			24 测试	48 测试	
1	反应液 P01	干粉	15 μL/管（复溶后）、24 管	15 μL/管（复溶后）、48 管	dNTP、缓冲液、酶、引物、探针
2	反应液 P02	干粉	15 μL/管（复溶后）、24 管	15 μL/管（复溶后）、48 管	dNTP、缓冲液、酶、引物、探针

（续表）

序号	组分名称	组分状态	规 格 数 量		组成成分
			24 测试	48 测试	
3	反应液 P03	干粉	15 μL/管(复溶后)、24 管	15 μL/管(复溶后)、48 管	dNTP、缓冲液、酶、引物、探针
4	反应液 P06	干粉	15 μL/管(复溶后)、24 管	15 μL/管(复溶后)、48 管	dNTP、缓冲液、酶、引物、探针
5	内对照(A425)	液体	250 μL/管、1 管	500 μL/管、1 管	人工合成核酸等
6	阴性质控品	干粉	30 mL/瓶、1 瓶	30 mL/瓶、2 瓶	超纯水、DNA 保护剂等
7	阳性质控品 MP01	液体	10 mL/瓶、1 瓶	20 mL/瓶、1 瓶	人工合成核酸、超纯水、DNA 保护剂等
8	PCR 用水	液体	1.5 mL/管、1 管	1.5 mL/管、2 管	超纯水
9	PCR 用水	液体	30 mL/瓶、1 瓶	30 mL/瓶、2 瓶	超纯水

4.2.2 反应液检测靶标

反应液	荧光通道					
	FAM	VIC	ROX	CY5	CY5.5	A425
P01	铜绿假单胞菌	大肠埃希菌	肺炎克雷伯菌	鲍曼不动杆菌	/	内对照
P02	金黄色葡萄球菌	念珠菌	肠球菌	链球菌	/	内对照
P03	嗜麦芽窄食单胞菌	阴沟肠杆菌	奇异变形杆菌	凝固酶阴性葡萄球菌	黏质沙雷菌	内对照
P06	KPC	mecA	OXA – 48	NDM/IMP	vanA/vanM	内对照

5. 性能参数

5.1·最低检出量：0.5 拷贝/μL。

5.2·准确度：阴阳性质控品符合预期。

6. 校准

6.1·校准物：相应浓度的×××。

6.2·项目校准周期：××天。

7. 操作步骤

7.1·核酸提取

7.1.1 阴性质控品为干粉,使用前需加入 30 mL PCR 用水进行溶解,涡旋混匀后,瞬时离心。

7.1.2 内对照、阳性质控品室温解冻,涡旋混匀后,备用。

7.1.3 取待检样本(包括阴性质控品、阳性质控品)各 1～2 mL,每个样本中加入 10 μL 内对照,使用核酸提取试剂进行核酸提取,操作步骤按照核酸提取试剂说明书进行。

7.2·微滴生成

7.2.1 确定所需的检测数量 n(样本数 + 2)后,取出对应数量的反应液。

7.2.2 反应液为干粉,使用时每管干粉中分别加入待检样本、阴性质控品和阳性质控品的核酸提取产物各 15 μL,涡旋混匀后瞬时离心,避免气泡产生。

7.2.3　取加样后的反应液各 14 μL,分别加入数字 PCR 微滴式芯片的各通道进样杯中。

7.2.4　使用液滴生成仪进行液滴生成,操作步骤按照说明书进行。

7.3·PCR 扩增

7.3.1　将液滴生成后的芯片放入 PCR 扩增仪

7.3.2　全自动数字 PCR 仪器扩增参数:95℃ 5 min;95℃ 5 s,60℃ 15 s,循环 40 次。

7.4·芯片扫描

7.4.1　PCR 结束后,将芯片放入生物芯片阅读仪内,选择 FAM、VIC、ROX、CY5、A425、CY5.5 荧光通道,选择 VIC 为定位通道,设置芯片孔位,进行芯片扫描和分析。

7.4.2　请按照仪器使用说明书,进行液滴生成、PCR 扩增及阅读扫描。

7.5·阈值设置:可由软件自动进行,或手工调整阈值线刚好超过阴性液滴的最高点。

8. 质量控制

8.1·阴性质控品、阳性质控品和待检样本的内对照 A425 检测值应≥50.0 拷贝/μL,否则提示相应反应管为无效结果,应排查原因后复测。

8.2·阴性质控品的 FAM、VIC、ROX、CY5、CY5.5 荧光通道(其中反应液 P01 和 P02 无 CY5.5 荧光通道)的检测值,除念珠菌、链球菌、凝固酶阴性葡萄球菌<1.0 拷贝/μL 之外,其他均应<0.5 拷贝/μL,否则提示实验过程存在待测阳性物质污染,应排查原因后复检。

8.3·阳性质控品的 FAM、VIC、ROX、CY5、CY5.5 荧光通道(其中反应液 P01 和 P02 无 CY5.5 荧光通道)的检测值均应≥50.0 拷贝/μL,否则提示相应反应管为无效结果,应排查原因后复测。

8.4·结果判断

序号	各荧光通道的检测值	结 果 判 定
1	≥0.5 拷贝/μL	铜绿假单胞菌、大肠埃希菌、肺炎克雷伯菌、鲍曼不动杆菌、金黄色葡萄球菌、肠球菌、嗜麦芽窄食单胞菌、阴沟肠杆菌、奇异变形杆菌、黏质沙雷菌、KPC、mecA、OXA-48、NDM/IMP、vanA/vanM 阳性
2	<0.5 拷贝/μL	铜绿假单胞菌、大肠埃希菌、肺炎克雷伯菌、鲍曼不动杆菌、金黄色葡萄球菌、肠球菌、嗜麦芽窄食单胞菌、阴沟肠杆菌、奇异变形杆菌、黏质沙雷菌、KPC、mecA、OXA-48、NDM/IMP、vanA/vanM 阴性(低于检测下限)
3	≥1.0 拷贝/μL	念珠菌、链球菌、凝固酶阴性葡萄球菌阳性
4	<1.0 拷贝/μL	念珠菌、链球菌、凝固酶阴性葡萄球菌阴性(低于检测下限)

9. 被测量值的测量不确定度（相关时）

不适用。

10. 生物参考区间或临床决定值

阴性。

11. 检验结果的可报告区间

无。

12. 危急值（适当时）

无。

13. 临床意义

13.1·早期诊断：血流感染病原体数字 PCR 检测可以快速、准确地检测病原体的 DNA 或 RNA，从而帮助早期诊断血流感染。通过迅速确定感染的病原体，医生可以更早地采取治疗措施，有助于提高治疗效果。

13.2·病原体鉴定：血流感染病原体数字 PCR 检测可以确定感染的具体病原体类型，包括细菌、真菌或病毒。这有助于指导针对特定病原体的治疗选择，如选择合适的抗生素或抗真菌药物。

13.3·感染监测：通过血流感染病原体数字 PCR 检测，医生可以定期监测感染的动态变化。这对于评估治疗反应、确定感染的消除，以及判断复发或继发感染的风险非常重要。

13.4·导向治疗策略：血流感染病原体数字 PCR 检测可以提供关于病原体的耐药性信息。这有助于医生选择最有效的抗生素或抗微生物治疗方案，避免不必要的抗生素使用和减少耐药性的发展。

13.5·院内感染控制：血流感染病原体数字 PCR 检测可以用于检测和追踪院内感染的来源和传播。通过迅速识别感染源头，可以采取适当的隔离措施和感染控制策略，减少院内感染的传播风险。

14. 注意事项

14.1·实验前请熟悉和掌握相关仪器的操作方法和注意事项。

14.2·取用 PCR 反应管需戴无粉乳胶手套或薄膜手套。

14.3·各冻干试剂使用前需加入对应的超纯水进行溶解，溶解后的反应液需立即使用，溶解后的内对照、阴性质控品、阳性质控品如未使用完可冻存于冰箱。

14.4·建议使用一次性无 DNA 酶、无 RNA 酶的离心管和移液器吸头。

14.5·临床样本的处理需要在生物安全柜中进行，实验过程中应注意生物防护。

14.6·检测完毕后，将芯片装入密闭的塑料袋中，按医疗废弃物处理，避免污染。

14.7·不同批号的试剂请勿混用，请在有效期内使用试剂盒。

14.8·本试剂盒所有成分可能存在毒性或生物传染性，切勿入口，注意生物防护。

参考文献

[1] 中国合格评定国家认可委员会.医学实验室质量和能力认可准则的应用要求：CNAS-CL02-A001：2023[S/OL].(2023-08-01)[2023-09-26].https://www.cnas.org.cn/rkgf/sysrk/rkyyzz/2023/08/912141.shtml.

[2] 上海市微生物学会临床微生物学专业委员会,上海市医学会检验医学专科分会,上海市医学会危重病专科分会.血流感染临床检验路径专家共识[J].中华传染病杂志,2022,40(8)：457-475.

（卞成蓉　李伯安）

基于非血液样本分子检测平台标准操作程序

××医院检验科分子诊断实验室作业指导书	文件编号：××-JYK-××-××-×××
版本/修改：第　　版/第　　次修改	生效日期：　　　　共　页　第　页
编写人：	审核人：　　　　　批准人：

1. 目的

确保感染性病原体项目基于非血液样本的分子检测操作的准确性、可靠性和安全性，以提供准确的感染性病原体诊断结果，指导临床治疗决策，促进患者健康。

2. 原理

基于非血液样本的分子检测平台采用核酸扩增技术，通过特定的引物和探针与感染性病原体的核酸序列结合，进行扩增和检测。该技术具有高度的敏感性和特异性，能够快速准确地检测目标病原体的存在。

3. 标本采集

3.1·样本类型：非血液样本，如呼吸道分泌物（鼻咽拭子）、尿液、粪便、组织样本等。

3.2·患者准备：根据标准操作规范，采集合适的样本，并确保样本收集和保存符合规范要求。

4. 仪器和试剂

4.1·试剂：包括核酸提取试剂、反应混合液、引物和探针等。

4.2·仪器：基于非血液样本的分子检测平台，包括核酸提取仪、PCR 仪、实时荧光定量 PCR 仪等。

5. 性能参数

验证各系统检测项目的正确度、精密度（批内、批间）、线性范围等性能，具体操作同《基于血液样本分子检测平台标准操作程序》。

6. 校准

根据厂家提供的标准操作程序和校准试剂，对仪器进行校准，确保仪器性能的准确性和可靠性。

7. 操作步骤

7.1·样本处理：根据样本类型（如鼻咽拭子、粪便、尿液等）和预处理要求获得水样样本，对水样样本进行适当的样本处理，如离心、裂解、提取核酸等。严格按照操作规程进行样本分装，确保每个样本的准确标识和防止交叉污染。

7.2·PCR 扩增：准备 PCR 反应体系，包括适当的引物、探针和缓冲液，按照配制要求进行操作。将样本 DNA 或 RNA 加入 PCR 反应管中，确保加入适当的量和正确的操作顺序。设置 PCR 仪的温度程序，包括变性、退火和延伸步骤，并启动 PCR 反应。

7.3·实时荧光定量 PCR：根据实验需要和实验室的标准程序，设置实时荧光定量 PCR 的参数和条件。将 PCR 反应体系加入实时荧光定量 PCR 反应板中，确保样品标识的准确性。启动实时荧光定量 PCR 仪并进行数据采集，记录所得的荧光信号值和循环阈值（Ct）值。

8. 质量控制

8.1 · 每批次实验均应带试剂盒内的阴性对照及阳性对照,以对该批次的有效性进行判定。

8.2 · 每批样本的检测过程中,质控样品应与待测样本同时处理,并与预期结果相符。

8.3 · 记录质控样品的检测结果和参考范围,确保实验的准确性和可靠性。

8.4 · 结果判读

8.4.1 根据实时荧光定量 PCR 仪所得的荧光信号和 Ct 值,判断样本的检测结果。

8.4.1.1 对于测定值＞检测下限的样本,且扩增曲线呈明显 S 形,报告相应的测定结果。

8.4.1.2 对于测定值＞检测上限的样本,报告注明＞检测上限值(如 HBV DNA＞2.0×10^9 U/mL)。若需精确定量可稀释 1 000 倍后复测。

8.4.1.3 对于测定值≥检测下限且＜内标对照 Ct 值的样本,同时内标检测为阳性且 Ct 值≤内标参考值,表明病毒载量低,测定值仅供参考,可备注定性阳性以为今后参考。

8.4.1.4 对于测定值＜检测下限的样本,同时内标检测为阳性且 Ct 值≤内标参考值,则报告核酸含量低于试剂盒检测下限;若内标不正常(Ct 值＞内标参考值或无数值),则该样本的检测结果无效,应查找并排除原因,并对此样本进行重复试验(若检测结果仍无效,建议联系试剂厂家)。

8.4.2 依据设定的阈值,判定样本为阳性、阴性或无效结果。

8.4.3 根据实验室的标准程序和结果解读指南,对结果进行解读和报告。

8.4.4 检测方法的局限性:样本检测结果与样本收集、处理、运输及保存质量有关,其中任何失误都将会导致结果不准确。如果样本处理时没有控制好交叉污染,可能出现假阳性结果。

9. 被测量值的测量不确定度(相关时)

不适用。

10. 生物参考区间或临床决定值

根据各厂家试剂盒参考值的研究试验确定其检测下限和内标对照 Ct 值的参考值。

11. 检验结果的可报告区间

据各厂家试剂盒参考值的研究试验确定其可报告区间。

12. 危急值(适当时)

无。

13. 临床意义

13.1 · 根据相关的临床指南和研究结果,将检测结果与患者的临床信息进行综合分析。

13.2 · 判断检测结果对患者的诊断、治疗和预后有何临床意义,并提供相关建议和指导。

14. 注意事项

14.1 · 干扰因素

14.1.1 外源性抑制物:采集容器抑制物等。使用一次性、合格非污染的容器或核酸样本管。

14.1.2 实验室污染:操作不当、不使用带滤芯吸头、不一次性使用耗材等原因可能会导致试验失败。

14.2·变异的潜在来源

14.2.1 了解检测结果可能存在的潜在变异来源,如基因突变、样本收集和处理方法、试剂反复冻融、保存不当造成的检测不准等。

14.2.2 根据实验室的质量控制方案和标准操作程序,监测和评估这些变异来源的影响,并及时采取纠正措施。

14.3·注意事项

14.3.1 严格遵守实验室的安全操作规程和生物安全防护要求,确保操作人员和环境的安全。

14.3.2 严格按照标准程序操作,避免交叉污染和误操作,确保结果的准确性和可靠性。

14.3.3 定期维护和校准 PCR 仪和其他实验设备,对每次实验进行质量控制,保证其正常运行和准确性。

14.3.4 记录每次操作的详细信息,包括样本信息、试剂批号、操作步骤和实验条件等,便于结果的追溯和分析。

14.3.5 实验室管理应严格按照 PCR 基因扩增实验室的管理规范,实验人员必须进行专业培训,实验过程严格分区进行,实验操作的每个阶段使用的仪器和设备,各区各阶段用品不能交叉使用。

参考文献

[1] 中国合格评定国家认可委员会.医学实验室质量和能力认可准则的应用要求:CNAS‐CL02‐A001:2023[S/OL].(2023‐08‐01)[2023‐09‐26].https://www.cnas.org.cn/rkgf/sysrk/rkyyzz/2023/08/912141.shtml.

(卞成蓉　李伯安)

单纯性疱疹病毒(HSV)DNA 检测标准操作规程

××医院检验科分子诊断实验室作业指导书	文件编号：××-JYK-××-××-×××
版本/修改：第　　版/第　　次修改	生效日期：　　　　　　共　　页　第　　页
编写人：	审核人：　　　　　　批准人：

1. 目的

规范操作流程,保证单纯性疱疹病毒 HSV Ⅰ、Ⅱ分型核酸 DNA 定性检测结果的准确性、可靠性。

2. 原理

应用 PCR 结合 Taqman 技术,采用 HSV 特异性引物探针分别对 HSV Ⅰ型和Ⅱ型的特异性 DNA 核酸片段进行荧光 PCR 分型检测,从而对 HSV 病毒感染作出快速早期诊断。

3. 样本采集

3.1·使用样本类型：生殖道分泌物样本。

3.2·样本采集(注意无菌操作)

3.2.1　男性尿道分泌物：在清洗龟头部后,以聚维酮碘或其他非刺激性消毒剂消毒后,挤出分泌物立即以无菌棉拭子采取,尽快送检,或以专用的细拭子插入尿道口 1～2 cm 旋转采取。

3.2.2　女性宫颈分泌物：成年女性自宫颈采取标本,在扩阴器的支持下,选取有炎症或分泌物部位,先以无菌棉拭子拭去浅层分泌物,再用另一拭子取分泌物送检。未成年幼女不应使用扩阴器,应用无菌棉拭子在阴道口采取分泌物送检。

3.2.3　生殖道女性或男性损害部位：首先用无菌刀片刮取,再以无菌盐水清洗表面,逐渐收集渗出物,或挤压损害部位的基底部用无菌拭子蘸取分泌物。

3.3·采集容器：无菌拭子或无菌管密封输送。

3.4·标本储存、保留及运输

3.4.1　立即送检,常温运输小于 2 h,4～8℃冷藏保存时间不得超过 24 h。

3.4.2　夜间样本须与值班人员电话联系,标本放入自封袋中封好口,确保样本完整性。

3.4.3　标本运输方式应遵循国家相关标准及《传染病法规》要求,确保运送者、公众及接收实验室安全。如出现撒、漏现象,接收者需立即联系发送人或运送者。

3.5·采集样本所用材料的安全处置：遵循《传染病法规》要求及医院相关规定,将采集样本所用材料分类处理。

4. 仪器和试剂

4.1·仪器：×××荧光定量 PCR 分析系统。

4.2·试剂组成

4.2.1　核酸提取试剂、无菌生理盐水。

4.2.2　核酸扩增试剂：阳性对照品,阴性对照品(H_2O),HSV Ⅰ、Ⅱ型核酸荧光 PCR 检测混合液,Taq 酶系,尿嘧啶-N-糖基化酶(UNG 酶)。

5. 性能参数

5.1·最低检出量：400 拷贝/mL。

5.2·准确度：阴阳性质控品符合预期。

6. 校准

6.1·校准物：相应浓度的×××。

6.2·项目校准周期：××天。

7. 操作步骤

7.1·标本的核酸提取

7.1.1 冻存样本和对照品请在室温融解，充分混匀后使用。

7.1.2 核酸抽提液与配制：取 $N×50\ \mu L$ 核酸抽提液与 $N×1\ \mu L$ 内标混匀，N＝样本数。

7.1.3 男性尿道分泌物/女性宫颈分泌物：样本采集管中加入 1 mL 无菌生理盐水，充分振荡摇匀，吸取液体转至 1.5 mL 离心管中（如分泌物较多，只取 0.2 mL），13 000 r/min 离心5 min。沉淀加无菌生理盐水 1 mL 混匀，13 000 r/min 离心 5 min，再重复洗涤一次。沉淀直接加入 50 μL 核酸抽提液，充分混匀，99℃干浴或水浴 10 min，然后 13 000 r/min 离心 10 min，取上清 4 μL 作为 PCR 反应模板。

7.1.4 对照品：取阳性对照品、阴性对照品各 50 μL，分别加入核酸抽提液×50 μL 充分混匀，99℃干浴或水浴 10 min，13 000 r/min 离心 10 min，取上清 4 μL 作为 PCR 反应模板。

7.2·试剂配制：取 HSV 分型核酸荧光 PCR 混合液 $n×36\ \mu L$ 与 $n×0.4\ \mu L$ 酶（Taq＋UNG）（n 为反应管数，即样本数＋对照品），振荡混匀 10 s，3 000 r/min 离心数秒。

7.3·加样：取上述配制好的混合液各 36 μL 置于薄壁 PCR 反应管或反应板中，然后将样本、试剂盒内的阳性对照品、阴性对照品处理后上清液各 4 μL 分别加入薄壁 PCR 反应管或反应板中，盖好薄壁 PCR 反应管盖或反应板膜，立即进行 PCR 扩增反应。

7.4·PCR 扩增设置：反应管或板置于定量荧光 PCR 仪上。推荐循环参数设置：37℃×2 min，94℃×2 min，循环一次；93℃×15 s，60℃×60 s，循环 40 次；荧光检测在 60℃×60 s；反应体系 40 μL。

7.5·基线和阈值设定：基线调整取 6~15 个循环的荧光信号，阈值设定原则以阈值线刚好超过阴性对照品检测荧光曲线的最高点。

8. 质量控制

8.1·阴性对照品检测结果应为：FAM 通道和 VIC 通道 Ct 栏显示 Undetermined（ABI7500）或 N/A（CFX96）或 No Ct（SLAN），610 通道 Ct 值≤38（且有明显 S 形扩增曲线）。

8.2·阳性对照品检测结果应为：FAM 通道和 VIC 通道 Ct 值均≤35，且有明显 S 形扩增曲线，否则实验视为无效。

8.3·结果判断

序号	FAM 通道	VIC 通道	610 通道	结果判断
1	不确定或 N/A 或 No Ct	不确定或 N/A 或 No Ct	Ct 值≤38，且有明显 S 形扩增曲线	HSV Ⅰ、Ⅱ型阴性
2	Ct 值≤38，且有明显 S 形扩增曲线	不确定或 N/A 或 No Ct	一（见注 1）	HSV Ⅰ型阳性

（续表）

序号	FAM 通道	VIC 通道	610 通道	结果判断
3	不确定或 N/A 或 No Ct	Ct 值≤38，且有明显 S 形扩增曲线	—（见注 1）	HSV Ⅱ型阳性
4	Ct 值≤38，且有明显 S 形扩增曲线	Ct 值≤38，且有明显 S 形扩增曲线	—（见注 1）	HSV Ⅰ、Ⅱ型阳性

注 1：对于 FAM 通道或 VIC 通道具有明显 S 形扩增曲线（Ct≤38）的样本，其 610 通道扩增结果可能有明显 S 形扩增曲线（Ct≤38），也可能因为高浓度的目的基因竞争性抑制而导致无 S 形扩增曲线或 No Ct。N/A，不适用/没有；No Ct，无显示 Ct 值

9. 被测量值的测量不确定度（相关时）

不适用。

10. 生物参考区间或临床决定值

阴性。

11. 检验结果的可报告区间

无。

12. 危急值（适当时）

无。

13. 临床意义

13.1・用于 HSV 感染的辅助诊断和药物治疗的疗效监控。

13.2・对于检测结果阳性的报告，只表明该样本中有 HSV 的遗传物质 DNA 存在，并不表明有活病毒存在。

13.3・对于检测结果为阴性的报告，并不能排除样本中含有 HSV，只能说明样本中含有的 HSV DNA 浓度低于试剂盒的检测灵敏度。

13.4・HSV Ⅰ型病毒多侵袭腰以上部位，引起如口唇疱疹、疱疹性湿疹、口腔炎、角膜结膜炎等疾病；HSV Ⅱ型病毒多感染腰以下部位，引起生殖器疱疹，主要通过性生活传播，并可能与宫颈癌有关；Ⅰ型和Ⅱ型病毒均可引起脑膜炎和皮肤疱疹。

13.5・孕妇在妊娠期间感染了 HSV，可引起胎儿先天性感染。新生儿（小于 7 周龄）感染 HSV 后可能会引起广泛的内脏感染和中枢神经系统感染，死亡率较高。而且新生儿感染的主要途径是出生过程中接触生殖道分泌物所致。为了减少胎儿和新生儿的感染，建议妊娠妇女应做 HSV 血清学检查，尽量避免在 HSV 感染期间受孕或生产，同时咨询妇产科医生，以便及早发现和解决问题。

14. 注意事项

14.1・本试剂用于体外诊断，使用前仔细阅读本说明书。

14.2・实验前熟悉和掌握需使用的各种仪器的操作方法和注意事项，对每次实验进行质量控制。

14.3・实验室管理应严格按照 PCR 基因扩增实验室的管理规范，实验人员必须进行专业培训，实验过程严格分区进行，实验操作的每个阶段使用的仪器和设备，各区各阶段用品不能交叉使用。

14.4・所用的试剂在使用前均需在室温下充分融化、混匀。提取样本核酸前，确保 DNA

提取试剂的温度平衡至室温或以上,建议室温放置 1 h 以上或置于 30℃水浴箱 30 min 以上。酶混合液易黏着于管壁,使用前需瞬时离心数秒。

14.5·对于检测为阴性的样本,应确定 HSV 内标的扩增信号是否正常,以保证试验操作和检测试剂的正常使用及抑制样本的出现,避免假阴性结果,对于阳性检测样本,HSV 内标的扩增信号可不予考虑。

14.6·所有检测样本均应视为具传染性物质,实验过程中应穿工作服,戴一次性手套并经常更换,以防止样本间的交叉污染;样本操作和处理均应符合相应法规要求。

参考文献

[1] 中国合格评定国家认可委员会.医学实验室质量和能力认可准则的应用要求:CNAS-CL02-A001:2023[S/OL].(2023-08-01)[2023-09-26].https://www.cnas.org.cn/rkgf/sysrk/rkyyzz/2023/08/912141.shtml.

[2] 冷欣颖,邹华春,付雷雯,等.2021 年美国 CDC 生殖器疱疹治疗指南解读[J].中国皮肤性病学杂志,2022,36(5):496-503.

[3] Johnston C. Diagnosis and management of genital herpes: key questions and review of the evidence for the 2021 Centers for Disease Control and prevention sexually transmitted infections treatment guidelines[J]. Clin Infect Dis, 2022, 74(2): S134-S143.

(卞成蓉　夏利芳　李伯安)

肺炎支原体及肺炎衣原体 DNA 检测标准操作规程

××医院检验科分子诊断实验室作业指导书	文件编号：××-JYK-××-××-×××	
版本/修改：第　　版/第　　次修改	生效日期：	共　页　第　页
编写人：	审核人：	批准人：

1. 目的

规范肺炎支原体（mycoplasma pneumonia，MP）和肺炎衣原体（chlamydia pneumonia，CP）核酸测定的标准操作规程，指导检验人员正确进行 MP 和 CP 核酸的测定。

2. 原理

利用 Taqman 探针结合实时定量 PCR 技术，利用特异性引物和荧光标记探针，对 MP 和 CP 的特异性 DNA 核酸片段同时进行荧光 PCR 检测。

3. 标本采集

3.1·标本类型：咽拭子。

3.2·标本采集：用拭子适度用力拭抹咽后壁和两侧扁桃体部位，应避免触及舌部；迅速将拭子放入样本采集管（含有 1 mL 生理盐水）中，尾部弃去，旋紧管盖并密封，以防干燥。

3.3·样本可在 2～8℃放置 7 天，长期保存应置于≤－20℃条件下，避免反复冻融。样本运送时建议采用低温保存运送。

4. 仪器和试剂

4.1·仪器：荧光定量 PCR 分析。

4.2·试剂：核酸抽提液、肺炎支原体（MP）及肺炎衣原体（CP）核酸荧光 PCR 反应液、酶（Taq＋UNG）、阴性对照液、阳性对照品、内标。

5. 性能参数

5.1·精密度：×××。

5.2·最低检出限：×××拷贝/反应。

6. 校准

不适用。

7. 操作步骤

7.1·参考实验室所用试剂盒说明书。

7.2·仪器操作参阅《荧光定量扩增仪标准操作规程》。

8. 质量控制

8.1·详见《室内质量控制标准操作规程》。

8.2·基线、阈值的设定：具体设置方法参照各仪器使用说明书。

8.2.1　基线的起点和终点确定原则：基线是指 PCR 开始时信号很低、接近背景且比较平稳的那个阶段。起点要避开开始的几个循环，由高温导致的信号增高，设在信号已经降到背景高度且能维持平稳的地方，一般在 3～6 个循环；终点要避免覆盖信号已经开始有明显增长的地方，一般在本组数据中最小的 Ct 值前再 3 个循环处。另外，起点与终点之间最好能间隔

8 个循环以上，以满足统计基线标准偏差的数学要求。

8.2.2　阈值设定：荧光阈值的缺省设置是 3～15 个循环的荧光信号的标准偏差的 10 倍（机器自动设置）。手动设置的原则是该阈值要大于样本的荧光背景值和空白对照的荧光最高值，同时要尽量选择进入指数期的最初阶段，真正的信号出现在荧光信号超过阈值后。

8.3·质控对照：阴性对照样本在 FAM 通道和 VIC 通道无 Ct 值，且内参通道 Ct 值≤38。阳性对照样本在 FAM 通道和 VIC 通道 Ct 值均≤35，且有明显 S 形扩增曲线，符合以上两个条件，此次实验视为有效。

8.4·结果判定：利用仪器配套软件进行自动分析，得到各样品 MP 检测通道（FAM 通道）、CP 检测通道（VIC 通道）和内参检测通道的 Ct 值。

8.4.1　阴性结果判定：待检样本 FAM 通道和 VIC 通道 CT 值显示 Undetermined（不确定）或 N/A 或 No Ct，而内参照通道 Ct 值≤38（且有明显 S 形曲线），则该样本为 MP、CP 阴性。

8.4.2　阳性结果判定

8.4.2.1　待检样本 FAM 通道 Ct 值≤38（且有明显 S 形曲线），VIC 通道 Undetermined 或 N/A 或 No Ct，内参通道见 8.5，判断为 MP 阳性。

8.4.2.2　待检样本 VIC 通道 Ct 值≤38（且有明显 S 形曲线），FAM 通道 Undetermined 或 N/A 或 No Ct，内参通道见 8.5，判断为 CP 阳性。

8.4.2.3　待检样本在 FAM 通道 Ct 值≤38（且有明显 S 形曲线），VIC 通道 Ct 值≤38（且有明显 S 形曲线），内参通道见 8.5，判断为 MP、CP 阳性。

8.4.3　待检样本 Ct 值显示 38＜Ct 值≤45，建议重做，重做结果仍显示 38＜Ct 值≤45，则判为低于检测限，报告为阴性。样本在各荧光检测通道 Ct 值显示 Undetermined 或 N/A 或 No Ct，判断为无效，重新复查，视复查结果看是否需重新采样。

8.5·对于 FAM 通道或 VIC 通道具有明显 S 形扩增曲线（Ct 值≤38）的样本，其内参通道扩增结果可能有明显 S 形扩增曲线（Ct 值≤38），也可能因为高浓度的目的基因竞争性抑制而导致无 S 形扩增曲线或 No Ct。

9. 被测量值的测量不确定度（相关时）

不适用。

10. 生物参考区间或临床决定值

阴性。

11. 检验结果的可报告区间

无。

12. 危急值（适当时）

无。

13. 临床意义

支原体肺炎和衣原体肺炎是临床常见的两种肺炎，其在致病原因、临床症状、治疗方法等方面都有所不同。肺炎支原体和肺炎衣原体的核酸检测有利于支原体肺炎和衣原体肺炎的快速诊断和鉴别诊断，为临床后续治疗和疗效检测提供依据。

14. 注意事项

14.1·检测过程应严格分区进行，各区使用的仪器、设备、耗材和工作服应独立专用，实验后及时清洁工作台并进行消毒。

14.2·操作人员应经过专业培训,具有一定经验和操作技能。

14.3·更换试剂和耗材须进行批号比对。

14.4·仪器须定期维护和保养。

14.5·不同批号的试剂请勿混用,请在有效期内使用试剂盒。若过期或出现破损禁止使用,避免影响测定结果。

参考文献

［1］中国合格评定国家认可委员会.医学实验室质量和能力认可准则的应用要求:CNAS－CL02－A001:2023［S/OL］.(2023－08－01)［2023－09－26］.https://www.cnas.org.cn/rkgf/sysrk/rkyyzz/2023/08/912141.shtml.

［2］中国合格评定国家认可委员会.医学实验室质量和能力认可准则在分子诊断领域的应用说明:CNAS－CL02－A009:2018［S/OL］.(2018－03－01)［2023－09－26］.https://www.cnas.org.cn/rkgf/sysrk/rkyyzz/2018/03/889110.shtml.

（李江燕　梁　艳）

淋病奈瑟菌 DNA 检测标准操作规程

××医院检验科分子诊断实验室作业指导书	文件编号：××-JYK-××-××-×××
版本/修改：第　　版/第　　次修改	生效日期：　　　　　共　　页 第　　页
编写人：	审核人：　　　　　批准人：

1. 目的

规范操作流程,保证淋病奈瑟菌(NG,俗称淋球菌)DNA 检测结果的准确性、可靠性。

2. 原理

本试剂利用实时荧光 PCR 技术,以淋球菌 DNA 基因组编码区的高度保守区为靶区域,设计特异性引物及荧光探针,利用 PCR 反应液、耐热 DNA 聚合酶(Taq 酶)、核苷酸单体(dNTP)等进行实时荧光定量 PCR,检测 NG 核酸 DNA,从而对 NG 感染作出快速早期诊断。

3. 样本采集

3.1·使用样本类型：分泌物(男性尿道拭子,女性宫颈拭子或尿道拭子)。

3.2·样本采集(注意无菌操作)

3.2.1　男性：如疑急性淋病应在清洗龟头部后,以聚维酮碘或其他非刺激性消毒剂消毒后,挤出分泌物立即以无菌棉拭子采取,尽快送检,或以专用的细拭子插入尿道口 1~2 cm 旋转采取。如疑慢性淋病应先按摩前列腺,以无菌手续自尿道口采取前列腺液送检。

3.2.2　女性：成年女性自宫颈采取标本,在扩阴器的支持下,选取有炎症或分泌物部位,先以无菌棉拭子拭去浅层分泌物,再另一拭子取分泌物送检。未成年幼女不应使用扩阴器,应用无菌棉拭子在阴道口采取分泌物送检。

3.2.3　生殖道女性或男性损害部位：首先用无菌刀片刮取,再以无菌盐水清洗表面,逐渐收集渗出物,或挤压损害部位的基底部用无菌拭子蘸取分泌物。

3.3·采集容器：无菌拭子或无菌管密封输送。

3.4·标本储存、保留及运输

3.4.1　立即送检,常温运输小于 2 h,4~8℃冷藏保存时间不得超过 24 h(奈瑟菌培养不得冷藏保存)。物流传输标本如在夜间须与值班人员电话联系,标本放入自封袋中封好口,确保样本完整性。

3.4.2　标本运输方式应遵循国家相关标准及《传染病法规》要求,确保运送者、公众及接收实验室安全。如出现撒、漏现象,接收者需立即联系发送人或运送者。

3.5·采集样本所用材料的安全处置：遵循《传染病法规》要求及医院相关规定,将采集样本所用材料分类处理。

4. 仪器和试剂

4.1·仪器：×××荧光定量 PCR 分析系统。

4.2·试剂组成：① 核酸提取试剂、无菌生理盐水;② 核酸扩增试剂：阳性对照品、阴性对照品(H_2O)、NG 核酸荧光 PCR 检测混合液、Taq 酶系、尿嘧啶-N-糖基化酶(UNG 酶)。

5. 性能参数

最低检出量：500 U/mL。准确度：阴、阳性质控品符合预期。

6. 校准

校准物：相应浓度的×××。项目校准周期：××天。

7. 操作步骤

7.1 · 标本的核酸提取

7.1.1　分泌物（男性尿道拭子、女性宫颈拭子或尿道拭子）：标本试管中加入 1 mL 无菌生理盐水，充分振荡摇匀，吸取液体转至 1.5 mL 离心管中（如分泌物较多，只取 0.2 mL）13 000 r/min离心 5 min。沉淀加无菌生理盐水 1 mL 混匀，13 000 r/min 离心 5 min，再重复洗涤一次。沉淀直接加入 100 μL 核酸提取液充分混匀，沸水浴 10 min，然后 13 000 r/min 离心 5 min，取上清 4 μL 作为 PCR 反应模板。

7.1.2　对照品：取阳性对照品、阴性对照品（H_2O）各 100 μL 置于 1.5 mL 离心管中（冻存试剂融解后振荡混匀 10 s），分别加入核酸提取液 100 μL 充分混匀，沸水浴 10 min，然后 13 000 r/min 离心 5 min，取上清 4 μL 作为 PCR 反应模板。

7.2 · 试剂配制：取 $n \times 36$ μL NG 核酸荧光 PCR 检测混合液与 $n \times 0.4$ μL 酶（Taq + UNG）（n 为反应管数），振荡混匀数秒，3 000 r/min 离心数秒。

7.3 · 加样：取上述混合液 36 μL 置于 PCR 管中，然后将 H_2O（阴性对照品）、标本和阳性对照品的处理上清液各 4 μL 分别加入各个已有混合液的 PCR 管中，盖好管盖，立即进行 PCR 扩增反应。

7.4 · PCR 扩增设置：反应管或板置于定量荧光 PCR 仪上。推荐循环参数设置：37℃ × 2 min，94℃ × 2 min，循环一次；93℃ × 15 s，60℃ × 60 s，循环 40 次，荧光检测在 60℃ × 60 s，荧光通道 FAM。反应体系 40 μL。

7.5 · 基线和阈值设定：基线调整取 6～15 个循环的荧光信号，阈值设定原则以阈值线刚好超过 H_2O 检测荧光曲线的最高点。

8. 质量控制

8.1 · H_2O 检测结果：循环阈值（cycle threshold，Ct）栏显示 UNDET（ABI Prism 7000）或＞40（SLAN 荧光定量 PCR 检测系统）。

8.2 · 阳性对照品检测结果 Ct 值≤35，否则实验视为无效。

8.3 · 结果判断

8.3.1　仪器 Ct 栏显示 UNDET（ABI Prism 7000）或＞40（SLAN 荧光定量 PCR 检测系统），表示检测样品低于检测限，报告为阴性。

8.3.2　待检样品 Ct 值≤38，检测结果报告为阳性。

8.3.3　待检样本 Ct 值显示在 38～40，需重复测定，Ct 值显示仍在 38～40，且扩增曲线呈典型的 S 形，则判断为阳性；若非典型 S 形曲线，则判为阴性。

9. 被测量值的测量不确定度（相关时）

不适用。

10. 生物参考区间或临床决定值

阴性。

11. 检验结果的可报告区间

无。

12. 危急值（适当时）

无。

13. 临床意义

13.1·淋病奈瑟菌（NG）是淋病的病原菌。淋病的潜伏期平均3～5天，NG主要侵犯上皮细胞，尤其是柱状上皮细胞。

13.2·淋病奈瑟菌临床诊断主要依赖于实验室检测，实时荧光定量PCR技术是目前临床检测NG的主要分子生物学技术，具有较高的特异性和敏感性，大大缩短了检测时间，在淋病的早期诊断中具有重要临床意义。检测结果可用于NG感染的辅助诊断，为性病的早期诊断及性病高危人群的初筛提供分子诊断依据。

13.3·PCR技术克服了NG培养时间长等缺点，提高了临床样本检测的阳性率和准确性；通过分子生物学技术可以进行NG感染的分子流行病学调查；可以准确、快速评价药物治疗的效果；有利于淋病的鉴别诊断；可直接从临床标本中检出含量很低的病原菌，适于NG的快速检测。

14. 注意事项

14.1·整个检测过程应严格分在三区进行：PCR反应体系的配制区；标本处理、加样区；PCR扩增、荧光检测及结果分析区。各区使用的仪器、设备、耗材和工作服应独立专用。实验后即请清洁工作台，并进行消毒。

14.2·使用不含荧光物质的一次性手套（经常替换）、一次性专用离心管、自卸式移液器和带滤嘴吸头。试剂准备和标本处理应使用超净工作台（负压式）或防污染罩，以防止对环境污染。

14.3·每次实验应设置阴、阳性对照品。操作人员应经过专业培训，具有一定经验和操作技能。操作台、移液器、离心机、PCR扩增仪等仪器设备应经常用10%次氯酸或75%乙醇、紫外线灯或臭氧消毒处理。

14.4·实验中接触过标准品和对照品的废弃物品（如吸头）、扩增完毕的离心管、标本等应进行无害化处理后方可丢弃。

14.5·试剂使用前应在常温下充分融化并混匀。PCR反应混合液应避光保存。反应管中尽量避免气泡存在，管盖需盖紧。不同批号的试剂请勿混用，请在有效期内使用试剂盒。

参考文献

[1] 中国合格评定国家认可委员会.医学实验室质量和能力认可准则的应用要求：CNAS-CL02-A001：2023[S/OL].(2023-08-01)[2023-09-26].https://www.cnas.org.cn/rkgf/sysrk/rkyyzz/2023/08/912141.shtml.

[2] Barbee L A, St Cyr S B. Management of neisseria gonorrhoeae in the United States: summary of evidence from the development of the 2020 gonorrhea treatment recommendations and the 2021 Centers for Disease Control and Prevention sexually transmitted infection treatment guidelines [J]. Clin Infect Dis, 2022, 74(2): S95-S111.

[3] 中国疾病预防控制中心性病控制中心,中华医学会皮肤性病学分会性病学组,中国医师协会皮肤科医师分会性病亚专业委员会.梅毒、淋病和生殖道沙眼衣原体感染诊疗指南(2020年)[J].中华皮肤科杂志,2020,53(3):168-179.

(卞成蓉　夏利芳　李伯安)

沙眼衣原体 DNA 检测标准操作规程

××医院检验科分子诊断实验室作业指导书	文件编号：××-JYK-××-××-×××	
版本/修改：第　　版/第　　次修改	生效日期：	共　　页　第　　页
编写人：	审核人：	批准人：

1. 目的

规范操作流程,保证沙眼衣原体(CT)DNA 检测结果的准确性、可靠性。

2. 原理

本试剂利用实时荧光 PCR 技术,以沙眼衣原体 DNA 基因组编码区的高度保守区为靶区域,设计特异性引物及荧光探针,利用 PCR 反应液、耐热 DNA 聚合酶(Taq 酶)、核苷酸单体(dNTP)等进行实时荧光定量 PCR,检测沙眼衣原体 DNA,从而对沙眼衣原体感染作出快速早期诊断。

3. 样本采集

3.1·使用样本类型：分泌物、尿液。

3.2·样本采集(注意无菌操作)

3.2.1　分泌物拭子样本

3.2.1.1　男性：如疑化脓性感染应在清洗龟头部后,以聚维酮碘或其他非刺激性消毒剂消毒后,挤出分泌物立即以无菌棉拭子采取,尽快送检,或以专用的细拭子插入尿道口 1～2 cm 旋转采取。

3.2.1.2　女性：成年女性自宫颈采取标本,在扩阴器的支持下,选取有炎症或分泌物部位,先以无菌棉拭子拭去浅层分泌物,再用另一拭子取分泌物送检。未成年幼女不应使用扩阴器,应用无菌棉拭子在阴道口采取分泌物送检。

3.2.1.3　生殖道女性或男性损害部位：首先用无菌刀片刮取,再以无菌盐水清洗表面,逐渐收集渗出物,或挤压损害部位的基底部用无菌拭子蘸取分泌物。

3.2.2　尿液样本

3.2.2.1　取 10 mL 清晨首次尿或长时间(至少 1 h)不排尿后的首段尿。

3.2.2.2　女性采样前应先用肥皂水或 0.1％高锰酸钾溶液冲洗外阴部及尿道口；男性须翻转包皮冲洗,用 0.1％新洁尔灭消毒尿道口,灭菌纱布擦干后,收集尿液标本。

3.3·采集容器

3.3.1　分泌物拭子样本：无菌拭子或无菌管密封输送。

3.3.2　尿液样本：无菌的 40 mL 密封杯。

3.4·标本储存、保留及运输

3.4.1　分泌物拭子样本：立即送检,常温运输小于 2 h,4～8℃冷藏保存时间不得超过 24 h。

3.4.2　尿液样本：标本应在 1 h 之内送检。标本送达实验室后,不能立即检测样本可将标本置于冰箱 4℃保存,但不得超过 6 h。

3.4.3　夜间样本须与值班人员电话联系,标本放入自封袋中封好口,确保样本完整性。

3.4.4　标本运输方式应遵循国家相关标准及《传染病法规》要求,确保运送者、公众及接收实验室安全。如出现撒、漏现象,接收者需立即联系发送人或运送者。

3.5·采集样本所用材料的安全处置:遵循《传染病法规》要求及医院相关规定,将采集样本所用材料分类处理。

4. 仪器和试剂

4.1·仪器:×××荧光定量 PCR 分析系统。

4.2·试剂组成

4.2.1　核酸提取试剂、无菌生理盐水、尿液保存液。

4.2.2　核酸扩增试剂:阳性对照品、阴性对照品(H_2O)、CT 核酸荧光 PCR 检测混合液、Taq 酶系、尿嘧啶-N-糖基化酶(UNG 酶)。

5. 性能参数

5.1·最低检出量:400 拷贝/mL。

5.2·准确度:阴、阳性质控品符合预期。

6. 校准

6.1·校准物:相应浓度的×××。

6.2·项目校准周期:××天。

7. 操作步骤

7.1·标本的核酸提取

7.1.1　分泌物:标本试管中加入 1 mL 无菌生理盐水,充分振荡摇匀,吸取液体转至1.5 mL 离心管中(如分泌物较多,只取 0.2 mL)13 000 r/min 离心 5 min。沉淀加无菌生理盐水1 mL 混匀,13 000 r/min 离心 5 min,再重复洗涤一次。沉淀直接加入 50 μL 核酸提取液充分混匀,沸水浴 10 min,然后 13 000 r/min 离心 5 min,取上清 4 μL 作为 PCR 反应模板。

7.1.2　尿液标本:取清晨首次尿或长时间(至少 1 h)不排尿后的首段尿 0.5 mL 加入0.5 mL 尿液保存液混合。13 000 r/min 离心 5 min,沉淀直接加入 50 μL 核酸提取液充分混匀,沸水浴 10 min,然后 13 000 r/min 离心 5 min,取上清 4 μL 作为 PCR 反应模板。

7.1.3　对照品:取阳性对照品、阴性对照品(H_2O)各 50 μL 置于 1.5 mL 离心管中(冻存试剂融解后振荡混匀 10 s),分别加入核酸提取液 50 μL 充分混匀,沸水浴 10 min,然后13 000 r/min 离心 5 min,取上清 4 μL 作为 PCR 反应模板。

7.2·试剂配制:取 $n \times 36$ μL CT 核酸荧光 PCR 检测混合液与 $n \times 0.4$ μL 酶(Taq + UNG)(n 为反应管数),振荡混匀数秒,3 000 r/min 离心数秒。

7.3·加样:取上述混合液 36 μL 置于 PCR 管中,然后将 H_2O(阴性对照品)、标本和阳性对照品的处理上清液各 4 μL 分别加入各个已有混合液的 PCR 管中,盖好管盖,立即进行PCR 扩增反应。

7.4·PCR 扩增设置:反应管或板置于定量荧光 PCR 仪上。推荐循环参数设置:37℃ ×2 min,94℃ × 2 min,循环一次;93℃ × 15 s,60℃ × 60 s,循环 40 次,荧光检测在 60℃ × 60 s,荧光通道 FAM。反应体系 40 μL。

7.5·基线和阈值设定:基线调整取 6～15 个循环的荧光信号,阈值设定原则以阈值线刚

好超过 H_2O 检测荧光曲线的最高点。

8. 质量控制

8.1·H_2O 检测结果：循环阈值(Ct)栏显示 UNDET(ABI Prism 7000)或＞40(SLAN 荧光定量 PCR 检测系统)。

8.2·阳性对照品检测结果 Ct 值≤35,否则实验视为无效。

8.3·结果判断

8.3.1 仪器 Ct 栏显示 UNDET(ABI Prism 7000)或＞40(SLAN 荧光定量 PCR 检测系统),表示检测样品低于检测限,报告为阴性。

8.3.2 待检样品 Ct 值≤38,检测结果报告为阳性。

8.3.3 待检样本 Ct 值显示在 38～40,需重复测定,Ct 值显示仍在 38～40,且扩增曲线呈典型的 S 形,则判断为阳性;若非典型 S 形曲线,则判为阴性。

9. 被测量值的测量不确定度（相关时）

不适用。

10. 生物参考区间或临床决定值

阴性。

11. 检验结果的可报告区间

无。

12. 危急值（适当时）

无。

13. 临床意义

13.1·沙眼衣原体的传播途径主要为眼-眼或眼-手-眼接触传播、母婴传播、性接触传播。沙眼是通过直接或间接接触患者的眼部分泌物后,导致眼结膜感染形成包涵体。

13.2·沙眼衣原体除能引起化脓性宫颈炎、阴道炎、尿道炎外,还能经生殖道上行感染,有可能引起急、慢性输卵管炎及子宫内膜炎等盆腔炎症。

13.3·机体感染沙眼衣原体后能诱导产生型特异性细胞免疫和体液免疫,但通常免疫力不强,且为时短暂,因而常造成持续性感染、隐性感染和反复感染。此外,也可能出现免疫病理损伤,由迟发型超敏反应引起,如性病淋巴肉芽肿等。

13.4·检测结果可用于沙眼衣原体感染的辅助诊断,为患者的早期诊断及性病高危人群的初筛提供分子诊断依据。

14. 注意事项

14.1·沙眼衣原体检测液对光敏感,在储存期间和使用准备期间应避免曝光。操作过程的环境温度应控制在 18～26℃。如果没有特别说明,请勿合并任何试剂或溶液。

14.2·在进行尿液样本处理时如果有类似结晶的沉淀物存在,应先将尿样放 37℃水浴箱加热溶解,若不溶解但并不影响加样时即可进行操作。

14.3·如果磁珠吸附不完全时,应适当延长吸附时间。

14.4·洗涤液室温平衡后如仍有白色絮状物,应先放 37℃水浴箱加热,直至澄清才可应用。

14.5·整个检测过程应严格分在三区进行：PCR 反应体系的配制区;标本处理、加样区;

PCR 扩增、荧光检测及结果分析区。各区使用的仪器、设备、耗材和工作服应独立专用。实验后即请清洁工作台，并进行消毒。

14.6·使用不含荧光物质的一次性手套（经常替换）、一次性专用离心管、自卸式移液器和带滤嘴吸头。试剂准备和标本处理应使用超净工作台（负压式）或防污染罩，以防止对环境污染。

14.7·每次实验应设置阴、阳性对照品。操作人员应经过专业培训，具有一定经验和操作技能。

14.8·操作台、移液器、离心机、PCR 扩增仪等仪器设备应经常用 10％次氯酸或 75％乙醇、紫外线灯或臭氧消毒处理。

14.9·实验中接触过标准品和对照品的废弃物品（如吸头）、扩增完毕的离心管、标本等应进行无害化处理后方可丢弃。

参考文献

[1] 中国合格评定国家认可委员会.医学实验室质量和能力认可准则的应用要求：CNAS-CL02-A001：2023[S/OL].(2023-08-01)[2023-09-26].https://www.cnas.org.cn/rkgf/sysrk/rkyyzz/2023/08/912141.shtml.

[2] 中国疾病预防控制中心性病控制中心,中华医学会皮肤性病学分会性病学组,中国医师协会皮肤科医师分会性病亚专业委员会.梅毒、淋病和生殖道沙眼衣原体感染诊疗指南(2020 年)[J].中华皮肤科杂志,2020,53(3)：168-179.

[3] 方伟祯,蔡振华,张银霞,等.SAT 技术在沙眼衣原体和解脲脲原体检测中的应用[J].中华检验医学杂志,2018,41(5)：380-384.

（卞成蓉　夏利芳　李伯安）

解脲脲原体 DNA 检测标准操作规程

××医院检验科分子诊断实验室作业指导书	文件编号：××-JYK-××-××-×××	
版本/修改：第　　版/第　　次修改	生效日期：	共　　页　第　　页
编写人：	审核人：	批准人：

1. 目的

规范操作流程,保证解脲脲原体(UU) DNA 检测结果的准确性、可靠性。

2. 原理

本试剂利用实时荧光 PCR 技术,以解脲脲原体 DNA 基因组编码区的高度保守区为靶区域,设计特异性引物及荧光探针,利用 PCR 反应液、耐热 DNA 聚合酶(Taq 酶)、核苷酸单体(dNTP)等进行实时荧光定量 PCR,检测解脲脲原体 DNA,从而对解脲脲原体感染做出快速早期诊断。

3. 样本采集

3.1・使用样本类型：分泌物、尿液。

3.2・样本采集(注意无菌操作)

3.2.1　分泌物拭子样本

3.2.1.1　男性：如疑化脓性感染应在清洗龟头部后,以聚维酮碘或其他非刺激性消毒剂消毒后,挤出分泌物立即以无菌棉拭子采取,尽快送检,或以专用的细拭子插入尿道口 1～2 cm 旋转采取。

3.2.1.2　女性：成年女性自宫颈采取标本,在扩阴器的支持下,选取有炎症或分泌物部位,先以无菌棉拭子拭去浅层分泌物,再用另一拭子取分泌物送检。未成年幼女不应使用扩阴器,应用无菌棉拭子在阴道口采取分泌物送检。

3.2.1.3　生殖道女性或男性损害部位：首先用无菌刀片刮取,再以无菌盐水清洗表面,逐渐收集渗出物,或挤压损害部位的基底部用无菌拭子蘸取分泌物。

3.2.2　尿液样本

3.2.2.1　取 10 mL 清晨首次尿或长时间(至少 1 h)不排尿后的首段尿。

3.2.2.2　女性采样前应先用肥皂水或 0.1‰高锰酸钾溶液冲洗外阴部及尿道口；男性须翻转包皮冲洗,用 0.1‰新洁尔灭消毒尿道口,灭菌纱布擦干后,收集尿液标本。

3.3・采集容器

3.3.1　分泌物拭子样本：无菌拭子或无菌管密封输送。

3.3.2　尿液样本：无菌的 40 mL 密封杯。

3.4・标本储存、保留及运输

3.4.1　分泌物拭子样本：立即送检,常温运输小于 2 h,4～8℃冷藏保存时间不得超过 24 h。

3.4.2　尿液样本：标本应在 1 h 之内送检。标本送达实验室后,不能立即检测样本可将标本置于冰箱 4℃保存,但不得超过 6 h。

3.4.3 夜间样本须与值班人员电话联系,标本放入自封袋中封好口,确保样本完整性。

3.4.4 标本运输方式应遵循国家相关标准及《传染病法规》要求,确保运送者、公众及接收实验室安全。如出现撒、漏现象,接收者需立即联系发送人或运送者。

3.5·采集样本所用材料的安全处置:遵循《传染病法规》要求及医院相关规定,将采集样本所用材料分类处理。

4. 仪器和试剂

4.1·仪器:×××荧光定量 PCR 分析系统。

4.2·试剂组成

4.2.1 核酸提取试剂、无菌生理盐水、尿液保存液。

4.2.2 核酸扩增试剂:阳性对照品、阴性对照品(H_2O)、UU 核酸荧光 PCR 检测混合液、Taq 酶系、尿嘧啶-N-糖基化酶(UNG 酶)。

5. 性能参数

5.1·最低检出量:400 拷贝/mL。

5.2·准确度:阴、阳性质控品符合预期。

6. 校准

6.1·校准物:相应浓度的×××。

6.2·项目校准周期:××天。

7. 操作步骤

7.1·标本的核酸提取

7.1.1 分泌物:标本试管中加入 1 mL 无菌生理盐水,充分振荡摇匀,吸取液体转至 1.5 mL 离心管中(如分泌物较多,只取 0.2 mL)13 000 r/min 离心 5 min。沉淀加无菌生理盐水 1 mL 混匀,13 000 r/min 离心 5 min,再重复洗涤一次。沉淀直接加入 50 μL 核酸提取液充分混匀,沸水浴 10 min,然后 13 000 r/min 离心 5 min,取上清 4 μL 作为 PCR 反应模板。

7.1.2 尿液标本:取清晨首次尿或长时间(至少 1 h)不排尿后的首段尿 0.5 mL 加入 0.5 mL 尿液保存液混合。13 000 r/min 离心 5 min,沉淀直接加入 50 μL 核酸提取液充分混匀,沸水浴 10 min,然后 13 000 r/min 离心 5 min,取上清 4 μL 作为 PCR 反应模板。

7.1.3 对照品:取阳性对照品、阴性对照品(H_2O)各 50 μL 置于 1.5 mL 离心管中(冻存试剂融解后振荡混匀 10 s),分别加入核酸提取液 50 μL 充分混匀,沸水浴 10 min,然后 13 000 r/min 离心 5 min,取上清 4 μL 作为 PCR 反应模板。

7.2·试剂配制:取 $n \times 36$ μL UU 核酸荧光 PCR 检测混合液与 $n \times 0.4$ μL 酶(Taq + UNG)(n 为反应管数),振荡混匀数秒,3 000 r/min 离心数秒。

7.3·加样:取上述混合液 36 μL 置于 PCR 管中,然后将 H_2O(阴性对照品)、标本和阳性对照品的处理上清液各 4 μL 分别加入各个已有混合液的 PCR 管中,盖好管盖,立即进行 PCR 扩增反应。

7.4·PCR 扩增设置

7.4.1 反应管或板置于定量荧光 PCR 仪上。

7.4.2 推荐循环参数设置:37℃ × 2 min,94℃ × 2 min,循环 1 次;93℃ × 15 s,60℃ × 60 s,循环 40 次,荧光检测在 60℃ × 60 s,荧光通道 FAM。反应体系 40 μL。

7.5·基线和阈值设定：基线调整取 6～15 个循环的荧光信号，阈值设定原则以阈值线刚好超过 H_2O 检测荧光曲线的最高点。

8. 质量控制

8.1·H_2O 检测结果：循环阈值（Ct）栏显示 UNDET（ABI Prism 7000）或＞40（SLAN 荧光定量 PCR 检测系统）。

8.2·阳性对照品检测结果 Ct 值≤35，否则实验视为无效。

8.3·结果判断

8.3.1　仪器 Ct 栏显示 UNDET（ABI Prism 7000）或＞40（SLAN 荧光定量 PCR 检测系统），表示检测样品低于检测限，报告为阴性。

8.3.2　待检样品 Ct 值≤38，检测结果报告为阳性。

8.3.3　待检样本 Ct 值显示在 38～40，需重复测定，Ct 值显示仍在 38～40，且扩增曲线呈典型的 S 形，则判断为阳性；若非典型 S 形曲线，则判为阴性。

9. 被测量值的测量不确定度（相关时）

不适用。

10. 生物参考区间或临床决定值

阴性。

11. 检验结果的可报告区间

无。

12. 危急值（适当时）

无。

13. 临床意义

13.1·用于定性检测男性尿道拭子样本、女性宫颈拭子样本中的解脲脲原体 DNA。

13.2·检测结果可用于 UU 感染的辅助诊断，为性病的早期诊断及性病高危人群的初筛提供诊断依据。

13.3·排查非淋菌性尿道炎、女性生殖道感染（如宫颈炎）、男性不育、胎膜早破和早产等疾病。

14. 注意事项

14.1·所有的试剂在使用前均需在室温下充分融化、混匀。试剂盒 B 内各试剂在充分融解后请少时离心。试剂盒 B 应避免反复冻融。

14.2·UU 检测液对光敏感，在储存期间和使用准备期间应避免曝光。操作过程的环境温度应控制在 18～26℃。

14.3·在进行尿液样本处理时如果有类似结晶的沉淀物存在，应先将尿样放 37℃ 水浴箱加热溶解，若不溶解但并不影响加样时即可进行操作。

14.4·如果磁珠吸附不完全时，应适当延长吸附时间。

14.5·洗涤液室温平衡后如仍有白色絮状物，应先放 37℃ 水浴箱加热，直至澄清才可应用。

14.6·整个检测过程应严格分在三区进行：PCR 反应体系的配制区；标本处理、加样区；PCR 扩增、荧光检测及结果分析区。各区使用的仪器、设备、耗材和工作服应独立专用。实验后即请清洁工作台,并进行消毒。

14.7·使用不含荧光物质的一次性手套(经常替换)、一次性专用离心管、自卸式移液器和带滤嘴吸头。

14.8·试剂准备和标本处理应使用超净工作台(负压式)或防污染罩,以防止对环境污染。

14.9·每次实验应设置阴、阳性对照品。

14.10·操作人员应经过专业培训,具有一定经验和操作技能。

14.11·操作台、移液器、离心机、PCR 扩增仪等仪器设备应经常用 10% 次氯酸或 75% 乙醇、紫外线灯或臭氧消毒处理。

14.12·实验中接触过标准品和对照品的废弃物品(如吸头)、扩增完毕的离心管、标本等应进行无害化处理后方可丢弃。

参考文献

[1] 中国合格评定国家认可委员会.医学实验室质量和能力认可准则的应用要求：CNAS－CL02－A001：2023[S/OL].(2023－08－01)[2023－09－26].https：//www.cnas.org.cn/rkgf/sysrk/rkyyzz/2023/08/912141.shtml.

[2] 钟林平,蒋燕,栗燕,等.超早产儿/超低出生体重儿呼吸道解脲脲原体定植与支气管肺发育不良的关系[J].中华围产医学杂志,2023,26(3)：236－242.

[3] 方伟祯,蔡振华,张银霞,等.SAT 技术在沙眼衣原体和解脲脲原体检测中的应用[J].中华检验医学杂志,2018,41(5)：380－384.

(卞成蓉　夏利芳　李伯安)

人乳头瘤病毒(HPV)核酸检测标准操作规程

××医院检验科分子诊断实验室作业指导书	文件编号：××-JYK-××-××-×××
版本/修改：第　　版/第　　次修改	生效日期：　　　　共　页　第　　页
编写人：	审核人：　　　　批准人：

1. 目的

规范人乳头瘤病毒(HPV)核酸测定的标准操作规程,指导检验人员正确进行人乳头瘤病毒核酸的测定。

2. 原理

基于多重荧光 PCR 技术,通过实时荧光 PCR 仪,进行同步核酸扩增与检测。分成多个反应管,通过仪器多种荧光检测通道,从而对人乳头瘤病毒基因型及对细胞内对照 β 珠蛋白 DNA 进行检测。细胞内对照 DNA 用于评估样本质量及 PCR 抑制因素。

3. 标本采集

3.1·标本类型：泌尿生殖道等部位上皮细胞。

3.2·标本采集

3.2.1　宫颈拭子：先用无菌棉拭清除宫颈口过多分泌物,将女性取材拭子深入宫颈管 1～2 cm,捻动拭子,并停留 30 s 后取出,将其放入标有患者编号的取样管中,密闭送检。

3.2.2　阴道拭子：将取材拭子置于阴道后穹窿 10～15 s,采集阴道分泌物。将其放入标有患者编号的取样管中,密闭送检。

3.2.3　外阴拭子：将取材拭子置于外阴需要取材部位,旋转 10～20 s 拿开,将其放入标有患者编号的取样管中,密闭送检。

3.2.4　其他样本：生殖器及附近的皮损、赘生物等,用拭子擦拭皮损、赘生物部位 10～20 s 取材,将其放入标有患者编号的取样管中,密闭送检。

注意：标本采集后立即送检。4℃保存不超过 2 周,－20℃保存不超过 6 个月。－70℃长期保存。标本运送时建议采用低温保存运送。

4. 仪器和试剂

4.1·仪器：荧光定量 PCR 仪。

4.2·试剂：试剂盒 A(样本保存液、核酸提取液、洗涤液)、试剂盒 B(PCR-Mix、DNA 聚合酶、阴性对照品、阳性对照品)。

5. 性能参数

精密度：×××。最低检出限：×××拷贝/反应。

6. 校准

不适用。

7. 操作步骤

参考实验室所用试剂盒的说明书。仪器操作参阅《荧光定量扩增仪标准操作规程》。

8. 质量控制

8.1·详见《室内质量控制标准操作规程》。

8.2·基线、阈值的设定：具体设置方法参照各仪器使用说明书。

8.2.1　基线的起点和终点确定原则：基线是指 PCR 开始时信号很低、接近背景且比较平稳的那个阶段。起点要避开开始的几个循环，由高温导致的信号增高，设在信号已经降到背景高度且能维持平稳的地方，一般在 3～6 个循环；终点要避免覆盖信号已经开始有明显增长的地方，一般在本组数据中最小的 Ct 值前再 3 个循环处。另外，起点与终点之间最好能间隔 8 个循环以上，以满足统计基线标准偏差的数学要求。

8.2.2　阈值设定：荧光阈值的缺省设置是 3～15 个循环的荧光信号的标准偏差的 10 倍（机器自动设置）。手动设置的原则是该阈值要大于样本的荧光背景值和空白对照的荧光最高值，同时要尽量选择进入指数期的最初阶段，真正的信号出现在荧光信号超过阈值后。

8.3·质控对照：空白对照在各荧光检测通道 Ct 值均应显示为 Undet。阳性对照品在对应荧光检测通道 Ct 值≤36。符合以上两个条件，此次实验视为有效。

8.4·结果判断

8.4.1　样本中珠蛋白在 Cy5 荧光检测通道 Ct 值≤40，其他荧光检测通道 Ct 值显示为 Undet，判断为阴性。

8.4.2　样本在除珠蛋白之外其他荧光检测通道 40<Ct 值<45，建议重做，重做结果 Ct 值<40 者为阳性，否则为阴性。

8.4.3　样本在各荧光检测通道 Ct 值显示为 Undet，判断为无效，需重新采样。

9. 被测量值的测量不确定度（相关时）

不适用。

10. 生物参考区间或临床决定值

阴性。

11. 检验结果的可报告区间

无。

12. 危急值（适当时）

无。

13. 临床意义

快速准确诊断临床尖锐湿疣体表面脱落细胞、妇女宫颈细胞及宫颈黏液标本中的 HPV 病毒 DNA。可作为临床可疑尖锐湿疣和宫颈癌病因确定、早期确诊、治疗效果监测的依据。

14. 注意事项

14.1·应严格按照有关主管部门颁布的基因扩增实验室管理规范执行。操作人员应受过专业培训并取得上岗资格证，并具有一定操作经验。PCR - Mix 和 DNA 聚合酶切勿反复冻融。

14.2·女性患者 HPV 检查前 3 天内不要做阴道冲洗或使用阴道内药物，24 h 内不要有性生活，避开月经期。

参考文献

[1] 中国合格评定国家认可委员会.医学实验室质量和能力认可准则的应用要求：CNAS - CL02 - A001：2023[S/OL].(2023 - 08 - 01)[2023 - 09 - 26].https://www.cnas.org.cn/rkgf/sysrk/rkyyzz/2023/08/912141.shtml.

[2] 李晓梅,楚青.人乳头瘤病毒检测和免疫治疗研究进展[J].中外医药研究,2022,7：163 - 165.

（梁　艳）

B 族链球菌核酸检测标准操作规程

××医院检验科分子诊断实验室作业指导书	文件编号：××-JYK-××-××-×××
版本/修改：第　　版/第　　次修改	生效日期：　　　共　　页　第　　页
编写人：　　　　审核人：　　　　批准人：	

1. 目的

规范 B 族链球菌(GBS)核酸测定的标准操作规程,指导检验人员正确进行 B 族链球菌核酸的测定。

2. 原理

利用 Taqman 探针结合实时定量 PCR 技术,利用特异性引物和荧光标记探针,对 B 族链球菌的特异性 DNA 核酸片段进行荧光 PCR 检测。

3. 标本采集

3.1·标本类型：阴道、直肠分泌物。

3.2·标本采集

3.2.1　阴道分泌物：采集时先擦去外阴分泌物,无菌棉拭子自阴道深部或阴道穹窿后部、宫颈管口等处取样,将棉拭子置入无菌试管中,密闭送检。

3.2.2　直肠分泌物：将无菌棉拭子插入肛门,在肛门括约肌上 2～3 cm 处轻轻旋转采集直肠分泌物,将采集完分泌物的棉拭子置入无菌试管中,密闭送检。

3.3·采集前 24 h 内禁止性交、盆浴、阴道灌洗和局部上药等。样本采集后立即送检。2～8℃可保存 7 天,长期保存应置于≤－20℃条件下,避免反复冻融。样本运送时建议采用低温保存运送。

4. 仪器和试剂

4.1·仪器：荧光定量 PCR 仪。

4.2·试剂：核酸抽提液、B 族链球菌(GBS)核酸荧光 PCR 反应液、酶(Taq + UNG)、阴性对照品、阳性对照品、内标。

5. 性能参数

5.1·精密度：×××。

5.2·最低检出限：×××拷贝/反应。

6. 校准

不适用。

7. 操作步骤

7.1·参考实验室所用试剂盒说明书。

7.2·仪器操作参阅《荧光定量扩增仪标准操作规程》。

8. 质量控制

8.1·详见《室内质量控制标准操作规程》。

8.2·基线、阈值的设定：具体设置方法参照各仪器使用说明书。

8.2.1 基线的起点和终点确定原则：基线是指 PCR 开始时信号很低、接近背景且比较平稳的那个阶段。起点要避开开始的几个循环，由高温导致的信号增高，设在信号已经降到背景高度且能维持平稳的地方，一般在 3～6 个循环；终点要避免覆盖信号已经开始有明显增长的地方，一般在本组数据中最小的 Ct 值前再 3 个循环处。另外，起点与终点之间最好能间隔 8 个循环以上，以满足统计基线标准偏差的数学要求。

8.2.2 阈值设定：荧光阈值的缺省设置是 3～15 个循环的荧光信号的标准偏差的 10 倍（机器自动设置）。手动设置的原则是该阈值要大于样本的荧光背景值和空白对照的荧光最高值，同时要尽量选择进入指数期的最初阶段，真正的信号出现在荧光信号超过阈值后。

8.3·质控对照：阴性对照样本在 FAM 通道无 Ct 值，且内参 VIC 通道 Ct 值≤38。阳性对照在 FAM 荧光检测通道 Ct 值≤35。符合以上两个条件，此次实验视为有效。

8.4·结果判定：利用仪器配套软件进行自动分析，得到各样品（FAM）和内参（VIC）的 Ct 值。

8.4.1 阴性结果判定：如果 FAM 通道无 Ct 值显示，而内参照通道信号正常（Ct 值≤38），则该样本为阴性。

8.4.2 阳性结果判定

8.4.2.1 样本在 FAM 通道 Ct 值≤38，判断为阳性。

8.4.2.2 样本在 FAM 通道，38＜Ct 值≤45，建议重做，重做结果示 38＜Ct 值≤45 或 Ct 值≤38 者为阳性，否则为阴性。

8.4.3 样本在各荧光检测通道 Ct 值显示为 Undet，判断为无效，重新复查，视复查结果需重新采样。

9. 被测量值的测量不确定度（相关时）

不适用。

10. 生物参考区间或临床决定值

阴性。

11. 检验结果的可报告区间

无。

12. 危急值（适当时）

无。

13. 临床意义

GBS 为兼性厌氧的 G^+ 链球菌，正常寄居于阴道和直肠，正常妇女带菌率达 30％左右，属于条件致病菌，孕妇可感染并通过产道传播给新生儿，引起新生儿败血症、脑膜炎、肺炎等，死亡率极高，是目前引发新生儿感染的主要致病菌之一。本试剂盒可用于临床对 B 组链球菌感染的辅助诊断。

14. 注意事项

14.1·检测过程应严格分区进行，各区使用的仪器、设备、耗材和工作服应独立专用，实验后及时清洁工作台并进行消毒。

14.2·操作人员应经过专业培训，具有一定经验和操作技能。

14.3·更换试剂和耗材须进行批号比对。

14.4·仪器须定期维护和保养。

14.5·不同批号的试剂请勿混用，请在有效期内使用试剂盒。若过期或出现破损禁止使用，避免影响测定结果。

参考文献

［1］中国合格评定国家认可委员会.医学实验室质量和能力认可准则的应用要求：CNAS－CL02－A001：2023［S/OL］.(2023－08－01)［2023－09－26］.https：//www.cnas.org.cn/rkgf/sysrk/rkyyzz/2023/08/912141.shtml.

［2］中国合格评定国家认可委员会.医学实验室质量和能力认可准则在分子诊断领域的应用说明：CNAS－CL02－A009：2018［S/OL］.(2018－03－01)［2023－09－26］.https：//www.cnas.org.cn/rkgf/sysrk/rkyyzz/2018/03/889110.shtml.

［3］杨依绪,肖艳群,黄中强,等.上海市及其他地区临床实验室 B 族链球菌核酸检测室间质量评价分析［J］.现代检验医学杂志,2023,3：204－206,212.

（李江燕　梁　艳）

甲型流感病毒通用型核酸 RNA 检测标准操作规程

××医院检验科分子诊断实验室作业指导书	文件编号：××-JYK-××-××-×××
版本/修改：第　　版/第　　次修改	生效日期：　　　　　共　　页　第　　页
编写人：	审核人：　　　　　批准人：

1. 目的

规范操作流程，保证甲型流感病毒通用型核酸 RNA 检测结果的准确性、可靠性。

2. 原理

针对甲型流感病毒基因组高度保守区域设计特异性引物和探针，在反应体系中含甲型流感病毒基因组模板的情况下，PCR 反应得以进行并释放荧光信号。利用荧光定量 PCR 仪对PCR 过程中相应通道信号进行实时监测和输出，实现检测结果的定性分析。

3. 样本采集

3.1 · 使用样本类型：咽拭子、鼻拭子。

3.2 · 样本采集（注意无菌操作）

3.2.1　留样前用清水漱口 3 次。

3.2.2　咽拭子的留取：通常采用无菌棉拭子。采集前患者应用清水反复漱口，由被检查者将舌向外伸，使硬腭尽可能向外牵引，检查者将棉拭子通过舌根到咽后壁或腭垂的后侧，涂抹数次，但拭子要避免接触口腔和舌黏膜。为防止呕吐，应避免在患者进食后 2 h 内进行。

3.2.3　鼻拭子标本留取：鼻拭子通过鼻腔进入咽后壁，慢转动拭子 5 s 以吸收分泌物。移去拭子，放标本进入试管中运输。

3.3 · 采集容器：拭子装在无菌的密封管中。

3.4 · 标本储存、保留及运输

3.4.1　立即送检，常温运输小于 2 h，4～8℃冷藏保存时间不得超过 24 h。

3.4.2　夜间样本须与值班人员电话联系，标本放入自封袋中封好口，确保样本完整性。

3.4.3　标本运输方式应遵循国家相关标准及《传染病法规》要求，确保运送者、公众及接收实验室安全。如出现撒、漏现象，接收者需立即联系发送人或运送者。

3.5 · 采集样本所用材料的安全处置：遵循《传染病法规》要求及医院相关规定，将采集样本所用材料分类处理。

4. 仪器和试剂

4.1 · 仪器：×××荧光定量 PCR 分析系统。

4.2 · 试剂组成

4.2.1　核酸提取试剂：RNA 提取溶液 1、RNA 提取溶液 2、RNA 提取溶液 3、RNA 提取溶液 4、RNA 洗脱液、次氯酸钠溶液。

4.2.2　核酸扩增试剂：阴性质控品、阳性质控品、甲型流感病毒的内标、甲型流感病毒 PCR 反应液、RT - PCR 增强剂、反转录酶系、Taq 酶系。

5. 性能参数

5.1·最低检出量：200 拷贝 /mL。

5.2·准确度：阴、阳性质控品符合预期。

6. 校准

6.1·校准物：相应浓度的×××。

6.2·项目校准周期：××天。

7. 操作步骤

7.1·试剂准备

7.1.1 开启洁净工作台，在废液缸中加入新鲜配制的 1%的次氯酸钠溶液。

7.1.2 从抽屉中取出 1.5 mL 离心管、10 mL 离心管、离心管架、吸头。将试剂盒中的提取溶液 1、PCR 反应液、PCR 增强剂、内标取出，置于离心管架上。待室温溶解后，用高速离心机，瞬时离心，备用。

7.1.3 根据样本量情况取出 1～2 个 1.5 mL 离心管和 1 个 10 mL 离心管，标记好。

7.1.4 用 1 000 μL、100 μL 和 10 μL 移液器，按比例（甲型流感病毒 PCR 反应液 40 μL/人份 + RT - PCR 增强剂 1 μL/人份）取相应量的反应液和增强剂于离心管中，配制成 PCR - Mix，盖上管盖，上下颠倒混匀 10 次后，用高速离心机瞬时离心，备用。

7.1.5 用 1 000 μL、100 μL 和 10 μL 移液器，按比例（RNA 提取溶液 1 600 μL/人份 + 甲型流感病毒内标 0.4 μL/人份）取相应量的提取溶液 1 及内标于 10 mL 离心管中，配制成提取溶液 1 - Mix，盖上管盖，颠倒混匀 10 次后，备用。

7.1.6 将试剂和配制好的 PCR - Mix 通过传递窗传递到标本制备区。

7.2·样本处理（咽拭子、鼻拭子）

7.2.1 将试剂、PCR - Mix、提取溶液 1 - Mix 和预先核对过的标本带到标本制备区。

7.2.2 将标本、试剂、PCR - Mix 和提取溶液 1 - Mix，放入生物安全柜内，在废物缸中放入新鲜配制的 1%的次氯酸钠溶液。

7.2.3 取出 N 个 1.5 mL 离心管，编号，用 1 000 μL 移液器向每个离心管中加入 600 μL 提取溶液 1 - Mix。

7.2.4 用 200 μL 移液器向离心管中分别加入待测样本、阴性对照品、阳性对照品各 200 μL，然后盖上管盖，振荡混匀 10 s，瞬时离心。

7.2.5 用 100 μL 移液器向每管中加入 100 μL 提取溶液 2（充分混匀后吸取），振荡混匀 10 s 后室温静置 30 min。

7.2.6 将上述样本置于离心机中，1 000 r/min，离心 15 s。然后取出置于分离器上，3 min 后缓慢将溶液吸出（注意不要碰到吸附于管壁的棕色物）。

7.2.7 用 1 000 μL 移液器向每个离心管中加入 600 μL 提取溶液 3 和 200 μL 提取溶液 4，振荡混匀 5 s，用离心机瞬时离心后将离心管再次置于分离器上。

7.2.8 约 3 min 后，用 1 000 μL 移液器从底部开始缓慢将液体完全吸出丢弃，静置 1 min 后，用 100 μL 移液器将管底残余液体完全吸出丢弃。

7.2.9 加入 30 μL RNA 洗脱液，将离心管壁上磁珠洗脱到管底，吸打混匀 3～4 次，室温静置 5 min 后，将离心管再次置于分离器上 3 min，然后将洗脱下来的 RNA 放于新的 1.5 mL

灭菌离心管中。

7.2.10　根据待测样本、阴性对照品、阳性对照品的数量,每个反应管加入 41 μL PCR 混合液。

7.2.11　吸取已处理的样本 RNA、阴性对照品、阳性对照品各 9 μL 加入,盖好管盖。

7.2.12　使用微型离心机,瞬时离心后取出,置于反应管架上。将反应管及反应管架通过传递窗传递到标本制备区。

7.3·PCR 扩增

7.3.1　将反应管放入 PCR 仪,根据说明书的相关程序设定仪器参数。

7.3.2　循环参数设定

步　　骤	温　度	时　间	循 环 数
预变性和酶激活	95℃	1 min	1
反转录	60℃	30 min	1
cDNA 预变性	95℃	1 min	1
变性	95℃	15 s	45
退火、延伸及荧光采集	60℃	30 s*	
仪器冷却(可选)	25℃	1 s	1

注: * 由于部分仪器原因,不能设置为 30 s,可以设置为 31 s

7.3.3　程序运行结束后,对结果进行分析。

8. 质量控制

8.1·甲型流感病毒阴性对照:FAM 曲线无 Ct 值显示;甲型流感病毒内标检测(HEX/VIC)为阳性,且 Ct 值≤40。

8.2·甲型流感病毒阳性对照:FAM 曲线 Ct 值≤30。

8.3·以上要求需在同一次实验中同时满足,否则,本次实验无效,需重新进行。

8.4·结果判断

8.4.1　对于测定 FAM 通道 Ct 值≤40 的样本,报告为甲型流感病毒阳性。

8.4.2　对于测定 FAM 通道 Ct 值>40 或无 Ct 值的样本,同时,内标检测为阳性(Ct 值≤40),报告为甲型流感病毒阴性,低于试剂盒的检测下限。若内标 Ct 值>40 或无显示,则该样本的检测结果无效,应查找并排除原因,并对此样本进行重复试验(若重复试验的检测结果仍无效,应与公司联系)。

9. 被测量值的测量不确定度（相关时）

不适用。

10. 生物参考区间或临床决定值

阴性。

11. 检验结果的可报告区间

无。

12. 危急值（适当时）

无。

13. 临床意义

13.1·流行性感冒（流感）是由流感病毒引起的一种急性呼吸道传染病,传染性强、传播速度快。流感病毒属于正黏病毒科,为单股负链分节段的 RNA 病毒。根据核蛋白和基质蛋白不同分为甲、乙、丙、丁四型,甲型流感病毒引起的流感流行最为广泛和严重,乙型流感病毒常引起局部暴发,丙型流感病毒主要以散发形式出现。甲、乙型流感病毒每年呈季节性流行,主要通过空气中的飞沫、人与人之间的接触或与被污染物品的接触传播。流感不仅会引起呼吸系统的损害,不及时治疗还可累及心血管、神经等系统。

13.2·甲型和乙型流感病毒核酸检测可快速早期诊断呼吸道病毒感染类型,敏感性、特异性高,可分辨病毒亚型,方便、简单、快速,适合临床诊断需要,是诊断甲型和乙型流感的金标准。

14. 注意事项

14.1·实验室应严格按照国家有关部门颁布的有关基因扩增检验实验室管理规范进行管理。

14.2·为避免 RNA 降解,样本处理过程应在 0～4℃条件下操作,且完成实验后立即上机检测;样本处理过程中使用的器具耗材应经过无核酶处理。

14.3·各区域物品均为专用,不得交叉使用,以免污染;检测结束后,应立即对工作台清洁。

14.4·吸取反应液时,应尽量避免产生气泡;上 PCR 仪前,应注意检查各反应管是否盖紧,以免液体蒸发造成结果不准确。

14.5·试剂盒所有试剂在使用前应该在常温下充分融化混匀,并应瞬时离心。

14.6·试剂盒内所配阴性和阳性对照在第一次使用前应全部转移至标本准备区,并单独存放。

14.7·为防止荧光干扰,应避免裸手直接接触 PCR 反应管,并应避免在 PCR 反应管上进行任何标记。

14.8·检测过程中使用过的吸头,应直接打到盛有 10% 次氯酸钠的废物缸内,检测结束的 PCR 反应管,切忌开盖,并与其他废弃物品一同灭菌后丢弃;工作台及各种实验用品应定期用 10% 次氯酸钠、75% 乙醇或紫外灯进行消毒。

14.9·仪器扩增相关参数应按照本说明书相关要求进行设置;不同批号试剂不能混用;并在有效期内使用。

参考文献

[1] 中国合格评定国家认可委员会.医学实验室质量和能力认可准则的应用要求：CNAS－CL02－A001：2023[S/OL].(2023－08－01)[2023－09－26].https://www.cnas.org.cn/rkgf/sysrk/rkyyzz/2023/08/912141.shtml.

[2] 陈韵颖,叶先飞,周俊,等.2357 例流感样患儿甲乙型流感病毒检测结果及病毒载量分析[J].中华医院感染学杂志,2020,30(2)：278－282.

（卞成蓉　夏利芳　李伯安）

乙型流感病毒 RNA 检测标准操作规程

××医院检验科分子诊断实验室作业指导书	文件编号：××-JYK-××-××-×××
版本/修改：第　　版/第　　次修改	生效日期：　　　　　　　　共　　页　第　　页
编写人：	审核人：　　　　　　批准人：

1. 目的

规范操作流程,保证乙型流感病毒核酸 RNA 检测结果的准确性、可靠性。

2. 原理

针对乙型流感病毒基因组高度保守区域设计特异性引物和探针,在反应体系中含乙型流感病毒基因组模板的情况下,PCR 反应得以进行并释放荧光信号。利用荧光定量 PCR 仪对 PCR 过程中相应通道信号进行实时监测和输出,实现检测结果的定性分析。

3. 样本采集

3.1 · 使用样本类型：咽拭子、鼻拭子。

3.2 · 样本采集(注意无菌操作)

3.2.1 留样前用清水漱口 3 次。

3.2.2 咽拭子的留取：通常采用无菌棉拭子。采集前患者应用清水反复漱口,由被检查者将舌向外伸,使硬腭尽可能向外牵引,检查者将棉拭子通过舌根到咽后壁或腭垂的后侧,涂抹数次,但拭子要避免接触口腔和舌黏膜。为防止呕吐,应避免在患者进食后 2 h 内进行。

3.2.3 鼻拭子标本留取：鼻拭子通过鼻腔进入咽后壁,慢转动拭子 5 s 以吸收分泌物。移去拭子,放标本进入试管中运输。

3.3 · 采集容器：拭子装在无菌的密封管中。

3.4 · 标本储存、保留及运输

3.4.1 立即送检,常温运输小于 2 h,4～8℃冷藏保存时间不得超过 24 h。

3.4.2 夜间样本须与值班人员电话联系,标本放入自封袋中封好口,确保样本完整性。

3.4.3 标本运输方式应遵循国家相关标准及《传染病法规》要求,确保运送者、公众及接收实验室安全。如出现撒、漏现象,接收者需立即联系发送人或运送者。

3.5 · 采集样本所用材料的安全处置：遵循《传染病法规》要求及医院相关规定,将采集样本所用材料分类处理。

4. 仪器和试剂

4.1 · 仪器：×××荧光定量 PCR 分析系统。

4.2 · 试剂组成

4.2.1 核酸提取试剂：RNA 提取溶液 1、RNA 提取溶液 2、RNA 提取溶液 3、RNA 提取溶液 4、RNA 洗脱液、次氯酸钠溶液。

4.2.2 核酸扩增试剂：阴性质控品、阳性质控品、乙型流感病毒的内标、乙型流感病毒 PCR 反应液、RT－PCR 增强剂、反转录酶系、Taq 酶系。

5. 性能参数

5.1·最低检出量：200 拷贝/mL。

5.2·准确度：阴、阳性质控品符合预期。

6. 校准

6.1·校准物：相应浓度的×××。

6.2·项目校准周期：××天。

7. 操作步骤

7.1·试剂准备

7.1.1 开启洁净工作台，在废液缸中加入新鲜配制的 1% 的次氯酸钠溶液。

7.1.2 从抽屉中取出 1.5 mL 离心管、10 mL 离心管、离心管架、吸头。将试剂盒中的提取溶液 1、PCR 反应液、PCR 增强剂、内标取出，置于离心管架上。待室温溶解后，用高速离心机，瞬时离心，备用。

7.1.3 根据样本量情况取出 1～2 个 1.5 mL 离心管和 1 个 10 mL 离心管，标记好。

7.1.4 用 1 000 μL、100 μL 和 10 μL 移液器，按比例（乙型流感病毒 PCR 反应液 40 μL/人份 + RT - PCR 增强剂 1 μL/人份）取相应量的反应液和增强剂于离心管中，配制成 PCR - Mix，盖上管盖，上下颠倒混匀 10 次后，用高速离心机瞬时离心，备用。

7.1.5 用 1 000 μL、100 μL 和 10 μL 移液器，按比例（RNA 提取溶液 1 600 μL/人份 + 乙型流感病毒内标 0.4 μL/人份）取相应量的提取溶液 1 及内标于 10 mL 离心管中，配制成提取溶液 1 - Mix，盖上管盖，颠倒混匀 10 次后，备用。

7.1.6 将试剂和配制好的 PCR - Mix 通过传递窗传递到标本制备区。

7.2·样本处理（咽拭子、鼻拭子）

7.2.1 将试剂、PCR - Mix、提取溶液 1 - Mix 和预先核对过的标本带到标本制备区。

7.2.2 将标本、试剂、PCR - Mix 和提取溶液 1 - Mix，放入生物安全柜内，在废物缸中放入新鲜配制的 1% 的次氯酸钠溶液。

7.2.3 取出 N 个 1.5 mL 离心管，编号，用 1 000 μL 移液器向每个离心管中加入 600 μL 提取溶液 1 - Mix。

7.2.4 用 200 μL 移液器向离心管中分别加入待测样本、阴性对照品、阳性对照品各 200 μL，然后盖上管盖，振荡混匀 10 s，瞬时离心。

7.2.5 用 100 μL 移液器向每管中加入 100 μL 提取溶液 2（充分混匀后吸取），振荡混匀 10 s 后室温静置 30 min。

7.2.6 将上述样本置于离心机中，1 000 r/min，离心 15 s。然后取出置于分离器上，3 min 后缓慢将溶液吸出（注意不要碰到吸附于管壁的棕色物）。

7.2.7 用 1 000 μL 移液器向每个离心管中加入 600 μL 提取溶液 3 和 200 μL 提取溶液 4，振荡混匀 5 s，用离心机瞬时离心后将离心管再次置于分离器上。

7.2.8 约 3 min 后，用 1 000 μL 移液器从底部开始缓慢将液体完全吸出丢弃，静置 1 min 后，用 100 μL 移液器将管底残余液体完全吸出丢弃。

7.2.9 加入 30 μL RNA 洗脱液，将离心管壁上磁珠洗脱到管底，吸打混匀 3～4 次，室温静置 5 min 后，将离心管再次置于分离器上 3 min，然后将洗脱下来的 RNA 放于新的 1.5 mL

灭菌离心管中。

7.2.10　根据待测样本、阴性对照品、阳性对照品的数量，每个反应管加入 41 μL PCR-混合液。

7.2.11　吸取已处理的样本 RNA、阴性对照品、阳性对照品各 9 μL 加入，盖好管盖。

7.2.12　使用微型离心机，瞬时离心后取出，置于反应管架上。将反应管及反应管架通过传递窗传递到标本制备区。

7.3·PCR 扩增

7.3.1　将反应管放入 PCR 仪，根据说明书的相关程序设定仪器参数。

7.3.2　循环参数设定

步　　　骤	温　　度	时　　间	循　环　数
预变性和酶激活	95℃	1 min	1
反转录	60℃	30 min	1
cDNA 预变性	95℃	1 min	1
变性	95℃	15 s	45
退火、延伸及荧光采集	60℃	30 s*	
仪器冷却(可选)	25℃	1 s	1

注：* 由于部分仪器原因，不能设置为 30 s，可以设置为 31 s。

7.3.3　程序运行结束后，对结果进行分析。

8. 质量控制

8.1·乙型流感病毒阴性对照：FAM 曲线无 Ct 值显示；乙型流感病毒内标检测（HEX/VIC）为阳性，且 Ct 值≤40。

8.2·乙型流感病毒阳性对照：FAM 曲线 Ct 值≤30。

8.3·以上要求需在同一次实验中同时满足，否则，本次实验无效，需重新进行。

8.4·结果判断

8.4.1　对于测定 FAM 通道 Ct 值≤40 的样本，报告为乙型流感病毒阳性。

8.4.2　对于测定 FAM 通道 Ct 值>40 或无 Ct 值的样本，同时，内标检测为阳性(Ct 值≤40)，报告为乙型流感病毒阴性，低于试剂盒的检测下限。若内标 Ct 值>40 或无显示，则该样本的检测结果无效，应查找并排除原因，并对此样本进行重复试验(若重复试验的检测结果仍无效，应与公司联系)。

9. 被测量值的测量不确定度（相关时）

不适用。

10. 生物参考区间或临床决定值

阴性。

11. 检验结果的可报告区间

无。

12. 危急值（适当时）

无。

13. 临床意义

13.1·流行性感冒(流感)是由流感病毒引起的一种急性呼吸道传染病,传染性强、传播速度快。流感病毒属于正黏病毒科,为单股负链分节段的 RNA 病毒。根据核蛋白和基质蛋白不同分为甲、乙、丙、丁四型,甲型流感病毒引起的流感流行最为广泛和严重,乙型流感病毒常引起局部暴发,丙型流感病毒主要以散发形式出现。甲、乙型流感病毒每年呈季节性流行,主要通过空气中的飞沫、人与人之间的接触或与被污染物品的接触传播。流感不仅会引起呼吸系统的损害,不及时治疗还可累及心血管、神经等系统。

13.2·甲型和乙型流感病毒核酸检测可快速早期诊断呼吸道病毒感染类型,敏感性、特异性高,可分辨病毒亚型,方便、简单、快速,适合临床诊断需要,是诊断甲型和乙型流感的金标准。

14. 注意事项

14.1·为避免 RNA 降解,样本处理过程应在 0～4℃条件下操作,且完成实验后立即上机检测;样本处理过程中使用的器具耗材应经过无核酶处理。

14.2·各区域物品均为专用,不得交叉使用,以免污染;检测结束后,应立即对工作台清洁。

14.3·吸取反应液时,应尽量避免产生气泡;上 PCR 仪前,应注意检查各反应管是否盖紧,以免液体蒸发造成结果不准确。

14.4·试剂盒所有试剂在使用前应该在常温下充分融化混匀,并应瞬时离心。

14.5·试剂盒内所配阴性和阳性对照在第一次使用前应全部转移至标本准备区,并单独存放。

14.6·为防止荧光干扰,应避免裸手直接接触 PCR 反应管,并应避免在 PCR 反应管上进行任何标记。

14.7·检测过程中使用过的吸头,应直接打到盛有 10% 次氯酸钠的废物缸内,检测结束的 PCR 反应管,切忌开盖,并与其他废弃物品一同灭菌后丢弃;工作台及各种实验用品应定期用 10% 次氯酸钠、75% 乙醇或紫外灯进行消毒。

14.8·仪器扩增相关参数应按照本说明书相关要求进行设置;不同批号试剂不能混用;在有效期内使用。

参考文献

[1] 中国合格评定国家认可委员会.医学实验室质量和能力认可准则的应用要求: CNAS - CL02 - A001: 2023[S/OL].(2023 - 08 - 01)[2023 - 09 - 26].https://www.cnas.org.cn/rkgf/sysrk/rkyyzz/2023/08/912141.shtml.

[2] 陈韵颖,叶先飞,周俊,等.2 357 例流感样患儿甲乙型流感病毒检测结果及病毒载量分析[J].中华医院感染学杂志,2020,30(2): 278 - 282.

(卞成蓉　夏利芳　李伯安)

呼吸道合胞病毒(RSV)RNA 检测标准操作规程

××医院检验科分子诊断实验室作业指导书	文件编号：××-JYK-××-××-×××
版本/修改：第　　版/第　　次修改	生效日期：	共　　页　第　　页
编写人：	审核人：	批准人：

1. 目的

规范操作流程,保证呼吸道合胞病毒(RSV)A,B 分型核酸 RNA 检测结果的准确性、可靠性。

2. 原理

采用一步法聚合酶链式反应(RT-PCR)结合 Taqman 技术,对呼吸道合胞病毒 A 型的特异性核酸片段及 B 型的特异性核酸片段进行荧光分型检测。

3. 样本采集

3.1·使用样本类型：咽拭子、鼻拭子。

3.2·样本采集(注意无菌操作)

3.2.1　留样前用清水漱口 3 次。

3.2.2　咽拭子的留取：通常采用无菌棉拭子。采集前患者应用清水反复漱口,由被检查者将舌向外伸,使硬腭尽可能向外牵引,检查者将棉拭子通过舌根到咽后壁或腭垂的后侧,涂抹数次,但拭子要避免接触口腔和舌黏膜。为防止呕吐,应避免在患者进食后 2 h 内进行。

3.2.3　鼻拭子标本留取：鼻拭子通过鼻腔进入咽后壁,慢转动拭子 5 s 以吸收分泌物。移去拭子,放标本进入试管中运输。

3.3·采集容器：拭子装在无菌的密封管中。

3.4·标本储存、保留及运输

3.4.1　立即送检,常温运输小于 2 h,4～8℃冷藏保存时间不得超过 24 h。

3.4.2　夜间样本须与值班人员电话联系,标本放入自封袋中封好口,确保样本完整性。

3.4.3　标本运输方式应遵循国家相关标准及《传染病法规》要求,确保运送者、公众及接收实验室安全。如出现撒、漏现象,接收者需立即联系发送人或运送者。

3.5·采集样本所用材料的安全处置：遵循《传染病法规》要求及医院相关规定,将采集样本所用材料分类处理。

4. 仪器和试剂

4.1·仪器：×××荧光定量 PCR 分析系统。

4.2·试剂组成

4.2.1　核酸提取：核酸提取试剂盒(磁珠法)、裂解液。

4.2.2　核酸扩增：阴性质控品、阳性质控品、RSV 内标、RSV 分型核酸荧光 PCR 检测混合液、RT-PCR 酶。

5. 性能参数

5.1·最低检出量：500 拷贝/mL。

5.2·准确度：阴、阳性质控品符合预期。

6. 校准

6.1·校准物：相应浓度的×××。

6.2·项目校准周期：××天。

7. 操作步骤

7.1·样本、对照品的核酸裂解处理

7.1.1 冻存样本和对照品请在室温融解，充分混匀后使用。

7.1.2 使用核酸提取试剂盒(磁珠法)提取 RNA；请注意提取时将 RSV 内标 1 μL 加入裂解液中，后续操作按照说明书进行。冻存样本和对照品请在室温融解，充分混匀后使用。

7.1.3 试剂盒的阴、阳性对照品需要经过提取，提取程序和样本一致。

7.2·试剂配制及加样

7.2.1 取 $n \times 19$ μL RSV 分型核酸荧光 PCR 检测混合液与 $n \times 1$ μL RT-PCR 酶(n 为反应管数)，振荡混匀数秒，3 000 r/min 离心数秒。

7.2.2 取上述混合液 20 μL 分别置于 PCR 管中，然后将样本、阳性对照品、阴性对照品处理上清液各 5 μL 分别加入 PCR 管中，盖好管盖，立即进行 PCR 扩增反应。

7.3·PCR 扩增

7.3.1 反应管置于定量荧光 PCR 仪上，推荐循环参数设置如下：45℃ × 10 min；95℃ × 15 min；再按 95℃ × 15 s→60℃ × 60 s，循环 40 次。

7.3.2 单点荧光检测在 60℃，反应体系为 25 μL。

7.3.3 荧光通道检测选择如下。

机　　型	通道 1	通道 2	通道 3
ABI7500	FAM	VIC	TEXAS RED
CFX96	FAM	VIC	Cal Red 610
SLAN	通道 1	通道 2	通道 3

注：如使用 ABI Prism7500 实时荧光 PCR 仪，请务必于 passivereference 和 quencher 处均选择"none"

7.4·基线及阈值线设定

7.4.1 基线调整取 6～15 个循环的荧光信号，具体可根据实际情况调整[基线调整原则：选择指数扩增前荧光信号较稳定的区域，起点(Start)避开荧光采集起始阶段的信号波动，终点(End)比最早出现指数扩增的样本 Ct 值减少 1～2 个循环]。

7.4.2 阈值设定原则以阈值线刚好超过阴性对照品检测荧光曲线的最高点。

8. 质量控制

8.1·RSV A、B 分型核酸检测质量控制如下。

序号	质控品	FAM 通道(RSV-A)	VIC 通道(RSV-B)	610 通道(内标)
1	阳性对照品	Ct 值≤35	Ct 值≤35	一(见注1)
2	阴性对照品	不确定或 N/A 或 No Ct	不确定或 N/A 或 No Ct	Ct 值≤38

注 1：对于 FAM 通道或 VIC 通道具有明显 S 形扩增曲线(Ct≤38)的样本，其 610 通道扩增结果可能有明显 S 形扩增曲线(Ct≤38)，也可能因为高浓度的目的基因竞争性抑制而导致无 S 形扩增曲线或 No Ct。N/A，不适用/没有；No Ct，无显示 Ct 值

8.2·结果判断

8.2.1　RSV A、B分型核酸检测结果判断如下。

序号	FAM 通道	VIC 通道	610 通道	结 果 判 断
1	不确定或 N/A 或 No Ct	不确定或 N/A 或 No Ct	Ct 值≤38	RSV 阴性
2	Ct 值≤38	不确定或 N/A 或 No Ct	—（见注1）	RSV-A 阳性
3	不确定或 N/A 或 No Ct	Ct 值≤38	—（见注1）	RSV-B 阳性
4	Ct 值≤38	Ct 值≤38	—（见注1）	RSV-A、B 均阳性
5	不确定或 N/A 或 No Ct	不确定或 N/A 或 No Ct	不确定或 N/A 或 No Ct	表明 PCR 反应受到抑制或提取不当,应重新提取样本进行检测

注1：对于 FAM 通道或 VIC 通道具有明显 S 形扩增曲线(Ct≤38)的样本,其610通道扩增结果可能有明显 S 形扩增曲线(Ct≤38),也可能因为高浓度的目的基因竞争性抑制而导致无 S 形扩增曲线或 No Ct。N/A,不适用/没有;No Ct,无显示 Ct 值

8.2.2　待检样本无论在 FAM 还是 VIC 通道,Ct 值在38~40,则需对核酸提取产物进行重复检测,如仍在38~40,则判为低于检测限,报告为阴性。

9. 被测量值的测量不确定度（相关时）

不适用。

10. 生物参考区间或临床决定值

阴性。

11. 检验结果的可报告区间

无。

12. 危急值（适当时）

无。

13. 临床意义

13.1·呼吸道合胞病毒(RSV)是一种 RNA 病毒,病毒颗粒大小为150 nm,属副黏液病毒科。通过空气飞沫和密切接触传播,受感染患者出现下呼吸道感染,从而导致病毒性肺炎。RSV A、B 分型核酸测定可用于临床对 RSV 感染的辅助诊断。

13.2·临床研究表明,RSV 是造成婴幼儿病毒性呼吸道感染住院的首要因素,占我国5岁以下儿童 CAP 的17.3%,主要症状有高热、鼻炎、咽炎及喉炎,可发展为细支气管炎及肺炎。少数患儿可并发中耳炎、胸膜炎及心肌炎等。成人和年长儿童感染后,主要表现为上呼吸道感染。

14. 注意事项

14.1·实验室应严格按照国家有关部门颁布的有关基因扩增检验实验室管理规范进行管理。

14.2·为避免 RNA 降解,样本处理过程应在0~4℃条件下操作,且完成实验后立即上机检测;样本处理过程中使用的器具耗材应经过无核酶处理。

14.3·各区域物品均为专用,不得交叉使用,以免污染;检测结束后,应立即对工作台清洁。

14.4·吸取反应液时,应尽量避免产生气泡;上 PCR 仪前,应注意检查各反应管是否盖

紧,以免液体蒸发造成结果不准确。

14.5·试剂盒所有试剂在使用前应该在常温下充分融化混匀,并应瞬时离心。

14.6·试剂盒内所配阴性和阳性对照在第一次使用前应全部转移至标本准备区,并单独存放。

14.7·为防止荧光干扰,应避免裸手直接接触 PCR 反应管,并应避免在 PCR 反应管上进行任何标记。

14.8·检测过程中使用过的吸头,应直接打到盛有 10％次氯酸钠的废物缸内,检测结束的 PCR 反应管,切忌开盖,并与其他废弃物品一同灭菌后丢弃;工作台及各种实验用品应定期用 10％次氯酸钠、75％乙醇或紫外灯进行消毒。

14.9·仪器扩增相关参数应按照本说明书相关要求进行设置;不同批号试剂不能混用;在有效期内使用。

参考文献

[1] 中国合格评定国家认可委员会.医学实验室质量和能力认可准则的应用要求：CNAS‐CL02‐A001：2023[S/OL].(2023‐08‐01)[2023‐09‐26].https：//www.cnas.org.cn/rkgf/sysrk/rkyyzz/2023/08/912141.shtml.

[2] 朱云,卢根,靳蓉,等.2017—2020 年我国儿童急性下呼吸道感染住院病例中呼吸道合胞病毒的感染情况分析[J].中华预防医学杂志,2022,56(12)：1739‐1744.

[3] 毕佳佳,邓广程,苏琪茹,等.新生儿呼吸道合胞病毒急性下呼吸道感染的临床研究[J].中华实用儿科临床杂志,2021,36(24)：1871‐1875.

（卞成蓉　夏利芳　李伯安）

腺病毒(ADV)DNA 检测标准操作规程

××医院检验科分子诊断实验室作业指导书	文件编号：××-JYK-××-××-×××
版本/修改：第　版/第　次修改	生效日期：　　　　共　页 第　页
编写人：	审核人：　　　　批准人：

1. 目的
规范操作流程,保证腺病毒(ADV)DNA 检测结果的准确性、可靠性。

2. 原理
应用 PCR 结合 Taqman 技术,采用 ADV 特异性引物探针对 ADV 特异性 DNA 核酸片段进行荧光 PCR 检测,从而对 ADV 感染作出快速早期诊断。

3. 样本采集
3.1・使用样本类型：咽拭子、鼻拭子。

3.2・样本采集(注意无菌操作)

3.2.1　留样前用清水漱口 3 次。

3.2.2　咽拭子的留取：通常采用无菌棉拭子。采集前患者应用清水反复漱口,由被检查者将舌向外伸,使硬腭尽可能向外牵引,检查者将棉拭子通过舌根到咽后壁或腭垂的后侧,涂抹数次,但拭子要避免接触口腔和舌黏膜。为防止呕吐,应避免在患者进食后 2 h 内进行。

3.2.3　鼻拭子标本留取：鼻拭子通过鼻腔进入咽后壁,慢转动拭子 5 s 以吸收分泌物。移去拭子,放标本进入试管中运输。

3.3・采集容器：拭子装在无菌的密封管中。

3.4・标本储存、保留及运输

3.4.1　立即送检,常温运输小于 2 h,4~8℃冷藏保存时间不得超过 24 h。

3.4.2　夜间样本须与值班人员电话联系,标本放入自封袋中封好口,确保样本完整性。

3.4.3　标本运输方式应遵循国家相关标准及《传染病法规》要求,确保运送者、公众及接收实验室安全。如出现撒、漏现象,接收者需立即联系发送人或运送者。

3.5・采集样本所用材料的安全处置：遵循《传染病法规》要求及医院相关规定,将采集样本所用材料分类处理。

4. 仪器和试剂
4.1・仪器：×××荧光定量 PCR 分析系统。

4.2・试剂组成

4.2.1　核酸提取试剂：核酸提取液、1%的次氯酸钠溶液。

4.2.2　核酸扩增试剂：阴性质控品、阳性质控品、腺病毒-内标、腺病毒- PCR 反应液、腺病毒-酶混合液[Taq 酶 + 尿嘧啶- N -糖基化酶(UNG 酶)]。

5. 性能参数
5.1・最低检出量：200 拷贝/mL。

5.2・准确度：阴、阳性质控品符合预期。

6. 校准

6.1 · 校准物：相应浓度的×××。

6.2 · 项目校准周期：××天。

7. 操作步骤

7.1 · 试剂准备

7.1.1 开启洁净工作台,在废液缸中加入新鲜配制的 1‰的次氯酸钠溶液。

7.1.2 从抽屉中取出 1.5 mL 离心管、离心管架、吸头。将试剂盒中的 PCR 反应液、酶混合液、内标取出,置于离心管架上。待室温溶解后,用高速离心机,瞬时离心,备用。

7.1.3 根据样本量情况取出 1～2 个 1.5 mL 离心管,标记好。

7.1.4 用 100 μL 和 10 μL 移液器,按比例(腺病毒- PCR 反应液 38 μL/人份 + 腺病毒-酶混合液 2 μL/人份 + 腺病毒-内标 1 μL/人份)取相应量的反应液、酶混合液及内标于离心管中,配制成 PCR - Mix,盖上管盖,上下颠倒混匀 10 次后,用高速离心机瞬时离心,备用。

7.1.5 将试剂和配制好的 PCR - Mix 通过传递窗传递至样本制备区。

7.2 · 样本处理(鼻拭子、咽拭子)

7.2.1 开启生物安全柜照明灯,将标本、试剂、PCR - Mix 放入生物安全柜内,在废物缸中放入新鲜配制的 1‰的次氯酸钠溶液。

7.2.2 从抽屉中取出 0.2 mL 反应管(8 联管)、反应管架、离心管架、吸头及手套。取出阴、阳性对照和核酸释放剂。

7.2.3 待上述试剂成分溶解后,使用微型离心机将核酸释放剂,阴、阳性对照,瞬时离心,备用。

7.2.4 取 500 μL 待测样本到 1.5 mL 离心管,各加入 500 μL 浓缩液体,离心机振荡混匀,12 000 r/min 离心 10 min 去掉上清,加入 50 μL 样本释放剂,枪头吹打 3～5 次,静置 10 min。

7.2.5 取出 N 个 0.2 mL 反应管,将 40 μL 配制好的 PCR - Mix 加入相对应的 PCR 扩增管中,分别对应加入上述前处理的阴性对照品、阳性对照品和待测样本(吸打混匀后吸取)各 10 μL。

7.2.6 盖上管盖(如有气泡,可用手指弹击,去除气泡),振荡混匀,2 000 r/min 离心 10 s 或用手轻甩至管壁无明显液珠。

7.2.7 将反应管及反应管架带出标本制备区。

7.3 · PCR 扩增

7.3.1 进入扩增及产物分析区,将反应管放入 PCR 扩增仪,根据说明书设定仪器参数。选择 FAM 通道(Reporter：FAM,Quencher：none)检测腺病毒 DNA;选择 HEX 或 VIC 通(Reporter：HEX/VIC,Quencher：none)检测腺病毒内标;参比荧光(Passive Reference)：选择 ROX。设置 Sample Volume 为 50。

7.3.2 循环参数设定

步　　　骤	温　　度	时　　间	循环次数
尿嘧啶-N-糖基化酶(UNG 酶)反应	50℃	2 min	1
Taq 酶活化	94℃	5 min	1

（续表）

步　　　骤	温　度	时　间	循环次数
变性	94℃	15 s	45
退火、延伸及荧光采集	57℃	30 s*	
仪器冷却（可选）	25℃	10 s	1

注：* 由于部分仪器原因，不能设置为 30 s，可以设置为 31 s。

7.3.3　程序运行结束后，对结果进行分析。

8. 质量控制

8.1·腺病毒-阴性对照：FAM 检测通道曲线无 Ct 值显示；但内标（HEX/VIC）检测为阳性，且 Ct 值≤40。

8.2·腺病毒-阳性对照：FAM 检测通道有明显 S 形扩增曲线，且检测 Ct 值<35。

8.3·以上要求需在同一次实验中同时满足，否则，本次实验无效，需重新进行。

8.4·结果判断

8.4.1　对于 FAM 通道测定 Ct 值≤40 的样本，报告为腺病毒 DNA 阳性。

8.4.2　对于 FAM 通道测定 Ct 值>40 的样本，同时，若 HEX/VIC 通道测定 Ct 值≤40，内标为阳性，可以判断核酸的提取、纯化和 PCR 扩增反应体系有效，报告注明腺病毒 DNA 低于试剂盒检测下限。

8.4.3　若 HEX/VIC 通道测定 Ct 值>40 或无显示，内标为阴性，可以判断核酸的提取、纯化和（或）PCR 扩增反应体系失效，则该样本的检测结果无效，应查找并排除原因，并对此样本进行重复实验（若重复试验的检测结果仍无效，请与公司联系）。

9. 被测量值的测量不确定度（相关时）

不适用。

10. 生物参考区间或临床决定值

阴性。

11. 检验结果的可报告区间

无。

12. 危急值（适当时）

无。

13. 临床意义

13.1·腺病毒（ADV）根据免疫学、生物学、生物化学特性不同，可分为 A～G 共 7 个亚种，不同的基因型有不同的器官亲和性并引起相应的临床表现。人腺病毒的 B、C、E 组腺病毒是引起人类呼吸道感染的主要病原体。

13.2·腺病毒感染主要以呼吸道感染症状为主，包括高热、咳嗽、咽喉痛等。腺病毒易导致重症肺炎，重症病例易遗留慢性气道和肺疾病，是目前造成婴幼儿肺炎死亡和致残的重要原因之一。腺病毒同时也是导致成人和儿童住院率最高的致病病原体。5％～10％的儿童和1％～7％的成人呼吸道感染由腺病毒感染引起。

13.3·高危型别的腺病毒如 3 型、7 型等可造成呼吸道疫情暴发，感染者易发展为重症肺炎,遗留远期肺损害或导致死亡。

14. 注意事项

14.1·整个检测过程应严格分在三区进行：PCR反应体系的配制区；标本处理、加样区；PCR扩增、荧光检测及结果分析区。各区使用的仪器、设备、耗材和工作服应独立专用。实验后即请清洁工作台,并进行消毒。

14.2·使用不含荧光物质的一次性手套(经常替换)、一次性专用离心管、自卸式移液器和带滤嘴吸头。

14.3·试剂准备和标本处理应使用超净工作台(负压式)或防污染罩,以防止对环境污染。

14.4·每次实验应设置阴、阳性对照品。

14.5·操作人员应经过专业培训,具有一定经验和操作技能。

14.6·操作台、移液器、离心机、PCR扩增仪等仪器设备应经常用10%次氯酸或75%乙醇、紫外线灯或臭氧消毒处理。

14.7·实验中接触过标准品和对照品的废弃物品(如吸头)、扩增完毕的离心管、标本等应进行无害化处理后方可丢弃。

14.8·试剂使用前应在常温下充分融化并混匀。

14.9·PCR反应混合液应避光保存。

14.10·反应管中尽量避免气泡存在,管盖需盖紧。

14.11·不同批号的试剂请勿混用,请在有效期内使用试剂盒。

参考文献

[1] 中国合格评定国家认可委员会.医学实验室质量和能力认可准则的应用要求：CNAS-CL02-A001：2023[S/OL].(2023-08-01)[2023-09-26].https://www.cnas.org.cn/rkgf/sysrk/rkyyzz/2023/08/912141.shtml.

[2] 周海卫,刘东来,麻婷婷,等.基于不同型别腺病毒标准品的呼吸道病原体核酸试剂最低检测限性能评价[J].中华实验和临床病毒学杂志,2021,35(5)：494-499.

[3] 王瑞欢,张益,向星宇,等.3型腺病毒免提取核酸重组酶介导的等温扩增实时荧光检测方法的建立及应用[J].中华实验和临床病毒学杂志,2019,33(6)：653-657.

(卞成蓉　夏利芳　李伯安)

人鼻病毒 RNA 检测标准操作规程

××医院检验科分子诊断实验室作业指导书	文件编号：××-JYK-××-××-×××
版本/修改：第　　版/第　　次修改	生效日期：　　　　　共　　页　第　　页
编写人：	审核人：　　　　　　批准人：

1. 目的

规范操作流程，保证人鼻病毒（human rhinovirus，HRV）RNA 检测结果的准确性、可靠性。

2. 原理

人鼻病毒是一种引起上呼吸道感染的病毒，属于小 RNA 病毒家族。人鼻病毒 RNA 检测技术是一种用于检测人体内是否存在人鼻病毒 RNA 的分子生物学方法。采用一步法聚合酶链式反应（RT-PCR）结合 Taqman 技术，对人鼻病毒的特异性 RNA 核酸片段进行荧光 PCR 检测。

3. 样本采集

人体深部鼻腔或咽部分泌物：用无菌捻拭子拭取鼻腔或咽部分泌物，将分泌物或咽拭子置入无菌玻璃管（含 0.4 mL 灭菌生理盐水），用无菌棉球将试管塞紧后，密闭送检。标本可立即用于检测，也可保存于 $-20℃$ 待测。

4. 仪器和试剂

4.1·仪器：×××荧光定量 PCR 分析系统。

4.2·试剂组成

4.2.1　核酸提取试剂：Trizol 试剂、氯仿、RNA 提取液 A、溶液 C、无水乙醇、DEPC-H_2O。

4.2.2　核酸扩增试剂

序号	组　　分	数　量	体积/人份
1	HRV 核酸荧光 PCR 检测混合液	$480\,\mu L \times 1$	$19\,\mu L$
2	RT-PCR 酶	$28\,\mu L \times 1$	$1\,\mu L$
3	DEPC-H_2O	$400\,\mu L \times 1$	
4	阳性对照品（1×10^7拷贝/mL）	$30\,\mu L \times 1$	

5. 性能参数

最低检测限：10^3拷贝/mL。线性检测范围：$2 \times 10^3 \sim 1 \times 10^8$拷贝/mL。

6. 校准

6.1·校准物：相应浓度的×××。

6.2·项目校准周期：××天。

7. 操作步骤

7.1·标本、对照品的核酸裂解处理

7.1.1　取 $100\,\mu L$ 样品置于 1.5 mL 离心管中，加入 $300\,\mu L$ 裂解液（Trizol），再加入 $100\,\mu L$ 氯

仿,等体积异丙醇,颠倒混匀。13 000 r/min 离心 15 min,轻轻倒去上清;加入 700 μL 75％乙醇,颠倒洗涤。13 000 r/min 离心 10 min,倒置于吸水纸上,弃尽液体。4 000 r/min 离心 5 s,将管壁上的残余液体甩到管底部,用微量加样器尽量吸干液体,加入 20 μL DEPC－H_2O 溶解 RNA。

7.1.2　DEPC－H_2O 作为阴性对照品。如进行定量检测,阳性对照品需要进行 10 倍、100 倍、1 000 倍梯度稀释。

7.2·试剂配制:取 $n \times 19$ μL HRV 核酸荧光 PCR 检测混合液与 $n \times 1$ μL RT－PCR 酶(n 为反应管数),振荡混匀数秒,3 000 r/min 离心数秒。

7.3·加样取上述混合液 20 μL 置于 PCR 管中,然后将样品核酸提取液、DEPC－H_2O、阳性对照品各 5 μL 分别加入 PCR 管中,盖好管盖,立即进行 PCR 扩增反应。

7.4·PCR 扩增反应管置于定量荧光 PCR 仪上,推荐循环参数设置:45℃ × 10 min;95℃ × 15 min;再按 95℃ × 15 s→60℃ × 60 s,循环 40 次;单点荧光检测在 60℃,反应体系为 25 μL。荧光通道检测选择:选用 FAM 通道。

8. 质量控制

8.1·各对照品须达到以下要求,否则实验视为无效。

项　　　　目	FAM 通道 Ct 值(目的基因)
DEPC－H_2O	UNDET 或 40
阳性对照品	≤35
标准曲线(如有)	相关系数应≤－0.98

8.2·结果判断

序号	通　道	Ct 值	结　果　判　断
1	FAM	UNDET 或 40	样本低于检测限,报告为阴性
2	FAM	≤38	报告为阳性
3	FAM	38～40	复检一次,如仍为 38～40,则报告为阴性

8.3·进行定量检测时,仪器生成标准曲线后,自动显示待检样品定量值。

9. 被测量值的测量不确定度（相关时）

不适用。

10. 生物参考区间或临床决定值

阴性。

11. 检验结果的可报告区间

$2 \times 10^3 \sim 1 \times 10^8$ 拷贝/mL。

12. 危急值（适当时）

无。

13. 临床意义

13.1·诊断上呼吸道感染:人鼻病毒是导致上呼吸道感染常见的病原体之一。通过人鼻病毒 RNA 检测,可以确认感染者体内是否存在人鼻病毒,并将其与其他病原体区分开来。

13.2·病毒监测和流行病学研究：人鼻病毒 RNA 检测可以用于监测病毒的流行情况和传播途径。这对于了解病毒的传播方式、季节性流行模式及病毒变异等信息非常重要。

13.3·评估疗效和预后：人鼻病毒 RNA 检测可以用于评估治疗效果和预测预后。在临床试验中，可以监测病毒载量的变化来评估新药或疫苗的疗效。此外，对于免疫系统受损的患者，人鼻病毒 RNA 检测还可以帮助医生评估病情严重程度和预测预后。

14. 注意事项

14.1·整个检测过程应严格分在三区进行：PCR 反应体系的配制区；标本处理、加样区；PCR 扩增、荧光检测及结果分析区。各区使用的仪器、设备、耗材和工作服应独立专用。实验后即请清洁工作台，并进行消毒。

14.2·使用不含荧光物质的一次性手套（经常替换）、一次性专用离心管、自卸式移液器和带滤嘴吸头。

14.3·试剂准备和标本处理应使用超净工作台（负压式）或防污染罩，以防止对环境污染。

14.4·每次实验应设置阴、阳性对照品。

14.5·操作人员应经过专业培训，具有一定经验和操作技能。

14.6·操作台、移液器、离心机、PCR 扩增仪等仪器设备应经常用 10% 次氯酸或 75% 乙醇、紫外线灯或臭氧消毒处理。

14.7·实验中接触过标准品和对照品的废弃物品（如吸头）、扩增完毕的离心管、标本等应进行无害化处理后方可丢弃。

14.8·试剂使用前应在常温下充分融化并混匀。PCR 反应混合液应避光保存。反应管中尽量避免气泡存在，管盖需盖紧。不同批号的试剂请勿混用，请在有效期内使用试剂盒。

14.9·本产品仅用于体外诊断检测，且视为有传染性物质，请按传染病实验室检查规程处理。

参考文献

[1] 中国合格评定国家认可委员会.医学实验室质量和能力认可准则的应用要求：CNAS－CL02－A001：2023[S/OL].(2023－08－01)[2023－09－26].https：//www.cnas.org.cn/rkgf/sysrk/rkyyzz/2023/08/912141.shtml.

[2] 万以秋,蔡茹,姜法春,等.青岛 2020 年冬季上呼吸道感染患者中人鼻病毒的分子流行病学特征[J].中华微生物学和免疫学杂志,2022,42(4)：310－316.

[3] 何玉洁,张淑,吕燕,等.2018—2019 年济南市人鼻病毒和呼吸道合胞病毒及腺病毒感染分析[J].中华实验和临床病毒学杂志,2023,37(1)：30－38.

（卞成蓉　夏利芳　李伯安）

新型冠状病毒 RNA 检测标准操作规程

××医院检验科分子诊断实验室作业指导书	文件编号：××-JYK-××-××-×××	
版本/修改：第　　版/第　　次修改	生效日期：	共　　页　第　　页
编写人：	审核人：	批准人：

1. 目的

为加强新型冠状病毒感染的肺炎诊疗,规范操作流程,保证新型冠状病毒 RNA 检测结果的准确性、可靠性。

2. 原理

针对新型冠状病毒基因组特定区域[主要针对新型冠状病毒基因组中开放读码框 1ab (ORF1ab)和核壳蛋白(N)]设计特异性引物和探针,在反应体系中含新型冠状病毒基因组模板的情况下,PCR 反应得以进行并释放荧光信号。利用荧光定量 PCR 仪对 PCR 过程中相应通道信号进行实时监测和输出,实现检测结果的定性分析。

3. 样本采集

3.1・样本采集种类

3.1.1　上呼吸道标本：包括鼻咽拭子、咽拭子等。

3.1.2　下呼吸道标本：深咳痰液、肺泡灌洗液、支气管灌洗液、呼吸道吸取物等。

3.1.3　便标本/肛拭子：留取粪便标本约 10 g,如果不便留取便标本,可采集肛拭子。

3.1.4　血液标本：尽量采集发病后 7 天内的急性期 EDTA 抗凝血,采集量 5 mL。

3.1.5　尿标本：留取中段晨尿,采集量 2～3 mL。

3.2・标本包装要求：样本在接收和运输过程中,采用三层包装系统,样本采用可封闭的塑料密封袋进行第一层包装,用 0.5%～1% 有效氯的含氯消毒剂或 75% 乙醇消毒后装入第二层样本装运桶中,样本装运桶经消毒后装入样本转运箱。

3.3・标本运输与接收

3.3.1　标本由医护人员采集后,放入一次性密封袋内密封,置于标本转运箱后,与标本运输人员交接。标本由专人运送入实验室。

3.3.2　标本运送过程中,运送人员应佩戴帽子、一次性外科口罩、手套、隔离衣。

3.3.3　根据实验室检测流程,样本运送员与值班人员交接,核对样本信息和数量,签署样本交接登记表。

3.3.4　外院样本按照《可感染人类的高致病性病原微生物菌(毒)种或样本运输管理规定》执行,由专人专车去样本采集地取样,样本取回后交实验室,核对样本信息和数量后签署样本交接登记表。

3.3.5　新冠病毒核酸检测的样本,需拿至 P2＋实验室进行检测。

3.3.6　样本采集后,需立即送往实验室,若气温高时,需放入冰块降温。样本抵达实验室后,应尽快进行检测,24 h 内能检测的标本可置于 4℃暂时保存,24 h 内无法检测的样本置于 -70℃保存。

3.4 · 标本保存

3.4.1　按照要求留取实验样本,每批完成的原始样本进行留样,以备样本复查和溯源。

3.4.2　实验完成后,从样本传递窗取出检测完的样本,将剩余原始样本放入 -70℃ 低温冰箱保存,在包装袋上标记检测日期和批次信息。

3.4.3　扩增完成后的核酸样本,如出现阳性,则进行样本留取,按顺序装入专用的样本保存盒,并登记患者和样本基本信息,放入 -70℃ 低温冰箱保存。

4. 仪器和试剂

4.1 · 仪器:磁珠法核酸提取仪、×××荧光定量 PCR 分析系统。

4.2 · 试剂组成

4.2.1　核酸提取试剂:核酸提取试剂盒(磁珠法)、样本释放剂、次氯酸钠溶液。

4.2.2　核酸扩增试剂:阴性质控品、阳性质控品、新型冠状病毒内标、新型冠状病毒 PCR 反应液、新型冠状病毒酶混合液(反转录酶系、Taq 酶系)。

5. 性能参数

5.1 · 最低检出量:500 拷贝/mL。

5.2 · 准确度:阴、阳性质控品符合预期。

6. 校准

6.1 · 校准物:相应浓度的×××。

6.2 · 项目校准周期:××天。

7. 操作步骤

7.1 · 试剂准备

7.1.1　从冰箱中取出当天所用试剂。开启洁净工作台,在废液缸中加入新鲜配制的 1% 的次氯酸钠溶液。

7.1.2　从抽屉中取出 1.5 mL 离心管、离心管架、吸头。将试剂盒中的 PCR 反应液,酶混合液,阴、阳性对照取出,置于离心管架上。待室温溶解后,用高速离心机,瞬时离心,备用。

7.1.3　根据样本量情况取出 1～2 个 1.5 mL 离心管,标记好。

7.1.4　用 100 μL 和 10 μL 移液器,按比例(反应液 26 μL/人份 + 酶混合液 4 μL/人份)取相应量的反应液、酶混合液及内标于离心管中,配制成 PCR - Mix,盖上管盖,上下颠倒混匀 10 次后,用高速离心机瞬时离心,备用。

7.1.5　取出 N 个 0.2 mL 反应管,然后向每管中靠壁部位加入 PCR - Mix 30 μL。

7.1.6　将试剂和反应管通过传递窗传递至样本制备区。

7.2 · 样本处理

7.2.1　样本处理为液体样本

7.2.1.1　鼻咽拭子、咽拭子:将拭子头浸入含 2～3 mL 病毒保存液的管中,尾部弃去,旋紧管盖。

7.2.1.2　鼻咽抽取物或呼吸道抽取物:用与负压泵相连的收集器从鼻咽部抽取黏液或从气管抽取呼吸道分泌物,并用 3 mL 采样液冲洗收集器 1 次。支气管灌洗液需将收集器头部插入气管约 30 cm 深处。

7.2.1.3　深咳痰液:患者深咳出的痰液收集于含 3 mL 采样液的采样管中。如果痰液未收集于采样液中,则在检测前加入 2～3 mL 采样液,或加入痰液等体积的痰液消化液。痰液消化液储存液配方见表 1。使用时将储存液用去离子水稀释至 50 mL,与痰液等体积混合使用。

表 1　痰液消化液储存液配方

成　　分	质量／体积	成　　分	质量／体积
二硫苏糖醇	0.1 g	磷酸氢二钠	0.112 g
氯化钠	0.78 g	磷酸二氢钾	0.02 g
氯化磷	0.02 g	水	7.5 mL

备注：pH 7.4±0.2(25℃)

7.2.1.4　肺泡灌洗液：局部麻醉后将纤维支气管镜通过口或鼻经过咽部插入右肺中叶或左肺舌段的支气管分支开口,经气管活检孔缓缓加入灭菌生理盐水,每次 30～50 mL,总量 100～250 mL,不应超过 300 mL。

7.2.1.5　粪便标本：挑取约 10 g 便标本加至 1 mL 标本处理液管中,或取 3～5 mL 腹泻粪便标本,轻轻吹吸 3～5 次,室温静置 10 min,以 8 000 r/min 离心 5 min,吸取上清液进行检测。粪便标本处理液配制见表 2。

表 2　粪便标本处理液配方

成　　分	质量／体积	成　　分	质量／体积
Tris	1.211 g	水	800 mL
氯化钠	8.5 g	无水氯化钙（或含结晶水的氯化钙）	1.1 g(1.47 g)

备注：用浓盐酸调节 pH 为 7.5,以去离子水补充至 1 000 mL

7.2.1.6　肛拭子：用消毒棉拭子轻轻插入肛门 3～5 cm,再轻轻旋转拔出,立即放入含有 3～5 mL 病毒保存液的 15 mL 外螺旋盖采样管中,弃去尾部,旋紧管盖。

7.2.1.7　血液标本：使用 EDTA 抗凝剂的真空采血管采集血液标本 5 mL。如需分离血浆,将全血 1 500～2 000 r/min 离心 10 min,收集上清于无菌螺口塑料管中。

7.2.2　液体样本处理检测

7.2.2.1　开启生物安全柜照明灯,将标本、试剂、PCR‐Mix 和"核酸提取与纯化试剂盒"放入生物安全柜内,在废物缸中放入新鲜配制的 1% 的次氯酸钠溶液。

7.2.2.2　从抽屉中取出 0.2 mL 反应管(8 联管)、反应管架、离心管架、吸头及手套。

7.2.2.3　待上述试剂成分溶解后,使用微型离心机将阴、阳性对照振荡 10 s,瞬时离心,备用。将样本振荡 10 s,瞬时离心备用。

7.2.2.4　按照《核酸提取与纯化试剂说明书》操作提取出核酸,或按照《样本释放剂说明书》操作释放出核酸。

7.2.2.5　向每管中靠壁加入提取好的核酸或核酸与释放剂混合物 20 μL,盖上管盖。

7.2.2.6　使用微型离心机,瞬时离心后(2 000 r/min 离心 30 s),置于反应管架上。

7.2.2.7　将反应管及反应管架通过传递窗传递至产物分析区。

7.3 · PCR 扩增

7.3.1　将反应管放入 PCR 扩增仪,根据说明书设定仪器参数。

7.3.2　循环参数设定

7.3.2.1　扩增反应 1 参数设定

步　　　骤	温　度	时　间	循　环　数
反转录	50℃	3 min	1
cDNA 预变性	95℃	5 s	1
变性	95℃	5 s	41
退火、延伸及荧光采集	60℃	16 s	

7.3.2.2　扩增反应 2 参数设定

步　　　骤	温　度	时　间	循　环　数
反转录	50℃	30 min	1
cDNA 预变性	95℃	1 min	1
变性	95℃	15 s	45
退火、延伸及荧光采集	60℃	30 s	
仪器冷却(可选)	25℃	1 s	1

7.3.3　程序运行结束后,对结果进行分析。

8. 质量控制

8.1 · 2019 - nCoV PCR 阴性对照:FAM、ROX 通道及内标(HEX)通道均无 Ct 值或 Ct 值>40。

8.2 · 2019 - nCoV PCR 阳性对照:FAM、ROX 通道及内标(HEX)通道均 Ct 值≤35。

8.3 · 以上要求需在同一次实验中同时满足,否则,本次试验无效,需重新进行。

8.4 · 为确保检测结果的准确可靠,质量控制程序主要包括室内质控和室间质评。室内质控在每批检测中设立质控品,包括 1 个阳性对照、1 个弱阳性对照和 3 个阴性对照,3 份阴性质控随机放在临床样本中间。弱阳性质控测定为阳性,3 份阴性质控全部测定为阴性为在控;反之则为失控,不可发出报告,应分析原因,必要时重新检测样本。室间质评按照《北京市新型冠状病毒核酸检测质控工作方案》要求参加室间质评工作。

8.5 · 结果判断

8.5.1　对于 FAM 或 ROX 通道检测到典型的 S 形扩增曲线,且 Ct 值≤40 的样本,报告为 2019 - nCoV 阳性。

8.5.2　对于 FAM 且 ROX 通道均未检测到典型的 S 形扩增曲线(No Ct),或 Ct 值>40,HEX 通道有扩增曲线,且 Ct 值≤40 的样本,报告为 2019 - nCoV 阴性。

8.5.3　对于 FAM、ROX、HEX 通道均未检测到典型的 S 形扩增曲线(No Ct),或 Ct 值＞40,表示本次检测样本细胞含量太低或者有干扰物质抑制反应,该样本的检测结果无效,应查找并排除原因,并对此样本重新采样,进行重复试验(若重复试验的检测结果仍无效,请与公司联系)。

8.5.4　阴性结果也不能排除新型冠状病毒感染,需要排除可能产生假阴性的因素,包括样本质量差,如口咽等部位的呼吸道样本;样本收集的过早或过晚;没有正确的保存、运输和处理样本;技术本身存在的原因,如病毒变异、PCR 抑制等。

9. 被测量值的测量不确定度（相关时）

不适用。

10. 生物参考区间或临床决定值

阴性。

11. 检验结果的可报告区间

无。

12. 危急值（适当时）

无。

13. 临床意义

13.1·新型冠状病毒核酸检测阳性为确诊新型冠状病毒感染的首要标准。

13.2·新型冠状病毒核酸检测主要是通过荧光定量 PCR 的方式,查看标本中是否存在新型冠状病毒,其临床的主要意义是为了查看患者是否出现新型冠状病毒感染,对患者所出现的临床不适症状可进行诊断。

13.3·当被诊断为新型冠状病毒感染者,应及时居家进行隔离治疗,以防止疾病持续进展的情况发生。在居家隔离期间如果出现呼吸窘迫、呼吸急促、高热三天不退等危重症表现,则应及时前往医院就诊,配合医生进行针对性治疗。

13.4·如果患者对新型冠状病毒核酸检测有所抗拒,也可通过新型冠状病毒抗原检测、新型冠状病毒分离培养检测等方式,明确自身是否存在新型冠状病毒感染的情况。

14. 注意事项

14.1·所有人员需按照标准三级防护要求进行个人防护装备(PPE)穿戴。

14.2·新型冠状病毒样本需在 P2＋实验室进行操作,维持实验室的负压。

14.3·实验完成后,实验室拟消毒物品(实验耗材废弃物和穿戴用品等)采用黄色垃圾袋包装,扎好袋口,并喷雾表面消毒,进行高压蒸汽灭菌处理;检测剩余样本采用密封塑料袋密封包装,标记检测日期和批次信息,再用 75％乙醇喷壶消毒;提取核酸等样本装入样本架,所有需要带出实验室的物品均放置到样本传递窗(出),待人员离开实验室后重新穿戴防护装备取走。同时对环境进行消毒,用含氯消毒液擦拭桌面和仪器,开启生物安全柜及主实验区紫外消毒后离开实验区。

14.4·整个检测过程应严格分在三区进行:PCR 反应体系的配制区;标本处理、加样区;PCR 扩增、荧光检测及结果分析区。各区使用的仪器、设备、耗材和工作服应独立专用。实验后即请清洁工作台,并进行消毒。

14.5·使用不含荧光物质的一次性手套(经常替换)、一次性专用离心管、自卸式移液器和带滤嘴吸头。

14.6・试剂准备和标本处理应使用负压超净工作台或防污染罩,以防止对环境污染。

14.7・每次实验应设置阴、弱阳和阳性对照品。

14.8・操作人员应经过专业培训,具有一定经验和操作技能。

14.9・试剂使用前应在常温下充分融化并混匀。PCR 反应混合液应避光保存。反应管中尽量避免气泡存在,管盖需盖紧。

14.10・不同批号的试剂请勿混用,请在有效期内使用试剂盒。

14.11・本产品仅用于体外诊断检测,且视为有传染性物质,请按传染病实验室检查规程处理。

参考文献

[1] 中国合格评定国家认可委员会.医学实验室质量和能力认可准则的应用要求:CNAS－CL02－A001:2023[S/OL].(2023－08－01)[2023－09－26].https://www.cnas.org.cn/rkgf/sysrk/rkyyzz/2023/08/912141.shtml.

[2] 国务院应对新型冠状病毒肺炎疫情联防联控机制综合组.新型冠状病毒肺炎防控方案(第九版)[J].中国病毒病杂志,2022,12(05):331－338.

(卞成蓉　李　波　李伯安)

诺如病毒 RNA 检测标准操作规程

××医院检验科分子诊断实验室作业指导书		文件编号：××-JYK-××-××-×××	
版本/修改：第　版/第　　次修改		生效日期：	共　页　第　页
编写人：	审核人：		批准人：

1. 目的

规范操作流程,对诺如病毒 GⅠ型和 GⅡ型的特异性 RNA 核酸片段进行荧光 PCR 检测,保证诺如病毒 RNA 检测结果的准确性、可靠性,可用于由诺如病毒引起的疾病的辅助诊断。

2. 原理

应用一步法 RT-PCR 结合 Taqman 技术,对诺如病毒的特异性 RNA 核酸片段进行荧光 PCR 检测。

3. 样本采集

3.1·用灭菌捻拭子拭取粪便或腹泻物或呕吐物置入无菌玻璃管(含 0.4 mL 灭菌生理盐水),用无菌棉球将试管塞紧后,密闭送检。

3.2·标本可立即检测,保存 4℃小于 24 h,-70℃可长期保存。

3.3·标本运输需放入自封袋中封好口,确保样本完整性。

3.4·标本运输方式应遵循国家相关标准及《传染病法规》要求,确保运送者、公众及接收实验室安全。如出现撒、漏现象,接收者需立即联系发送人或运送者。

3.5·采集样本所用材料的安全处置,遵循《传染病法规》要求及医院相关规定,将采集样本所用材料分类处理。

4. 仪器和试剂

4.1·仪器：×××荧光定量 PCR 分析系统。

4.2·试剂组成

4.2.1　核酸提取试剂：Trizol 试剂、氯仿、RNA 提取液 A、溶液 C、无水乙醇、DEPC-H_2O。

4.2.2　核酸扩增试剂

序号	组　　　分	数　　量	体积/人份
1	NV 分型核酸荧光 PCR 检测混合液	480 μL×1	18 μL
2	RT-PCR 酶	28 μL×1	1 μL
3	DEPC-H_2O	400 μL×1	
4	内部对照品	30 μL×1	1 μL
5	阳性对照品	30 μL×1	

5. 性能参数

最低检测限：1×10^3 拷贝/mL。

6. 校准

6.1·校准物：相应浓度的×××。

6.2·项目校准周期：××天。

7. 操作步骤

7.1·标本处理

7.1.1 拭子样本振荡混匀后取 0.3 mL 置于 1.5 mL 离心管，8 000 r/min 离心 2 min，取 0.2 mL 上清进行核酸提取。

7.1.2 送检的粪便样本、因黏稠不易操作的粪便拭子样本或呕吐物样本，用 1 mL 无菌生理盐水混匀稀释后再进行上述处理。

7.2·液态样本核酸提取

7.2.1 取液态样本各 100 μL（待测样本不足 100 μL 时请补加适量生理盐水重悬），放置于 1.5 mL 灭菌离心管，加入 200 μL Trizol 试剂及 100 μL 氯仿，用振荡器强力振荡 20 s 后静置 3 min，然后 12 000 r/min 离心 2 min。

7.2.2 小心取出无色上层液体（注意不可触及中间絮状层），转移至新灭菌的 1.5 mL 离心管，然后加入 10 μL RNA 提取液 A（充分混匀后吸取），再用振荡器充分混匀，8 000 r/min 离心 1 min 后，小心弃去所有液体。

7.2.3 加入溶液 C（确认已加入无水乙醇）400 μL，充分振荡混匀，8 000 r/min 离心 1 min，尽可能将液体去除干净（避免触及沉淀颗粒）。

7.2.4 将装有沉淀的离心管摆在通风橱中风干 15 min（也可使用开放式加热器于 60℃ 干燥 5 min，需防止样本交叉污染），然后加入 30 μL DEPC－H$_2$O，吸打混匀管中沉淀，得到白色的悬浊液，可直接用于检测，也可存于 －70℃ 待用。

7.3·试剂配制

7.3.1 取 n×18 μL NV 分型核酸荧光检测混合液与 n×1 μL 内部对照品及 n×1 μL RT－PCR 酶（n 为反应管数），振荡混匀数秒，3 000 r/min 离心数秒。

7.3.2 如不使用内部对照品，可用 n×1 μL 的 DEPC－H$_2$O 代替补足。

7.4·加样：取上述混合液 20 μL 置于薄壁 PCR 反应管或 PCR 反应板中，然后将已处理标本 RNA、阳性对照品、DEPC－H$_2$O 各 5 μL 分别加入薄壁 PCR 反应管或 PCR 反应板中，盖好薄壁 PCR 反应管盖或 PCR 反应板膜，立即进行 PCR 扩增反应。

7.5·PCR 扩增

7.5.1 PCR 扩增反应管置于定量荧光 PCR 仪上。

7.5.2 推荐循环参数设置：50℃×30 min；95℃×10 min；再按 95℃×10 s→55℃×40 s，循环 45 次；单点荧光检测在 55℃。反应体系为 25 μL。

7.5.3 或者以下循环参数设置：45℃×10 min；95℃×15 min；再按 95℃×15 s→60℃×60 s，循环 45 次；单点荧光检测在 60℃。反应体系为 25 μL。

7.5.4 荧光通道检测选择：选用 FAM、HEX（或 VIC/JOE）和 Cal Red610/ROX/TEXAS RED 通道。

7.6·基线和阈值设定：基线调整取 6～15 个循环的荧光信号，阈值设定原则以阈值线刚好超过 DEPC－H$_2$O 检测荧光曲线的最高点。

8. 质量控制

8.1·各对照品须达到以下要求,否则实验视为无效。

对 照 品	不同通道的 Ct 值		
	FAM (检测 NV GⅠ型)	HEX/VIC/JOE (检测 NV GⅡ型)	ROX (内部对照品)
DEPC‐H$_2$O	UNDET 或 45	UNDET 或 45	25~35
阳性对照品	≤35	≤35	—

8.2·结果判断

序号	Ct 值			结 果 判 断
	FAM	HEX 或 VIC/JOE	ROX	
1	≤43	≤43	—	报告为 NV 阳性
2	≤43	UNDET 或 45	—	报告为 NV GⅠ型阳性
3	UNDET 或 45	≤43	—	报告为 NV GⅡ型阳性
4	UNDET 或 45		25~35	样本低于检测限,报告为阴性
5	43~45		25~35	复检一次,如仍为 43~45,则报告为阴性
6	UNDET 或 45		≥35	反应受到抑制,重新提取检测

9. 被测量值的测量不确定度(相关时)

不适用。

10. 生物参考区间或临床决定值

阴性。

11. 检验结果的可报告区间

无。

12. 危急值(适当时)

无。

13. 临床意义

13.1·诊断感染:通过检测诺如病毒 RNA,可以确诊患者是否感染了诺如病毒。这对于正确诊断胃肠道疾病的原因非常重要,因为其症状与其他病原体引起的胃肠道疾病相似。

13.2·预防传播:诺如病毒易于在人群中传播,尤其在密闭的集体居住环境(如学校、养老院和邮轮)中。通过快速检测诺如病毒 RNA,可以及早采取隔离措施,防止病毒进一步传播。

13.3·监测流行病学:对于了解诺如病毒的流行趋势和传播模式,诺如病毒 RNA 检测起着重要的角色。通过对不同地区、不同时间段的样本进行检测,可以确定诺如病毒感染的高发季节和地区,从而有针对性地采取公共卫生措施,预防和控制疫情的扩散。

13.4·食品安全监测:诺如病毒是一种常见的食物传播病毒,其通过食物和水源的污染而传播。通过对食品样品进行诺如病毒 RNA 检测,可以及早发现受污染的食品,保障食品安全,并防止食源性疫情的发生。

13.5·评估治疗效果:在治疗诺如病毒感染的患者时,诺如病毒 RNA 检测可用于评估治疗的有效性。通过监测病毒 RNA 的存在与否及其数量的变化,可以判断治疗是否成功,指导治疗方案的调整。

14. 注意事项

14.1·整个检测过程应严格分在三区进行:PCR 反应体系的配制区;标本处理、加样区;PCR 扩增、荧光检测及结果分析区。各区使用的仪器、设备、耗材和工作服应独立专用。实验后即请清洁工作台,并进行消毒。

14.2·使用不含荧光物质的一次性手套(经常替换)、一次性专用离心管、自卸式移液器和带滤嘴吸头。

14.3·试剂准备和标本处理应使用超净工作台(负压式)或防污染罩,以防止对环境污染。

14.4·每次实验应设置阴、阳性对照品。

14.5·操作人员应经过专业培训,具有一定经验和操作技能。

14.6·操作台、移液器、离心机、PCR 扩增仪等仪器设备应经常用 10% 次氯酸或 75% 乙醇、紫外线灯或臭氧消毒处理。

14.7·实验中接触过标准品和对照品的废弃物品(如吸头)、扩增完毕的离心管、标本等应进行无害化处理后方可丢弃。

14.8·试剂使用前应在常温下充分融化并混匀。PCR 反应混合液应避光保存。反应管中尽量避免气泡存在,管盖需盖紧。不同批号的试剂请勿混用,请在有效期内使用试剂盒。

14.9·本产品仅用于体外诊断检测,且视为有传染性物质,请按传染病实验室检查规程处理。

参考文献

[1] 中国合格评定国家认可委员会.医学实验室质量和能力认可准则的应用要求:CNAS‐CL02‐A001:2023[S/OL].(2023‐08‐01)[2023‐09‐26].https://www.cnas.org.cn/rkgf/sysrk/rkyyzz/2023/08/912141.shtml.

[2] Wang J, Liang J, He M, et al. Tumor and Microecology Committee of China Anti-Cancer Association. Chinese expert consensus on intestinal microecology and management of digestive tract complications related to tumor treatment (version 2022)[J]. J Cancer Res Ther, 2022, 18(7): 1835‐1844.

(卞成蓉 夏利芳 李伯安)

甲型肝炎病毒 RNA 检测标准操作规程

××医院检验科分子诊断实验室作业指导书	文件编号：××-JYK-××-××-×××
版本/修改：第　　版/第　　次修改	生效日期：　　　　　共　　页　第　　页
编写人：	审核人：　　　　　批准人：

1. 目的

规范操作流程，对人血清、血浆或粪便中甲型肝炎病毒（hepatitis A virus，HAV）RNA 进行检测，保证甲型肝炎病毒 RNA 检测结果的准确性、可靠性，可用于临床对甲型肝炎的辅助诊断。

2. 原理

采用一步法聚合酶链式反应（RT-PCR）结合 Taqman 技术，对甲型肝炎病毒的特异性 RNA 核酸片段进行荧光 PCR 检测。

3. 样本采集

3.1·血清或血浆：用一次性针筒抽取患者静脉血 2 mL，置于灭菌的一次性非肝素抗凝试管中，取分离出的血浆 0.2 mL 送检。血清标本在 2～8℃可放置 72 h。

3.2·粪便：用无菌棉拭子拭取腹泻物，溶于含 0.4 mL 灭菌生理盐水的试管送检。标本可立即用于检测，也可保存于 -20℃待测。

3.3·标本运输需放入自封袋中封好口，确保样本完整性。

3.4·标本运输方式应遵循国家相关标准及《传染病法规》要求，确保运送者、公众及接收实验室安全。如出现撒、漏现象，接收者需立即联系发送人或运送者。

3.5·采集样本所用材料的安全处置，遵循《传染病法规》要求及医院相关规定，将采集样本所用材料分类处理。

4. 仪器和试剂

4.1·仪器：×××荧光定量 PCR 分析系统。

4.2·试剂组成

4.2.1　核酸提取试剂：Trizol 试剂、氯仿、RNA 提取液 A、溶液 C、无水乙醇、DEPC-H$_2$O。

4.2.2　核酸扩增试剂

序号	组　　　　分	数　　量	体积/人份
1	HAV 核酸荧光 PCR 检测混合液	480 μL×1	18 μL
2	RT-PCR 酶	28 μL×1	1 μL
3	DEPC-H$_2$O	400 μL×1	
4	内部对照品	30 μL×1	1 μL
5	阳性对照品	30 μL×1	

5. 性能参数

最低检测限：$1×10^4$拷贝/mL。

6. 校准

6.1·校准物：相应浓度的×××。

6.2·项目校准周期：××天。

7. 操作步骤

7.1·核酸提取

7.1.1 取 100 μL 样本（待测样本不足 100 μL 时请补加适量生理盐水重悬），放置于 1.5 mL 灭菌离心管，加入 200 μL Trizol 试剂及 100 μL 氯仿，用振荡器强力振荡 20 s 后静置 3 min，然后 12 000 r/min 离心 2 min。

7.1.2 小心取出无色上层液体（注意不可触及中间絮状层），转移至新灭菌的 1.5 mL 离心管，然后加入 10 μL RNA 提取液 A（充分混匀后吸取），再用振荡器充分混匀，8 000 r/min 离心 1 min 后，小心弃去所有液体。

7.1.3 加入溶液 C（确认已加入无水乙醇）400 μL，充分振荡混匀，8 000 r/min 离心 1 min，尽可能将液体去除干净（避免触及沉淀颗粒）。

7.1.4 将装有沉淀的离心管摆在通风橱中风干 15 min（也可使用开放式加热器于 60℃干燥 5 min，需防止样本交叉污染），然后加入 30 μL DEPC‐H_2O，吸打混匀管中沉淀，得到白色的悬浊液，可直接用于检测，也可存于−70℃待用。

7.2·试剂配制

7.2.1 取 $n×18$ μL NAV 核酸荧光检测混合液与 $n×1$ μL 内部对照品及 $n×1$ μL RT‐PCR 酶（n 为反应管数），振荡混匀数秒，3 000 r/min 离心数秒。

7.2.2 如不使用内部对照品，可用 $n×1$ μL 的 DEPC‐H_2O 代替补足。

7.3·加样：取上述混合液 20 μL 置于薄壁 PCR 反应管或 PCR 反应板中，然后将已处理标本 RNA、阳性对照品、DEPC‐H_2O 各 5 μL 分别加入薄壁 PCR 反应管或 PCR 反应板中，盖好薄壁 PCR 反应管盖或 PCR 反应板膜，立即进行 PCR 扩增反应。

7.4·PCR 扩增

7.4.1 PCR 扩增反应管置于定量荧光 PCR 仪上。

7.4.2 推荐循环参数设置：45℃×10 min；95℃×15 min；再按 95℃×15 s→60℃×60 s，循环 40 次；单点荧光检测在 60℃，反应体系为 25 μL。

7.4.3 荧光通道检测选择：选用 FAM 和 HEX（或 VIC/JOE）通道。

7.5·基线和阈值设定：基线调整取 6~15 个循环的荧光信号，阈值设定原则以阈值线刚好超过 DEPC‐H_2O 检测荧光曲线的最高点。

8. 质量控制

8.1·各对照品须达到以下要求，否则实验视为无效。

项　　目	FAM 通道 Ct 值 （目的基因）	HEX 或 VIC/JOE 通道 Ct 值 （内部对照品）
DEPC‐H_2O	UNDET 或 40	25~35
阳性对照品	≤35	—

8.2·结果判断

序号	通道	Ct 值	结果判断
1	FAM	UNDET 或 40	样本低于检测限,报告为阴性
2	FAM	≤38	报告为阳性
3	FAM	38～40	复检一次,如仍为 38～40,则报告为阴性

9. 被测量值的测量不确定度（相关时）

不适用。

10. 生物参考区间或临床决定值

阴性。

11. 检验结果的可报告区间

无。

12. 危急值（适当时）

无。

13. 临床意义

13.1·早期诊断和干预：甲型肝炎病毒 RNA 检测可以帮助医生在症状出现之前或早期感染阶段诊断感染。这对于及早采取治疗和采取控制措施非常重要,以防止病毒在社区中的传播。早期干预可以减轻病情严重程度,提高患者康复的机会。

13.2·确定疾病类型：甲型肝炎病毒 RNA 检测可用于确认疑似病例的感染,并区分甲型肝炎病毒感染和其他引起肝炎的病原体,如乙型肝炎病毒、丙型肝炎病毒等。这有助于医生制订相应的治疗方案和管理策略。

13.3·疗效监测：甲型肝炎病毒 RNA 检测可用于评估治疗的效果和病情进展。通过定期检测甲型肝炎病毒 RNA 水平的变化,可以判断治疗是否有效,是否需要调整治疗方案。这对于确保患者得到适当的治疗和管理至关重要。

13.4·评估感染状态和传播风险：甲型肝炎病毒 RNA 检测可以帮助评估患者的感染状态和病毒载量。通过监测病毒载量的变化,可以判断病毒是否已经清除或是否存在复发。此外,该检测方法还可以用于流行病学调查,确定感染的来源和传播途径,从而采取相应的公共卫生干预措施和预防措施。

13.5·确定治疗策略：甲型肝炎病毒 RNA 检测结果可以提供重要的信息,帮助医生确定适当的治疗策略。根据病毒载量和病情严重程度,医生可以决定是否需要使用抗病毒药物进行治疗,以及治疗的持续时间和监测频率。

14. 注意事项

14.1·整个检测过程应严格分在三区进行：PCR 反应体系的配制区;标本处理、加样区;PCR 扩增、荧光检测及结果分析区。各区使用的仪器、设备、耗材和工作服应独立专用。实验后即请清洁工作台,并进行消毒。

14.2·使用不含荧光物质的一次性手套(经常替换)、一次性专用离心管、自卸式移液器和带滤嘴吸头。

14.3·试剂准备和标本处理应使用超净工作台（负压式）或防污染罩，以防止对环境污染。

14.4·每次实验应设置阴、阳性对照品。

14.5·操作人员应经过专业培训，具有一定经验和操作技能。

14.6·操作台、移液器、离心机、PCR 扩增仪等仪器设备应经常用 10％次氯酸或 75％乙醇、紫外线灯或臭氧消毒处理。

14.7·实验中接触过标准品和对照品的废弃物品（如吸头）、扩增完毕的离心管、标本等应进行无害化处理后方可丢弃。

14.8·试剂使用前应在常温下充分融化并混匀。PCR 反应混合液应避光保存。反应管中尽量避免气泡存在，管盖需盖紧。不同批号的试剂请勿混用，请在有效期内使用试剂盒。

14.9·本产品仅用于体外诊断检测，且视为有传染性物质，请按传染病实验室检查规程处理。

参考文献

［1］中国合格评定国家认可委员会.医学实验室质量和能力认可准则的应用要求：CNAS－CL02－A001：2023［S/OL］.(2023－08－01)［2023－09－26］.https：//www.cnas.org.cn/rkgf/sysrk/rkyyzz/2023/08/912141.shtml.
［2］石峰,曹经瑗,邱丰,等.甲型肝炎病毒四种核酸检测方法的比较［J］.中华实验和临床病毒学杂志,2021,35(2)：213－217.

（卞成蓉 夏利芳 李伯安）

戊型肝炎病毒(HEV)RNA 检测标准操作规程

××医院检验科分子诊断实验室作业指导书	文件编号：××-JYK-××-××-×××
版本/修改：第　　版/第　　次修改	生效日期：　　　　　共　　页　第　　页
编写人：	审核人：　　　　　批准人：

1. 目的

规范操作流程,对人血清、血浆或粪便中戊型肝炎病毒(hepatitis E virus,HEV)RNA(包含Ⅰ、Ⅱ、Ⅲ和Ⅳ)进行检测,保证戊型肝炎病毒 RNA 检测结果的准确性、可靠性,可用于临床对戊型肝炎的辅助诊断。

2. 原理

采用一步法聚合酶链式反应(RT-PCR)结合 Taqman 技术,对戊型肝炎病毒的特异性 RNA 核酸片段进行荧光 PCR 检测。

3. 样本采集

3.1·血清或血浆：用一次性针筒抽取患者静脉血 2 mL,置于灭菌的一次性非肝素抗凝试管中,取分离出的血浆 0.2 mL 送检。血清标本在 2~8℃可放置 72 h。

3.2·粪便：用无菌棉拭子拭取腹泻物,溶于含 0.4 mL 灭菌生理盐水的试管送检。标本可立即用于检测,也可保存于 -20℃待测。

3.3·标本运输需放入自封袋中封好口,确保样本完整性。

3.4·标本运输方式应遵循国家相关标准及《传染病法规》要求,确保运送者、公众及接收实验室安全。如出现撒、漏现象,接收者需立即联系发送人或运送者。

3.5·采集样本所用材料的安全处置,遵循《传染病法规》要求及医院相关规定,将采集样本所用材料分类处理。

4. 仪器和试剂

4.1·仪器：×××荧光定量 PCR 分析系统。

4.2·试剂组成

4.2.1　核酸提取试剂：Trizol 试剂、氯仿、RNA 提取液 A、溶液 C、无水乙醇、DEPC-H_2O。

4.2.2　核酸扩增试剂

序号	组　　分	数　量	体积/人份
1	HEV 核酸荧光 PCR 检测混合液	480 μL×1	18 μL
2	RT-PCR 酶	28 μL×1	1 μL
3	DEPC-H_2O	400 μL×1	
4	HAV 内部对照品	30 μL×1	1 μL
5	HAV 阳性对照品(1×10⁷拷贝/mL)	30 μL×1	

5. 性能参数

5.1・最低检测限：10^3 拷贝/mL。

5.2・线性检测范围：$2×10^3～1×10^8$ 拷贝/mL。

6. 校准

6.1・校准物：相应浓度的×××。

6.2・项目校准周期：××天。

7. 操作步骤

7.1・核酸提取

7.1.1　取 100 μL 样本（待测样本不足 100 μL 时请补加适量生理盐水重悬），放置于 1.5 mL 灭菌离心管，加入 200 μL Trizol 试剂及 100 μL 氯仿，用振荡器强力振荡 20 s 后静置 3 min，然后 12 000 r/min 离心 2 min。

7.1.2　小心取出无色上层液体（注意不可触及中间絮状层），转移至新灭菌的 1.5 mL 离心管，然后加入 10 μL RNA 提取液 A（充分混匀后吸取），再用振荡器充分混匀，8 000 r/min 离心 1 min 后，小心弃去所有液体。

7.1.3　加入溶液 C（确认已加入无水乙醇）400 μL，充分振荡混匀，8 000 r/min 离心 1 min，尽可能将液体去除干净（避免触及沉淀颗粒）。

7.1.4　将装有沉淀的离心管摆在通风橱中风干 15 min（也可使用开放式加热器于 60℃干燥 5 min，需防止样本交叉污染），然后加入 30 μL DEPC - H₂O，吸打混匀管中沉淀，得到白色的悬浊液，可直接用于检测，也可存于 - 70℃待用。

7.2・试剂配制

7.2.1　取 $n×18$ μL NEV 核酸荧光检测混合液与 $n×1$ μL 内部对照品及 $n×1$ μL RT - PCR 酶（n 为反应管数），振荡混匀数秒，3 000 r/min 离心数秒。

7.2.2　如不使用内部对照品，可用 $n×1$ μL 的 DEPC - H₂O 代替补足。

7.3・加样：取上述混合液 20 μL 置于薄壁 PCR 反应管或 PCR 反应板中，然后将已处理标本 RNA、阳性对照品、DEPC - H₂O 各 5 μL 分别加入薄壁 PCR 反应管或 PCR 反应板中，盖好薄壁 PCR 反应管盖或 PCR 反应板膜，立即进行 PCR 扩增反应。

7.4・PCR 扩增

7.4.1　PCR 扩增反应管置于定量荧光 PCR 仪上。

7.4.2　推荐循环参数设置：45℃×10 min；95℃×15 min；再按 95℃×15 s→60℃×60 s，循环 40 次；单点荧光检测在 60℃，反应体系为 25 μL。

7.4.3　荧光通道检测选择：选用 FAM 和 HEX（或 VIC/JOE）通道。

7.5・基线和阈值设定：基线调整取 6～15 个循环的荧光信号，阈值设定原则以阈值线刚好超过 DEPC - H₂O 检测荧光曲线的最高点。

8. 质量控制

8.1・各对照品须达到以下要求，否则实验视为无效。

项　　目	FAM 通道 Ct 值 （目的基因）	HEX 或 VIC／JOE 通道 Ct 值 （内部对照品）
DEPC－H_2O	UNDET 或 40	25～35
阳性对照品	≤35	—
标准曲线（如有）	相关系数应≤－0.98	

8.2·结果判断

序号	通　道	Ct 值	结果判断
1	FAM	UNDET 或 40	样本低于检测限，报告为阴性
2	FAM	≤38	报告为阳性
3	FAM	38～40	复检一次，如仍为 38～40，则报告为阴性

9. 被测量值的测量不确定度（相关时）

不适用。

10. 生物参考区间或临床决定值

阴性。

11. 检验结果的可报告区间

可报告范围：$2×10^3～1×10^8$ 拷贝／mL。

12. 危急值（适当时）

无。

13. 临床意义

13.1·诊断戊型肝炎：戊型肝炎病毒 RNA 核酸检测可用于确诊患者是否感染戊型肝炎病毒。它可以检测到病毒的存在并确认感染的存在，从而与其他类型的肝炎进行区分，如戊型肝炎与甲型肝炎等。

13.2·确认急性感染：戊型肝炎病毒 RNA 核酸检测可以检测到病毒在急性感染期间的存在。这对于早期诊断和采取相应的治疗和控制措施非常重要。

13.3·判断潜在传染性：戊型肝炎病毒 RNA 核酸检测可以判断患者是否具有传染性。通过检测病毒核酸的存在，可以评估患者是否会传播病毒给其他人，从而采取相应的隔离和预防措施，减少疫情的扩散。

13.4·疫情监测和流行病学研究：戊型肝炎病毒 RNA 核酸检测可以用于监测疫情和流行病学研究。通过对感染者进行核酸检测，可以了解病毒的传播范围、感染率和变异情况，为制订公共卫生策略提供重要数据。

14. 注意事项

14.1·整个检测过程应严格分在三区进行：PCR 反应体系的配制区；标本处理、加样区；PCR 扩增、荧光检测及结果分析区。各区使用的仪器、设备、耗材和工作服应独立专用。实验后即请清洁工作台，并进行消毒。

14.2·使用不含荧光物质的一次性手套（经常替换）、一次性专用离心管、自卸式移液器和带滤嘴吸头。

14.3·试剂准备和标本处理应使用超净工作台(负压式)或防污染罩,以防止对环境污染。

14.4·每次实验应设置阴、阳性对照品。

14.5·操作人员应经过专业培训,具有一定经验和操作技能。

14.6·操作台、移液器、离心机、PCR扩增仪等仪器设备应经常用10%次氯酸或75%乙醇、紫外线灯或臭氧消毒处理。

14.7·实验中接触过标准品和对照品的废弃物品(如吸头)、扩增完毕的离心管、标本等应进行无害化处理后方可丢弃。

14.8·试剂使用前应在常温下充分融化并混匀。

14.9·PCR反应混合液应避光保存。

14.10·反应管中尽量避免气泡存在,管盖需盖紧。

14.11·不同批号的试剂请勿混用,请在有效期内使用试剂盒。

14.12·本产品仅用于体外诊断检测,且视为有传染性物质,请按传染病实验室检查规程处理。

参考文献

[1] 中国合格评定国家认可委员会.医学实验室质量和能力认可准则的应用要求:CNAS‐CL02‐A001:2023[S/OL].(2023‐08‐01)[2023‐09‐26].https://www.cnas.org.cn/rkgf/sysrk/rkyyzz/2023/08/912141.shtml.

[2] 中华医学会肝病学分会.戊型肝炎防治共识[J].中华肝脏病杂志,2022,30(8):820‐831.

[3] 中国戊型肝炎研究协助组(CCSHE),中国医师协会感染科医师分会,国家感染性疾病临床医学研究中心.中国戊型病毒性肝炎院内筛查管理流程专家共识(2023年版)[J].中华检验医学杂志,2023,39(4):785‐794.

[4] 熊晓妍,刘杏,尹鑫.戊型肝炎病原学研究进展[J].中华肝脏病杂志,2023,31(5):460‐465.

[5] 赵红,周乙华.戊型肝炎的实验室诊断[J].中华肝脏病杂志,2023,31(5):466‐470.

(卞成蓉　夏利芳　李伯安)

手足口病毒核酸检测标准操作规程

××医院检验科分子诊断实验室作业指导书	文件编号：××-JYK-××-××-×××	
版本/修改：第　　版/第　　次修改	生效日期：	共　　页　第　　页
编写人：	审核人：	批准人：

1. 目的

规范操作流程，保证肠道病毒通用型/柯萨奇病毒 A16 型（CV－A16）/肠道病毒 71 型（EV－A71）核酸 RNA 检测结果的准确性、可靠性。

2. 原理

利用实时荧光 PCR 技术，以肠道病毒通用型/柯萨奇病毒 A16 型/肠道病毒 71 型基因组编码区的高度保守区为靶区域，设计特异性引物及荧光探针，通过一步法 RT－PCR 扩增对肠道病毒通用型/柯萨奇病毒 A16 型/肠道病毒 71 型核酸进行定性检测。临床样本通过核酸提取试剂进行 RNA 提取；将 PCR 检测试剂配制成 PCR 反应管。把提取的病毒核酸加入 PCR 反应管中，使用荧光定量 PCR 仪进行 PCR 扩增，并检测荧光信号，仪器软件系统自动绘制出实施扩增曲线，根据循环阈值（Ct 值）实现对未知样本的定性检测。

3. 样本采集

3.1·使用样本类型：粪便、咽拭子、疱疹液。

3.2·样本采集（注意无菌操作）

3.3·样本采集对象为手足口病、疱疹性咽峡炎等患者或疑似患者，特别是发病所在地的社区或托幼机构的 5 岁以下的儿童。

3.4·样本可采集粪便、咽拭子、疱疹液。临床样本在运输和贮存过程中要避免反复冻融，如果不能确保 －20℃ 的条件，应该在 0～8℃ 运输和保存。样本应冷冻运输，运输时要附有必要的信息，如样本编号、发病日期和样本采集日期。

3.5·粪便样本：采集患者发病 7 天内的粪便样本，粪便样本采集量每份 5～8 g，采集后立即放入无菌采便管内。

3.6·咽拭子样本：采集患者发病 3 天内的咽拭子样本，用专用采样棉签，适度用力拭抹咽喉壁和两侧扁桃体部位，应避免触及舌部；迅速将棉签放入装有 3～5 mL 保存液（维持液或生理盐水，推荐使用维持液）的采样管中，在靠近顶端处折断棉签杆，旋紧管盖并密封，以防干燥。

3.7·疱疹液：可同时采集多个疱疹作为一份样本。现用 75% 乙醇对疱疹周围的皮肤进行消毒，然后用消毒针将疱疹挑破用棉签蘸取疱疹液，迅速将棉签放入内装有 3～5 mL 保存液（维持液或生理盐水，推荐使用维持液）的采样管中，在靠近顶端处折断棉签杆，旋紧管盖并密封。

3.8·样本保存和运送。

3.9·样本可立即用于测试，也可保存于 －20℃ 待测，保存期为 4 个月；长期保存，请置于 －70℃，运送采用 0℃ 冰壶。

4. 仪器和试剂

4.1·仪器：×××荧光定量 PCR 分析系统。

4.2·试剂组成

4.2.1　核酸提取试剂：Trizol 试剂、氯仿、RNA 提取液 A、溶液 C、无水乙醇、DEPC - H$_2$O。

4.2.2　核酸扩增试剂：阴性质控品、阳性质控品、肠道病毒通用型/CV - A16/EV - A71 的内标和 RT - PCR 反应液、反转录酶系、Taq 酶系。

5. 性能参数

灵敏度：使用 CCID50 标定法为 1.0×10^2 CCID50/0.1 mL，使用空斑计数法为 1.0×10^3 PFU/mL。

6. 校准

6.1·校准物：相应浓度的×××。

6.2·项目校准周期：××天。

7. 操作步骤

7.1·样本处理与 RNA 提取

7.1.1　液态样本处理（含阴性质控品、疱疹液、肠道病毒通用型/CV - A16/EV - A71 的阳性质控品）

7.1.1.1　取液态样本各 100 μL（待测样本不足 100 μL 时，请补加适量生理盐水重悬），放置于 1.5 mL 灭菌离心管，加入 200 μL Trizol 试剂及 100 μL 氯仿，用振荡器强力振荡 20 s 后静置 3 min，然后 12 000 r/min 离心 2 min。

7.1.1.2　小心取出无色上层液体（注意不可触及中间絮状层），转移至新灭菌的 1.5 mL 离心管，然后加入 10 μL RNA 提取液 A（充分混匀后吸取），再用振荡器充分混匀，8 000 r/min 离心 1 min 后，小心弃去所有液体。

7.1.1.3　加入溶液 C（确认已加入无水乙醇）400 μL，充分振荡混匀，8 000 r/min 离心 1 min，尽可能将液体去除干净（避免触及沉淀颗粒）。

7.1.1.4　将装有沉淀的离心管摆在通风橱中风干 15 min（也可使用开放式加热器于 60℃ 干燥 5 min，需防止样本交叉污染），然后加入 30 μL DEPC - H$_2$O，吸打混匀管中沉淀，得到白色的悬浊液，可直接用于检测，也可存于 -70℃ 待用。

7.1.2　粪便样本

7.1.2.1　水样粪便样本混匀后，直接取 100 μL 来提取 RNA，后续处理 1.1 液态样本操作。

7.1.2.2　较干粪便样本须加入适量生理盐水充分混匀后，取 100 μL 来提取 RNA，后续处理同 7.1.1 液态样本操作。

7.1.3　咽拭子样本：咽拭子样本须在运输（保存）液中充分搅动 10 次，以洗下拭子上黏附的病毒及含有病毒的细胞等，后续处理同 7.1.1 液态样本操作。

7.2·肠道病毒通用型/CV - A16/EV - A71 PCR 扩增

7.2.1　加样（注意：所有试剂使用前须完全解冻，8 000 r/min 离心数秒后使用）

7.2.1.1　取 N 个（N=阴性质控品＋待测样本＋阳性质控品）PCR 反应管，每管分别加入肠道病毒通用型/CV - A16/EV - A71 RT - PCR 反应液 15 μL、反转录酶系 2 μL、Taq 酶系 3 μL。

7.2.1.2　于上述 PCR 反应管中分别加入处理后的阴性质控品、待测样本混匀液（请吸打混匀后吸取）、肠道病毒通用型/CV‑A16/EV‑A71 阳性质控品 5 μL，3 000 r/min 离心 30 s，放入 PCR 扩增仪。

7.2.2　肠道病毒通用型/CV‑A16/EV‑A71 RNA 基因扩增步骤

7.2.2.1　将反应管放入 PCR 仪，然后按说明书的相关程序设定相关参数。

7.2.2.2　循环参数设定

步　　骤	温　　度	时　　间	循　环　数
预变性和酶激活	95℃	1 min	1
反转录	60℃	30 min	1
cDNA 预变性	95℃	1 min	1
变性	95℃	15 s	45
退火、延伸及荧光采集	60℃	30 s*	
仪器冷却（可选）	25℃	1 s	1

注：* 由于部分仪器原因，不能设置为 30 s，可以设置为 31 s

7.2.2.3　程序运行结束后，对结果进行分析。

8. 质量控制

8.1·阴性对照：FAM、HEX/VIC、CY5 通道无 Ct 值无显示；但 ROX 检测为阳性，且 Ct 值≤36。

8.2·阳性对照：FAM、HEX/VIC、CY5 通道呈典型 S 形扩增曲线，且 Ct 值≤36。

8.3·以上要求需在同一次实验中同时满足，否则，本次实验无效，需重新进行。

8.4·结果判断

FAM 通道	HEX/ VIC 通道	CV5 通道	ROX 通道	结　果　判　断
Ct≤36	Ct>36 或 No Ct	Ct≤36	Ct≤45 或 No Ct	CV‑A16 阳性、EV‑A71 阴性、肠道病毒通用型阳性
Ct>36 或 No Ct	Ct≤36	Ct≤36	Ct≤45 或 No Ct	CV‑A16 阴性、EV‑A71 阳性、肠道病毒通用型阳性
Ct>36 或 No Ct	Ct>36 或 No Ct	Ct≤36	Ct≤45 或 No Ct	CV‑A16 阴性、EV‑A71 阴性、肠道病毒通用型阳性
Ct≤36	Ct≤36	Ct≤36	Ct≤45 或 No Ct	CV‑A16 阳性、EV‑A71 阳性、肠道病毒通用型阳性
Ct>36 或 No Ct	Ct>36 或 No Ct	Ct>36 或 No Ct	Ct≤36	CV‑A16 阴性、EV‑A71 阴性、肠道病毒通用型阴性
Ct>36 或 No Ct	Ct>36 或 No Ct	Ct>36 或 No Ct	Ct>36 或 No Ct	PCR 反应失败，可能反应中有抑制物，建议将 RNA 稀释 10 倍或 100 倍后复检，如果有荧光信号，则按上述判定结果，否则重新进行采样

9. 被测量值的测量不确定度（相关时）

不适用。

10. 生物参考区间或临床决定值

阴性。

11. 检验结果的可报告区间

无。

12. 危急值（适当时）

无。

13. 临床意义

13.1·确诊手足口病：手足口病的临床症状与其他病毒感染或口腔疾病相似，通过核酸检测可以明确诊断是否为手足口病。这对于确定治疗方案、采取隔离措施及进行流行病学调查都具有重要意义。

13.2·早期诊断和治疗：手足口病病程较短，但一些重症病例可能导致并发症并出现严重症状。早期诊断可以尽早采取治疗措施，减少并发症的风险。核酸检测可以提供快速、准确的诊断结果，有助于及早干预治疗。

13.3·病毒监测与流行病学研究：手足口病是一种传染病，病毒的传播和流行趋势对公共卫生具有重要影响。核酸检测可以迅速检测患者体液样本中的病毒核酸，帮助了解病毒的传播途径和流行规律，为制订防控策略提供科学依据。

13.4·确认康复和解除隔离：手足口病患者在康复后仍可能排除病毒核酸，核酸检测可以用于确定患者是否已经康复，以及何时可以解除隔离措施，防止病毒传播。

13.5·检测病毒变异和药物敏感性：手足口病病毒存在不同的亚型和变异株，核酸检测可以帮助监测病毒变异情况，为疫苗和药物的研发提供数据支持，并指导临床治疗。

14. 注意事项

14.1·为了避免样本中任何潜在的生物危险，检测样本应视为具有传染性物质，避免接触到皮肤和黏膜；样本的处理建议在可防止气雾外流的生物安全柜中操作，样本制备区所用过的试管、吸头需打入盛有消毒剂的容器，并与废弃物一起灭菌后方可丢弃；样本操作和处理均需符合相关法规要求及《微生物生物医学实验室生物安全通用准则》和《医疗废弃管理条例》相关规定。

14.2·试剂盒阳性质控品虽经验证病毒已灭活，但没有任何一种已知的测试方法可以完全确保人源性物质不含有传染性物质。所有人源性物质都可能具有潜在的传染性，操作时应视为传染性物质进行处理。

14.3·试剂盒中组分需在有效期内使用，不使用本试剂盒提供的组分进行实验将可能导致错误结果。

14.4·实验室管理应严格按照PCR基因扩增实验室的管理规范，实验人员必须进行专业培训，实验过程严格区分进行（试剂准备区、样本制备区、扩增和产物分析区），所用消耗品应灭菌后一次性使用，实验操作的每个阶段使用专用的仪器和设备，各区各阶段用品不能交叉使用。

14.5·使用经高压灭菌的一次性离心管和吸头或购买无RNA酶的离心管和吸头。

14.6·RT-PCR反应试剂不要长时间暴露在阳光下,使用前要完全解冻,但应避免反复冻融。

14.7·RNA提取步骤建议冰上操作,"弃上清"步骤,注意吸头不要碰到沉淀。

14.8·完成样本核酸提取后,建议马上进行下一步试验,否则请保存于-20℃待用(20 h内)。

14.9·实验完毕用10%次氯酸或75%乙醇处理工作台和移液器,然后用紫外线灯照射20~30 min。

参考文献

[1] 中国合格评定国家认可委员会.医学实验室质量和能力认可准则的应用要求:CNAS-CL02-A001:2023[S/OL].(2023-08-01)[2023-09-26].https://www.cnas.org.cn/rkgf/sysrk/rkyyzz/2023/08/912141.shtml.

[2] 张天琛,杨俊梅,李昱,等.不同分子检测策略诊断手足口病住院患儿肠道病毒的一致性[J].中华疾病控制杂志,2020,24(10):1202-1208.

[3] 董小聪,纪望全,陈帅印,等.中国柯萨奇病毒A组6型分离株全基因序列特征分析[J].中华疾病控制杂志,2022,26(6):740-744.

[4] 吴倩,徐勤,周信,等.2015至2019年扬州市手足口病病原学特征分析[J].中华预防医学杂志,2021,55(3):394-398.

(卞成蓉　夏利芳　李伯安)

第七章
肿瘤基因检测项目标准操作规程

基因检测项目中核酸提取标准操作规程

××医院检验科分子诊断实验室作业指导书	文件编号：××-JYK-××-××-×××	
版本/修改：第　版/第　次修改	生效日期：	共　页　第　页
编写人：	审核人：	批准人：

1. 目的

包括二代测序（新一代测序）（next generation sequencing，NGS）在内的各种基因检测均涉及从样本中获取 DNA 或 RNA。针对不同样本类型，需要选用不同的 DNA 或 RNA 提取方法和试剂。本操作规程旨在规范基因检测中 DNA 或 RNA 的提取过程，保证 DNA 或 RNA 质量。

2. 原理

样本中的 DNA 或 RNA 可以特异性结合到硅胶膜上，PCR 抑制剂可以通过洗涤步骤去除，最后利用缓冲液将结合在提取柱硅胶膜上的纯核酸洗脱下来。

3. 标本采集

3.1·标本类型

3.1.1　*BRCA1/2* 基因突变检测样本：建议对于可获取肿瘤组织的癌症患者，采用肿瘤组织样本进行检测，一般使用手术或穿刺获得的肿瘤样本；对于肿瘤组织不可获取的癌症患者和癌症高风险人群，可进行胚系 *BRCA* 基因检测，一般使用血液、唾液、口腔拭子等样本，以血液为主。

3.1.2　肺癌相关基因突变检测样本：手术或穿刺获得的肿瘤组织样本、细胞学标本、体腔积液、血浆等。

3.1.3　乳腺癌相关基因检测样本：手术或穿刺获得的肿瘤组织样本、血液、唾液、口腔拭子等。

3.1.4　淋巴瘤基因突变检测样本：手术或穿刺获得的肿瘤组织样本、血液、骨髓、口腔拭子等。

3.2·样本要求

3.2.1　新鲜肿瘤组织：恶性肿瘤细胞占比≥20%；手术样本（大样本）≥50 mg（黄豆大小）；穿刺样本（小样本）至少 1 针。

3.2.2　甲醛固定石蜡包埋（formalin-fixed paraffin-embedded，FFPE）组织：恶性肿瘤细胞占比≥20%。为保证 FFPE 标本 DNA 提取的成功率，尽可能用 1 年以内的蜡块或 6 周以内的石蜡切片，切片厚度 4～5 μm（防脱玻片），手术样本（大样本）≥5 张，穿刺样本（小样本）≥10 张。

3.2.3　肿瘤细胞学样本：脱落细胞学标本及细针穿刺细胞学标本肿瘤细胞数量与正常细胞的比例符合要求，可直接提取核酸，也可以制备成 FFPE 细胞学蜡块进行核酸提取。体腔积液标本可提取无细胞上清标本中的循环肿瘤 DNA（ctDNA）进行检测。

3.2.4　血液/血浆样本：采集 5 mL 全血，保存于一次性密闭的含乙二胺四乙酸（EDTA）抗凝管中,常温(15～35℃)运输至实验室,建议 2 h 内处理,注意全过程防止溶血。提取血浆游离 DNA(cfDNA)时,采集 8～10 mL 全血,保存于 EDTA 抗凝管中,2 h 内分离血浆,提取 cfDNA。

3.2.5　唾液样本:收集 2 mL 唾液样本,注意避免产生过多气泡,收集后与保存液混合均匀,常温保存和运输,及时提取 DNA。

3.2.6　骨髓:样本量≥2 mL,肿瘤细胞/有核细胞比例>20%。

3.2.7　口腔拭子:检测对象用温开水漱口后,用无菌棉签在颊黏膜轻擦 10 次,直接用于 DNA 提取或者干燥后常温暂时保存 1 个月,常温运输。

注意:各种样品的采样过程要遵守国家卫生健康委员会《微生物和生物医学实验室生物安全通用准则》和《个体化医学检测质量保证指南》中关于"样本的采集、运送和保存"的要求,确保运送过程中各类样本的安全性和过程的可控性。

4. 仪器和试剂

4.1·仪器:高速离心机、电热恒温水箱、超微量分光光度计、荧光定量仪、恒温金属浴等。

4.2·试剂:采用国家药品监督管理局(NMPA)认可的试剂盒。目前主要有:DNA Mini Kit、DNA FFPE Tissue Kit、DNA Micro Kit、DNA Blood Maxi Kit、血清/血浆游离 DNA 提取试剂盒、RNeasy FFPE Kit、RNeasy Mini Kit、dsDNA HS Assay Kit 等。

5. 性能参数

5.1·试剂盒包装完整,无内容物溢出;标签外观完整,无脱落,标签标识内容清晰;试剂盒内组成正确,无重复、缺失组分的情况。

5.2·提取的 DNA OD260/OD280 值在 1.8～2.0 范围内;RNA 的 OD260/OD280 值为 1.8～2.1。

6. 校准

不适用。

7. 操作步骤

7.1·DNA 的提取

7.1.1　新鲜组织样本中 DNA 的提取采用 DNA Mini 试剂盒。

7.1.1.1　通过剪碎、研磨或匀浆的方式对新鲜组织样本(起始组织样本量应不超过 25 mg,其中脾脏组织样本要求少于 10 mg)进行破碎、均质化处理。

7.1.1.1.1　剪碎:将组织剪成碎块放入 1.5 mL 离心管中,加入 180 μL 组织裂解缓冲液 ATL。

7.1.1.1.2　研磨:将组织放入液氮中彻底研磨后,倒入 1.5 mL 离心管中,让液氮挥发,但组织不能解冻,加入 180 μL 的组织裂解缓冲液(ATL)。

7.1.1.1.3　匀浆:将组织放入含有不超过 80 μL PBS 的 1.5 mL 离心管中,使用匀浆器均质样品后,加入 100 μL 组织裂解缓冲液 AL。

7.1.1.2　加入 20 μL 蛋白酶 K,充分涡旋振荡混匀。56℃孵育直至样本充分溶解,孵育过程中需要间断地进行振荡。短暂离心,收集附着在离心管盖子及侧壁的液体。

7.1.1.3　加入 200 μL 裂解缓冲液,充分涡旋振荡混匀 15 s,70℃孵育 10 min。简短离心,收集附着在离心管盖子及侧壁的液体。加入 200 μL 乙醇(96%～100%),充分涡旋振荡混匀 15 s。简短离心,收集附着在离心管盖子及侧壁的液体。

7.1.1.4　将离心后得到的液体全部转移至提取柱中,注意移液器不要接触管口边缘。盖上盖子,6 000×g(或 8 000 r/min)离心 1 min,弃去流出液和收集管。

7.1.1.5　将提取柱置于一个新的 2 mL 收集管中,打开提取柱盖子,加入 500 µL 缓冲液 AW1,注意移液器不要接触管口边缘。盖上盖子,6 000×g(或 8 000 r/min)离心 1 min,弃去流出液和收集管。

7.1.1.6　将提取柱置于一个新的 2 mL 收集管中,打开提取柱盖子,加入 500 µL 缓冲液 AW2,注意移液器不要接触管口边缘。盖上盖子,20 000×g(或 14 000 r/min)离心 3 min。弃去流出液和收集管。

7.1.1.7　将提取柱置于一个新的 2 mL 收集管中,最大速度下离心 1 min。弃去流出液和收集管。

7.1.1.8　将提取柱放置于一个 1.5 mL 的离心管中,小心打开提取柱盖子,向吸附膜中间位置悬空加入 200 µL 缓冲液 AE。盖上盖子,室温(15~25℃)下孵育 1 min,6 000×g(或 8 000 r/min)离心 1 min。离心管中离心下来的液体即为提取的 DNA。

7.1.2　FFPE 组织/FFPE 细胞学蜡块样本中 DNA 的提取:利用 DNA FFPE Tissue Kit,对 FFPE 组织/FFPE 细胞学蜡块样本中的 DNA 进行提取。

7.1.2.1　向含有 FFPE 组织/FFPE 细胞学蜡块样本的 1.5 mL 离心管中加入 1 mL 二甲苯,充分涡旋振荡混匀 10 s。室温 10 000 r/min 离心 2 min,弃上清。再加入 1 mL 无水乙醇,充分涡旋振荡混匀 10 s,室温下 10 000 r/min 离心 2 min,弃上清,将离心管开盖置于真空浓缩仪中 4~10 min,使乙醇充分挥发。向沉淀中加入 180 µL 组织裂解缓冲液 ATL 和 20 µL 蛋白酶 K,充分涡旋振荡混匀,56℃孵育至样品完全溶解。90℃孵育 1 h。简短离心,收集附着在离心管盖子及侧壁的液体。加入 200 µL 缓冲液 AL,充分振荡混匀。之后,加入 200 µL 乙醇(96%~100%),再次充分振荡混匀。简短离心,收集附着在离心管盖子及侧壁的液体。将离心管中的液体全部仔细转移至提取柱中,注意移液器不要接触管口边缘。盖上盖子,6 000×g(或 8 000 r/min)离心 1 min,弃去流出液和收集管。

7.1.2.2　将提取柱置于一个新的 2 mL 收集管中,小心打开提取柱盖子,加入 500 µL 缓冲液 AW1,注意移液器不要接触管口边缘。盖上盖子,6 000×g(或 8 000 r/min)离心 1 min,弃去流出液和收集管。

7.1.2.3　将提取柱置于一个新的 2 mL 收集管中,小心打开提取柱盖子,加入 500 µL 缓冲液 AW2,注意移液器不要接触管口边缘。盖上盖子,6 000×g(或 8 000 r/min)离心 1 min,弃去流出液和收集管。

7.1.2.4　将提取柱置于一个新的 2 mL 收集管中,20 000×g(或 14 000 r/min)离心 3 min,弃去流出液和收集管。

7.1.2.5　将提取柱放置于一个 1.5 mL 离心管中,小心打开提取柱盖子,向吸附膜中间位置悬空加入 20~100 µL 缓冲液 ATE,盖上盖子,室温(15~25℃)下孵育 1 min,20 000×g(或 14 000 r/min)离心 1 min,离心下来的液体即为提取的 DNA。

7.1.3　穿刺样本中 DNA 的提取:利用 DNA Micro Kit,对穿刺样本中 DNA 进行提取。

7.1.3.1　用冰冷生理盐水反复冲洗针管至 10 mL 离心管中,4 000 r/min 离心 10 min,弃上清;再加约 1 mL 冰冷生理盐水将细胞转移至 1.5 mL 离心管中,4 000 r/min 离心 10 min;用移液器吸干净上清后,向该离心管依次加入 15 μL 缓冲液 ATL 和 10 μL 蛋白酶 K,充分涡旋振荡混匀 15 s。56℃孵育 3 h,孵育过程中需要间断地进行振荡。

7.1.3.2 孵育结束后,依次向离心管中加入 25 μL 缓冲液 ATL 和 50 μL 缓冲液 AL,盖上盖子,充分涡旋振荡混匀 15 s。加入 50 μL 乙醇(96%～100%),盖上盖子,充分涡旋振荡混匀 15 s。室温下(15～25℃)孵育 5 min。简短离心,收集附着在离心管盖子及侧壁的液体。将离心管中的液体全部仔细转移至提取柱中,注意移液器不要接触管口边缘。盖上盖子,6 000×g(或 8 000 r/min)离心 1 min,弃去流出液和收集管。

7.1.3.3 将提取柱置于一个新的收集管中,小心打开提取柱盖子,加入 500 μL 缓冲液 AW1,注意移液器不要接触管口边缘。盖上盖子,6 000×g(或 8 000 r/min)离心 1 min,弃去流出液和收集管。

7.1.3.4 将提取柱置于一个新的收集管中,小心打开提取柱盖子,加入 500 μL 缓冲液 AW2,注意移液器不要接触管口边缘。盖上盖子,6 000×g(或 8 000 r/min)离心 1 min,弃去流出液和收集管。

7.1.3.5 将提取柱置于一个新的收集管中,20 000×g(或 14 000 r/min)离心 3 min,弃去流出液和收集管。

7.1.3.6 将提取柱放置于 1 个 1.5 mL 离心管中,小心打开提取柱盖子,向吸附膜中间位置悬空加入 20～100 μL 缓冲液 AE,盖上盖子,室温(15～25℃)下孵育 1 min,20 000×g(或 14 000 r/min)离心 1 min,离心下来的液体即为提取的 DNA。

7.1.4 血液样本中 DNA 的提取:利用 DNA Blood Maxi Kit,对血液样本中的基因组 DNA 进行提取。

7.1.4.1 向 50 mL 离心管中加入 500 μL 蛋白酶后,加入 5 mL 全血样本,混匀。混匀后,向离心管中加入 12 mL 缓冲液 AL,颠倒混匀 15 次,再充分涡旋振荡混匀 1 min。混匀后,70℃孵育 10 min。孵育后,加入 10 mL 乙醇(96%～100%),颠倒混匀 10 次后再进行剧烈涡旋振荡混匀。

7.1.4.2 将 7.1.4.1 步骤中所得到溶液的 1/2 小心转移至提取柱中,注意移液器不要接触管口边缘。盖上盖子,1 850×g(或 3 000 r/min)离心 3 min。

7.1.4.3 弃去流出液,将提取柱放回收集管中。将 7.1.4.2 步骤中所得到溶液的剩余部分全部小心转移至提取柱中,盖上盖子,1 850×g(或 3 000 r/min)离心 3 min。弃去流出液,将提取柱放回收集管中。打开提取柱盖子,加入 5 mL 缓冲液 AW1,注意移液器不要接触管口边缘。盖上盖子,4 500×g(或 5 000 r/min)离心 1 min。

7.1.4.4 小心打开提取柱盖子,加入 5 mL 缓冲液 AW2,注意移液器不要接触管口边缘。盖上盖子,4 500×g(或 5 000 r/min)离心 15 min,弃去流出液和收集管。

7.1.4.5 将提取柱放置于一个 50 mL 离心管中,打开提取柱盖子,向吸附膜中间位置悬空加入 1 mL 缓冲液 AE,盖上盖子,室温(15～25℃)下孵育 5 min,4 500×g(或 5 000 r/min)离心 2 min,离心下来的液体即为提取的 DNA。

7.1.5 血浆样本中 cfDNA 的提取:利用血清/血浆游离 DNA 提取试剂盒对血浆样本中的 cfDNA 进行提取。

7.1.5.1 收集 10 mL EDTA 抗凝全血后,台式高速冷冻离心机 2 000×g 离心 10 min,将

上清转移到 10 mL 圆底离心管中,台式高速冷冻离心机 8 000×g 离心 10 min,取 4 mL 上清转移到新的 10 mL 圆底离心管中,此上清即为血浆,向其中依次加入 1.8 mL 缓冲液 CDL 和 50 μL 蛋白酶 K,充分涡旋振荡混匀 10 s 后,放入水浴锅中,63℃消化 15 min。

7.1.5.2　将离心管置于冰盒上快速冷却至室温,加入 400 μL 从 −20℃冰箱取出的 DNA Tracer,混匀后,再加入从 4℃冰箱取出的预冷的异丙醇 3.3 mL,上下颠倒混匀,台式高速冷冻离心机 10 000×g 离心 5 min 后,弃上清,留沉淀,并将残留的液体用移液器吸干净。向沉淀中依次加入 470 μL 缓冲液 CDB 和 10 μL 蛋白酶 K,摇匀,放入水浴锅中,63℃消化 10 min。冷却至室温后,加入 200 μL 无水乙醇,用移液器将沉淀吹打混匀。

7.1.5.3　将沉淀混合液全部转移至提取柱中,盖上盖子,10 000×g 离心 30 s,倒掉收集管中的液体,并将提取柱放回收集管中。

7.1.5.4　打开提取柱盖子,加入 700 μL 缓冲液 CW1,盖上盖子,10 000×g 离心 30 s,倒掉收集管中的液体,提取柱放回收集管中。

7.1.5.5　打开提取柱盖子,加入 700 μL 缓冲液 CW2,盖上盖子,10 000×g 离心 30 s,倒掉收集管中的液体,提取柱放回收集管中。

7.1.5.6　打开提取柱盖子,加入 700 μL 无水乙醇,盖上盖子,10 000×g 离心 30 s,弃去流出液和收集管。

7.1.5.7　将提取柱小心转移至一个新的收集管,13 000×g 离心 5 min,弃去流出液和收集管。

7.1.5.8　将提取柱小心转移至一个 1.5 mL 离心管中,打开提取柱盖子,向吸附膜中间位置悬空加入 55 μL 缓冲液 CDE,关闭管盖,金属浴 90℃孵育 5 min,13 000×g 离心 1 min,离心下来的液体即为提取的 DNA。

7.2·RNA 的提取

7.2.1　新鲜组织样本中总 RNA 的提取：利用 RNeasy Mini Kit,对新鲜组织样本中的总 RNA 进行提取。

7.2.1.1　用手术钳将置于样本保护剂中的新鲜组织样取出,称重,不要超过 30 mg。

7.2.1.2　可利用研磨或匀浆的方式对组织进行破碎、均质化,之后,加入合适体积的缓冲液(若组织量＜20 mg,则加入 350 μL 缓冲液 RLT,若组织量在 20～30 mg,则需加入 600 μL 缓冲液 RLT)。

7.2.1.3　将裂解液在最大速度下离心 3 min。用移液器小心吸干净上清,并转移至一个新的离心管中。向离心管中加入一倍体积的 70%乙醇,用移液器立即混匀,无须离心。

7.2.1.4　将 700 μL 样品(包含已生成的沉淀物)转移到提取柱中,盖上盖子,≥8 000×g (≥10 000 r/min)离心 15 s,弃流出液。如果样品体积大于 700 μL,可以连续利用这一提取柱离心样品。弃每次离心的流出液。

7.2.1.5　将提取柱放回收集管中,打开提取柱盖子,加入 700 μL 缓冲液 RW1,盖上盖子,≥8 000×g(≥10 000 r/min)离心 15 s,弃流出液。

7.2.1.6　将提取柱放回收集管中,打开提取柱盖子,加入 500 μL 缓冲液 RPE,盖上盖子,≥8 000×g(≥10 000 r/min)离心 15 s,弃流出液。

7.2.1.7　将提取柱放回收集管中,小心打开提取柱盖子,加入 500 μL 缓冲液 RPE,盖上盖子,≥8 000×g(≥10 000 r/min)离心 2 min,弃流出液和收集管。

7.2.1.8　将提取柱放在一个新的 2 mL 收集管中,最大速度下离心 1 min。

7.2.1.9　弃去流出液和收集管,将提取柱放置于 1.5 mL 的离心管中,打开提取柱盖子,向吸附膜中间位置悬空加入 30～50 μL 无 RNA 酶水。8 000×g(10 000 r/min)离心 1 min。离心下来的液体即为提取的 RNA。

7.2.2　FFPE 组织样本中总 RNA 的提取:利用 RNeasy FFPE Kit,对 FFPE 组织样本中的总 RNA 进行提取。

7.2.2.1　向 1.5 mL 离心管中的 FFPE 组织样本中,加入 320 μL 脱蜡液,充分涡旋振荡混匀 10 s 后,简短离心。56℃孵育 3 min 后,冷却至室温。向离心管中加入 240 μL 缓冲液 PKD,充分涡旋振荡混匀后,11 000×g(或 10 000 r/min)离心 1 min。向透明液体分层处加入 10 μL 蛋白酶 K,用移液器轻轻吹打混匀。56℃孵育 15 min 后,80℃孵育 15 min。

7.2.2.2　将离心管管底的无色透明液体转移至 1 个新的 1.5 mL 离心管中,置于冰上 3 min 后,20 000×g(或 13 500 r/min)离心 15 min。将离心得到的上清液全部转移至一个新的 1.5 mL 离心管中,在此过程中注意不要将细胞沉淀搅起。

7.2.2.3　依次加入 1/10 总样本量的 DNase Booster 缓冲液(约 25 μL)和 10 μL DNase I 溶液,颠倒混匀。简短离心,收集附着在离心管盖子及侧壁的液体。

7.2.2.4　室温下孵育 15 min 后,加入 500 μL 缓冲液 RBC,充分涡旋振荡混匀。

7.2.2.5　加入 1.2 mL 无水乙醇,用移液器轻轻混匀后,先吸取 700 μL 样品(包含已生成的沉淀物)转移到提取柱中,盖上盖子,≥8 000×g(≥10 000 r/min)离心 15 s,弃流出液,将提取柱放回收集管中。

7.2.2.6　重复"7.2.2.5"步骤,直到全部样品通过提取柱。

7.2.2.7　向提取柱中加入 500 μL 缓冲液 RPE,盖上盖子,≥8 000×g(≥10 000 r/min)离心 15 s,弃流出液。将提取柱放回收集管中,打开盖子,向提取柱中加入 500 μL 缓冲液 RPE,盖上盖子,≥8 000×g(≥10 000 r/min)离心 2 min,弃流出液和收集管。将提取柱放在一个新的收集管中,打开盖子,最大速度下离心 5 min,弃去流出液和收集管。将提取柱置于一个 1.5 mL 的离心管中,向吸附膜中间位置悬空加入 14～30 μL 无 RNA 酶水。盖上盖子,最大速度下离心 1 min。离心下来的液体即为提取的 RNA。

8. 质量控制

8.1 · 针对 DNA 提取的质量控制可采用超微量分光光度计和荧光定量仪进行纯度和浓度测定。要求 DNA 的 OD260/OD280 比值为 1.8～2.0,浓度应大于 50 ng/μL。血浆 cfDNA 总量应为 50～1 000 ng。可采用琼脂糖凝胶电泳等方法对 DNA 的片段化程度进行评估。

8.2 · 针对 RNA 提取的质量控制可采用超微量分光光度计进行纯度测定,纯 RNA 的 OD260/OD280 比值为 1.8～2.1。OD260/OD230 比值为 2.0～2.2。可采用 RNA 凝胶电泳检测 RNA 的质量,一般认为,当 28S 和 18S 条带清晰、明亮,并且 28S : 18S≥2 时,提取的 RNA 完整性是好的。

9. 被测量值的测量不确定度(相关时)

不适用。

10. 生物参考区间或临床决定值

不适用。

11. 检验结果的可报告区间

无。

12. 危急值（适当时）

无。

13. 临床意义

核酸是遗传信息的携带者,是基因表达的物质基础,因此对核酸进行相关研究,首先要对核酸进行分离和纯化,核酸样品的质量将直接关系到实验的成败。核酸的提取是分析标本中含的分子信息的前提条件,对于精准诊断疾病具有重要意义。

14. 注意事项

14.1·石蜡样本切片准备:切片时要使用干净、锋利的刀片和镊子,以减少核酸酶的污染。如果需要对多个 FFPE 样本进行切片,为避免交叉污染,建议使用单独的刀片和镊子。或将刀片和镊子浸泡于二甲苯溶液 15 min,重复 2 次,最后浸泡于无水乙醇中 1 min 取出晾干后进行切片。对多份 FFPE 样本切片时,每次切片前请及时使用 75％乙醇清除切片机上残留的蜡块,以避免交叉污染。外周血样本采集注意采用正确的采血管,禁止用肝素抗凝管。新鲜组织要及时放置在液氮中,再转至低温冰箱保存。

14.2·环境和安全控制

14.2.1　实验室配置和实验操作请按照《临床基因扩增检验实验室管理暂行办法》和《临床基因扩增检验实验室工作规范》进行。整个检测过程应严格分区进行:试剂储存和准备区、标本制备区、扩增区、扩增产物分析区;各区使用的仪器、设备、耗材和工作服应独立专用。

14.2.2　任何一份标本(包括质控品、标准品及检测试剂等)都应视其为具有传染性,操作人员在工作时应戴无粉乳胶手套、穿工作服。

14.2.3　一旦发生标本容器划破手或身体、液体溅进眼睛等黏膜处,应立即用大量的水冲洗,同时向上级医生或科领导报告。

14.3·气溶胶和交叉污染:操作过程中尽可能每次只打开一个管盖,尽量减少气溶胶的产生;实验操作中每次开盖之前都需要瞬离,避免样本交叉污染;定期对仪器内部进行清洁,尤其对金属模块的清洁,以避免假阳性和假阴性的结果;实验完毕用 10％次氯酸或 75％乙醇或紫外灯处理工作台与移液器。

14.4·变异的潜在来源等

14.4.1　仪器原因:仪器的性能、仪器的维护和校准等。

14.4.2　试剂原因:试剂运输、保存不当,试剂过期,标准品过期等。

14.4.3　标本原因:标本采集、处理、保存不符合要求等。

参考文献

[1]《基于下一代测序技术的 BRCA 基因检测流程中国专家共识》编写组.基于下一代测序技术的 BRCA 基因检测流程中国专家共识[J].中华病理学杂志,2018,047(006):401-406.

[2]《临床分子病理实验室二代基因测序检测专家共识》编写组.临床分子病理实验室二代基因测序检测专家共识[J].中华病理学杂志,2017,46(3):4.

（刘克丹　苏海翔）

肺癌个体化基因检测(NGS 平台-可逆终止法)标准操作规程

××医院检验科分子诊断实验室作业指导书	文件编号：××-JYK-××-××-×××
版本/修改：第　　版/第　　次修改	生效日期：　　　　　　共　　页　第　　页
编写人：	审核人：　　　　　　批准人：

1. 目的

建立基于高通量测序平台的肺癌基因突变检测标准操作规范,保证实验结果的精确性、准确性。

2. 原理

2.1·NGS平台基于的技术有多种,本操作流程以可逆终止法边合成边测序技术为例。可逆终止法边合成边测序技术使用 4 种含有末端阻断基团和不同荧光信号的碱基进行模板互补链的合成,确保测序的高精确性和高顺序性,排除由重复序列和同聚物导致的测序错误,融合光学系统和制造工艺。

2.2·本检测为针对肺癌设计的组套检验,一次检测 68 个基因,节省时间及样本用量;基于二代测序平台进行 1 000× 高深度测序,具有高敏感度与特异度。

3. 标本采集

新鲜肿瘤组织、石蜡包埋组织、外周血、唾液、口腔拭子均可用于本检测。石蜡包埋病理组织或切片样品应确定含有肿瘤病变细胞,肿瘤细胞占比最好大于 30%。建议选择保存尚未超过 2 年的样品。

4. 仪器和试剂

4.1·适用仪器:建议采用常见的二代测序仪(可逆终止法)。

4.2·适用试剂:××肺癌基因检测产品,覆盖 68 个靶向治疗相关基因,检测类型包括点突变、插入、缺失、融合和扩增,检测内容如表 1 所示。

表 1　68 个肺癌靶向治疗相关基因

NCCN 指南明确与非小细胞肺癌用药指导相关的基因					
ALK	BRAF	EGFR	ERBB2	KRAS	MET
RET	ROS1				

其他与肿瘤用药指导密切相关的基因					
AKT1	APC	AR	ARAF	ATM	AXL
BCL2L11	BRCA1	BRCA2	CCND1	CD74	CDK4
CDK6	CDKN2A	CTNNB1	DDR2	ERBB3	ERBB4
ESR1	FGF19	FGF3	FGF4	FGFR1	FGFR2
FGFR3	FLT3	HRAS	IDH1	IDH2	IGF1R
JAK1	JAK2	KDR	KIT	MAP2KI	MTOR
MYC	NF1	NOTCH1	NRAS	NRG1	NTRK1
NTRK2	NTRK3	PDGFRA	PIK3CA	PTCH1	PTEN
RAF1	RB1	SMAD4	SMO	STK11	TOP2A
TP53	TSC1	TSC2			

（续表）

与药物代谢与毒性相关的重要基因		
CYP2D6	*DPYD*	*UGT1A1*

5. 性能参数

5.1·试剂盒包装完整，无内容物溢出；标签外观完整，无脱落，标签标识内容清晰；试剂盒内组成正确，无重复、缺失组分的情况。

5.2·批内精密度，对 5 份野生型和 5 份突变型样本重复检测 3 次，符合率 100％；批间精密度，对 5 份野生型和 5 份突变型样本重复检测 3 天，符合率 100％。特异性：＞99％（对溶血、脂血、黄疸血抗干扰能力）。

6. 校准

不适用。

7. 操作步骤

7.1·变性与固定 RNA：纯化的 RNA 会变性并用随机六聚物引入，为 cDNA 合成做好准备。

7.1.1　耗材：EPH3［洗脱液、引物、片段高度混合液 3（红色盖子）］、FSM［第一链合成混合液（红色盖子）］、RVT［反转录酶（红色盖子）］、96 孔 PCR 板、Microseal"B"黏性密封膜。

7.1.2　准备

7.1.2.1　试剂和样本准备：将存储在 -25～-15℃的 EPH3 和 FSM 在室温下解冻，振荡以重悬，然后进行短暂的离心；将存储在 -25～-15℃的 RVT 放在冰上解冻，然后进行短暂的离心。在冰上解冻 RNA 样品，对样品进行验收和定量。在不含核酸酶的水中将每个已纯化的 RNA 样品的浓度稀释到 4.7～10 ng/μL。

7.1.2.2　扩增仪程序准备：如果是 FFPE 或分段 RNA，选择预热盖选项，并将其设置为 100℃；将反应液剂量设为 17 μL；65℃下 5 min；保持在 4℃；保存为 LQ-RNA 程序。如果是细胞系或完整 RNA，选择预热盖选项，并将其设置为 100℃；将反应液剂量设为 17 μL；94℃下 8 min；保持在 4℃；保存为 HQ-RNA 程序。将一新的 96 孔 PCR 板标为"CF"（cDNA 片段）。

7.1.3　程序

7.1.3.1　根据样本数量，在微量离心管中制备 FSM＋RVT 预混液（表 2），注意移液器上下吸打混匀。将 FSM＋RVT 预混液放在冰上，直到合成第一链 cDNA。

表 2　FSM＋RVT 预混液准备

预先混合液成分	每 3 个样品	每 8 个样品	每 16 个样品	每 24 个样品
FSM(μL)	27	72	144	216
RVT(μL)	3	8	16	24

7.1.3.2　将每个纯化 RNA 样品分别加 8.5 μL 到 CF 板相应孔中，再加 8.5 μL EPH3 到每个孔。盖上 Microseal"B"，将板以 1 200 r/min 的速度振动 1 min。将板置于预编程序的扩增仪上并运行 LQ-RNA 或 HQ-RNA 程序。当程序达到 4℃时，立即进行下一步（合成第一链

cDNA）。

7.2 · 合成第一链 cDNA：使用反转录酶对使用随机六聚物引入第一链 cDNA 中的 RNA 片段进行反转录。

7.2.1　耗材：FSM + RVT 预先混合液、Microseal"B"黏性密封膜。

7.2.2　准备：在带热盖的扩增仪上选择预热盖选项，并将其设置为 100℃；将反应液剂量设为 25 μL；25℃下 10 min；42℃下 15 min；70℃下 15 min；保持在 4℃，将程序另存为 1stSS。

7.2.3　程序：从扩增仪上取下 CF 板。将 8 μL FSM + RVT 预混液加到每个孔中（注意先用移液器上下吸打混匀预混液）。盖上 Microseal"B"，并将板以 1 200 r/min 的速度振动 1 min。置于扩增仪上，运行 1stSS 程序。当扩增仪达到 4℃时，立即进行合成第二链 cDNA 步骤。

7.3 · 合成第二链 cDNA：去除 RNA 模板并合成 ds cDNA。

7.3.1　耗材：SSM（第二链混合液）、Microseal"B"黏性密封膜。

7.3.2　准备：将存储在 − 25 ~ − 15℃的 SSM 在室温下解冻，翻转 10 次进行混匀，瞬时短暂离心。在带热盖的扩增仪上将以下程序（7.3.3）另存为 2ndSS：选择预热盖选项，并将其设置为 30℃；将反应液剂量设为 50 μL；16℃下 25 min；保持在 4℃；如果盖的温度不能设为 30℃，关闭预热盖加热选项。

7.3.3　程序：从扩增仪上取下 CF 板。将 25 μL SSM 加到每个孔中。盖上 Microseal"B"，并将板以 1 200 r/min 的速度振动 1 min。置于扩增仪上并运行 2ndSS 程序。当扩增仪达到 4℃时，继续下一步。

7.4 · 纯化 cDNA：使用 SPB 从不需要的反应成分中纯化 cDNA。

7.4.1　耗材：新制备的浓度为 80% 的乙醇，样品纯化微珠（SPB），重悬缓冲液（RSB），Microseal"B"黏性密封膜，96 孔 MIDI 板（1 - 2），[可选]96 孔 PCR 板。

7.4.2　准备：将存储在 2~8℃的 SPB 试剂恢复至室温；使用前，需先振荡 1 min。将存储在 2~8℃或 − 25 ~ − 15℃的 RSB 试剂恢复至室温（如果 RSB 存储在 − 25 ~ − 15℃条件下，使用前需先在室温下解冻并振荡）。将新的 96 孔 MIDI 板标为"BIND1"。将新的 96 孔 MIDI 板标为"PCF"（已纯化的 cDNA 片段）。

7.4.3　程序

7.4.3.1　结合：从扩增仪上取下 CF 板；将 90 μL SPB 加到 BIND1 板的每个孔中；将 CF 板的每个样品分别转移 50 μL 到 BIND1 板相应的孔中；盖上 Microseal"B"，以 1 800 r/min 的速度振动 2 min；在室温下孵育 5 min。

7.4.3.2　清洗：将 BIND1 板置于磁力架上 5 min。取出并丢弃每个孔中的所有上清液。按以下方式进行清洗：在磁力架上时，加入 200 μL 80% 的新鲜乙醇；等待 30 s，然后吸取并丢弃每个孔中的所有上清液。重复清洗步骤 1 次。用装有细吸头的 P20 移液器，从每个孔中取走残余上清液。

7.4.3.3　洗脱：从磁力架上取下 BIND1 板。将 22 μL RSB 加到每个孔中。盖上 Microseal"B"，以 1 500 r/min 的速度振动 2 min。在室温下孵育 2 min。在磁力架上放置 2 min。从 BIND1 板的每个孔中，分别转移 20 μL 洗脱液到 PCF 板相应的孔中。将 30 μL RSB 加到 PCF 板的每个孔中，用移液器上下吸打至少 10 次以混匀溶液，直接进入下一步骤或盖上 Microseal"B"并存储。

7.5·片段化 gDNA：使用 Covaris 聚焦超声仪对 gDNA 进行最佳分段，以获得 90～250 碱基对的片段大小。Covaris 剪切生成含有 3′或 5′突出的 dsDNA 片段。

7.5.1 耗材：TE 缓冲液（TEB），Covaris 8 联微细管，96 孔 MIDI 板，［可选］96 孔 PCR 板。

7.5.2 准备：将存储在 2～8℃的 TEB 试剂恢复至室温，翻转混匀。依据设备指导准则打开并设置 Covaris 仪器。

7.5.2.1 扩增板选择：如果只处理 gDNA，使用新的 96 孔 MIDI 板。如果还要同时处理 cDNA 样品，继续使用纯化 cDNA 时使用的 PCF 板。要在此步骤后存储剪切的 gDNA，使用 96 孔 PCR 板。

7.5.2.2 对文库制备（LP）板进行标记（或重新标记）。将 gDNA 样品置于室温下解冻，翻转以混匀溶液。对样品进行验收或定量。在 TEB 中将每个已纯化的 DNA 样品稀释到 3.3～10 ng/μL 的浓度。

7.5.3 程序

7.5.3.1 将每个已稀释且纯化的 gDNA 样品分别加 12 μL 到 Covaris 8 联微细管中。将 40 μL TEB 加到每个样品中，用移液器上下吸打混匀。用封箔口对微细管联管进行密封。短暂离心。

7.5.3.2 如果使用的是 Covaris E220 evolution 或 LE220 型号，可使用以下设置对 gDNA 进行片段化（表 3）。

表 3　gDNA 片段化参数

参　数	E220 evolution	LE220
峰值入射功率（W）	175	450
占空比（%）	10	30
每次分段的循环数	200	200
处理时间（s）	280	250
温度（℃）	7	7
增强器	是	不适用

7.5.3.3 将每个已剪切的 gDNA 样品分别转移 50 μL 到 LP 板（如果还要同时处理 cDNA，用 PCF 板）相应的孔中。

7.5.3.4 ［可选］如果 PCF 板是 MIDI 板，并且打算在完成此步骤后存储该板，分别将 50 μL 的 cDNA 和 50 μL 的已剪切 gDNA 样品转移到新的 96 孔 PCR 板相应的孔中。

7.6·执行末端修复和尾端加 A：使用末端修复尾端加 A 预先混合液（ERA1）将片段化产生的突出量转换为平末端。混合液中的 3′到 5′核酸外切酶活动会去除 3′突出量，而 5′到 3′聚合酶活动会填充 5′的突出量。反应期间，会为 3′末端尾端加 A，以防止它们在接头连接反应期间相互连接。

7.6.1 耗材：Microseal"B"黏性密封膜，1.7 mL 微量离心管，［可选］96 孔 MIDI 板。

7.6.2 准备

7.6.1.1 试剂准备：将存储在 −25～−15℃的末端修复尾端加 A 酶混合液 1（ERA1 − A）

放在冰上解冻;将存储在-25~-15℃的末端修复尾端加A缓冲液1(ERA1-B)在室温下解冻。融解后两种试剂各自都需要进行短暂离心,然后用移液器上下吸打混匀,如果有结晶,用手将试管焐热后用移液器上下吸打混匀,直到结晶溶解。

7.6.2.2 cDNA和gDNA的准备:使cDNA和剪切的gDNA恢复到室温。如果cDNA和gDNA样品存储在单独的MIDI板上,将所有样品都移到同一个MIDI板上。[可选]如果cDNA和(或)剪切的gDNA样品存储在96孔PCR板上,将50 μL的cDNA和(或)剪切的gDNA样品转移到一个新的96孔MIDI板上相应的孔中。

7.6.2.3 对文库制备2(LP2)MIDI板进行标记(或重新标记)。使用MIDI加热插块(按模块说明要求)预热1个Hybex孵育器到30℃,预热另1个Hybex孵育器到72℃。

7.6.3 程序

7.6.3.1 根据样本数量,在微量离心管中制备ERA1预混液(表4)。用移液器上下吸打至少10次混匀ERA1预混液,然后将其置于冰上。

7.6.3.2 将10 μL ERA1预先混合液加到LP2板的每个样品中。盖上Microseal"B",以1 800 r/min的速度将板振动2 min。在30℃的Hybex孵育器中孵育30 min后,立即转移到72℃的Hybex孵育器中再孵育20 min,然后将板置于冰上5 min。

表4 ERA1-B和ERA1-A预混液准备

预先混合液成分	每3个样品	每8个样品	每16个样品	每24个样品
ERA1-B(μL)	26	69	138	207
ERA1-A(μL)	10	27	54	81

7.7·连接接头:将接头连接到cDNA和(或)gDNA片段的末端。

7.7.1 耗材:接头连接缓冲液1(ALB1),通用短接头1(SUA1),停止连接缓冲液(STL),DNA连接酶3(LIG3),Microseal"B"黏性密封膜。

7.7.2 准备试剂:将储存在-25~-15℃的ALB1、SUA1、STL在室温解冻,振荡重悬后瞬离;将储存在-25~-15℃的LIG3放冰上解冻,瞬离后用移液器上下吸打混匀。

7.7.3 程序:分别加60 μL ALB1和5 μL LIG3到每个孔中。振荡SUA1至少10 s后,将10 μL SUA1加到每个孔。盖上Microseal"B",将板以1 800 r/min的速度振动2 min。在室温下孵育30 min。加入5 μL STL。盖上Microseal"B",将板以1 800 r/min的速度再振动2 min。

7.8·纯化连接:使用SPB纯化cDNA或gDNA片段,并去除不需要的产物。

7.8.1 耗材:新制备的浓度为80%的乙醇,SPB,RSB,96孔PCR板,Microseal"B"黏性密封膜。

7.8.2 准备

7.8.2.1 试剂准备:将存储在2~8℃的SPB恢复至室温;使用SPB前,先振荡1 min。将存储在2~8℃或-25~-15℃的RSB恢复至室温;如果RSB存储在-25~-15℃,使用前先在室温解冻并振荡。

7.8.2.2 将新的96孔PCR板标为文库样品(LS)。

7.8.3 程序

7.8.3.1　结合：加 112 μL SPB 到 LP2 板的每个孔中。盖上 Microseal"B"，以 1 800 r/min 的速度振动 2 min，在室温下孵育 5 min。

7.8.3.2　清洗：① 将 LP2 板置于磁力架上 10 min；② 取出并丢弃每个孔中的所有上清液；③ 按以下方式进行清洗：在磁力架上时，加入 200 μL 浓度为 80％ 的新制备乙醇；等待 30 s，然后取走并丢弃每个孔中的所有上层清液；④ 重复上述清洗步骤 1 次；⑤ 用装有细吸头的 P20 移液器从每个孔中取走残余上清液。

7.8.3.3　洗脱：从磁力架中取下板。将 27.5 μL RSB 加到每个孔中。盖上 Microseal"B"，以 1 500 r/min 的速度振动 2 min。在室温下孵育 2 min。在磁力架上放置 2 min。将 LP2 板的每种洗脱液分别转移 25 μL 到 LS 板相应的孔中。

7.9·标签 PCR：使用引物扩增 cDNA 和（或）gDNA 片段添加标签序列以进行样品多重分析。产物包含 DNA 片段，且簇生成所需的序列和接头排列在这些片段的两侧。

7.9.1　耗材：EPM（增强型 PCR 混合液）、UP××（唯一标签引物混合液）、CP××（组合标签引物混合液）、Microseal"B"黏性密封膜。

7.9.2　准备

7.9.2.1　试剂准备：将存储在 −25 ～ −15℃ 的 EPM、UP××、CP×× 在室温下解冻，振荡以重悬，然后进行短暂的离心。为文库准备所需溶液：为每个 RNA 文库分配 1 份 UP×× 标签引物混合液，为每个 DNA 文库分配 1 份 CP×× 标签引物混合液（×× = 标签引物混合液编号）。可将 UP×× 标签引物混合液用于 DNA 文库，但不得将 CP×× 标签引物混合液用于 RNA 文库。低重测序运行应使用 3 个文库，且这 3 个文库应包含以下其中一组 UP×× 标签引物，这样才能提供足够的多样性。为低重运行选择以下其中一组标签引物（[UP01、UP02、UP03]，[UP04、UP05、UP06]，[UP07、UP08、UP09]和[UP10、UP11、UP12]）。

7.9.2.2　程序准备：于扩增后区域，在带热盖的扩增仪上选择预热盖选项，并将其设置为 100℃；将反应液剂量设为 50 μL；98℃ 下 30 s；15 次以下循环：98℃ 下 10 s，60℃ 下 30 s，72℃ 下 30 s，72℃ 下 5 min；保持在 10℃；将程序另存为 I - PCR。

7.9.3　程序：① 将 5 μL 标签引物混合液（UP×× 或 CP××）加到 LS 板的每个孔中；② 将 20 μL EPM 加到每个孔中；③ 盖上 Microseal"B"，并将板以 1 500 r/min 的速度振动 1 min；④ 以 280×g 的转速进行短暂的离心；⑤ 置于预编程序的扩增仪上并运行 I - PCR 程序；⑥ 完成 I - PCR 程序后，将板重新标为"ALS"（已扩增的文库样品）；⑦ 瞬时离心。

7.10·执行第一次杂交：将特定于××检测试剂盒所靶向的 68 种基因的寡核苷酸混合文库杂交到标签 PCR 期间所生成的 RNA 和（或）DNA 文库。为确保能够富集靶向区域，需进行两个杂交步骤。本步骤为第一次杂交，需过夜（8～24 h）。

7.10.1　耗材：目标采集添加剂 1（TCA1）、目标采集缓冲液 1（TCB1）、探针 RNA1（OPR1）、探针 DNA1（OPD1）、96 孔 PCR 板、Microseal"B"黏性密封膜。

7.10.2　准备

7.10.2.1　准备试剂：将存储在 2～8℃ 的 TCB1 恢复至室温。振荡 1 min 以重悬，然后进行短暂的离心；如果存在结晶，用手将试管焐热，然后进行振荡，直到结晶溶解为止。将存储在 −25 ～ −15℃ 的 TCB1 和 TCA1 在室温下解冻，振荡以重悬，然后进行瞬离。

7.10.2.2　板的准备：如果 ALS 板存储在 −25 ～ −15℃ 下，则在室温下解冻并离心。将新的 96 孔 PCR 板标为"HYB1"(杂交 1)。

7.10.2.3　程序准备：在带热盖的扩增仪上，选择预热盖选项，并将其设置为 100℃；将反应液剂量设为 50 μL；95℃下 10 min；85℃下 2.5 min；75℃下 2.5 min；65℃下 2.5 min；保持在 57℃；将程序另存为 HYB1。

7.10.3　程序：① 将每种 RNA 和（或）DNA 文库分别加 20 μL 到 HYB1 板中；② 将 15 μL TCB1 加到每个孔中；③ 将 10 μL TCA1 加到每个孔中；④ 加入合适的探针：如果是 RNA 文库，加入 5 μL OPR1；如果是 DNA 文库，加入 5 μL OPD1；⑤ 盖上 Microseal"B"，并将板以 1 800 r/min 的速度振动 2 min；⑥ 置于预编程序的扩增仪上并运行 HYB1 程序；在 57℃下过夜（8～24 h）杂交。

7.11·执行第 1 次采集：使用链霉亲和素磁力微珠（SMB）采集杂交到目标靶向区域的探针。3 份采用增强型富集清洗液 2（EEW2）的热清洗液可以从微珠中去除非特定的结合。然后从微珠中洗脱富集文库，用于第二轮杂交。

7.11.1　耗材：SMB、洗脱靶缓冲液 2（ET2）、富集洗脱液 2（EE2）、HP3（2 mol/L NaOH）、EEW2、96 孔 MIDI 板、96 孔 PCR 板、Microseal"B"黏性密封膜。

7.11.2　准备

7.11.2.1　试剂准备：将存储在 −25～−15℃的 EE2 和 EEW2 在室温下解冻，振荡以重悬，然后进行短暂的离心。将存储在 2～8℃的 SMB 恢复至室温，振荡 1 min；如果有微珠沉淀，请用移液器上下吸打让沉淀物散开，然后振荡以重悬。将存储在 2～8℃的 ET2、HP3 恢复至室温，振荡以重悬，然后进行短暂的离心。

7.11.2.2　孵育器和板准备：使用 MIDI 加热插块将 Hybex 孵育器预热到 57℃。将一新的 96 孔 MIDI 板标为"CAP1"。将一新的 96 孔 PCR 板标为"ELU1"（洗脱液 1）。

7.11.3　程序

7.11.3.1　结合：从扩增仪上取下 HYB1 板；将 150 μL SMB 加到 CAP1 板的每个孔中；将 HYB1 板的每个文库分别转移 50 μL 到 CAP1 板相应的孔中；盖上 Microseal"B"，将板以 1 800 r/min 的速度振动 2 min；在预热到 57℃的 Hybex 孵育器中孵育 25 min；在磁力架上放置 2 min；使用移液器取走并丢弃上清液。

7.11.3.2　清洗：① 从磁力架上取下 CAP1 板，将 200 μL EEW2 加到每个孔中，用移液器上下吸打 5 次以混匀溶液；每次采集文库时都要使用干净的吸头；盖上 Microseal"B"，将板以 1 800 r/min 的速度振动 4 min；如果还有微珠沉淀，取下 Microseal 并用移液器上下吸打混匀溶液，确保所有微珠都重悬；盖上新的 Microseal"B"，在 57℃的 Hybex 孵育器中孵育 5 min；在磁力架上放置 2 min，使用移液器取出并丢弃每个孔中的上清液。② 重复步骤①以进行第 2 次清洗。③ 重复步骤①以进行第 3 次清洗。④ 使用装有细吸头的 P20 移液器，从每个孔中取走所有残余的上层清液。

7.11.3.3　洗脱：根据样本数量，在微量离心管中准备 EE2 + HP3 洗脱混合液（表 5），振荡混匀。从磁力架上取下 CAP1 板。将 17 μL EE2 + HP3 洗脱混合液加到每个样品沉淀中。盖上 Microseal "B"，将板以 1 800 r/min 的速度振动 2 min。在磁力架上放置 2 min。从 CAP1 板的每个孔中小心转移 15 μL 洗脱液到 ELU1 板。将 5 μL ET2 加到 ELU1 板的每种洗脱液中。盖上 Microseal "B"，并将板以 1 800 r/min 的速度振动 2 min。

表 5　EE2、HP3 洗脱混合液的准备

洗脱混合液成分	每 3 个样品	每 8 个样品	每 16 个样品	每 24 个样品
EE2(μL)	95	228	456	684
HP3(μL)	5	12	24	36

7.12·执行第 2 次杂交：第 2 次将富集 RNA 和（或）DNA 文库的靶向区域与采集探针结合。第 2 次杂交可确保采集区域的高特异性。为确保文库富集达到最佳性能，第 2 次杂交步骤应执行至少 1.5 h，最多不超过 4 h。

7.12.1　耗材：TCA1、TCB1、OPR1、OPD1、Microseal"B"黏性密封膜。

7.12.2　准备

7.12.2.1　准备试剂：将存储在 2～8℃的 TCB1 恢复至室温，振荡 1 min 以重悬，然后进行短暂的离心；如果存在结晶，用手将试管焐热，然后进行振荡，直到结晶溶解为止。将存储在 -25～-15℃的 TCA1、OPR1、OPD1 在室温下解冻，振荡以重悬，然后进行短暂的离心。

7.12.2.2　程序准备：在带热盖的扩增仪上选择预热盖选项，并将其设置为 100℃；将反应液体积设为 50 μL；95℃下 10 min；85℃下 2.5 min；75℃下 2.5 min；65℃下 2.5 min；保持在 57℃；将程序另存为 HYB2。

7.12.3　程序：将 15 μL TCB1 加到 ELU1 板的每个孔中；将 10 μL TCA1 加到每个孔中；加入合适的探针，如果是 RNA 文库，加入 5 μL OPR1，如果是 DNA 文库，加入 5 μL OPD1；盖上 Microseal"B"，将板以 1 800 r/min 的速度振动 2 min；置于预编程序的扩增仪上并运行 HYB2 程序；在 57℃下保存 1.5～4 h。

7.13·执行第 2 次采集：使用 SMB 采集杂交到目标靶向区域的探针。RSB 用于冲洗采集的文库，并从微珠中去除非特定的结合。然后从微珠中洗脱富集文库，准备用于测序。

7.13.1　试剂和耗材：SMB、ET2、EE2、HP3（2 mol/L NaOH）、RSB（重悬缓冲液）、96 孔 MIDI 板、96 孔 PCR 板、Microseal"B"黏性密封膜。

7.13.2　准备

7.13.2.1　试剂准备：将存储在 -25～-15℃的 EE2 在室温下解冻，振荡重悬，瞬离。将存储在 2～8℃的 SMB 恢复至室温，振荡 1 min。如果有微珠沉淀，用移液器上下吸打让沉淀物散开，然后振荡重悬。将存储在 2～8℃的 ET2、HP3 恢复至室温，振荡重悬，然后瞬离。将存储在 2～8℃或 -25～-15℃的 RSB 恢复至室温；如果 RSB 存储在 -25～-15℃，使用前先在室温下解冻并振荡。

7.13.2.2　孵育器和板准备：使用 MIDI 加热插块将 Hybex 孵育器预热到 57℃。将新的 96 孔 MIDI 板标为"CAP2"。将新的 96 孔 PCR 板标为"ELU2"（洗脱液 2）。

7.13.3　程序

7.13.3.1　结合：从扩增仪上取下 ELU1 板；将 150 μL SMB 加到 CAP2 板的每个孔中；将 ELU1 板的每个文库分别转移 50 μL 到 CAP2 板相应的孔中；盖上 Microseal "B"，并将板以 1 800 r/min 的速度振动 2 min；在 57℃的 Hybex 孵育器中孵育 25 min；在磁力架上放置

2 min；用移液器小心取出并丢弃每个孔中的上清液。

7.13.3.2　清洗：从磁力架上取下 CAP2 板；将 200 μL RSB 加到每个孔中；盖上 Microseal "B"，并将板以 1 800 r/min 的速度振动 4 min；如果还有微珠沉淀，取下 Microseal 并用移液器上下吸打以混匀溶液，确保所有微珠都重悬；盖上新的 Microseal"B"；在磁力架上放置 2 min；用移液器小心取走并丢弃所有上层清液；使用装有细吸头的 P20 移液器，从每个孔中取走所有残余的上清液。

7.13.3.3　洗脱：根据样本数量，在微量离心管中准备新鲜的 EE2 + HP3 洗脱混合液（表 7 - 1 - 5），振荡试管混匀溶液；从磁力架上取下 CAP2 板；将 22 μL EE2 + HP3 洗脱混合液加到每个样品沉淀中；盖上 Microseal"B"，并将板以 1 800 r/min 的速度振动 2 min；在磁力架上放置 2 min；从 CAP2 板的每个孔中转移 20 μL 洗脱液到 ELU2 板；将 5 μL ET2 加到 ELU2 板的每种洗脱液中；盖上 Microseal"B"，将板以 1 800 r/min 的速度振动 2 min。

7.14·用引物扩增富集文库

7.14.1　耗材：PCR 引物混合液 3（PPC3），增强型 PCR 混合液（EPM），Microseal"B"黏性密封膜。

7.14.2　准备

7.14.2.1　试剂准备：将存储在 - 25 ～ - 15℃ 的 EPM 在冰上解冻，将存储在 - 25 ～ - 15℃ 的 PPC3 在室温下解冻，两种试剂解冻后均需要振荡重悬，瞬离。

7.14.2.2　板的准备：如果 ELU2 板存储在 - 25 ～ - 15℃ 下，则在室温下解冻并离心。

7.14.2.3　程序准备：在带热盖的扩增仪上选择预热盖选项，并将其设置为 100℃；将反应液体积设为 50 μL；98℃ 下 30 s；18 次以下循环：98℃ 下 10 s、60℃ 下 30 s、72℃ 下 30 s；72℃ 下 5 min；保持在 10℃；将下程序另存为 EL - PCR。

7.14.3　程序：将 5 μL PPC3 加到 ELU2 板的每个孔中；将 20 μL EPM 加到每个孔中；盖上 Microseal"B"，将板以 1 500 r/min 的速度振动 2 min；以 280×g 的转速进行短暂离心；置于扩增仪上并运行 EL - PCR 程序。

7.15·纯化已扩增的富集文库：使用 SPB（样品纯化微珠）从不需要的反应成分中纯化富集文库。

7.15.1　耗材：新制备的浓度为 80% 的乙醇，SPB，RSB，96 孔 PCR 板，96 孔 MIDI 板，Microseal"B"黏性密封膜。

7.15.2　准备

7.15.2.1　试剂准备：将存储在 2～8℃ 的 SPB 在恢复至室温；使用 SPB 前，先振荡 1 min。将存储在 2～8℃ 或 - 25 ～ - 15℃ 的 RSB 恢复至室温；如果 RSB 存储在 - 25 ～ - 15℃ 下，使用前先在室温下解冻并振荡。

7.15.2.2　板的准备：将一新的 96 孔 MIDI 板标为"BIND2"。将一新的 96 孔 PCR 板标为"PL"（纯化文库）。

7.15.3　程序

7.15.3.1　结合：从扩增仪上取下 ELU2 板；将 110 μL SPB 加到 BIND2 板的每个孔中；将 ELU2 板的每个文库分别转移 50 μL 到 BIND2 板相应的孔中；盖上 Microseal"B"，以 1 800 r/min 的速度振动 2 min；室温下孵育 5 min。

7.15.3.2　清洗：① 将 BIND2 板置于磁力架上 5 min；② 取出并丢弃每个孔中的所有上清液；③ 在磁力架上时，加入 200 μL 浓度为 80％的新鲜乙醇，等待 30 s，然后取走并丢弃每个孔中的所有上层清液；④ 重复步骤③1 次；⑤ 用装有细吸头的 P20 移液器，从每个孔中取走残余的上清液。

7.15.3.3　洗脱：从磁力架上取下 BIND2 板；将 32 μL RSB 加到每个孔中；盖上 Microseal "B"，以 1 800 r/min 的速度振动 2 min；在室温下孵育 2 min；在磁力架上放置 2 min；将 BIND2 板的每种洗脱液分别转移 30 μL 到 PL 板相应的孔中。

7.16·定量文库

7.16.1　基本原则：精确定量可确保有足够的文库用于流动槽上的簇生成。使用荧光定量方法在文库标准化之前评估富集文库的数量。为实现高效的基于微珠的文库标准化，每个文库的浓度不得低于 3 ng/μL。超高敏感度 dsDNA 定量试剂盒适用于本操作流程中的文库定量。

7.16.2　建议：与荧光定量试剂盒、文库和空白溶液一起提供的 DNA 标准溶液应全部按一式三份运行；确定每种溶液的平均相对荧光单位（RFU）；标准溶液标准化 RFU 和每个文库的标准化 RFU 的计算方法为：

标准溶液标准化 RFU＝标准溶液平均 RFU－空白溶液平均 RFU

每个文库的标准化 RFU＝文库平均 RFU－空白溶液平均 RFU

7.16.3　评估：按照以下参考标准评估每个文库产生的标准化 RFU（表 6）。

表 6　每个文库产生的标准化 RFU 参考评估标准

荧光测量值	建　　议
≤空白溶液平均 RFU	如果纯化的 DNA 或 RNA 样品符合数量与质量规格，则重复执行文库制备和富集
＞空白溶液平均 RFU（且）＜标准溶液标准化 RFU	继续标准化文库。注意：使用 RFU 低于标准溶液标准化 RFU 的文库时，可能无法产出足够的测序结果，因此可能无法可靠地检出样品中可能存在的变异
≥标准溶液标准化 RFU	继续标准化文库

7.17·标准化文库：此过程会使用基于微珠的标准化对每个文库的数量进行标准化，以确保混合的文库中的文库表示一致。某些软件组套目前不支持手动文库标准化，如要手动对文库进行标准化，需要与生产商联系。

7.17.1　耗材：文库标准化添加剂 1（LNA1）、文库标准化微珠 1（LNB1）、文库标准化清洗液 1（LNW1）、文库标准化存储 2（LNS2）、HP3（2 mol/L NaOH）、PCR 级用水、96 孔 PCR 板、96 孔 MIDI 板、Microseal"B"黏性密封膜、1.7 mL 微量离心管（2 个）。

7.17.2　准备

7.17.2.1　试剂准备：将存储在 －25～－15℃的 LNA1 在室温下解冻，振荡重悬，瞬离。将存储在 15～30℃的 LNS2 恢复至室温，振荡重悬，瞬离。将存储在 2～8℃的 LNB1 恢复至室温，振荡 1 min，以确保微珠均匀散布；用移液器上下吸打 LNB1 沉淀，确保重悬。将存储在

2～8℃的 LNW1 和 HP3 恢复至室温,振荡重悬,瞬离。

7.17.2.2　板的准备:如果 PL 板存储在 − 25～ − 15℃下,在室温下解冻并离心该板。将一新的 96 孔 MIDI 板标为"BIND3"。将一新的 96 孔 PCR 板标为"NL"(标准化文库)。

7.17.3　程序

7.17.3.1　准备试剂:根据样本数量,在微量离心管中制备 LNA1 + LNB1 预混液(表7),振荡混匀;在另一微量离心管中,根据样本数量制备新鲜的浓度为 0.1 mol/L 的 NaOH 溶液(表8),振荡混匀。

表 7　LNA1＋LNB1 预先混合液的准备

预先混合液成分	每 3 个样品	每 8 个样品	每 16 个样品	每 24 个样品
LNA1(μL)	132	352	704	1 056
LNB1(μL)	24	64	128	192

表 8　0.1 mol/L NaOH 溶液的准备

溶 液 成 分	每 3 个样品	每 8 个样品	每 16 个样品	每 24 个样品
PCR 级用水(μL)	114	304	608	912
HP3(2 mol/L NaOH)(μL)	6	16	32	48

7.17.3.2　结合:将 45 μL LNA1 + LNB1 预先混合液加到 BIND3 板的每个孔中;将 PL 板的每个文库分别加 20 μL 到 BIND3 板相应的孔中;盖上 Microseal "B",以 1 800 r/min 的速度振动 10 min;将 BIND3 板置于磁力架上 2 min;取出并丢弃每个孔中的所有上清液。

7.17.3.3　清洗:① 从磁力架上取下 BIND3 板;将 45 μL LNW1 加到每个孔中;盖上 Microseal "B",以 1 800 r/min 的速度振动 2 min;在磁力架上放置 2 min;取出并丢弃每个孔中的所有上清液;② 重复步骤①1 次;③ 使用装有细吸头的 P20 移液器,从每个孔中取走所有残余的上清液。

7.17.3.4　洗脱:将 32 μL 浓度为 0.1 mol/L 的 NaOH 溶液加到每个孔中;盖上 Microseal "B",以 1 800 r/min 的速度振动 2 min;将 BIND3 置于磁力架上 2 min;将 BIND3 板的每种洗脱液分别转移 30 μL 到 NL 板相应的孔中;将 30 μL LNS2 加到 NL 板的每个文库中;用移液器上下吸打以混匀。

7.18·准备测序

7.18.1　耗材:标准化文库(NL 板),杂交缓冲液(HT1),用于测序系统的试剂(快速 SBS 试剂盒 v2、快速簇生成试剂盒 v2 双末端测序和单端测序),微量离心管(扣入盖和螺旋盖),PhiX 对照品 v3。

7.18.2　准备:① 按表 9 为测序系统运行准备耗材;② 如果 NL 板存储在 − 25～ − 15℃下,则在室温下解冻并离心;③ 将加热块预热到 96℃;④ 将一个螺旋盖微量离心管标为"PRL"(混合 RNA 文库);⑤ 将一个螺旋盖微量离心管标为"PDL"(混合 DNA 文库);⑥ 将一个螺旋盖微量离心管标为"DIL1"(稀释液 1);⑦ 将一个扣入盖微量离心管标为"DIL2"(稀释液 2)。

表 9 测序系统运行试剂准备

物　品	存储条件	说　明
快速 SBS 试剂盒 v2	−25～−15℃	在室温下解冻
杂交缓冲液（HT1）	−25～−15℃	在室温下解冻，振荡以重悬
快速簇生成试剂盒 v2 双末端测序和单端测序	15～30℃	放在室温下
移植的快速 PE 流动槽 v2	2～8℃	搁置 30 min，使其恢复到室温

7.18.3　程序

7.18.3.1　混合文库：将 NL 板的每个标准化 RNA 文库分别转移 10 μL 到 PRL 试管中；将 NL 板的每个标准化 DNA 文库分别转移 10 μL 到 PDL 试管中；振荡每个试管以混匀溶液；对每个试管进行短暂的离心；在 96℃ 的加热块中孵育 2 min；将每个试管翻转 2 次混匀溶液；瞬离，然后放冰上 5 min。

7.18.3.2　制备第一种稀释液：如果要测序的 DNA 文库和 RNA 文库数量相同，以 DNA 对 RNA 4∶1 的比例混合。根据测序的文库类型选择以下其中一个混合程序。

7.18.3.2.1　同时对 cDNA 和 DNA 文库测序：将 20 μL PDL 转移到一个空的 DIL1 试管中；将 5 μL PRL 加到 DIL1 中；将 475 μL HT1 缓冲液加到 DIL1 中，制备 1∶20 稀释液；振荡试管混匀溶液；瞬离；继续为测序系统稀释文库。

7.18.3.2.2　只对 DNA 文库测序：将 10 μL PDL 转移到一个空的 DIL1 试管中；将 190 μL HT1 缓冲液加到 DIL1 中，制备 1∶20 稀释液；振荡混匀溶液；瞬离；继续为测序系统稀释文库。

7.18.3.2.3　只对 cDNA 文库测序：将 10 μL PRL 转移到一个空的 DIL1 试管中；将 190 μL HT1 缓冲液加到 DIL1 试管中，制备 1∶20 稀释液；振荡试管混匀溶液；瞬离；继续为测序系统稀释文库。

7.18.3.3　制备第二种稀释液。根据所使用的测序系统，采用下列适当的稀释操作流程。

7.18.3.3.1　用于 NextSeq 系统的样本文库制备：将 40 μL DIL1 转移到一个空的 DIL2 试管中；将 1 360 μL HT1 缓冲液加到 DIL2 中；[可选]加入 2.5 μL 变性 20 pmol/L PhiX；振荡试管混匀溶液；瞬离；将 1 300 μL DIL2 装入已解冻的测序系统试剂夹盒中。

7.18.3.3.2　用于 HiSeq 系统的样品文库制备：将 130 μL DIL1 转移到一个空的 DIL2 试管中；将 1 170 μL HT1 缓冲液加到 DIL2 中；[可选]加入 2.5 μL 变性 20 pmol/L PhiX；振荡混匀溶液；瞬离；将 DIL2 试管总量装入测序系统的模板装入工作站中。

7.19·结果判断

7.19.1　报告包含的内容。一份完整的基因检测报告要能够被肿瘤科医生或其他非分子病理学专业的医生理解，报告内容应至少包括样本信息、检测结果、基因变异分类的详细解释、检测方法和覆盖区域、签名和联系信息。样本信息部分应包括患者基本信息、样本类型、临床诊断、家族史。若送检的是肿瘤组织，样本信息部分还应该包括病理诊断、肿瘤细胞含量、取材时间、样本处理方式等信息。检测结果部分应列出在该被检测者中发现的所有基因变异，基因变异分类的详细解释部分应提供基因变异分类证据的简要说明。检测方法和覆盖区域部分应明确描述使用的是何种检测方法及该方法覆盖的指定序列区域。签名和联系信息部分应列出实验操作、数据分析与报告撰写、报告复核的人员姓名及便于进一步问询的联系信息。

7.19.2　NGS临床报告的内容基于高通量测序技术,因临床实验室比较容易获取更高通量的临床样本检测数据,不可避免会检测到意义未知的变异位点,在实际工作中会有一定的不确定性。但NGS的检测报告建议体现以下内容。

7.19.2.1　检测名称,如×××基因变异检测报告。

7.19.2.2　患者基本信息:姓名、年龄、性别、住院号、医院送样科室及送样医生等。

7.19.2.3　样本信息:病理号、取材部位、样本类型(FFPE组织、新鲜组织、血液等)、送检日期、报告日期等。

7.19.2.4　病理信息:肿瘤组织类型、位置、TNM分期、细胞含量、肿瘤细胞比例、特殊说明(出血、坏死、酸脱钙处理等)。

7.19.2.5　检测技术:包含所用基因panel、检测平台名称,分析软件版本号等。

7.19.2.6　结果列表应包含:基因名称、变异在染色体位置、变异频率、cDNA的Genbank号(NM开头)及符合人类基因组变异协会(Human Genome Variation Society,HGVS)书写规范的突变类型、编码蛋白Genbank号(NP开头)及突变类型、杂合/纯合状态等。

7.19.2.7　临床意义解读和批注:体细胞突变,报告各个肿瘤检测到的变异位点及临床意义。胚系突变,对于检测到的变异位点的致病性予以相应的临床解释。临床意义解读要客观平实,对于疾病相关性只描述既往研究中的疗效或预测,不能出现使用何种治疗手段或策略的语言。

7.19.2.8　若检测失败,应阐述失败原因。

7.19.2.9　最终报告应由检测者、报告医生或指定审核人联合签发。

7.19.2.10　基因变异的命名:在描述所检测出的基因变异时要遵循一定的原则和规范,推荐使用人类基因组变异协会命名指南(www.hgvs.org)。对于遗传病相关基因变异命名,推荐使用美国医学遗传学学院(American College of Medical Genetics and Genomics,ACMG;https://www.acmg.net)的遗传疾病变异分类指导的命名、遗传背景说明及权威文献说明。

7.19.3　临床意义的解读和批注

7.19.3.1　对于肿瘤体细胞突变,根据突变的类型和已有的报道及指南,基因变异的分级方式如下。A级:美国食品药品管理局(FDA)或我国国家药品监督管理局(NMPA)批准的用药治疗靶点;写入中外诊疗指南有明确诊断/治疗/预后意义的变异。在报告中注释该变异位点的临床诊断、治疗、预后意义的权威指南来源。B级:尚未进入诊疗指南,但已经写入该领域的专家共识的变异位点。注释时要批注研究报道及专家共识的来源,明确其药物及其临床意义、正在开展的状态等信息。C级:FDA或NMPA批准用于其他肿瘤可预测疗效的基因变异,或者正在进行中的临床试验变异位点。注释时要批注用于其他肿瘤的权威指南,研究文献及临床试验正在开展的状态等信息。D级:处于学术争议或临床意义不明确的基因变异。同一实验室应该有统一的政策用来应对检测过程中出现的临床意义不明变异情况。

7.19.3.2　对于以上几种情况在报告的时候注意客观平实地描述检测的结果,在病理报告中不能出现建议使用何种治疗手段或策略的语言。

7.19.3.3　对于胚系突变检测,除了中外诊疗指南及重要参考文献,推荐两个数据库:

Online Mendelian Inheritance in Man（http://omim.org/）和美国医学遗传学学院（https://www.acmg.net）的遗传疾病变异分类指导注释临床意义，并附上数据库和参考文献内容。遗传注释还可以参考各亚专科的专业数据库进行注释。

7.19.3.4　意义不明位点的处理：由于通量的增加和人种差异，临床肿瘤样本可能发现新的变异位点。实验室必须制定相关政策方案用来应对检测过程中出现的临床意义不明变异情况。政策可以是一发现变异就报告，但附上说明和意义；也可以是不报告这些发现或只报告小部分变异结果，并附上说明和参考文献及数据库，但是在报告的备注里一定要声明本实验室的报告规则。

7.19.3.5　知情同意：建议提供患者手写或在线版的知情书。

8. 质量控制

8.1·实验操作质量控制

8.1.1　核酸提取及其质量分析：提取的核酸质量是 NGS 检测成功的关键因素，在制备文库前应采用多种方法对核酸质量评估，包括纯度、浓度和完整性分析。需要根据不同的样本类型制订相应的说明书用以鉴定核酸的纯度、浓度、完整性或降解程度等；应有明确的接受和拒绝标准。

8.1.2　文库制备及其质量分析：文库制备方法主要有杂交捕获和扩增子建库，无论采用何种方法制备文库和平台检测，都应对检测基因、区域或突变热点进行描述，并建立实验室检测说明书。建立好文库后上机测序前需对文库进行质量分析。每个检测项目应设定其文库质量的要求，明确接受或拒绝标准。

8.1.3　NGS 测序仪上机检测及其质量分析：测序主要有检测氢离子释放和荧光信号两大技术平台。测序时根据检测样本量和质量要求确定适当的芯片，以保证测序质量和靶区覆盖深度。录入样本编号、检测内容、设定参数等信息，按仪器操作流程进行测序。

8.1.4　NGS 检测中的样本追踪及对照设置如下。

8.1.4.1　样本追踪：为确保检测过程中样本没有混淆或污染，可选用多个 SNV 位点或其他标签作为样本身份标识（样本 ID），在检测前对每个样本进行 SNV 位点信息的测定，在NGS 检测后对上述位点进行追踪，证明没有交叉污染。

8.1.4.2　阳性对照：应用组合型质控材料，可采用已知突变信息的混合样本，以模拟样本的复杂性。实验时同时检测，以确保其检出能力。

8.1.4.3　阴性对照：用无核酸或明确无突变的样本作为模板同时进行检测，以确保检测过程中没有污染或非特异性。

8.1.4.4　应对方案和替代方法：各个质量控制步骤中如出现异常或失败，实验室应有应对措施或备选方案；对于测序结果质量差或有问题的区域应建立替代方法（如 Sanger 测序）。

8.2·生物信息学分析质量控制：NGS 数据的生物信息分析可分为两个主要步骤：一是对测序数据进行质控分析及过滤。二是对通过质控的序列进行变异位点鉴定分析并注释。所用各种生物信息分析软件，都要通过适量标准品测序数据进行验证，证明所用软件及参数可达到临床报告的要求。

8.2.1　NGS 生物信息分析流程标准

8.2.1.1　质控分析：为保证分析结果的可靠性，需要对原始的测序数据进行质量控制与过滤。测序数据的质量控制主要包含 4 个方面：质量评估、去接头序列、去低质量序列、去重复序列。

8.2.1.2 序列比对：将通过质控后每一条读取序列（read）与参考基因组进行比对，回贴到基因组上最佳位置。

8.2.1.3 变异鉴定：对每个位点进行变异鉴定。在肿瘤 panel 测序中，主要检测 SNV 和 Indel 两种突变类型，参数调整后可分析 CNV。部分 panel 的设计还可以鉴定染色体易位。对于肿瘤 panel 基因测序数据，鉴定后的变异位点都需要进行该位点可视化查看和确认，如 The Integrative Genomics Viewer（IGV）。

8.2.1.4 变异注释：基于通用数据库，对突变基因位点进行功能注释。

8.2.2 NGS 生物信息分析流程质量管理：实验室应建立生物信息学程序（Pipeline）的书面质量管理计划文件。必须包含每次运行时监测和评估运行性能的指标和质控参数，以及定期（如每月、每季度）监测的指标和质控参数。指标和质控参数可包括但不限于标准品的突变类型及百分比。生物信息分析流程建立后，需要采用已知变异类型和变异频率的标准品进行验证，验证其特异度和灵敏度是否达到实验室要求。

8.2.3 验证结果签名留底备案。原始文件及比对结果文件的质量指标含义参见表 10。

8.2.3.1 NGS 数据存储：实验室需要在生物信息分析过程中对原始数据及最后的结果数据进行标准化存储，并要保存相应的年限以备检查。

8.2.3.2 版本可追溯性：每份病例数据分析报告中，生物信息数据分析流程所涉及软件、算法、参数及数据库的版本必须可溯源。

8.2.3.3 异常记录：实验室需要建立一个异常记录文档，用来记录偏离 NGS 生物信息分析标准分析流程的检测。

表 10　原始文件及比对结果文件的质量指标含义

参　数	指　标　含　义
单碱基质量	评估 read 中每个碱基的质量分数
碱基质量中位数	每条 read 末端碱基质量明显下降，碱基质量中位数是衡量这段 read 的重要指标
重复 read 的百分比	重复 read 的百分比是文库复杂度的指示值
包含接头序列的 read 数量	包含接头序列的 read 总数
回贴 read 的百分比	回贴到参考基因的 read 百分比
目标区域 read 百分比	回贴到目标区域的 read 百分比
目标区域的平均深度	目标区域的平均测序深度
目标区域测序均一度	目标区域被覆盖到的一致性

8.2.4 NGS 数据存储格式标准：为了规范和管理各类数据，各个实验室需按照编号进行数据管理，所有数据按照国际标准格式进行存储。必须建立本地变异数据库（用于检验变异真实性）。

8.2.5 NGS 数据存储传输及共享安全标准：实验室需要制定规章制度以确认测序数据在内部、外部存储及传输过程中的安全性和机密性。正常人群的变异数据应该共享。

9. 被测量值的测量不确定度（相关时）

不适用。

10. 生物参考区间或临床决定值

不适用。

11. 检验结果的可报告区间

无。

12. 危急值（适当时）

无。

13. 临床意义

本项目为针对肺癌的 NGS 检测，覆盖多个肺癌靶向治疗相关基因，对于肺癌的精准和分层诊断、靶向药物的选择等都具有重要临床指导意义。

14. 注意事项

14.1·石蜡样本切片准备：切片时要使用干净、锋利的刀片和镊子，以减少核酸酶的污染。如果需要对多个 FFPE 样本进行切片，为避免交叉污染，建议使用单独的刀片和镊子。或将刀片和镊子浸泡于二甲苯溶液 15 min，重复 2 次，最后浸泡于无水乙醇中 1 min 取出晾干后进行切片。对多份 FFPE 样本切片时，每次切片前请及时使用 75% 乙醇清除切片机上残留的蜡块，以避免交叉污染。外周血样本采集注意采用正确的采血管，禁止用肝素抗凝管。新鲜组织要及时放置在液氮中，再转至低温冰箱保存。

14.2·环境和安全控制

14.2.1　实验室配置和实验操作请按照《临床基因扩增检验实验室管理暂行办法》和《临床基因扩增检验实验室工作规范》进行。整个检测过程应严格分区进行：试剂储存和准备区、标本制备区、扩增区、扩增产物分析区；各区使用的仪器、设备、耗材和工作服应独立专用。

14.2.2　任何一份标本（包括质控品、标准品及检测试剂等）都应视其为具有传染性，操作人员在工作时应戴无粉乳胶手套、穿工作服。

14.2.3　一旦发生标本容器划破手或身体、液体溅进眼睛等黏膜处，应立即用大量的水冲洗，同时向上级医生或科领导报告。

14.3·气溶胶和交叉污染：操作过程中尽可能每次只打开一个管盖，尽量减少气溶胶的产生；在每个孔中添加或转移样品之后，都要更换吸头；在每个孔中添加标签引物之后，都要更换吸头；如果手套接触到标签引物、样品或探针，请更换手套；所有试剂使用后，立即盖紧试管的盖子，以减少蒸发、防止污染；对多份 FFPE 样本切片时，每次切片前请及时使用 75% 乙醇清除切片机上残留的蜡块，以避免交叉污染；定期对仪器内部进行清洁，尤其对金属温块的清洁，以避免假阳性和假阴性的结果。

14.4·变异的潜在来源等

14.4.1　仪器原因：仪器的性能、仪器的维护和校准等。

14.4.2　试剂原因：试剂运输、保存不当，试剂过期，标准品过期等。

14.4.3　标本原因：标本采集、处理、保存不符合要求等。

14.4.4　操作原因

14.4.4.1　测序上机时，为避免造成不同文库簇生成密度不同而影响测序质量，要求文库等摩尔上样。

14.4.4.2　等量分装 qPCR Mix 和 DNA 标准品，避免模板污染和反复冻融的影响。

14.4.4.3　建库过程中用 Qubit 对 DNA 或 RNA 进行定量，理想文库的标准为 OD260/OD280 ＞1.8，OD260/OD230 ＞2.0，不在该范围时，建议重新进行文库纯化或者重新建库。

参考文献

[1] 中华医学会病理学分会,中国医师协会病理科医师分会,中国抗癌协会肿瘤病理专业委员会,等.分子病理诊断实验室建设指南(试行)[J].中华病理学杂志,2015,44(6)：369-371.

[2] 《临床分子病理实验室二代基因测序检测专家共识》编写组.临床分子病理实验室二代基因测序检测专家共识[J].中华病理学杂志,2017,46(3)：145-148.

[3] Matthijs G, Souche E, Alders M, et al. Guidelines for diagnostic next-generation sequencing[J]. Eur J Hum Genet, 2016, 24(1)：2-5.

[4] Li M M, Datto M, Duncavage E J, et al. Standards and guidelines for the interpretation and reporting of sequence variants in cancer: a joint consensus recommendation of the association for molecular pathology, American Society of Clinical Oncology, and College of American Pathologists[J]. J Mol Diagn, 2017, 19 (1)：4-23.

[5] Benson A B 3rd, Venook A P, Bekaii-Saab T, et al. Rectal cancer, version 2. 2015[J]. J Natl Compr Canc Netw, 2015, 13(6)：719-728.

[6] Ajani J A, D'Amico T A, Almhanna K, et al. Gastric cancer, version 3. 2016, NCCN clinical practice guidelines in oncology[J]. J Natl Compr Canc Netw, 2016, 14(10)：1286-1312.

（王海涛　苏海翔）

BRCA1/2 基因突变检测(NGS 平台-半导体测序法)标准操作规程

××医院检验科分子诊断实验室作业指导书	文件编号：××-JYK-××-××-×××	
版本/修改：第　　版/第　　次修改	生效日期：	共　　页　第　　页
编写人：	审核人：	批准人：

1. 目的

建立×××测序法检测乳腺癌易感基因(breast cancer susceptibility genes 1/2,BRCA1/2)突变的标准操作规范,保证实验结果的精确性和准确性。

2. 原理

本操作流程以基于半导体技术的二代测序平台为例。基于半导体技术的二代测序平台使用了一种高密度微孔半导体芯片,每个微孔是一个独立的测序反应池,微孔底部有离子感应器;当 DNA 聚合酶把核苷酸聚合到延伸的 DNA 链上时,会释放出一个氢离子,反应池中的 pH 发生改变,位于池下的离子感受器就会探测到信号,把化学信号直接转变为数字信号,从而读出 DNA 序列,该平台不需要激发光、CCD 成像仪及荧光标记。

3. 标本采集

3.1・标本要求：新鲜肿瘤组织、石蜡包埋组织、外周血、唾液、口腔拭子。

3.2・适用人群：目前针对 BRCA 基因检测分为胚系 BRCA 基因检测和肿瘤 BRCA 基因检测,需根据患者的具体情况确定进行何种检测。建议对于可获取肿瘤组织的癌症患者,可进行肿瘤组织样本检测,一般使用手术或穿刺获得的肿瘤样本;对于肿瘤组织不可获取的癌症患者和癌症高风险人群,可采集外周血进行胚系 BRCA 基因检测。

4. 仪器和试剂

4.1・适用仪器：建议采用市面常见的半导体测序仪。

4.2・试剂

4.2.1 无水乙醇,10 mol/L NaOH,18 MΩ 实验室专用纯水,5×BRCA 组套引物。

4.2.2 Ion AmpliSeq 文库构建试剂盒：包括 5×Ion AmpliSeq HiFi 混合母液,FuPa 试剂,转化溶液,DNA 裂解酶等。

4.2.3 Ion Xpress 序列索引接头试剂：包括 P1 接头,Ion Xpress 序列索引(1~96)。

4.2.4 Agencourt AMPure XP 磁珠纯化试剂。

4.2.5 Ion 文库定量试剂盒：包括 E. coli DH10B,2×TaqMan 混合母液,20×Ion TaqMan 分析液。

4.2.6 Ion PGM OT2 Kit 文库构建试剂盒：包括回收管、回收槽、扩增板、吸管、试管、反应过滤器、清洗接合器、试剂混合液、PCR 试剂 B、酶混合液、Ion Sphere 颗粒、反应油、回收溶液、中和液、清洗液、Tween 溶液、MyOne 磁珠清洗液。

4.2.7 Dynabeads MyOne Streptavidin C1 磁珠。

4.2.8 Ion PGM HiQ 测序试剂盒：包括清洗片、dNTP 储备液、清洗液 W2、清洗液 W3、测序引物、Control Ion 球形颗粒、测序聚合酶。

5. 性能参数

5.1·试剂盒包装完整,无内容物溢出;标签外观完整,无脱落,标签标识内容清晰;试剂盒内组成正确,无重复、缺失组分的情况。

5.2·精密度:批内精密度,对 5 份野生型和 5 份突变型样本重复检测 3 次,符合率 100%;批间精密度,对 5 份野生型和 5 份突变型样本重复检测 3 天,符合率 100%。

5.3·特异度: >99%(对溶血、脂血、黄疸血抗干扰能力)。

6. 校准

不适用。

7. 操作步骤

7.1·样品处理

7.1.1 样品采集、运送和保存:各种样品的采样过程要遵守国家卫生健康委员会《微生物和生物医学实验室生物安全通用准则》和《个体化医学检测质量保证指南》中关于"样本的采集、运送和保存"的要求。具体样品采集要求参照第七章《基因检测项目中核酸提取标准操作规程》中"3. 标本采集"部分,对不同来源的标本进行采集。

7.1.2 核酸抽提及质控:核酸抽提和质控参照第七章《基因检测项目中核酸提取标准操作规程》中"7.1 DNA 的提取"部分,对不同来源的标本进行 DNA 的提取。

7.2·文库构建

7.2.1 PCR 扩增基因组 DNA 的目标区域:配制多重 PCR 扩增反应体系:按顺序分别加入 5×Ion AmpliSeq HiFi 混合母液 2 μL、5×BRCA 组套引物(pool 1 或 pool 2)2 μL、gDNA 10 ng,补加无核酸酶的水到终体积 10 μL。将配制好的 PCR 扩增反应体系充分涡旋混匀后瞬时离心,置于 PCR 仪内,运行设置好的扩增程序以扩增目标基因区域。扩增程序为:① 99℃ 2 min;② 99℃ 15 s,60℃ 4 min,标准 DNA 进行 18 个循环,石蜡 DNA 进行 21 个循环;③ 10℃ ∞;④ 暂停点:PCR 产物可置于 10℃过夜储存。

7.2.2 部分消化引物序列:离心 PCR 反应管后,对每个样本的 pool 1 和 pool 2 反应体系进行合并。混匀离心后,向每个样本体系中加入 2 μL FuPa 试剂,总体系 22 μL。充分涡旋混匀后瞬时离心将液体收集到管底,置于 PCR 仪内,运行以下消化程序:50℃ 10 min,55℃ 10 min,60℃ 20 min,10℃不要超过 1 h。

7.2.3 将接头连接至扩增产物

7.2.3.1 第一次使用接头(Adaptor)和索引序列(Barcode)时,将 P1 接头和索引序列按 1:1 配制,取 P1 接头和 Ion Xpress 索引序列(1~96)各 5 μL 混匀,混合液储存在 -20℃冰箱保存。

7.2.3.2 将消化产物从 PCR 仪中取出后瞬离,然后按顺序向每管中分别加入转换溶液 4 μL、接头/索引序列混合液 1 μL、无核酸酶的水 1 μL 和 DNA 裂解酶 2 μL,总体积 30 μL。如果有可见的沉淀物在转换溶液中,通过室温下振荡或上下吹吸来溶解并重悬后再使用。

7.2.3.3 充分涡旋混匀后瞬时离心将液体收集到管底,置于 PCR 仪内,运行以下程序:22℃ 30 min,72℃ 10 min,10℃不要超过 1 h。暂停点:PCR 产物可置于 -20℃长期保存。

7.2.4 纯化未扩增的文库

7.2.4.1 在未扩增的文库样本（30 μL）离心管中，加入 1.5 倍体积的 AMPure XP 试剂 45 μL，涡旋混匀，室温放置 5 min，其间混匀 1～2 次。将离心管置于磁力架上静置 2 min 至液体澄清，取下离心管，小心移除上清。

7.2.4.2 在离心管中加入 150 μL 70％乙醇，将离心管置于磁力架上缓慢移动 2 周，取下离心管，小心移除上清。重复本程序 7.2.4.2 一次。

7.2.4.3 将离心管置于磁力架上，开盖室温干燥 5 min。将离心管从磁力架上取下，加入 Low TE（石蜡样本加入 50 μL，血液或唾液样本加入 100 μL），充分振荡混匀，轻度离心将液体收集到管底。将离心管置于磁力架上静置 2 min 至液体澄清，取下离心管，转移上清至新的离心管中。吸取 1 μL 上清，加入 99 μL 无核酸酶的水，用于文库定量。

7.2.5 文库定量：用 Ion 文库定量试剂盒对纯化后的文库进行定量。

7.2.5.1 标准品配制：按以下流程分别配制 S1、S2 和 S3 标准品：① S1（6.8 pmol/L），5 μL E. coli DH10B（68 pmol/L）＋ 45 μL 水；② S2（0.68 pmol/L），5 μL S1 ＋ 45 μL 水；③ S3（0.068 pmol/L），5 μL S2 ＋ 45 μL 水。每个步骤间需将 DNA 充分混匀、离心。

7.2.5.2 配制定量反应体系：按顺序分别加入 2×TaqMan 母液 5.5 μL、20×Ion TaqMan 分析液 0.5 μL、标准品/文库 4.5 μL，总体积 10 μL。标准品采用 3 个复孔，文库采用单孔定量。将配制好的 PCR 扩增反应体系充分涡旋混匀后瞬时离心，置于 PCR 仪内，运行设置好的扩增程序以扩增基因组上目标区域。

7.2.5.3 编辑定量 PCR 仪的反应程序：输入已稀释好的标准文库的浓度，选择 ROX 参考荧光作为背景参考荧光，选择反应体系 10 μL，TaqMan 探针报告子和淬灭子为 FAM dye/MGB。设置扩增程序：50℃ 2 min；95℃ 20 s；95℃ 3 s，60℃ 30 s，40 个循环。

7.2.5.4 qPCR 反应结束后，计算未稀释过的 Ion AmpliSeq 文库的平均浓度，通过将 qPCR 的定量结果乘以 100 的稀释倍数。

7.2.6 文库稀释：基于 7.2.5 计算的文库浓度，确认稀释倍数，将文库稀释到 100 pmol/L。例如：未稀释的文库浓度为 300 pmol/L 时，文库的稀释因子是（300 pmol/L）/（100 pmol/L）＝ 3，因此，1 μL 的文库混合 2 μL 的 Low TE（1∶3 稀释）可得到 100 pmol/L 的稀释文库。

7.2.7 文库混合：稀释文库到 100 pmol/L 后，接下来可进行多个文库的等体积混合。暂停点：文库可以被保存在 4～8℃最多一个月，也可以在 −20℃储存更长时间。

7.3·模板制备

7.3.1 Ion OneTouch 2 仪器准备

7.3.1.1 打开 Ion OneTouch 2 背面的电源开关；按触摸屏上 OPEN LID，等待离心机盖打开。将回收管放置于 Ion OneTouch 2 离心收集器的转子中，随后将回收槽放置于相应位置，手动盖上离心机盖。

7.3.1.2 将 Ion OneTouch 2 扩增板放置于加热模块中，将加热模块手柄压向自己身体方向，盖上 Ion OneTouch 盖，导管固定于上端的卡口和正面右上角的支架上，将扩增板的注射针垂直插入 Ion OneTouch DL 注射槽，直至接触到底部的回收槽，松开注射针。

7.3.1.3 Ion OneTouch 油和 Ion PGM OT2 回收溶液添加。每次开始使用新的 Ion PGM OT2 200 试剂盒，丢弃掉前一个试剂盒使用的吸管和试管，戴上新的乳胶手套，装上新的吸管；将 Ion OneTouch 油瓶上下颠倒 10 次，倒入任意一个新的 Ion OneTouch 管中，约 1/2 满，安装至 Ion OneTouch 2 仪器左侧有螺纹口的相应位置拧紧;回收溶液倒入另一个新的 Ion OneTouch 管中,约 1/3 满,安装至 Ion OneTouch 2 仪器右侧有螺纹口的相应位置拧紧。

7.3.2　Ion OneTouch 反应液相准备及上机

7.3.2.1　按照顺序室温配制体系:在离心管里先加入 25 μL 无核酸酶的水;取出试剂预混液置于室温,充分溶解至无沉淀,取 500 μL 加入离心管中,使用后剩余的试剂预混液保存于 4℃;将 PCR 试剂 B 漩涡混合确保充分溶解至无沉淀,取 300 μL 加入离心管中,使用后剩余的 PCR 试剂 B 保存于室温;将 Enzyme 混合液短暂离心后,冰上放置,取 50 μL 加入离心管中;将定量好的文库稀释至 15 ng/mL,取 2 μL 稀释到 25 μL 加入离心管中。

7.3.2.2　将上述体系涡旋振荡 5 s,稍离心。

7.3.2.3　将 Ion Sphere 颗粒(简称 ISP)以最高速漩涡混匀 1 min,上下吸打 5 次后,吸取 100 μL,加入 7.3.2.1 的液相体系中,上下吸打混匀,室温放置备用。

7.3.2.4　将反应过滤器置于 15 mL 离心管上,将本程序 7.3.2.3 中配制好的液相体系漩涡混匀 5 s,短暂离心 2 s;用 1 mL 移液器将所有的液相缓慢从距离另外两个孔较远的样品孔注入反应过滤器,注意移液头与样品孔紧密接触插紧。

7.3.2.5　用 1 mL 移液器从此孔缓慢加入 1 mL 反应油,更换一个新的 1 mL 移液头(防止交叉污染),再缓慢加入 500 μL 反应油。

7.3.2.6　将加样孔置于左侧,顺时针倒转反应过滤器,避免管内导管接触反应液液相。将反应过滤器插入 Ion OneTouch 相应位置,边缘凸起位置朝向自己。在系统显示屏上选择 RUN;选择 Ion PGM Template OT2 200 kit;选择 Expert;最后点击 NEXT 开始运行。

7.3.3　运行结束及 Ion OneTouch 清洗

7.3.3.1　模板制备程序运行结束,在显示屏上选择两次 NEXT 键,进入离心程序,约 10 min。将注射针拔出,放入一个空的 50 mL 管子。

7.3.3.2　打开离心收集器盖,用清洁纸巾将盖子上的液体擦拭干净,拿掉回收槽,小心缓慢将回收管取出放于板架上,模板 ISP 位于回收管底部外侧。

7.3.3.3　拿掉反应过滤器,将清洗接合器凸出部分面向自己插入相应位置。选择 NEXT 键退出离心程序,回到主界面,在屏幕上选择 Clear。根据提示选择 NEXT,直至程序运行,运行时间约 10 min。清洗结束后取下扩增板和废液管一起扔进专门的垃圾桶,关闭电源。

7.4·Ion OneTouch ES 的操作及阳性模板富集

7.4.1　沿远离沉淀一侧,自液面开始小心将两管回收管中的上清液吸掉,各剩余约 50 μL。

7.4.2　取一个新的 1.5 mL 不沾管,将回收管中剩余的 50 μL 液体吹打 10 次后吸入其中。

7.4.3　在两个回收管中各加入 100 μL 清洗液,吹打混匀后,吸入 7.4.2 的 1.5 mL 不沾管中。

7.4.4　在 1.5 mL 不沾管中再加入 200 μL 清洗液,以最大转速漩涡振荡 10 s 混匀,15 500× g(或 15 000 r/min)离心 3 min。

7.4.5　沿远离沉淀一侧,自液面开始小心吸掉上清液,剩余 100 μL 在管底,低速漩涡振荡 10 s 混匀。

7.4.6　配制新鲜的 1 mol/L NaOH(1 mol/L NaOH 最长可在 1 周内使用)。

7.4.7　取一个 1.5 mL 离心管配制 Melt－Off 溶液,加入 280 μL Tween 溶液和 40 μL 1 mol/L NaOH,充分混匀(注意每次新鲜配制)。

7.4.8　吸取 130 μL MyOne 磁珠清洗液到一个新的 1.5 mL 不沾管中;将 Dynabeads MyOne Streptavidin C1 磁珠以最大转速漩涡振荡 30 s,取 13.0 μL 到上述 1.5 mL 的不沾管中,漩涡振荡混匀 30 s,短暂离心 2 s。

7.4.9　将 7.4.8 的离心管置于 DynaMag－2 magnet 上 2 min 或至溶液澄清,小心吸掉上清,避免碰触沉淀;将离心管从 DynaMag－2 magnet 上取下,吸取 130 μL MyOne 磁珠清洗液到离心管中,漩涡振荡悬浮 Dynabeads MyOne Streptavidin C1 磁珠。

7.4.10　取一个 8 联管,方头永远放在面朝自己的左面,从左到右依次编号为 1 到 8。

7.4.11　在 8 联管中分别加入相应试剂:第 1 孔(方头第一个)加入 7.4.5 中的 100 μL 模板 ISP(U),第 2 孔中加入 7.4.9 中 130 μL Dynabeads MyOne Streptavidin C1 磁珠(B),第 3～5 孔中分别加入 300 μL Ion OneTouch 清洗液(W),第 6 孔和第 8 孔不加试剂,第 7 孔中加入 300 μL 7.4.7 中新鲜配制的 Melt-Off 溶液(M)。

7.4.12　将 8 联管放入 Ion OneTouch ES 前方白色模块中的凹槽中,方头在左,紧靠在凹槽右侧。

7.4.13　取一个新的加样枪枪头放入 Tip Loader 中,从支架上取下 Tip Arm 插入 Tip Loader 中,用力向下按紧 1 s,松开,取下 Tip Arm 放回支架上(一定要放到位),新的枪头已装在 Tip Arm 下方。

7.4.14　在 Tip Arm 下方的洞中放一个开口的 0.2 mL 的 PCR 管,里面加入中和液 10 μL。

7.4.15　打开 Ion OneTouch ES 电源,按 Start/Stop 键,运行过程中显示屏上一直显示 "run",Ion OneTouch ES 自动开始阳性模板富集。

7.4.16　富集过程结束,Ion OneTouch ES 会有蜂鸣提示,并且显示屏显示"End",整个过程约 40 min。结束后,将用过的枪头取下,和 8 联管一起扔进专门的垃圾桶,关闭电源。

7.4.17　取出 0.2 mL PCR 管,扣上盖子,15 500×g(或 15 000 r/min)离心 3 min。

7.4.18　沿远离沉淀一侧,从液面开始小心吸掉上清,剩余 10 μL 在管底。

7.4.19　加入 200 μL Ion OneTouch 清洗液,上下吹打混匀 10 次,15 500×g(或 15 000 r/min)离心 3 min,沿远离沉淀一侧,从液面开始小心吸掉上清,剩余 10 μL 在管底。

7.4.20　加入 100 μL Ion OneTouch 清洗液,上下吹打混匀 10 次,若不立即进行后续的测序,可置于 4℃保存 2～3 天。

7.5·Ion PGM 测序

7.5.1　创建测序程序

7.5.1.1　浏览器地址栏输入 2 mnnql,进入 Torrent Brower;点击进入 Planning 页。根据测序类型点击相应类型的 PLAN NEW RUN 选项,进入设定页面,第一部分是 Application,可以在此修改需要的测序类型。

7.5.1.2　点击 Next,进入 KIT 设定,选择正确的文库、模版、测序;流程:200 读长选择 500,400 读长选择 850;在 Barcode Set 里选择相应的条码数据库;最后选择相应的芯片类型。

7.5.1.3　直接点击 Reference,选择相应的参考序列。直接点击 Plan,输入 RUN Name 和样本名称,最后点击 Plan 完成程序设定。

7.5.2　PGM 仪器清洗

7.5.2.1　氯片清洗(如果 PGM 超过 48 h 未使用时,首先用氯片清洗)。

7.5.2.1.1　把 3 个清洁用洗瓶(2 个 250 mL 瓶子、1 个 2 000 mL 瓶子)中的残液倒空,每个洗瓶分别用 18 MΩ 去离子水漂洗 2 次。将 1 000 mL 的容器用每次 100 mL 18 MΩ 的去离子水漂洗 3 次,装满 1 000 mL 18 MΩ 去离子水,加入一片清洗片(氯片),静置 10 min,让氯片充分溶解。当氯片完全溶解后,加入 1 mL 1 mol/L NaOH 混匀,然后使用 0.22 μm 滤膜过滤溶液,将氯液过滤到 W1 氯片清洗瓶中。氯液配制后在 2～3 h 内使用,超过 2～3 h 的未使用氯液需丢弃。

7.5.2.1.2　打开 PGM 电源,氮气输出气压调至 30 psi。PGM 启动完毕后,点击进入 Clean 菜单,确保芯片座上有一块旧芯片。按屏幕提示,勾选 Chlorite cleaning,点击 Next。通过后按提示将 W1 氯片清洗瓶拧上 W1 位,保证拧紧瓶口,点击 Next。将空的 W2 和 W3 清洗瓶拧上相应的位置,保证有各自的 Sipper 管,清空废液瓶的废液。

7.5.2.1.3　去掉前端四种 dNTPs 的尖底管,不要取下 Sipper 管,在 Sipper 管下放置废液托盘。点击 Next,进入清洗程序。第一轮清洗结束后,根据页面提示,把 W1 位置的氯液洗瓶取下。用 18 MΩ 去离子水涮洗 W1 位的 Sipper 管的外侧。在一个 250 mL 容积的空洗瓶中加入 250 mL 的 18 MΩ 去离子水,然后把 250 mL 洗瓶连接到 PGM 的 W1 位置,保证拧紧瓶口。点击 Next 开始水洗。

7.5.2.1.4　当清洗完成时,把 W1、W2 和 W3 位置的洗瓶取下。吸管和废液托盘保持原位不动。点击 Next 回到主页面,进入后续初始化步骤。

7.5.2.2　18 MΩ 去离子水清洗

7.5.2.2.1　把 3 个清洁用洗瓶(2 个 250 mL 瓶子、1 个 2 000 mL 瓶子)中的残液倒空,每个洗瓶分别用 18 MΩ 去离子水漂洗 2 次。W1 清洗瓶用每次 50 mL 18 MΩ 去离子水漂洗 3 次后,加满 250 mL 18 MΩ 去离子水,备用。

7.5.2.2.2　打开 PGM 电源,氮气输出气压调至 30 psi。PGM 启动完毕后,点击进入 Clean 菜单,确保芯片座上有一块旧芯片。按屏幕提示,勾选 18 MΩ 水清洗,点击 Next。通过后按提示将 W1 清洗瓶拧上 W1 位,保证拧紧瓶口,点击 Next。将空的 W2 和 W3 清洗瓶拧上相应的位置,保证有各自的吸管,清空废液瓶的废液。

7.5.2.2.3　去掉前端四种 dNTPs 的尖底管,不要取下 Sipper 管,在 Sipper 管下放置废液托盘。点击 Next,进入清洗程序。当清洗完成时,把 W1、W2 和 W3 位置的洗瓶取下。Sipper 管和废液托盘保持原位不动。点击 Next 回到主页面,进入后续初始化步骤。

7.5.3　Ion PGM 初始化

7.5.3.1　将试剂盒中 dNTPs 储备液取出,在冰上融化备用。

7.5.3.2　检查氮气罐压力,当压力低于 500 psi 时,更换气罐。

7.5.3.3　将 W2 试剂瓶用每次 200 mL 18 MΩ 去离子水漂洗 3 次,在上部接线处用记号笔标记(如果有两条接缝线,标记下面的那条),加入 18 MΩ 去离子水至标记处。将整瓶 W2 溶液倒入加了 18 MΩ 去离子水的 W2 试剂瓶中。在 W2 试剂瓶中加入 70 μL 的 100 mmol/L NaOH,拧紧瓶盖,上下颠倒混匀 5 次,然后立即进入后续初始化的步骤。W1 和 W3 试剂瓶用 18 MΩ 去离子水漂洗,每次 50 mL,漂洗 3 次。在 W1 试剂瓶中加入 350 μL 新鲜配制的 100 mmol/L NaOH 溶液,盖上瓶盖备用。在 W3 试剂瓶中加入 1×W3 溶液至 50 mL 刻度处,盖上瓶盖备用。

7.5.3.4　在 PGM 主菜单界面上,点击 Initialize,保持芯片座上有一块旧芯片,按 Next 检测是否有漏气。按 Next,根据屏幕提示,穿戴新的乳胶手套,在 W2 位置牢固地插上一根新的灰色长吸管。

7.5.3.5　立刻把之前准备好的 W2 试剂瓶放置在 W2 位置,拧紧盖子。点击 Next。更换手套,分别在 W1 和 W3 位置牢固地插上一根新的灰色短吸管。

7.5.3.6　立刻把之前准备好的 W1 和 W3 试剂瓶安装到 W1 和 W3 位置,拧紧盖子。点击 Next。开始第一阶段的初始化过程,测序仪会开始调整 W2 溶液的 pH,大概需要 30 min。大约 15 min 后,检查仪器触摸屏上的内容,保证初始化的运行正常。

7.5.3.7　将冰上融化的 4 种 dNTPs 漩涡振荡混匀,短暂离心后放置于冰上。用试剂盒提供的贴纸给 4 个 50 mL 的离心管做标记,分别是 dGTP、dCTP、dATP 和 dTTP。使用带滤芯的移液枪头和新的手套,小心地向每个离心管中加入分别加入对应的 dNTP 20 μL,拧紧管盖,上机前冰上放置备用。

7.5.3.8　在冲洗溶液初始化成功后,根据屏幕提示,取下旧的吸管并拿开 dNTP 区域的废液托盘。穿戴新的乳胶手套,在 4 个 dNTPs 溶液管位置牢固地安装新的吸管(蓝色)。不要让吸管碰到任何表面,防治污染。对应符号,拧上相应的 dNTP 溶液管(O 为 dGTP,× 为 dCTP,□ 为 dATP,+ 为 dTTP),确保密封。点击 Next。

7.5.3.9　在屏幕提示初始化进行过程中,仪器会在每个 dNTP 溶液管中注入 40 mL 的 W2 溶液。在初始化的最后,Ion PGM 系统会检测试剂的 pH。如果每个试剂都为预期的 pH,界面会显示绿色的 Passed。如果界面中出现红色的 Failure,参见故障排除寻找解决方案。

7.5.3.10　点击 Next 结束初始化,回到主界面。根据芯片类型,选择对应的测序流程。

7.5.4　芯片加液,开始测序反应。所有类型的 Ion PGM 芯片,都可以使用下述芯片加液和测序流程。

7.5.4.1　实验前准备:在冰上解冻测序引物。

7.5.4.2　在富集后带模板的 ISP 中添加对照:将之前模板准备中获得的全部富集后带模板的 ISP 液体全部转移入一个 0.2 mL 的非聚苯乙烯 PCR 管中。漩涡振荡 Control Ion 球形颗粒 1 min,短暂离心 2 s,然后加 5 μL 到样本模板 ISP 的 PCR 管中。进入测序引物退火步骤。

7.5.4.3　测序引物退火

7.5.4.3.1　将前面操作得到的 ISPs 用移液器吹吸混匀。将 PCR 管插在配套的离心管套中。在放入离心机时,注意将 PCR 管的管盖折叠处朝外,从而保证在离心后可以确定沉淀的位置。15 500×g(或 15 000 r/min)离心 2 min。

7.5.4.3.2　压住移液器的活塞,将枪头插入 PCR 管的液面下方,小心地将上清液吸出,注意不要碰到有沉淀的一侧管壁。丢弃大部分上清液,PCR 管中留下约 15 μL 液体(可以与其他装有 15 μL 液体的 PCR 比较,从而确定液面位置)。

7.5.4.3.3　保证测序引物在使用前完全解冻。将引物振荡 5 s 后,短暂离心 3～5 s 收集液体。引物放在冰上待用。在 ISP 中加入 12 μL 的测序引物,液体的终体积为 27 μL。用移液器吸打充分混匀,使沉淀重悬。

7.5.4.3.4　在 PCR 仪上设置如下程序：95℃ 2 min,37℃ 2 min,使用热盖选项。将 PCR 管放在 PCR 仪上,运行程序。程序完成后,反应体系可以继续放在 PCR 仪中,温度为室温(20～30℃)。这段时间可以进行 Chip Check 的操作。

7.5.4.4　运行 Chip Check 程序

7.5.4.4.1　在 PGM 主界面上,点击 Run。取下 PGM 的废液瓶并倒空,重新放回 PGM 上。点击 Next。当屏幕提示插入清洁芯片时,继续使用之前初始化中用过的芯片。点击 Next,从而开始清洁液体管路。按照提示,在屏幕上选择之前用于制备含模板的 ISPs 时使用的仪器。然后点击 Next。

7.5.4.4.2　脱掉乳胶手套,通过接触仪器上的接地触摸板来排除静电。从包装中取出新的芯片,保留包装并根据这次的实验标记芯片。点击 Next。按提示扫描芯片包装袋的条形码,或者点击 Change,手动输入二维码信息。

7.5.4.4.3　在芯片槽中取出旧芯片,放入新的芯片。关闭芯片夹,点击 Next。点击 Chip Check。在 Chip Check 开始初期,目测芯片夹中的芯片有没有漏液。在 Chip Check 成功后,将废液瓶倒空,勾选屏幕中 waste bottle is empty。点击 Next。

7.5.4.5　结合测序聚合酶和 ISPs

7.5.4.5.1　将测序聚合酶从冰箱中取出,用指尖轻弹混匀 4 次。短暂离心 3～5 s,将试剂放在冰上备用。

7.5.4.5.2　在测序引物退火后,从 PCR 仪中取出 ISPs,然后加入 3 μL 的测序聚合酶,至终体积 30 μL。将样品上下吹吸混匀,在室温下静置 5 min。

7.5.4.6　芯片的准备与加样

7.5.4.6.1　Chip Check 完成后,把新的芯片从 PGM 中取出。在芯片加样过程中,PGM 的芯片夹中要插入一张旧芯片。使芯片倾斜 45°,芯片的加样孔在下方。将枪头牢固地插入加样孔,尽可能地从加样孔中吸出残液,弃掉残液。

7.5.4.6.2　将待测芯片倒置于芯片离心机的芯片托槽上,平衡的旧芯片同样倒置于另一个托槽上,芯片的突出部分都向内。离心 5 s,充分甩干芯片。将芯片从托槽上取下,用无尘纸仔细擦拭干托槽。芯片正面朝上,重新放回托槽。

7.5.4.6.3　托槽摆放在牢固水平的平面上。在前面操作中的聚合酶孵育后,根据测序芯片的类型,用 Rainin SR‐L200F 移液器枪头吸取对应体积的 ISPs（Ion 316 或 Ion 318 芯片全部液体 30 μL；Ion 314 芯片 10 μL）。

7.5.4.6.4　将枪头牢固地插入芯片的加样孔。松开移液器量程调节锁,缓慢调小量程,将枪头中的 ISPs 液体一点点打出（速率为 1 μL/s）。为了避免在芯片中产生气泡,在枪头中留少量残液（约 0.5 μL）。

7.5.4.6.5　将芯片从另一个孔中挤出的液体吸除。将芯片转移到离心机的芯片托槽中,保证有平衡旧芯片,芯片的突出部都向内,离心 30 s。再把芯片突出部都向外,离心 30 s。

7.5.4.6.6　将芯片连芯片托槽一起取下,并放在水平面上。根据芯片类型设定好移液器量程(Ion 316 或 Ion 318 芯片为 25 μL；Ion 314 芯片为 5 μL)。将芯片倾斜 45°,加样孔在下方,将枪头垂直插入上样孔。缓慢吸打混匀芯片中液体 3 次,其间不要把枪头从孔中拔出,保持液面连续,避免产生气泡。通过旋转移液器的加样量程,从芯片中缓慢吸出尽量多的残液。弃掉残液。将芯片底朝上放在托槽中,放回芯片离心机,保持芯片底朝上的状态快速甩 5 s。将甩出的液体弃掉。如果芯片中还有剩余残液,快速将芯片侧面的突起在桌面上敲击几次,移除所有收集到的液体。完成芯片加样后,点击 PGM 屏幕上的 Next,进行后续测序操作。

7.5.4.7　选择程序并运行测序实验

7.5.4.7.1　在操作屏上点击 Planned RUN 区域旁边的 Browse,选择之前创建好的程序名称,点击 Next。待 PLAN 程序载入成功后,确认所有设置数据。如有必要,可以在触摸屏上修改。按照屏幕提示,将加样完成的芯片放回 PGM 的芯片夹,点击 Next。

7.5.4.7.2　在测序初始阶段,目测芯片夹中的芯片有没有漏液。如果没有,可以关闭盖子。机器会将松散的 ISPs 冲洗出去,然后开始芯片校准。当芯片校准完成后(约 1 min),触摸屏会显示校准是否成功。1 min 后,机器会自动开始测序。当测序完成后,芯片留在原位,通过点击 Next 回到主界面。将芯片取出,然后继续进行第二个测序反应。

7.5.4.8　PGM 测序结束后清洗与关机

7.5.4.8.1　在主菜单界面选择 Tools,进入后可以看见 Shutdown 选项,点击进入后勾选 18 MΩ water cleaning,点击 Next。取下 W1、W2 和 W3 溶液瓶,保留吸管。按 Next,将装有 250 mL 18 MΩ 去离子水的 W1 清洗瓶拧到 W1 位置上。将空的 W2 和 W3 清洗瓶拧上相应的位置,清空废液瓶。

7.5.4.8.2　去掉前端四种 dNTPs 的尖底管,不要取下吸管,在吸管下放置废液托盘。点击 Next,进入清洗程序。清洗结束后,Shutdown 键被激活,按下后再按右下角的 Halt 键,点击确定关机。

7.5.4.8.3　清空各清洗瓶并拧到相应位置,不要取下吸管,在 dNTPs 位置拧上空的尖底离心管,关闭氮气钢瓶的气阀。

7.6·结果判断

7.6.1　*BRCA1/2* 基因序列较长,变异形式多样,变异位点分散遍布于 2 个基因的全长,并且不是所有的 *BRCA* 变异都会损伤蛋白质功能,因而,变异的解读是 *BRCA* 检测中一个关键的环节。*BRCA* 变异解读请参照《*BRCA1/2* 数据解读中国专家共识(2021 版)》。

7.6.2　*BRCA1/2* 数据的解读规则：*BRCA1/2* 基因突变分为胚系突变和体细胞突变：*BRCA1/2* 基因胚系突变起源于生殖细胞,显著增加乳腺癌、卵巢癌及其他相关肿瘤的发病风险；*BRCA1/2* 基因的体细胞突变仅存在于肿瘤细胞中。胚系检测一般使用血液、唾液、口腔拭子等样本,目前以血液(白细胞)样本为主,检测到的 *BRCA1/2* 变异为胚系变异。肿瘤检测一般使用手术或穿刺获得的肿瘤组织样本,肿瘤样本中检测到的 *BRCA1/2* 变异既可能是胚系变异,也可能为体细胞变异。

7.6.3　胚系 *BRCA1/2* 变异解读

7.6.3.1　致病性(pathogenic)-5 类。包括以下几种情况：① 编码提前终止密码子的序列变异,即 *BRCA1* 第 1 855 位氨基酸和 *BRCA2* 第 3 309 位氨基酸前发生的无义突变或移码突变；② 发生在剪切位点即外显子上下游第 1 个或第 2 个碱基的变异,但是,需除外经预测或已明确的可产生可能恢复 *BRCA1/2* 基因功能的自然存在的框内 RNA 异构体的变异;③ 拷贝数缺失变异,该变异导致 *BRCA1* 第 1 855 位氨基酸和 *BRCA2* 第 3 309 位氨基酸前发生移码突变,或者该变异移除 1 个或多个外显子且不是经预测或已明确的可产生可能恢复 *BRCA1/2* 基因功能的自发框内 RNA 异构体的变异;④ 任意大小的拷贝数重复变异,该变异导致 1 个或多个外显子重复并已被证实会导致 *BRCA1* 第 1 855 位氨基酸和 *BRCA2* 第 3 309 位氨基酸前发生移码突变;⑤ 体外或体内功能研究显示对基因或基因产物有破坏作用且与肿瘤高危相关的其他类型变异。

7.6.3.2　可能致病性(likely pathogenic)- 4 类。包括以下几种情况:① 该变异经 mRNA 水平的实验证实能够改变剪接,但是不会产生可能恢复基因功能的自然存在的框内 RNA 异构体;② 该变异编码的氨基酸改变与之前定义的 5 类致病性错义突变相同,但发生改变的基础核苷酸不同,而且既往疾病关联并非由剪接事件所致,并且变异未见于作为对照的外显子组测序项目(exome sequencing project,ESP)、千人基因组计划(1 000 genomes project)或外显子组整合数据库(exome aggregation consortium,ExAC),或变异位于已确认的功能区;③ 移除密码子的小片段框内缺失变异,该变异涉及的氨基酸位点已被证实可发生错义替换 5 类变异,且既往疾病关联并非由剪接事件所致,并且变异未见于作为对照的 ESP、千人基因组计划或 ExAC 数据库,或变异位于已确认的功能区;④ 体外或体内功能性研究显示对基因或基因产物有破坏作用的其他类型变异,并且变异未见于作为对照的 ESP、千人基因组计划或 ExAC 数据库,或者变异位于已确认的功能区。

7.6.3.3　意义未明(uncertain significance)- 3 类:证据不足以将其归类为 1、2、4 或 5 类的变异,或证据与良性和致病性分类相矛盾的变异。

7.6.3.4　可能良性(likely benign)- 2 类。包括以下几种情况:① 该变异编码的氨基酸改变与已确认的 1 类良性变异相同,但发生改变的基础核苷酸不同,且无证据表明该变异会导致剪接事件;② 个体发生的胚系变异与已知致病变异在同一基因上呈反式(intrans)排列,且该个体除 BRCA 相关肿瘤外无明显其他临床表征。

7.6.3.5　良性(benign)- 1 类:① ESP、千人基因组计划或 ExAC 数据库中等位基因频率>5% 的变异;② 体外或体内功能研究显示对蛋白质功能或剪接无破坏作用的变异。

7.6.4　肿瘤 *BRCA1/2* 变异解读:胚系变异的解读重点关注该变异对于某种遗传疾病的致病性,而肿瘤变异的解读关注该变异对临床实践的影响,如对某种靶向药物敏感性的预测、对疾病的诊断或预后判断的价值等。《*BRCA1/2* 数据解读中国专家共识(2021 版)》建议在前述 *BRCA1/2* 基因变异致病性分类的基础上,结合目前国内外的批准情况及临床诊疗指南共识推荐,将肿瘤 *BRCA1/2* 变异根据临床意义分为 4 个层级。Ⅰ级:临床意义明确的变异,来自国内外权威机构批准或临床诊疗指南共识推荐可作为治疗、诊断或预后的生物标志物,如乳腺癌、卵巢癌、胰腺癌、前列腺癌中的致病性/可能致病性 *BRCA1/2* 变异。Ⅱ级:具有潜在临床意义的变异,如其他癌种中的致病性/可能致病性 *BRCA1/2* 变异。Ⅲ级:临床意义未明的 *BRCA1/2* 变异。Ⅳ级:良性或可能良性的 *BRCA1/2* 变异。

8. 质量控制

NGS 检测主要包括实验操作和生物信息学分析两部分。实验操作部分包括样本准备、文库制备、编码、目标区域富集、测序等;生物信息学分析部分包括定位、比对、变异识别、变异注释、变异解读及报告等。上述流程均需要建立实验室质量管理体系文件和说明书及机器运行和维护说明书,具有严格的室内质控措施;定期参加室间质评及有持续的质量保证和改进计划。

9. 被测量值的测量不确定度(相关时)

不适用。

10. 生物参考区间或临床决定值

不适用。

11. 检验结果的可报告区间

无。

12. 危急值(适当时)

无。

13. 临床意义

13.1·*BRCA* 在 DNA 修复的同源性重组机制中扮演重要角色,*BRCA* 基因突变会导致基因组不稳定性显著增加。胚系 *BRCA* 突变将显著提高各种癌症的发病风险和复发风险,主要包括卵巢癌、乳腺癌、前列腺癌和胰腺癌。

13.2·*BRCA* 基因也是与精准治疗密切相关的生物标志物,具有 *BRCA1/2* 突变的卵巢癌患者对铂类化疗非常敏感,预后良好,并可获益于聚二磷酸腺苷核糖聚合酶(poly ADP-ribose polymerase, PARP)抑制剂的治疗。随着精准医学和靶向治疗的进展,对相关肿瘤患者血液和(或)肿瘤组织进行 *BRCA* 突变检测将有助于更好地判断预后、选择靶向药物、选择化疗方案及在适当的条件下对家族遗传史患者亲属的患病风险进行评估,帮助医师根据患者的基因状态来选取更精准的治疗方案。

14. 注意事项

14.1·样本准备:石蜡样本切片时要使用干净、锋利的刀片和镊子,以减少核酸酶的污染。如果需要对多个 FFPE 样本进行切片,为避免交叉污染,建议使用单独的刀片和镊子。或将刀片和镊子浸泡于二甲苯溶液 15 min,重复 2 次,最后浸泡于无水乙醇中 1 min 取出晾干后进行切片。对多份 FFPE 样本切片时,每次切片前请及时使用 75% 乙醇清除切片机上残留的蜡块,以避免交叉污染。外周血样本采集注意采用正确的采血管,禁止用肝素抗凝管。新鲜组织要及时放置在液氮中,再转至低温冰箱保存。

14.2·环境和安全控制

14.2.1 实验室配置和实验操作请按照《临床基因扩增检验实验室管理暂行办法》和《临床基因扩增检验实验室工作规范》进行。整个检测过程应严格分区进行:试剂储存和准备区、标本制备区、扩增区、扩增产物分析区;各区使用的仪器、设备、耗材和工作服应独立专用。

14.2.2 任何一份标本(包括质控品、标准品及检测试剂等)都应视其为具有传染性,操作人员在工作时应戴无粉乳胶手套、穿工作服。

14.2.3 一旦发生标本容器划破手或身体、液体溅进眼睛等黏膜处,应立即用大量的水冲洗,同时向上级医生或科领导报告。

14.3·气溶胶和交叉污染:操作过程中尽可能每次只打开一个管盖,尽量减少气溶胶的产生;在每个孔中添加或转移样品之后,都要更换吸头;在每个孔中添加标签引物之后,都要更换吸头;如果手套接触到标签引物、样品或探针,请更换手套;所有试剂使用后,立即盖紧试管的盖子,以减少蒸发、防止污染;对多份 FFPE 样本切片时,每次切片前请及时使用 75% 乙醇清除切片机上残留的蜡块,以避免交叉污染;定期对仪器内部进行清洁,尤其对金属温块的清洁,以避免假阳性和假阴性的结果。

14.4·变异的潜在来源等

14.4.1　仪器原因:仪器的性能、仪器的维护和校准等。

14.4.2　试剂原因:试剂运输、保存不当,试剂过期,标准品过期等。

14.4.3　标本原因:标本采集、处理、保存不符合要求等。

14.4.4　操作原因:注意以下操作,否则会影响检测结果。

14.4.4.1　××reagent 使用前要先平衡至室温并充分振荡将磁珠混匀,使用时注意要缓慢吸取。

14.4.4.2　纯化未扩增的文库磁珠干燥时,一定要注意磁珠不能过分干燥。

14.4.4.3　PGM 初始化时混匀的 W2 溶液不能储存。

14.4.4.4　PGM 仪器运行时应保持室温在 25℃ 左右,运行过程中环境温度波动应在 $-2\sim2℃$,否则可能会影响实验结果。

14.4.4.5　实验用水使用新鲜的 18.2 MΩ 超纯水,避免堵塞仪器和影响配制试剂的 pH。

14.4.4.6　为避免静电损坏芯片,实验过程中芯片应尽量放置于接地金属板或芯片篮中,操作芯片前注意双手接触接地金属板以去除静电。

参考文献

[1]《临床分子病理实验室二代基因测序检测专家共识》编写组.临床分子病理实验室二代基因测序检测专家共识[J].中华病理学杂志,2017,46(3):145-148.

[2]《基于下一代测序技术的 BRCA 基因检测流程中国专家共识》编写组.基于下一代测序技术的 BRCA 基因检测流程中国专家共识[J].中华病理学杂志,2018,47(6):401-406.

[3] 中华医学会病理学分会,国家病理质控中心.BRCA1/2 数据解读中国专家共识(2021 版)[J].中华病理学杂志,2021,50(6):565-571.

[4] Vollebergh M A, Lips E H, Nederlof P M, et al. Genomic patterns resembling BRCA1 - and BRCA2 - mutated breast cancers predict benefit of intensified carboplatin-based chemotherapy[J]. Breast Cancer Res, 2014, 16(3): R47.

[5] Robson M, Im S A, Senkus E, et al. Olaparib for metastatic breast cancer in patients with a germline BRCA mutation [J]. N Engl J Med, 2017, 377(6): 523-533.

[6] Ledermann J, Harter P, Gourley C, et al. Olaparib maintenance therapy in patients with platinum-sensitive relapsed serous ovarian cancer: a preplanned retrospective analysis of outcomes by BRCA status in a randomised phase 2 trial [J]. Lancet Oncol, 2014, 15(8): 852-861.

[7] Grafodatskaya D, O'Rielly D D, Bedard K, et al. Practice guidelines for BRCA1/2 tumour testing in ovarian cancer[J]. J Med Genet, 2022, 0: 1-10.

（周海红　刘克丹　苏海翔）

淋巴瘤基因突变检测(NGS 平台－Solexa 法)标准操作规程

××医院检验科分子诊断实验室作业指导书	文件编号：××-JYK-××-××-×××
版本/修改：第　版/第　次修改	生效日期：　　　共　页 第　页
编写人：	审核人：　　　批准人：

1. 目的

利用 NGS 技术平台,建立检测与淋巴瘤相关的药物抑制靶点基因变异的标准操作规范,为临床淋巴瘤个体化治疗方案的选择提供参考信息。

2. 原理

本操作流程以 Solexa 测序技术检测淋巴瘤基因突变为例。Solexa 测序技术利用了一种与经典的 Sanger 链终止法截然不同的方法,以大规模同时测序的方式实现边合成序列边测序(sequencing-by-synthesis,SBS),即使用 4 种含有末端阻断基团和不同荧光信号的碱基进行模板互补链的合成,不仅确保了测序的高精确性和高顺序性,而且排除了由重复序列和同聚物导致的测序错误。

3. 标本采集

3.1・淋巴瘤相关基因突变检测的标本来源：手术或穿刺获得的新鲜肿瘤组织、甲醛固定石蜡包埋组织、骨髓、外周血、口腔拭子。

3.2・标本采集要求：参照第七章"基因检测项目中核酸提取标准操作规程"中"3. 标本采集"部分,对不同来源的标本进行采集。

3.3・适用人群：需要获取与淋巴瘤发生机制与靶向治疗密切相关的基因变异信息,为个体化治疗方案的选择提供参考信息的淋巴瘤患者。

4. 仪器和试剂

4.1・仪器：商业化的 NGS 技术平台种类较多,主流平台有 454 FLX、454 GS Junior、HiSeq 2500、MiSeq、Ion Proton、Ion PGM 等。本检测项目的操作流程以 HiSeq 2500 技术平台为例。

4.2・基因组套：随着 NGS 技术的发展,商业化检测与淋巴瘤相关的药物抑制靶点基因变异的组套逐步更新,主要的基因检测组套有 79 基因组套和 112 基因组套。本操作流程以 112 基因组套为例,该组套覆盖目前已上市或临床在研的主流靶向药物,一次检测 112 个与淋巴瘤相关的药物抑制靶点基因和 11 个融合基因。检测组套覆盖的 112 个与淋巴瘤发生机制及靶向治疗密切相关的基因：*AIM1*、*ALK*、*APC*、*ARID1A*、*ARID1B*、*ARID2*、*ASXL3*、*ATG5*、*ATM*、*B2M*、*BCL2*、*BCL6*、*BCOR*、*BCORL1*、*BIRC3*、*BRAF*、*BTK*、*CIITA*、*CARD11*、*CCND1*、*CCND2*、*CCND3*、*CD28*、*CD58*、*CD79A*、*CD79B*、*CDKN2A*、*CDKN2B*、*CHD8*、*CREBBP*、*CTLA4*、*CTNNB1*、*CXCR4*、*DDX3X*、*DNMT3A*、*DNMT3B*、*DTX1*、*DUSP22*、*EP300*、*EZH2*、*FAS*、*FOXO1*、*FOXO3*、*FYN*、*GATA3*、*GNA13*、*ID3*、*IDH2*、*IGHD*、*IGHJ*、*IRF4*、*ITK*、*ITPKB*、*JAK1*、*JAK3*、*KDM6A*、*KIR2DL4*、*KIR3DL2*、*KIT*、*KLHL6*、*KLRC1*、*KLRC2*、*KLRK1*、*KMT2A*、*KMT2C*、*KMT2D*、*KRAS*、*MAP2K1*、*MAP3K14*、*MEF2B*、*MET*、*MFHAS1*、*MGA*、*MTOR*、*MYC*、*MYD88*、*NF1*、*NOTCH1*、

NOTCH2、*NRAS*、*PDGFRA*、*PIK3CA*、*PIM1*、*PRDM1*、*PTEN*、*RHOA*、*SETD2*、*SF3B1*、*SGK1*、*SOCS1*、*SPEN*、*SPI1*、*STAT3*、*STAT5B*、*STAT6*、*STK11*、*SYK*、*TBX21*、*TCF3*、*TET2*、*TNFAIP3*、*TNFRSF14*、*TP53*、*TP63*、*TP73*、*TRAF2*、*TRAF3*、*TSC1*、*TSC2*、*WHSC1*、*XPO1*、*ZAP70*。其中包括 11 个融合基因(*ALK*、*BCL2*、*BCL6*、*BIRC3*、*CD28*、*CTLA4*、*IGHD*、*IGHJ*、*ITK*、*MYC*、*SYK*)。

4.3·试剂:核酸纯化试剂盒及测序反应通用试剂盒,包含目的基因引物探针、文库制备试剂、杂交反应试剂及上机反应试剂。

5. 性能参数

5.1·试剂盒包装完整,无内容物溢出;标签外观完整,无脱落,标签标识内容清晰;试剂盒内组成正确,无重复、缺失组分的情况。

5.2·批内精密度,对 5 份野生型和 5 份突变型样本重复检测 3 次,符合率 100%;批间精密度,对 5 份野生型和 5 份突变型样本重复检测 3 天,符合率 100%。特异性:>99%(对溶血、脂血、黄疸血抗干扰能力)。

6. 校准

不适用。

7. 操作步骤

7.1·样本打断

7.1.1 测定样本的 DNA 浓度,FFPE 样本利用核酸蛋白测定仪 OD260/OD280 比值对样本进行评级。当 FFPE 样本的 Nanodrop 值超过 400 时,取样到新的 EP 管稀释 10 倍后再测定 Qubit 浓度。测定浓度体系为 199 μL 缓冲液 + 1 μL 样本。白细胞直接测定 Qubit 浓度,超出范围记为 120 ng/μL。

7.1.2 将 DNA(投入量为 30~200 ng)加入 1.5 mL 的离心管,使用 DNA 打断稀释液稀释至总体积为 50 μL,涡旋混匀,瞬时离心 1~3 s。

7.1.3 用移液器吸取 50 μL 打断体系至打断管中,瞬时离心 1~3 s。

7.1.4 使用打断仪 Covaris M220 /ME220 进行样本的打断,参数设置详见表 1。

表 1　Covaris M220 /ME220 参数设定

参 数 设 定	WBC 样本	FFPE(A 类)	FFPE(B/C 类)
最高入射功率(W)	50	50	50
占空比(%)	20	20	20
每次脉冲的循环数	200	200	200
处理时间(s)	150	60	30
温度(℃)	6~8	6~8	6~8
样本体积(μL)	50	50	50

7.2·末端修复,3′端加 A

7.2.1 将 7.1.3 打断管瞬时离心 1~3 s,用移液器吸取打断管中的 DNA 样本,转移至已标记好的 8 联管中。

7.2.2 冰上配制末端修复和加 A 反应体系混匀液(表 2),涡旋混匀,瞬时离心 1~3 s。

表 2　末端修复和 3′端加 A 反应体系

编　号	试　剂　名　称	每反应体积(μL)	准　备　方　式
1 - 1	末端修复缓冲液	7	室温平衡
1 - 2	末端修复反应液	3	冰上放置
		总计　10	

7.2.3　用单通道移液器吸取相应的混匀液均匀分装至 8 联管管底,然后用八通道移液器吸取 10 μL 混匀液加入上述 50 μL DNA 样本中,盖上 8 联管盖,涡旋混匀,离心机 2 000 r/min 离心 3 s。注意:加盖或贴膜、开盖或撕膜都要在 96 孔 PCR 板上操作,避免样品震动,使用单通道移液器分装溶液至 8 联管只需一档排液,枪头伸至管底避免产生气泡。运行程序(表 3),85℃热盖,60 μL 反应体积。

表 3　末端修复和 3′端加 A 程序设置

步　骤	温度(℃)	时　间
1	20	30 min
2	65	30 min
3	4	持续

7.3·接头连接及纯化

7.3.1　接头连接

7.3.1.1　冰上配制接头连接反应体系混匀液(表 4),涡旋混匀,瞬时离心 1~3 s。

表 4　接头连接反应体系

编　号	试　剂　名　称	每反应体积(μL)	准　备　方　式
2 - 1	连接缓冲液	30	室温平衡
2 - 2	ADM 接头	10	冰上解冻
2 - 3	DNA 连接酶	10	冰上放置
		总计　50	

7.3.1.2　用单通道移液器吸取相应的混匀液均匀分装至 8 联管管底,然后用八通道移液器吸取 50 μL 混匀液加入上述 8 联管中,盖上 8 联管盖,涡旋混匀,离心机 2 000 r/min 离心 3 s。

7.3.1.3　运行程序"LIG"(表 5),85℃热盖,100 μL 反应体积。

表 5　接头连接反应程序设置

步　骤	温度(℃)	时　间
1	20	15 min(不加盖)
2	70	10 min(加盖)
3	4	持续

注:20℃ 15 min 时 PCR 仪热盖是打开的! 等温度上升到 70℃再盖上

7.3.2　接头连接产物纯化

7.3.2.1　上下颠倒 2～3 次,最大转速涡旋混匀 5～10 s 已经恢复室温的 SPB 磁珠(提前半小时取出室温平衡),使其均一化。在加样槽中准备 88×1.1×N μL 的 SPB 磁珠(使用完吸回试剂瓶),N 为样本个数。

7.3.2.2　从 PCR 仪上取下连接产物,板式离心机 2 000 r/min 离心 3 s,弃 8 联管盖(同时开盖),用八通道移液器向连接产物中加入 88 μL 均一化的 SPB 磁珠(连接产物:SPB 磁珠 = 1:0.8),上下轻柔吹打 10 次混匀,室温静置孵育 5 min。

7.3.2.3　将 8 联管置于 96 孔磁力架上,待溶液澄清,用八通道移液器吸走上清,避免碰到磁珠。

7.3.2.4　配制新鲜的 75% 乙醇(现配现用)。

7.3.2.5　8 联管仍置于磁力架上,用八通道移液器加入 200 μL 新鲜配制的 75% 乙醇,等待 1 min 使磁珠充分沉淀,吸走乙醇。

7.3.2.6　重复步骤 7.3.2.5 一次,共 2 次。

7.3.2.7　将 8 联管在磁力架静置 30 s,用八通道移液器除净残留乙醇。

7.3.2.8　将 8 联管从磁力架上取下,37℃ 干燥磁珠,以磁珠表面不反光,磁珠块没有裂纹为准。

7.3.2.9　用八通道移液器加入 28 μL EB 洗脱液,盖上 8 联管盖,涡旋混匀,离心机 2 000 r/min 离心 3 s,室温孵育 3 min。注意:EB 洗脱液平衡至室温后,提前用单通道移液器分装适量体积至 8 联管。

7.3.2.10　弃 8 联管盖,将 8 联管置于磁力架上,待溶液澄清后,用八通道移液器取全部上清新的 8 联管中,冰上备用。

7.4·预文库扩增及纯化

7.4.1　PCR 扩增

7.4.1.1　准备预反应体系混匀液(冰上配制)(表 6),涡旋混匀,瞬时离心 1～3 s,用单通道移液器分装至 8 联管。

表 6　预 PCR 反应体系

编　号	试 剂 名 称	反应体系(μL)	准备方式
3-1	HiFi 扩增缓冲液	10	室温平衡
3-2	PPO 引物	10	冰上解冻
3-3	dNTPs 混合液	1.5	冰上解冻
3-4	HiFi 扩增反应液	1	冰上放置
		总计　22.5	

7.4.1.2　在"接头连接产物纯化"这一步中的 8 联管中,每孔用八通道移液器加入 22.5 μL 反应混匀液,盖上 8 联管盖,涡旋混匀,离心机 2 000 r/min,离心 3 s。

7.4.1.3　运行程序"PRE"(表 7),热盖 105℃,反应体积 50 μL。

7.4.2　预文库扩增产物纯化

表7 Pre PCR 程序设置

步 骤	循环数	温度(℃)	时 间
1	1	98	45 s
2	10 或 12*	98	15 s
		60	30 s
		72	30 s
3	1	72	2 min
4	1	4	持续

注:*样本投入量为90～200 ng时,循环数为10;样本投入量为30～90 ng(不包含90 ng)时,循环数为12

7.4.2.1　上下颠倒2～3次,涡旋混匀5～10 s已经恢复室温的SPB磁珠(提前半小时取出,室温平衡),使其均一化。在加样槽中准备60×1.1×N μL的SPB磁珠(使用完吸回试剂瓶),N为样本个数。

7.4.2.2　从PCR仪上取下预扩增产物,板式离心机2 000 r/min离心3 s,弃8联管盖(同时开盖),用八通道移液器向预扩增产物中加入60 μL均一化的SPB磁珠(预文库扩增产物：SPB磁珠＝1∶1.2),上下轻柔吹打10次混匀,室温静置孵育5 min。

7.4.2.3　将8联管置于96孔磁力架上,待溶液澄清,用八通道移液器吸走上清,避免碰到磁珠。

7.4.2.4　配制新鲜的75％乙醇(现配现用)。

7.4.2.5　8联管仍置于磁力架上,用八通道移液器加入200 μL新鲜配制的75％乙醇,等待1 min使磁珠充分沉淀,吸走乙醇。

7.4.2.6　重复步骤7.4.2.5一次,共2次。

7.4.2.7　将8联管在磁力架静置30 s,用八通道移液器除净残留乙醇。

7.4.2.8　将8联管从磁力架上取下,37℃干燥磁珠,以磁珠表面不反光,磁珠块没有裂纹为准。

7.4.2.9　用八通道移液器加入18 μL EB洗脱液,盖上8联管盖,涡旋混匀,离心机1 000 r/min离心3～5 s,室温孵育3 min。注:EB洗脱液平衡至室温后,提前用单通道移液器分装适量体积至8联管。

7.4.2.10　弃8联管盖,将8联管置于磁力架上,待溶液澄清后,用八通道移液器取上清17 μL至新的8联管中,冰上备用。

7.4.2.11　预文库稀释。用八通道移液器P10取9 μL EB洗脱液分装至8联管中,再转入1 μL纯化后的预文库,盖上8联管盖,涡旋混匀,瞬时离心1～3 s后进行QC。详见《iQuant NGS-HS dsDNA Assay标准操作流程》。

7.5·杂交反应

7.5.1　将HYB缓冲液置于室温融化,未加热前会有沉淀出现,混匀后置于65℃预热1～2 min,完全溶解后,置于室温待用。

注:HYB缓冲液完全溶解后为澄清或少许混浊状态。

7.5.2　配制组分A(表8)。根据预文库的总量,按照如下要求取相应的预文库的量,用

EB 补至终体积 15 μL,按照标记置于新的 48 孔板中(标记 HYB‑A)。(同时开盖)用单通道移液器分装相应量的 BLM 阻滞剂至 8 联管,再用八通道移液器 P10 向每孔中加入 4 μL BLM 阻断剂,盖上 8 联管盖,涡旋混匀。

7.5.2.1 预文库总量≥1 500 ng,取预文库的一半(约 7.5 μL)投入杂交。

7.5.2.2 750 ng≤预文库总量<1 500 ng,取 750 ng 预文库投入杂交。

7.5.2.3 300 ng≤预文库总量<750 ng,取全部预文库(约 15 μL)投入杂交。

表 8 杂交反应体系组分 A

体系名称	编　号	试剂名称	反应体系(μL)	准备方式
组分 A		预文库	15	室温放置
	4‑1	BLM 阻断剂	4	冰上解冻
			总计　19	

7.5.3 配制组分 B(表 9):10 μL HYB 缓冲液 + 0.5 μL RIB 阻滞剂 + 1 μL 探针,涡旋混匀,瞬时离心 1~3 s,用单通道移液器均匀分装至 8 联管中,盖上 8 联管盖。

表 9 杂交反应体系组分 B

体系名称	编　号	试剂名称	反应体系(μL)	准备方式
组分 B	4‑2	Hyb 缓冲液	10	室温解冻
	4‑3	RIB 阻滞剂	0.5	冰上放置
	4‑4	探针	1	冰上解冻
			总计　11.5	

7.5.4 将组分 A 置于 PCR 仪上,运行程序杂交反应(HYB)程序(表 10),热盖 105℃,30 μL 反应体积。

表 10 杂交反应(HYB)程序设置

步　　骤	温度(℃)	时　　间
1	95	5 min
	65	持续

7.5.5 PCR 仪温度降至 65℃时,将组分 B 置于 PCR 仪上孵育,盖上 PCR 仪热盖。2 min 后,打开 PCR 仪热盖及相应 8 联管盖,使用八通道移液器迅速将 B 组分 11.5 μL 体积转移到 A 组分中,每次需更换枪头,吹打 5 次混匀(保持 48 孔板在 PCR 仪上),盖紧 8 联管盖,贴膜以防止蒸干。盖上 PCR 仪热盖,65℃孵育 16~24 h(105℃热盖)。

7.6·捕获洗脱

7.6.1 取出 SCB 磁珠,上下颠倒混匀 5 次,涡旋混匀 10 s,室温平衡 10 min。按样本数分装入 1.5 mL 离心管,每个样本需 25 μL,每管最多加入 150 μL SCB 磁珠,静置磁力架上 3 min,弃上清。

7.6.2 每 25 μL SCB 磁珠加 200 μL BWS 结合缓冲液,涡旋混匀 3 s,瞬时离心 1~3 s,静

置磁力架上 3 min,弃上清。

7.6.3　重复步骤 7.6.2 2 次,共 3 次。

7.6.4　每 25 μL 磁珠加入 150 μL BWS 结合缓冲液重悬磁珠,涡旋混匀 3 s。

7.6.5　打开 PCR 仪,弃膜,取出杂交板,离心 3～5 s,弃 8 联管盖,用八通道移液器将 150 μL SCB 磁珠转移至 PCR 产物中(不更换 48 孔板),盖 8 联管盖,涡旋混匀 10 s 使磁珠与样本充分混匀,室温孵育 25 min(其间每 5 min 振荡混匀一次),板式离心机 2 000 r/min 离心 1 min,弃 8 联管盖,在磁力架上静置 3 min,用八通道移液器吸去约 180 μL 上清。

7.6.6　将适量清洗液 1(WB1)倒入加样槽,用八通道移液器加入 150 μL WB 清洗液 1,盖 8 联管盖,涡旋混匀 10 s,室温孵育 15 min(期间每 5 min 振荡混匀一次),板式离心机 2 000 r/min 离心 1 min,弃 8 联管盖,在磁力架上静置 3 min,用八通道移液器吸去约 150 μL 上清。

7.6.7　将适量预热至 65℃的清洗液 2(WB2)倒入加样槽,用八通道移液器向 48 孔 PCR 板中加入 150 μL 清洗液 2(WB2),盖上 8 联管盖,涡旋混匀 15 s,置于 PCR 仪上,65℃孵育 6 min(热盖开启 85℃),将剩余的清洗液 2(WB2)倒回离心管继续 65℃孵育。

7.6.8　板式离心机 2 000 r/min 离心 1 min,弃 8 联管盖,放置磁力架上静置 3 min,迅速用八通道移液器吸去约 150 μL 上清,贴膜后瞬时离心 3 s(转速不超过 600 r/min)。

7.6.9　重复步骤 7.6.7～7.6.9 3 次,共 4 次。

7.6.10　用八通道移液器除净样本管中残留液体,然后加入 20 μL 的 EB 洗脱液,涡旋混匀,板式离心机 2 000 r/min 离心 3 s,放置冰上备用。注意:EB 洗脱液平衡至室温后,提前用单通道移液器分装适量体积至 8 联管。

7.7・终文库制备及纯化

7.7.1　终文库制备

7.7.1.1　将标签引物板平稳放置在桌面,标签朝向操作者,标记引物孔。

7.7.1.2　用单通道移液器取适量扩增混合液分装至 8 联管,然后取新的 8 联管,按照表 11 顺序加入试剂,轻柔吹打 8～10 次,盖上 8 联管盖,板式离心机 2 000 r/min 离心 3 s。注意:小心操作,避免 Index 引物的交叉污染。

表 11　Post PCR 反应体系

编　号	试　剂　名　称	反应体系(μL)	准备方式
6-1	Hot Start 扩增反应液	25	冰上解冻
引物	SetA/SetB//SetC/SetD	5	冰上解冻
	带磁珠文库	20	
	总计	50	

7.7.1.3　运行程序"POST"(表 12),热盖 105℃,50 μL 反应体积。

7.7.2　终文库纯化

7.7.2.1　上下颠倒 2～3 次,涡旋混匀 5～10 s 已经恢复室温的 SPB 纯化磁珠(提前半小时取出室温平衡),使其均一化。在加样槽中准备 50×1.1×N μL 的 SPB 磁珠(使用完吸回试剂瓶),N 为样本个数。

表 12　Post PCR 程序设置

步　骤	循环数	温度(℃)	时　间
1	1	98	45 s
2	12	98	15 s
		60	30 s
		72	30 s
3	1	72	10 min
4	1	4	持续

7.7.2.2　将终文库扩增产物(含 SCB 磁珠)用板式离心机 2 000 r/min 离心 3 s,弃 8 联管盖,静置在磁力架上 5 min,用八通道移液器吸取 50 μL 上清加入新的 8 联管中。用八通道移液器向 8 联管中加入 50 μL SPB 纯化磁珠(终文库扩增产物∶纯化磁珠＝1∶1),上下轻柔吹打 8～10 次混匀,室温静置孵育 5 min。将 8 联管置于磁力架,等待溶液澄清,用八通道移液器吸去上清,避免碰到磁珠。

7.7.2.3　配制新鲜的 75%乙醇(现配现用)。

7.7.2.4　8 联管仍置于磁力架上,用八通道移液器加入 200 μL 新鲜配制的 75%乙醇,等待 1 min 使磁珠充分沉淀,吸去乙醇。

7.7.2.5　重复步骤 7.7.2.4 1 次,共 2 次。

7.7.2.6　将 8 联管在磁力架上静置 30 s,用八通道移液器除净残留乙醇。将 8 联管从磁力架上取下,37℃干燥磁珠,以磁珠表面不反光,磁珠块没有裂纹为准。用八通道移液器加入 20 μL EB 洗脱液,盖上 8 联管盖,涡旋混匀,离心机离心 3～5 s,室温静置孵育 3 min。注:EB 洗脱液平衡至室温后,提前用单通道移液器分装适量体积至 8 联管。弃 8 联管盖,将 48 孔 PCR 板置于磁力架上 2 min,直至溶液澄清。待溶液澄清后,用八通道移液器取上清约 20 μL 至新的 48 孔 PCR 板中。

7.7.2.7　向已做好标记的分析管中加入 198 μL iQuant NGS-HS Reagent(组分 A)。向分析管中加入 2 μL 待检样本。涡旋混匀,室温避光孵育 2 min。2 min 后按照 Qubit 荧光计标准操作流程,测定样本浓度并登记。上机检测。

7.8 · 测序数据分析

参见第七章《肺癌个体化基因检测(NGS 平台 · 可逆终止法)标准操作规程》中"7.19 结果判断"。

8. 质量控制

参见第七章《肺癌个体化基因检测(NGS 平台 · 可逆终止法)标准操作规程》中"8. 质量控制"。

9. 被测量值的测量不确定度（相关时）

不适用。

10. 生物参考区间或临床决定值

不适用。

11. 检验结果的可报告区间

无。

12. 危急值（适当时）

无。

13. 临床意义

13.1·NCCN 指南明确与淋巴瘤鉴别诊断相关的基因：*BCL2*、*BCL6*、*CCND1*、*MYC*、*ALK*、*MYD88*、*BRAF*、*IGHD*、*IGHJ*。

13.2·NCCN 指南明确与淋巴瘤分型相关的基因：*IRF4*、*CD79A*。

13.3·NCCN 指南明确与淋巴瘤预后相关基因：*ATM*、*BIRC3*、*IGHV*、*NOTCH1*、*SF3B1*、*TP53*、*ZAP70*。

13.4·FDA 批准用于淋巴瘤的靶向药物

13.4.1 依鲁替尼、纳武单抗、派姆单抗、维奈托克、伏立诺他、可泮利塞及 Idelalisib,其中依鲁替尼是布鲁顿酪氨酸激酶(Bruton's tyrosine kinase, BTK)抑制剂,*BTK* 基因为其作用靶点,可用于复发性或难治性套细胞淋巴瘤(MCL)、边缘区淋巴瘤(MZL)、小淋巴细胞淋巴瘤(SLL)的治疗。维奈托克是 B 细胞淋巴瘤-2 蛋白抑制剂,*BCL2* 基因为其作用靶点,用于套细胞淋巴瘤的治疗。Idelalisib 可用于复发性滤泡性淋巴瘤(FL)和复发性小淋巴细胞性淋巴瘤治疗,可泮利塞可用于复发性滤泡性淋巴瘤,这两种靶向药物均作用于 *PIK3CA* 基因和 *PTEN* 基因靶点。

13.4.2 由于基因检测领域发展迅速,NGS 的 panel 的发展也是日新月异,本操作流程中的 panel 仅作为检测参考,各个实验室可以根据实际工作情况进行调整。同时,NGS 因其基于已知的基因变异在临床检测中的应用仍具有局限性,其检测出来的未知基因变异缺少文献实验的支持,仍然需要不断深入研究。

14. 注意事项

14.1·样本准备：石蜡样本切片时要使用干净、锋利的刀片和镊子,以减少核酸酶的污染。如果需要对多个 FFPE 样本进行切片,为避免交叉污染,建议使用单独的刀片和镊子。或将刀片和镊子浸泡于二甲苯溶液 15 min,重复 2 次,最后浸泡于无水乙醇中 1 min 取出晾干后进行切片。对多份 FFPE 样本切片时,每次切片前请及时使用 75％乙醇清除切片机上残留的蜡块,以避免交叉污染。外周血样本采集注意采用正确的采血管,禁止用肝素抗凝管。新鲜组织要及时放置在液氮中,再转至低温冰箱保存。

14.2·环境和安全控制

14.2.1 实验室配置和实验操作请按照《临床基因扩增检验实验室管理暂行办法》和《临床基因扩增检验实验室工作规范》进行。整个检测过程应严格分区进行：试剂储存和准备区、标本制备区、扩增区、扩增产物分析区;各区使用的仪器、设备、耗材和工作服应独立专用。

14.2.2 任何一份标本(包括质控品、标准品及检测试剂等)都应视其为具有传染性,操作人员在工作时应戴无粉乳胶手套、穿工作服。

14.2.3 一旦发生标本容器划破手或身体、液体溅进眼睛等黏膜处,应立即用大量的水冲洗,同时向上级医生或科领导报告。

14.3·气溶胶和交叉污染：操作过程中尽可能每次只打开一个管盖,尽量减少气溶胶的产生；在每个孔中添加或转移样品之后，都要更换吸头；在每个孔中添加标签引物之后，都要更换吸头；如果手套接触到标签引物、样品或探针，请更换手套；所有试剂使用后，立即盖紧试管的盖子，以减少蒸发、防止污染；对多份 FFPE 样本切片时，每次切片前请及时使用 75％乙醇清除切片机上残留的蜡块，以避免交叉污染；定期对仪器内部进行清洁，尤其对金属温块的清洁，以避免假阳性和假阴性的结果。

14.4·变异的潜在来源等

14.4.1　仪器原因：仪器的性能、仪器的维护和校准等。

14.4.2　试剂原因：试剂运输、保存不当，试剂过期，标准品过期等。

14.4.3　标本原因：标本采集、处理、保存不符合要求等。

14.4.4　操作原因：注意以下操作

14.4.4.1　文库长度检测是文库质控环节的关键步骤。测序上机时，为避免造成不同文库簇生成密度不同，而影响测序质量，要求文库等摩尔上样。

14.4.4.2　建库过程中常用核酸蛋白定量仪 Qubit 对 DNA 或 RNA 进行定量，不要使用超微量分光光度计 Nanodrop。理想文库的标准为 OD260/OD280＞1.8，OD260/OD230＞2.0，不在该范围时建议重新进行文库纯化或者重新建库。

参考文献

[1] Constantine S T，Mary A A，Christiane P，et al. Ibrutinib plus venetoclax for the treatment of mantle-cell lymphoma [J]. N Engl J Med，2018，378(13)：1211 - 1223.

[2] Sydney D，Pierre-Julien V，Sylvain M，et al. Next-generation sequencing in diffuse large B-cell lymphoma highlights molecular divergence and therapeutic opportunities：a LYSA study [J]. Clin Cancer Res，2016，22(12)：2929 - 2938.

[3] Laura P，Riccardo D F. The Genetic landscape of diffuse large B-cell lymphoma [J]. Semin Hematol，2015，52(2)：67 - 76.

（王　涛　苏海翔）

BRAF V600E 基因突变检测(ARMS – PCR 法)标准操作规程

××医院检验科分子诊断实验室作业指导书	文件编号：××-JYK-××-××-×××	
版本/修改：第　　版/第　　次修改	生效日期：	共　页　第　页
编写人：	审核人：	批准人：

1. 目的

建立编码 RAF 家族丝氨酸/苏氨酸蛋白激酶的 *BRAF* 基因中第 600 位氨基酸从常见的氨基酸缬氨酸(Valine，V)突变为谷氨酸(Glutamicacid，E)的检测标准操作规程，指导实验室技术人员正确进行 *BRAF* 基因 V600E 突变的检测，以确保该项实验检查结果的准确性。

2. 原理

本操作流程以扩增阻滞突变系统多聚合酶链式反应(amplification refractory mutation system-polymerase chain reaction，ARMS – PCR)方法为例，其原理基于 PCR 和 Taqman 探针技术，用 ARMS 特异性引物对突变序列进行扩增，引物与靶序列完全匹配时可有效扩增，不完全匹配时，扩增受到阻滞；利用 Taqman 探针对扩增产物进行检测，通过反应体系和高特异性 Taq 酶的使用，在荧光实时定量 PCR 平台上对样品 DNA 进行检测。

3. 标本采集

蜡块：10%中性福尔马林固定，石蜡包埋的蜡块组织。白片：10～12 片，厚度 5 μm。蜡卷：5～10 卷，厚度 5 μm。肿瘤细胞比例＞20%。

4. 仪器和试剂

4.1・仪器：建议使用试剂盒说明书推荐的仪器，一般采用 FAM、VIC 通道采集不同扩增荧光信号。

4.2・对于使用非厂家推荐的仪器，在正式实验之前需要对仪器进行性能验证。

4.3・试剂：DNA 聚合酶，*BRAF* 阳性质控品，反应混合液，其中阳性质控品是由 *BRAF* 基因 V600E 突变合成模板按比例和基因组 DNA 混合而成，反应混合液主要成分包括特异性引物、双环探针、dNTPs、氯化镁、硫酸铵、氯化钾、HEPES、超纯水等。

5. 性能参数

5.1・试剂盒包装完整，无内容物溢出；标签外观完整，无脱落，标签标识内容清晰；试剂盒内组成正确，无重复、缺失组分的情况。

5.2・检测含有 *BRAF* 基因 V600E 突变类型的 10 份阳性样品，阳性样品符合率应为 100%；检测 10 份野生型阴性样品，阴性样品符合率应为 100%。

5.3・可以耐受 10 ng 野生型人类基因组 DNA，无非特异；可以检出 10 ng DNA 样品中含量低至 1% 的 *BRAF* 基因 V600E 突变。

5.4・对同一份突变含量低至 1% 的 DNA 样品进行 10 次重复，均能检出。

6. 校准

不适用。

7. 操作步骤

7.1·DNA 提取

7.1.1　FFPE 组织样本中总 DNA 的提取：参见《基因检测项目中核酸提取标准操作规程》7.1.2。

7.1.2　DNA 提取结束后，立即使用紫外分光光度计检测 DNA 浓度，其 OD260/OD280 要在 1.8～2.0。提取完的 DNA 立即进行检测，否则应于－20℃以下保存。

7.1.3　DNA 的稀释：将 DNA 浓度稀释为 1～3 ng/μL，待用。稀释方法采用倍比稀释法。

7.2·检测步骤

7.2.1　在每次 PCR 反应中，混匀的质控品（阳性对照组 STD）与阴性对照组（NTC，自备超纯水）共同进行分析。

7.2.2　试剂准备：取出试剂盒中反应混合液和阳性质控品，室温下解冻后，涡旋混匀 15 s，然后快速离心 15 s。

7.2.3　按每管 45 μL 加入 0.4 μL Taq 酶的比例将反应混合液与 Taq 酶混合，振荡混匀，快速离心 15 s，以每管 45 μL 的量将上述混有 Taq 酶的反应混合液分装到 8 联 PCR 反应管中（冰盒上操作）。

7.2.4　加样：直接取 5 μL 超纯水、待检样品 DNA 及阳性质控品加入上述配制好的 8 联 PCR 反应管中。然后小心盖上 PCR 反应管，快速离心数秒使所加试剂聚集到反应管底部。将 PCR 反应管放入实时 PCR 仪器。

7.2.5　打开仪器窗口，按照下面 PCR 反应程序进行设置。注意：加好样品的 PCR 反应条应立即上机试验。第一阶段：95℃ 5 min，1 个循环；第二阶段：95℃ 25 s，64℃ 20 s，72℃ 20 s，15 个循环；第三阶段：93℃ 25 s，60℃ 35 s，72℃ 20 s，31 个循环；信号收集：第三阶段 60℃时收集 FAM 和 VIC 信号，执行实时 PCR，保存文件。

7.2.6　实验结束后，使用 2 层 PE 手套包扎好 PCR 反应条（使用 Mx3000P 仪器时应该待热盖冷却后再处理，以免烫伤，同时可避免由于 PCR 管盖较热易开造成污染），并按生物垃圾处理废弃物。

7.3·结果判断

7.3.1　阴性对照（NTC）的 FAM 信号应为阴性曲线，若 FAM 信号为 S 形阳性曲线，则此次实验结果无效，重做。阳性质控品（STD）的 Ct 值一般为 21。

7.3.2　待测样品的内控 VIC 信号应为阳性曲线，Ct 值应在 13～21。

7.3.3　若上述条件满足要求，则继续进行分析。

7.3.3.1　若样本检测管的 FAM 信号 Ct 值<30，则该样本为突变阳性。若样本的 FAM 信号 Ct≥30，则样本为阴性。

7.3.3.2　若样本内控对照分析为阴性或 Ct 值大于 7.3.2 规定范围，说明加入的 DNA 含有 PCR 抑制剂或 DNA 加入量过少，需要重新提取 DNA 或增加 DNA 用量后再做。但突变信号有升起且检测结果为突变，可能是由于突变序列的扩增抑制了内控序列的扩增，结果仍然可信。

7.3.3.3　若样本内控 Ct 值小于 7.3.2 规定范围，说明加入的 DNA 过量，应减少 DNA 加入量再进行试验；但若 FAM 信号无明显扩增曲线或 Ct 值大于 30，则结果为突变阴性。

8. 质量控制

8.1·质控品：阳性质控品为质粒，阴性质控品为自备超纯水。

8.2·控制参数：反应 Ct 值。

8.3·质控周期：当次实验。

9. 被测量值的测量不确定度（相关时）

不适用。

10. 生物参考区间或临床决定值

不适用。

11. 检验结果的可报告区间

无。

12. 危急值（适当时）

无。

13. 临床意义

13.1·*BRAF* 基因全名为鼠类肉瘤滤过性毒菌（V-raf）致癌同源体 B1，定位于人染色体 7q34，是 RAS－RAF－MAPK 信号转导通路中的重要成员，在肿瘤细胞增殖、分化和凋亡等方面起重要作用，其错义突变发生于近 8% 人类肿瘤中，主要发生于结直肠癌、黑色素瘤和乳头状甲状腺癌。检测肿瘤患者 *BRAF* 基因突变情况可用于指导靶向药物的使用。

13.2·在乳头状甲状腺癌（papillary thyroid carcinoma，PTC），*BRAF* 基因突变是 PTC 的重要诊断标志物，且提示预后不良。PTC 原发灶的 *BRAF* 基因突变及 TERT 启动子突变与远处转移灶的摄碘能力下降有关，因此，对于存在远处转移的 PTC 患者预先检测 *BRAF* 等基因突变情况，可辅助预测患者远处转移灶的[131]I 摄取、治疗效果及预后。

13.3·在黑色素瘤，威罗菲尼与维莫非尼联合治疗携带 *BRAF* V600E 或 V600K 突变的转移性或不可切除的晚期黑色素瘤患者。达拉非尼用于治疗不可切除或转移性 *BRAF* V600E 突变的黑色素瘤患者。曲美替尼被指定为单一药物，用于治疗 *BRAF* V600E 和 V600K 突变的不可切除或转移性黑色素瘤患者。曲美替尼和达拉非尼联合用于治疗 *BRAF* V600E 和 V600K 突变的不可切除或转移性黑色素瘤患者。康奈非尼与贝美替尼联用，用于治疗 *BRAF* V600E 或 V600K 突变黑色素瘤。比美替尼联合恩可非尼治疗 *BRAF* V600E 或 V600K 突变的不可切除或转移性黑色素瘤患者。

13.4·在肠癌，*BRAF* 突变是晚期结直肠癌明确的负向预后因子，与肿瘤的转移和迁移有关。*BRAF* V600E 突变使得对帕尼单抗或西妥昔单抗有反应的可能性极低，可采用康奈非尼＋（西妥昔/帕尼单抗）联合用药。

13.5·在 *BRAF* V600E 突变 NSCLC 患者中，小分子靶向药展现出了良好的治疗前景。临床研究表明，*BRAF* 抑制剂达拉非尼联合 MEK 抑制剂曲美替尼的治疗方案能够显著延长此类患者的生存期，且安全性可控。

14. 注意事项

14.1·样本准备：石蜡样本切片时要使用干净、锋利的刀片和镊子，以减少核酸酶的污染。如果需要对多个 FFPE 样本进行切片，为避免交叉污染，建议使用单独的刀片和镊子。

或将刀片和镊子浸泡于二甲苯溶液 15 min,重复 2 次,最后浸泡于无水乙醇中 1 min 取出晾干后进行切片。对多份 FFPE 样本切片时,每次切片前请及时使用 75％乙醇清除切片机上残留的蜡块,以避免交叉污染。外周血样本采集注意采用正确的采血管,禁止用肝素抗凝管。新鲜组织要及时放置在液氮中,再转至低温冰箱保存。

14.2·环境和安全控制

14.2.1 实验室配置和实验操作请按照《临床基因扩增检验实验室管理暂行办法》和《临床基因扩增检验实验室工作规范》进行。整个检测过程应严格分区进行:试剂储存和准备区、标本制备区、扩增区、扩增产物分析区;各区使用的仪器、设备、耗材和工作服应独立专用。

14.2.2 任何一份标本(包括质控品、标准品及检测试剂等)都应视其为具有传染性,操作人员在工作时应戴无粉乳胶手套、穿工作服。

14.2.3 一旦发生标本容器划破手或身体、液体溅进眼睛等黏膜处,应立即用大量的水冲洗,同时向上级医生或科领导报告。

14.3·气溶胶和交叉污染:操作过程中尽可能每次只打开一个管盖,尽量减少气溶胶的产生;在每个孔中添加或转移样品之后,都要更换吸头;在每个孔中添加标签引物之后,都要更换吸头;如果手套接触到标签引物、样品或探针,请更换手套;所有试剂使用后,立即盖紧试管的盖子,以减少蒸发、防止污染;对多份 FFPE 样本切片时,每次切片前请及时使用 75％乙醇清除切片机上残留的蜡块,以避免交叉污染;定期对仪器内部进行清洁,尤其对金属温块的清洁,以避免假阳性和假阴性的结果。

14.4·变异的潜在来源等

14.4.1 仪器原因:仪器的性能、仪器的维护和校准等。

14.4.2 试剂原因:试剂运输、保存不当,试剂过期,标准品过期等。

14.4.3 标本原因:标本采集、处理、保存不符合要求等。

参考文献

[1] 赵媛媛,周建英,范云等.BRAF－V600 突变型非小细胞肺癌的治疗进展[J].中国癌症杂志,2021,31(12):1145－1152.

[2] Margonis G A, Buettner S, Andreatos N, et al. Association of *BRAF* mutations with survival and recurrence in surgically treated patients with metastatic colorectal liver cancer[J]. JAMA Surg, 2018, 153(7): e180996.

[3] Yu H, Ma M, Yan J, et al. Identification of coexistence of *BRAF V600E* mutation and EZH2 gain specifically in melanoma as a promising target for combination therapy[J]. J Transl Med, 2017, 15: 243.

[4] Notarangelo T, Sisinni L, Condelli V, et al. Dual *EGFR* and *BRAF* blockade overcomes resistance to vemurafenib in *BRAF* mutated thyroid carcinoma cells[J]. Cancer Cell Int, 2017, 17: 86.

(刘克丹 苏海翔)

EGFR 基因突变检测（ARMS – PCR 法）标准操作规程

××医院检验科分子诊断实验室作业指导书	文件编号：××-JYK-××-××-×××	
版本/修改：第　　版/第　　次修改	生效日期：	共　　页　第　　页
编写人：	审核人：	批准人：

1. 目的

建立人表皮生长因子受体（epidermal growth factor receptor，EGFR）基因突变检测的标准操作规程，指导检验人员正确进行人 *EGFR* 基因突变检测，确保该项实验检查结果的准确性。

2. 原理

本操作流程以 ARMS – PCR 方法为例，其原理基于 ARMS 和荧光 PCR 技术实现 DNA 中 *EGFR* 基因的突变检测。检测采用针对 *EGFR* 基因突变位点设计特异的突变检测引物，在 PCR 扩增时，由于该引物 3′末端的碱基与突变型模板完全配对，引物延伸并扩增出突变模板，而由于与野生型模板不能完全配对，引物的延伸被阻断，野生型模板扩增被抑制，从而实现 *EGFR* 基因突变的检测。本方法同时结合荧光 PCR 技术，通过 FAM 标记的荧光探针，实现 *EGFR* 基因突变的实时检测。

3. 标本采集

蜡块：10％中性福尔马林固定，石蜡包埋的蜡块组织。白片：10～12 片，厚度 5 μm。蜡卷：5～10 卷，厚度 5 μm。肿瘤细胞比例＞20％。

4. 仪器和试剂

4.1·仪器：建议使用试剂盒说明书推荐的仪器，一般采用 FAM、VIC 通道采集不同扩增荧光信号。对于使用非厂家推荐的仪器，在正式实验之前需要对仪器进行性能验证。

4.2·试剂

4.2.1　试剂盒：采用 8 联 PCR 反应管设计，每一个 8 联 PCR 管检测 1 个样品，8 联管中 1～7 号管内装有相应的 *EGFR* 基因 18～21 外显子突变检测试剂和内控试剂（表 1），突变信号由 FAM 信号指示，内控探针由 HEX（或 VIC）信号指示；8 号管作为 DNA 提取质量的外控检测管，由 FAM 信号指示。内控和外控将作为结果判读的一部分，选择的检测区域是 *EGFR* 基因中相对保守的片段，用于监控检测样本质量和 PCR 反应过程。在 12 个样本的测试体系中，含 8 联 PCR 管 12 条（内含引物、探针、dNTPs、Buffer）、Taq 酶 45 μL、阳性质控品（质粒 DNA）250 μL。在 24 个样本的测试体系中，含 8 联 PCR 管 24 条、Taq 酶 90 μL、阳性质控品（质粒 DNA）500 μL。

4.2.2　其他：DNA 提取试剂（参见《基因检验项目中核酸提取标准操作规程》），无 DNA、RNA 超纯水。

表 1　8 联 PCR 反应管试剂检测的相应 *EGFR* 基因和荧光信号

8 联管编号	相应的试剂相应的 *EGFR* 基因位点	荧光信号
1	19 – Del	
2	L858R	
3	T790M	
4	20 – Ins	FAM，HEX/VIC
5	G719X	
6	S768I	
7	L861Q	
8	外控	FAM

5. 性能参数

5.1·试剂盒包装完整，无内容物溢出；标签外观完整，无脱落，标签标识内容清晰；试剂盒内组成正确，无重复、缺失组分的情况。

5.2·检测分别含有 21 种突变类型的 21 份阳性质控品，阳性样品符合率应为 100%；检测 10 份野生型阴性样品，阴性样品符合率应为 100%。

5.3·可以耐受 10 ng 野生型人类基因组 DNA，无非特异；可以检出 10 ng DNA 样品中含量低至 1% 的 *EGFR* 基因突变。

5.4·对同一份突变含量低至 1% 的 DNA 样品进行 10 次重复，均能检出。

6. 校准

不适用。

7. 操作步骤

7.1·DNA 提取

7.1.1　FFPE 组织样本中总 DNA 的提取：参见《基因检测项目中核酸提取标准操作规程》。

7.1.2　DNA 提取结束后，立即使用紫外分光光度计检测 DNA 浓度，其 OD260 /OD280 要在 1.8~2.0 内。提取完的 DNA 立即进行检测，否则应于 −20℃ 以下保存。

7.1.3　DNA 的稀释：将 DNA 浓度稀释为 1~3 ng/μL，待用。稀释方法采用倍比稀释法。

7.2·操作

7.2.1　取出阳性质控品 STD 和 Taq 酶，阳性质控品 STD 及阴性对照（自备超纯水）先解冻，再振荡混匀。阳性质控品 STD 和 Taq 酶，需快速离心 15 s 待用。

7.2.2　分别向 42.3 μL 待测样品 DNA、阳性质控品（STD）及阴性对照管中加入 2.7 μL Taq 酶，涡旋器上混匀 15 s，然后快速离心 15 s。

7.2.3　在 PCR 管冰架上，轻轻揭开 8 联 PCR 管反应条的条盖。

7.2.4　将混好的 DNA 样品依次取 5 μL 靠着 PCR 管上壁加入 8 联 PCR 反应条中，然后小心盖上 8 联 PCR 管反应条管盖。快速离心 8 联 PCR 管反应条。将 8 联 PCR 管反应条放入实时 PCR 仪中。

7.2.5　打开仪器窗口，按照下列 PCR 反应程序进行设置。注意：加好样品的 PCR 反应条应立即上机进行 PCR 检测。

Hold 步骤：95℃ 5 min，1 个循环。

PCR 步骤 1：95℃ 25 s，64℃ 20 s，72℃ 20 s，15 个循环。

PCR 步骤 2：93℃ 25 s，60℃ 35 s，72℃ 20 s，31 个循环。

PCR 步骤 3：60℃时开始点击图标收集 FAM 和 VIC 信号。

7.2.6　实验结束后，使用 2 层 PE 手套包扎好 PCR 反应条（使用 Mx3000P 仪器时应该待热盖冷却后再处理，以免烫伤，同时可避免由于 PCR 管盖较热易开造成污染），并按生物垃圾处理。严禁打开 PCR 管盖，以防造成污染。

7.3·结果判断

7.3.1　阴性对照（NTC）的 1～7 号管的 FAM 信号应无曲线升起。阳性质控品应升起，其 Ct 值一般小于 20。

7.3.2　确定试验是否成功可信

7.3.2.1　外控对照反应孔的 FAM 信号应该升起。石蜡切片样品，则其 Ct 值应在 15～21。若上述条件满足要求，则继续进行分析。

7.3.2.2　如果其外控 Ct 值小于 7.3.2.1 的要求范围值，说明加入的 DNA 过量，应减少 DNA 加入量重做。但突变信号无升起或者检测 Ct 落在划定的阴性区，该试验结果仍然可信。

7.3.2.3　若外控对照 Ct 值大于 7.3.2.1 规定范围，说明加入的 DNA 含有 PCR 抑制剂或 DNA 加入量过少，需要重新提取 DNA 或增加 DNA 用量后再做。但突变信号有升起且检测 Ct 落在表所划定的阳性 A 区，则该试验结果仍然可信。

7.3.2.4　待测样品的内控 VIC 信号应升起。若内控对照分析为阴性或部分管分析为阴性，说明加入的 DNA 含有 PCR 抑制剂或 DNA 加入量不够，需要重新提取 DNA 后再做或增加 DNA 用量后再做。但如果管内 FAM 有信号，可能是由于突变序列的扩增抑制了内控序列的扩增，结果仍然可信。

7.3.3　Ct 值的确定：确认未选择校正荧光参照，按管号顺序依次选择单一检测反应管进行检测分析。需要同时选择阳性质控品反应孔、阴性对照孔和样品反应孔，然后可根据实际情况确定扩增曲线升起的拐点处，得到 Ct 值。

7.3.4　样本突变结果的确定见表 2。

表 2　*EGFR* 基因突变检测结果的确定

8 联管编号	突变名称	阳性区 A （突变 Ct 值）	阳性区 B		阴性 （突变 Ct 值）
			突变 Ct 值	△Ct cut-off 值	
1	19 - Del	<26	26≤Ct<29	11	Ct≥29
2	L858R			11	
3	T790M		26≤Ct<28	7	Ct≥28
4	20 - Ins			9	
5	G719X		26≤Ct<29	7	Ct≥29
6	S768I			8	
7	L861Q			8	

注：△Ct 值的计算：△Ct 值 = 突变 Ct 值 − 外控 Ct 值。突变 Ct 值是指样品突变信号（FAM 信号）对应的 Ct 值；外控 Ct 值是指样品对应的外控信号（FAM 信号）的 Ct 值

8. 质量控制

8.1·质控品：阳性质控品采用阳性质粒,包含 7 个位点突变的。阴性质控品为自备无 DNA、RNA 超纯水。

8.2·控制参数：反应 Ct 值。

8.3·质控周期：当次实验。

8.4·每一个突变检测反应管中含有检测人类基因保守区域的引物和 HEX 标记的荧光探针,作为内控用于监控有无正确假如样本 DNA 和 PCR 反应过程有无异常。

9. 被测量值的测量不确定度（相关时）

不适用。

10. 生物参考区间或临床决定值

不适用。

11. 检验结果的可报告区间

无。

12. 危急值（适当时）

无。

13. 临床意义

13.1·*EGFR* 为原癌基因 *c-erbB1* 的表达产物,是表皮生长因子受体(HER)家族中的一员,具有酪氨酸激酶活性。当配体如表皮生长因子连接到细胞外配体区域时,所产生的信号通过跨膜区域被传递到细胞内激酶区域,酪氨酸激酶结构域被激活,从而激活 Ras/Raf/MEK/MRK/MAPK 通路、PI3K/PDK1/AKT 通路、PLC-γ 通路和 JAK/STATs 通路,对细胞增殖、生长、抗凋亡及迁移发挥调控作用。EGFR 信号传导的异常是导致多种肿瘤发生的原因。*EGFR* 突变主要发生在外显子 18-21(E18-21),它包含 E18-21 单核苷酸替换突变、E20 插入突变和 E19 框内缺失。

13.2·非小细胞肺癌(non-small cell lung cancer, NSCLC)约占所有肺癌的 85%,是肺癌主要的病理组织学类型,我国最常见的肺癌驱动基因是 *EGFR*(约占非鳞 NSCLC 的 50%),伴有 *EGFR* 常见突变的 NSCLC 患者靶向治疗的疗效与分子分型的关系已经在临床实践中得到证实。

13.3·表皮生长因子受体酪氨酸激酶抑制剂(EGFR-TKIs)是针对 *EGFR* 基因靶点的小分子抑制剂,可以靶向作用于 *EGFR*,阻止 EGFR 信号通路的持续活化,*EGFR* 基因突变的晚期 NSCLC 患者能从 EGFR-TKIs 治疗中获益。EGFR-TKI 目前可分为第一、二、三代。第一代 EGFR-TKI 的代表药物包括吉非替尼、厄洛替尼等;第二代 EGFR 抑制剂阿法替尼、达克替尼等;第三代 EGFR 抑制剂奥希替尼和洛塞替尼等,主要针对耐药位点 T790M 突变。2021 年 5 月 21 日,FDA 正式批准 Rybrevant(代号为 JNJ6372)上市。这是 *EGFR* 外显子 20 插入突变肺癌患者的首款靶向疗法,是医学界对于这部分患者的一项重大进步,具有里程碑式的意义。2021 年 9 月 16 日,FDA 正式批准 20 插入突变肺癌患者的第二款靶向药物 Exkivity 上市。

13.4·*EGFR* 突变肺癌患者使用第一、二代 EGFR-TKI 靶向药平均治疗 9～14 个月后会发生耐药,耐药机制比较复杂、涉及面广。目前,T790M 耐药突变是在治疗后获得性耐药机制中研究最为深入的。50%～60%的获得性耐药患者可检测到 T790M 耐药突变。建议既往接受过 EGFR－TKI 治疗的局部晚期或转移 NSCLC 患者疾病进展后都应进行 *EGFR* T790M 突变检测,建议在影像学进展后,考虑 T790M 检测。

14. 注意事项

14.1·样本准备:石蜡样本切片时要使用干净、锋利的刀片和镊子,以减少核酸酶的污染。如果需要对多个 FFPE 样本进行切片,为避免交叉污染,建议使用单独的刀片和镊子。或将刀片和镊子浸泡于二甲苯溶液 15 min,重复 2 次,最后浸泡于无水乙醇中 1 min 取出晾干后进行切片。对多份 FFPE 样本切片时,每次切片前请及时使用 75% 乙醇清除切片机上残留的蜡块,以避免交叉污染。外周血样本采集注意采用正确的采血管,禁止用肝素抗凝管。新鲜组织要及时放置在液氮中,再转至低温冰箱保存。

14.2·环境和安全控制

14.2.1　实验室配置和实验操作请按照《临床基因扩增检验实验室管理暂行办法》和《临床基因扩增检验实验室工作规范》进行;整个检测过程应严格分区进行:试剂储存和准备区、标本制备区、扩增区、扩增产物分析区;各区使用的仪器、设备、耗材和工作服应独立专用。

14.2.2　任何一份标本(包括质控品、标准品及检测试剂等)都应视其为具有传染性,操作人员在工作时应戴无粉乳胶手套、穿工作服。

14.2.3　一旦发生标本容器划破手或身体、液体溅进眼睛等黏膜处,应立即用大量的水冲洗,同时向上级医生或科领导报告。

14.3·气溶胶和交叉污染:操作过程中尽可能每次只打开一个管盖,尽量减少气溶胶的产生;在每个孔中添加或转移样品之后,都要更换吸头;在每个孔中添加标签引物之后,都要更换吸头;如果手套接触到标签引物、样品或探针,请更换手套;所有试剂使用后,立即盖紧试管的盖子,以减少蒸发、防止污染;对多份 FFPE 样本切片时,每次切片前请及时使用 75% 乙醇清除切片机上残留的蜡块,以避免交叉污染;定期对仪器内部进行清洁,尤其对金属温块的清洁,以避免假阳性和假阴性的结果。

14.4·变异的潜在来源等

14.4.1　仪器原因:仪器的性能、仪器的维护和校准等。

14.4.2　试剂原因:试剂运输、保存不当,试剂过期,标准品过期等。

14.4.3　标本原因:标本采集、处理、保存不符合要求等。

参考文献

[1] 非小细胞肺癌血液 *EGFR* 基因突变检测中国专家共识制定专家组.非小细胞肺癌血液 *EGFR* 基因突变检测中国专家共识[J].中华医学杂志,2015,95(46):3721-3726.

[2] 非小细胞肺癌患者 *EGFR* T790M 基因突变检测中国专家共识制定专家组.中国非小细胞肺癌患者 *EGFR* T790M 基因突变检测专家共识[J].中华医学杂志,2018,98(32):2544-2551.

[3] 中华医学会病理学分会.非小细胞肺癌分子病理检测临床实践指南(2021 版)[J].中华病理学杂志,2021,50(4):323-332.

[4] 中国临床肿瘤学会非小细胞肺癌专家委员会.*EGFR* 20 外显子插入突变非小细胞肺癌规范化诊疗中国专家共识(2023 版)[J].中国肺癌杂志,2023,26(5):325-337.

[5] Shama S V, Bell D W, Settleman J, et al. Epidermal growth factor receptor mutations in lung cancer[J]. Nat Rev Cancer, 2007, 7(3): 169-181.

［6］ HUBBARD S R, MILLER W T. Receptor Tyrosine kinases: mechanisms of activation and signaling[J]. Current Opinion in Cell Biology, 2007, 19: 117－123.

［7］ Ressel R, Moran T, Queralt C, et al. Screening for epidermal growth factor receptor mutations in lung cancer[J]. N Engl J Med, 2009, 361(10): 958－967.

［8］ Kim E S, Hirsh V, Mok T, et al. Gefitinib versus docetaxel in previously treated non-small-cell lung cancer (INTEREST): a randomised phase Ⅲ trial[J]. Lancet, 2008, 372(9652): 1809－1818.

［9］ Mork T S, Wu Y L, Thongprasert S, et al. Gefitinib or carboplatin-paclitaxel in pulmonary adenocarcinoma[J]. N Engl J Med, 2009, 361(10): 947－957.

［10］ Gazdar A F. Personalized medicine and inhibition of EGFR signaling in lung cancer[J]. N Engl J Med, 2009, 361(10): 1018－1020.

（王　涛　苏海翔）

乳腺癌相关多基因检测(荧光 PCR 法)标准操作规程

××医院检验科分子诊断实验室作业指导书	文件编号：××-JYK-××-××-×××	
版本/修改：第　　版/第　　次修改	生效日期：	共　　页　第　　页
编写人：	审核人：	批准人：

1. 目的

建立规范操作规程,指导实验室技术人员用荧光 PCR 法检测乳腺癌 21 个不同基因的表达水平,确保检测结果的准确性。

2. 原理

本操作规程用于采用荧光 PCR 扩增技术,针对乳腺癌患者的石蜡包埋组织切片中提取的 RNA 样本,检测乳腺癌 21 个不同基因的表达水平(基因分组见表1)。结合乳腺癌 21 基因表达检测的复发分数模型计算出对应受检样本的复发分数,提示受检者所属的复发风险分类,以预测早期乳腺癌患者的化疗获益和 10 年内的远端复发风险。

表 1　乳腺癌 21 基因表达检测基因分组

组　别	组　名	基　　因
1	增殖组	MKI67/AURKA/CCNB1/MYBL2/BIRC5
2	侵袭组	CTSV/MMP11
3	HER2 组	ERBB2/GRB7
4	雌激素组	ESR1/PGR/BLC2/SCUBE2
5	其他组	CD68/GSTM1/BAG1
6	内参组	ACTB/RPLP0/GAPDH/TFRC/GUSB

注：内参组中的 5 个基因为管家基因

3. 标本采集

蜡块：10％中性福尔马林固定,石蜡包埋的蜡块组织。白片：10～12 片,厚度 5 μm,切片后 7 日内送达实验室。蜡卷：5～10 卷,厚度 5 μm。肿瘤细胞比例＞20％。

4. 仪器和试剂

4.1·主要仪器：SLAN 全自动 PCR 分析系统。

4.2·主要试剂：BC21 反转录酶、BC21 RT 反应管、BC21 12 联反应条、BC21 混合酶、BC21 阳性对照。12 联 PCR 反应条每管检测基因分布见表 2。

5. 性能参数

5.1·试剂盒包装完整,无内容物溢出;标签外观完整,无脱落,标签标识内容清晰;试剂盒内组成正确,无重复、缺失组分的情况。

5.2·本检测主要针对乳腺癌组织中的 21 个不同基因的表达水平,结合复发分数模型计算出对应受检样本的复发分数,提示受检者所属的复发风险分类。

6. 校准

不适用。

表 2　12 联 PCR 反应条每管检测基因分布

管　号	PCR 反应液	检　测　基　因	检测信号通道
1	BC21 反应液 1	*CCNB1*	FAM
		TFRC	HEX
2	BC21 反应液 2	*AURKA*	FAM
		GUSB	HEX
3	BC21 反应液 3	*MKI67*	FAM
		RPLP0	HEX
4	BC21 反应液 4	*MYBL2*	FAM
		GAPDH	HEX
5	BC21 反应液 5	*BIRC5*	FAM
		ACTB	HEX
6	BC21 反应液 6	*CD68*	FAM
		BAG1	HEX
7	BC21 反应液 7	*SCUBE2*	FAM
		GSTM1	HEX
8	BC21 反应液 8	*BCL2*	FAM
		GRB7	HEX
9	BC21 反应液 9	*ESR1*	FAM
		ERBB2	HEX
10	BC21 反应液 10	*PGR*	FAM
11	BC21 反应液 11	*MMP11*	FAM
12	BC21 反应液 12	*CTSV*	FAM

7. 操作步骤

7.1 · RNA 提取

7.1.1　FFPE 组织样本中总 RNA 的提取：利用 RNeasy FFPE Kit，对 FFPE 组织样本中的总 RNA 进行提取。

7.1.1.1　向 1.5 mL 离心管中的 FFPE 组织样本中，加入 320 μL 脱蜡液，充分涡旋振荡混匀 10 s 后，简短离心。56℃ 孵育 3 min 后，冷却至室温。向离心管中加入 240 μL 缓冲液 PKD，充分涡旋振荡混匀后，11 000×g（或 10 000 r/min）离心 1 min。向透明液体分层处加入 10 μL 蛋白酶 K，用移液器轻轻吹打混匀。56℃ 孵育 15 min 后，80℃ 孵育 15 min。

7.1.1.2　将离心管管底的无色透明液体转移至 1 个新的 1.5 mL 离心管中，置于冰上 3 min 后，20 000×g（或 13 500 r/min）离心 15 min。将离心得到的上清液全部转移至一个新的 1.5 mL 离心管中，在此过程中注意不要将细胞沉淀搅起。

7.1.1.3　依次加入 1/10 总样本量的 DNase Booster 缓冲液（约 25 μL）和 10 μL DNase Ⅰ 溶液，颠倒混匀。简短离心，收集附着在离心管盖子及侧壁的液体。

7.1.1.4　室温下孵育 15 min 后，加入 500 μL 缓冲液 RBC，充分涡旋振荡混匀。

7.1.1.5　加入 1.2 mL 无水乙醇，用移液器轻轻混匀后，先吸取 700 μL 样品（包含已生成的沉淀物）转移到提取柱中，盖上盖子，≥8 000×g（≥10 000 r/min）离心 15 s，弃流出液，将提取柱放回收集管中。

　　7.1.1.6　重复"7.1.1.5"步骤,直到全部样品通过提取柱。

　　7.1.1.7　向提取柱中加入 500 μL 缓冲液 RPE,盖上盖子,≥8 000 ×g(≥10 000 r/min)离心 15 s,弃流出液。将提取柱放回收集管中,打开盖子,向提取柱中加入 500 μL 缓冲液 RPE,盖上盖子,≥8 000 ×g(≥10 000 r/min)离心 2 min,弃流出液和收集管。将提取柱放在一个新的收集管中,打开盖子,最大速度下离心 5 min,弃去流出液和收集管。将提取柱置于一个 1.5 mL 的离心管中,向吸附膜中间位置悬空加入 14~30 μL 无 RNA 酶水。盖上盖子,最大速度下离心 1 min。离心下来的液体即为提取的 RNA。

　　7.1.2　RNA 提取结束后,立即使用紫外分光光度计检测 RNA 浓度和纯度。提取 RNA 浓度不宜低于 20 ng/μL,OD260/OD280 应在 1.9~2.1 范围内。建议立即进行检测,否则请放置 −20℃ 保存不超过 2 周。

　　7.2·反转录反应

　　7.2.1　根据检测样本数量取出相应数量的 BC21 RT 反应管,室温解冻后,快速离心 15 s。

　　7.2.2　取出 BC21 反转录酶,快速离心 15 s,置于冰架上。

　　7.2.3　分别移取 1.6 μL BC21 反转录酶至 BC21 RT 反应管中,混匀后快速离心 15 s。

　　7.2.4　将待测样本 RNA 稀释至 20~50 ng/μL,移取 19 μL 待测样本 RNA 至 BC21 RT 反应管中,混匀后快速离心 15 s。

　　7.2.5　普通 PCR 仪上,42℃,1 h;95℃,5 min 后冰上冷却,得到的 cDNA 溶液用于 PCR 扩增。

　　7.3·PCR 扩增反应

　　7.3.1　移取 80 μL 阴性对照(NTC,自备纯水)、BC21 阳性对照分别至单独的 1.5 mL 的无菌离心管中。

　　7.3.2　取出相应数量的 BC21 12 联反应条,快速离心 15 s,置于 PCR 板架上。

　　7.3.3　取出 BC21 混合酶,快速离心 15 s,置于冰架上。

　　7.3.4　分别移取 4.8 μL BC21 混合酶至逆转录完成后的 80 μL cDNA 产物和阴性对照、BC21 阳性对照中,混匀后快速离心 15 s,置于 PCR 板架上。

　　7.3.5　分别移取 5 μL 待测样本的 cDNA、阴性对照、BC21 阳性对照至 BC21 12 反应条中,小心盖上管盖,快速离心数秒。将 BC21 12 联反应条放入实时 PCR 仪器的样品槽中。

　　7.3.6　打开 PCR 分析系统,点击"实验向导""孔板编辑",选中所需要检测的反应孔与相应的项目,检查项目中的 PCR 反应程序及体系是否有误,反应体系体积为 40 μL。反应程序设置为:第 1 阶段,50℃ 5 min,95℃ 5 min,1 个循环;第 2 阶段,95℃ 25 s,64℃ 20 s,72℃ 20 s,10 个循环;第 3 阶段,93℃ 25 s,60℃ 35 s,72℃ 20 s,36 个循环;第 4 阶段,40℃ 30 s,1 个循环。信号收集:第 3 阶段 60℃ 时收集 FAM 和 HEX 信号。选择项目后,执行实时 PCR,保存文件。

　　7.4·结果解释

　　7.4.1　阴性对照(NTC)的 FAM/HEX 信号应无明显扩增曲线。若有信号升起且 Ct 值小于 25,则此次实验结果无效,应重新检测。

　　7.4.2　BC21 阳性对照(PC)应有明显扩增曲线看,且 FAM/HEX 的 Ct 值小于 22,否则此次实验结果无效,应重新检测。

7.4.3 Ct值的确定:确认分析使用相对荧光值法,阈值线设定为0.12,否则分析的结果需重新生成。

7.4.4 待测样本5个内参基因必须有明显扩增曲线且Ct值小于或等于20,否则需重新提取。

7.4.5 分析结果为SLAN全自动医用PCR分析系统根据《乳腺癌21基因表达检测的复发分数模型》计算出对应受检样本的复发分数(RS),并提示对受检者的复发风险进行分组。

7.4.6 本检测结果与术后治疗建议如下。

7.4.6.1 肿瘤大于0.5 cm,HR阳性,HER2阴性,淋巴结阴性(或转移簇小于或等于2 mm)或腋窝淋巴结转移(1~3个淋巴结阳性)的绝经后乳腺癌患者见表3。

表3 分组1及治疗推荐

检 测 分 组	复发分数分类	治 疗 推 荐
分组1	低风险组(RS<26)*	仅进行内分泌治疗
分组2	高风险组(RS≥26)	辅助化疗+内分泌治疗

注: * 对于肿瘤≤0.5 cm,且淋巴结阴性的患者,若RS≤10提示其远端的复发风险低于4%

7.4.6.2 肿瘤大于0.5 cm,HR阳性,HER-2阴性,淋巴结阴性的绝经前乳腺癌患者见表4。

表4 分组2及治疗推荐

检测分组	复发分数分类	治 疗 推 荐
分组1	低风险组(RS≤15)	辅助内分泌治疗±卵巢抑制/消融
分组2	中风险组(16≤RS≤25)	辅助内分泌治疗±卵巢抑制/消融或辅助化疗+内分泌治疗
分组3	高风险组(RS≥26)	内分泌治疗、辅助化疗

7.4.6.3 肿瘤大于0.5 cm,HR阳性,HER2阴性,腋窝淋巴结转移(1~3个淋巴结阳性)的绝经前乳腺癌患者见表5。

表5 分组3及治疗推荐

检测分组	复发分数分类	治 疗 推 荐
分组1	低风险组(RS<26)	辅助化疗+内分泌治疗*或卵巢功能抑制+他莫昔芬或芳香化酶抑制剂
分组2	高风险组(RS≥26)	辅助化疗+内分泌治疗

注: * 辅助化疗+内分泌治疗相对于单独内分泌治疗能减低远端复发率,但不清楚获益原因是否为化疗对卵巢功能有抑制作用,所以对该类患者推荐辅助化疗+内分泌治疗或卵巢功能抑制+他莫昔芬或芳香化酶抑制剂

8. 质量控制

8.1·检测样本类型为3年内石蜡包埋组织或切片。取样组织中应确定有肿瘤病变细胞,且肿瘤细胞含量≥20%。提取RNA浓度不宜低于20 ng/μL。

8.2·质控品:阳性质控品为质粒。同时设*ACTB*、*RPLP0*、*GAPDH*、*TFRC*、*GUSB* 5

个内参基因。

8.3·控制参数：反应 Ct 值。

8.4·质量周期：当次实验。

9. 被测量值的测量不确定度（相关时）

不适用。

10. 生物参考区间或临床决定值

不适用。

11. 检验结果的可报告区间

无。

12. 危急值（适当时）

无。

13. 临床意义

13.1·早期乳腺癌的治疗主要是根据肿瘤分期、是否存在临床复发风险高危因素和不同分子分型（Luminal 型、Luminal B 型、基底样型和 HER-2 过表达型）等临床和病理因素决定术后是否联合辅助治疗，但早期乳腺癌患者对治疗的反应及预后存在差异。美国癌症联合委员会（American Joint Committee on Cancer，AJCC）第 8 版乳腺癌分期系统中首次将多基因检测 Oncotype DX（21 基因）纳入 Ⅰ类证据推荐。2022 年 V2 版 NCCN 乳腺癌指南、2022 年 4 月 ASCO 指南均对 Oncotype DX（21 基因）、MammaPrint（70 基因）、EndPredict（12 基因）、Prosigna（50 基因）和乳腺癌指数检测进行了新的推荐和指导。国内对多基因检测同样高度重视。2022 版 CSCO 乳腺癌诊疗指南、2021 版 CACA 乳腺癌诊治指南与规范都推荐多基因检测工具如 Oncotype DX（21 基因）、MammaPrint（70 基因）用于 HR 阳性/HER-2 阴性早期乳腺癌的复发转移风险评估和术后辅助化疗人群的选择。在 cut-off 值的选择方面，NCCN 以 15 分和 26 分分别作为低＋中、中＋高复发风险的截断值，中国抗癌协会乳腺癌诊治指南与规范则分别以 16 分和 25 分作为标准。总之，国内外指南对于 Oncotype DX（21 基因）、MammaPrint（70 基因）检测的临床推荐内容基本一致，说明多基因检测的临床重要意义获得国内外的广泛认可。

13.2·2022 版 ASCO 多基因检测指南根据 2016 年 1 月—2021 年 10 月发表的随机临床试验和前瞻性-回顾性研究结果进行更新，优化了早期女性乳腺癌患者中生物学标志物的应用及检测流程。其中 Oncotype DX（21 基因）检测的证据强度和推荐等级依然最高，但在指导临床进行辅助治疗时仍需结合临床病理特征，而对 HER-2 阳性或三阴性乳腺癌则不推荐使用多基因检测指导辅助内分泌和化疗决策；无论多基因检测结果如何，1～3 个阳性淋巴结的非绝经患者均可从化疗中获益；尚无多基因检测可以指导≥4 个阳性淋巴结患者辅助化疗的数据。

14. 注意事项

14.1·患者和样本准备：本检测方法仅针对激素受体（HR）阳性，HER-2 阴性且肿瘤大于 0.5 cm 的早期乳腺癌患者进行检测与分析。样本准备注意事项同《基因检测项目中核酸提取标准操作规程》。

14.2·环境和安全控制

14.2.1　实验室配置和实验操作请按照《临床基因扩增检验实验室管理暂行办法》和《临床基因扩增检验实验室工作规范》进行。整个检测过程应严格分区进行：试剂储存和准备区、标本制备区、扩增区、扩增产物分析区；各区使用的仪器、设备、耗材和工作服应独立专用。

14.2.2　任何一份标本(包括质控品、标准品及检测试剂等)都应视其为具有传染性,操作人员在工作时应戴无粉乳胶手套、穿工作服。

14.2.3　一旦发生标本容器划破手或身体、液体溅进眼睛等黏膜处,应立即用大量的水冲洗,同时向上级医生或科领导报告。

14.3·气溶胶和交叉污染：操作过程中尽可能每次只打开一个管盖,尽量减少气溶胶的产生;在每个孔中添加或转移样品之后,都要更换吸头;在每个孔中添加标签引物之后,都要更换吸头;如果手套接触到标签引物、样品或探针,请更换手套;所有试剂使用后,立即盖紧试管的盖子,以减少蒸发、防止污染;对多份 FFPE 样本切片时,每次切片前请及时使用 75％乙醇清除切片机上残留的蜡块,以避免交叉污染;定期对仪器内部进行清洁,尤其对金属温块的清洁,以避免假阳性和假阴性的结果。

14.4·变异的潜在来源等

14.4.1　仪器原因：仪器的性能、仪器的维护和校准等。

14.4.2　试剂原因：试剂运输、保存不当,试剂过期,标准品过期等。

14.4.3　标本原因：标本采集、处理、保存不符合要求等。

14.4.4　操作原因：注意以下操作。

14.4.4.1　12 联 PCR 条每孔检测的基因不同,不可混用或打乱顺序。特别注意试剂盒各组分不能相互替换,不同批号试剂各成分不可混用。

14.4.4.2　注意检测中使用无 DNase 和无 RNase 移液器滤芯吸嘴和离心管。

14.4.4.3　整个操作过程中,注意保持在冰浴中保持低温。

参考文献

[1] 中国抗癌协会乳腺癌专业委员会.中国抗癌协会乳腺癌诊治指南与规范(2021 年版)[J].中国癌症杂志,2021,31(8)：770－856.

[2] 中国临床肿瘤学会(CSCO)指南工作委员会.乳腺癌诊疗指南(2022 年版)[M].北京：人民卫生出版社,2022：38－39.

[3] Giuliano A E, Edge S B, Hortobagyi G N. Eighth edition of the AJCC cancer staging manual：breast cancer [J]. Ann Surg Oncol, 2018, 25(7)：1783－1785.

[4] Fabrice A, Nofixat I, Kimberly H A, et al. Biomarkers for adjuvant endocrine and chemotherapy in early-stage breast cancer：AS－CO guideline update Q and A [J]. JCO Oncol Pract, 2022, 18(9)：646－648.

（郭红云　苏海翔）

SHOX2/RASSF1A/PTGER4 基因甲基化检测（荧光 PCR 法）标准操作规程

××医院检验科分子诊断实验室作业指导书	文件编号：××-JYK-××-××-×××	
版本/修改：第　版/第　次修改	生效日期：	共　　页　第　　页
编写人：	审核人：	批准人：

1. 目的

建立规范操作规程，指导实验室技术人员正确操作，确保 *SHOX2/RASSF1A/PTGER4* 基因甲基化检测的准确性。

2. 原理

本操作规程用于采用 PCR -荧光探针法对人外周血血浆中提取的 DNA 进行 *SHOX2/ RASSF1A/PTGER4* 基因的甲基化检测。用亚硫酸盐转化 DNA 中未发生甲基化的胞嘧啶，然后通过脱氨基反应产生尿嘧啶磺酸盐，发生甲基化的胞嘧啶因不会被亚硫酸盐转化，所以不能产生尿嘧啶磺酸盐。将亚硫酸盐转化的 DNA（BisDNA）做多重 PCR 扩增，PCR 反应中的引物、探针能区分甲基化和非甲基化序列，甲基化序列优先得到扩增，与甲基化 *SHOX2*、*RASSF1A*、*PTGER4* 基因序列特异性结合的荧光素探针可以在 PCR 反应中专一地检测出甲基化序列。用内参对照 *ACTB*（β - actin）基因来评估检测中 DNA 量是否足够。

3. 标本采集

3.1 · 采血方法：用 EDTA 抗凝管采集 5 mL 静脉血（真空采血管或采用游离 DNA 采血管）。使用普通 EDTA 真空采血管采集后的血样应立即分离血浆，若不能立即分离血浆，应在 2～8℃保存，保存时间不超过 2 h；使用游离 DNA 采血管采集后的血浆可以室温保存 4 天。血样不得冰冻。

3.2 · 血浆样本的制备和血浆保存

3.2.1　禁止使用离心机刹车（急停）功能，以防止破坏血细胞层。

3.2.2　离心装有全血的采血管 12 min，离心力 1 350 RCF ± 150 RCF。从离心机中取出采血管，用一个干净的一次性移液管把血浆转移到聚丙烯材质、圆锥底的 15 mL 离心管中。

3.2.3　离心血浆 12 min，离心力 1 350 RCF ± 150 RCF。用新的一次性移液管将 2.0 mL 血浆移入标记好的圆锥底离心管中。

3.2.4　血浆样本可在 -20±5℃下保存不超过 1 周，在 2～8℃存放不得超过 12 h。

3.3 · 亚硫酸盐转化的 DNA（BisDNA）样本保存：按照核酸提取试剂盒说明书提取；BisDNA 不立即使用时，可在 2～8℃保存 16 h，或在 -20±5℃保存 4 天。

4. 仪器和试剂

4.1 · 仪器：荧光定量 PCR 仪（如 Applied Biosystems 7500、Roche Lightcycler 480、SLAN - 96P 等）。

4.2 · 试剂：血浆游离 DNA 提取试剂盒和亚硫酸盐转化试剂盒、无水乙醇及表 1 中的试剂。

表1　SHOX2/RASSF1A/PTGER4 基因甲基化检测所需其他试剂

试剂名称	主 要 成 分	体积(mL)／数量
PCR 反应液	热启动 DNA 聚合酶、dNTPs、MgCl$_2$	0.6 /2
引物混合液	引物、探针	0.24 /1
阴性质控品	人类基因组 DNA、BSA 和 TE	4.2 /1
阳性质控品	人类基因组 DNA、Hela 细胞、基因组 DNA、BSA 和 TE	4.2 /1

5. 性能参数

5.1·试剂盒包装完整,无内容物溢出;标签外观完整,无脱落,标签标识内容清晰;试剂盒内组成正确,无重复、缺失组分的情况。

5.2·检测 3 份阳性参考品,每份参考品进行 3 次 PCR 平行测试,结果为 SHOX2 的平均 Ct 值≤41;RASSF1A 的 3 次 PCR 反应无 Ct 值,或 Ct 值>41;PTGER4 的 3 次 PCR 反应无 Ct 值,或 Ct>41。内参 ACTB 扩增曲线正常且平均 Ct 值≤35。

5.3·检测 3 份阴性参考品,每份参考品进行 3 次 PCR 平行测试,结果为 SHOX2 的平均 Ct 值>41;RASSF1A 的 3 次 PCR 反应无 Ct 值,或 Ct 值>41;PTGER4 的 3 次 PCR 反应无 Ct 值,或 Ct 值>41。内参 ACTB 扩增曲线正常且平均 Ct 值≤35。

5.4·本试剂盒最低可检出 0.5％的目标基因甲基化。

6. 校准

不适用。

7. 操作步骤

7.1·血浆游离 DNA 提取

7.1.1　试剂配制:血浆游离 DNA 提取试剂盒中的洗液 A 使用前,须按瓶子标签所示,加入 40 mL 无水乙醇进行稀释;洗液 B 使用前,须按瓶子标签所示,加入 65 mL 无水乙醇进行稀释。核酸纯化磁珠初次使用时,必须剧烈摇晃 1～2 min 让磁珠充分分散。

7.1.2　裂解:将 2.0 mL 血浆样本分别转移到标记好的 15 mL 离心管中,加入 3.0 mL 裂解液 DL。盖紧离心管盖,涡旋混匀。把离心管置于轮状旋转混匀器上,室温中速(10～20 r/min)旋转 20 min。

7.1.3　DNA 结合:将 100 μL 磁珠(新鲜悬浮)添加到 15 mL 离心管中,盖紧离心管盖,颠倒混匀 5～6 次。把离心管置于轮状旋转混匀器上,室温中速(10～20 r/min)旋转 60 min。

7.1.4　DNA 洗涤:将 15 mL 离心管放置于磁力架上吸附 1～3 min。小心倒掉上清(注意:不要倒掉磁珠,倒掉上清时保持 15 mL 离心管放置于磁力架上)。若血浆样本中磁珠不能被磁力架有效分离,请将上述步骤的 15 mL 离心管取下,加入 2.5 mL 裂解吸附液颠倒混匀 5～6 次,重新放置在磁力架上进行磁珠分离。如仍不能有效分离磁珠,可将 15 mL 离心管置于 55℃(50～60℃)水浴 10 min,放置磁力架上再次进行磁珠分离。加入 1.0 mL 洗液 A,涡旋混匀确保磁珠彻底重悬。用一次性移液管将磁珠悬浮液移至标记好的 1.5 mL 离心管中。再次用移液管吸取残留磁珠悬浮液,将其转移至 1.5 mL 离心管中。将 1.5 mL 离心管放置于磁力架上吸附 1 min,小心吸弃所有液体,注意不要吸取磁珠。短暂离心 1.5 mL 离心管。放置 1.5 mL 离心管在磁力架上重新吸附 1 min,用 10～100 μL 移液器尽量除去残余液体。将离心管放置室温晾干 10 min。

7.2·亚硫酸盐转化

7.2.1　向晾干的磁珠中加入 180 μL 亚硫酸盐溶液、20 μL 保护液,重悬磁珠。将重悬磁珠转移到 PCR 管,将管置于 PCR 仪中,85℃恒温孵育 45 min,也可以使用其他恒温加热仪器,不要振荡。45 min 后,立即将离心管取出。

7.2.2　结合:将上述含有磁珠的反应液转移到 1.5 mL 离心管。在离心管中加入 800 μL 裂解液 DL。涡旋混匀。将离心管置于轮状旋转混匀器中,调整转速为 10～20 r/min,孵育 30 min。短暂离心,将离心管置于磁力架 1 min,小心吸弃所有液体。

7.2.3　第一次洗涤:将离心管从磁力架上取下,加入 1 000 μL 洗液 A。涡旋混匀重悬磁珠,短暂离心。将离心管置于磁力架 1 min,小心吸弃所有液体。

7.2.4　第二次洗涤:将离心管从磁力架上取下,加入 1 000 μL 洗液 B,涡旋混匀重悬磁珠,短暂离心,将含有磁珠的洗液转移到新的离心管中。将离心管置于磁力架 1 min,小心吸弃所有液体。

7.2.5　第三次洗涤:将离心管从磁力架上取下,加入 1 000 μL 洗液 B,涡旋混匀重悬磁珠,短暂离心离心管。将离心管置于磁力架 1 min,小心吸弃所有液体。短暂离心,将离心管置于磁力架 1 min,用 10～100 μL 移液器尽量除去残余液体。晾干,打开离心管管盖,室温静置 10 min,待乙醇挥发,不要振荡。

7.2.6　洗脱:将离心管移至无磁力架子上,加入 30～100 μL 洗脱液。盖好离心管,涡旋混匀重悬磁珠。将离心管放入恒温振荡器中,室温,100 ± 10 r/min 振荡 10 min。短暂离心,将离心管置于磁力架 1 min。用 10～100 μL 移液器将洗脱液转移新的离心管中。

7.3·PCR 检测

7.3.1　PCR 预反应液的准备:根据样本量,融化 PCR 反应液、引物混合液。涡旋混匀 PCR 反应液 10～15 s,短暂离心。每个 PCR 反应需要 12.5 μL PCR 反应液和 2.5 μL 引物混合液。按比例将相应体积的 PCR 反应液和引物混合液加入离心管中。涡旋混匀 PCR 预反应液,短暂离心,将管壁液滴离下来。注意:PCR 反应液和引物混合液使用完毕立即复冻。

7.3.2　PCR 反应板准备:将 15 μL PCR 预反应液加至选定好的 8 联 PCR 管的管孔中。加入 10 μL BisDNA 至 PCR 管对应的孔中。用管盖密封,1 000 RCF ± 100 RCF 离心 1 min,使混合液全部流入管底并且无气泡出现。密封后的 PCR 管可在 2～8℃放置不超过 2 h。

7.3.3　上机:将 PCR 反应板加载到 PCR 中。

7.4·PCR 程序和分析条件设置

7.4.1　程序设置:PCR 预反应液中不包含 ROX 或其他染料,Passive Reference 设置必须为"none",SHOX2 选取 FAM 荧光通道,RASSF1A 选取 JOE 荧光通道,PTGER4 选取 Texas Red 荧光通道,ACTB 选取 Cy5 通道,如表 2 所示设置反应程序。

7.4.2　分析条件设置:分析运行结果,将基线的起始点设为第"10"个循环,终点设为第"18"个循环,设置 SHOX2、PTGER4 阈值 15 000,RASSF1A 阈值 2 000,ACTB 阈值 7 000(可视具体状况进行微调)。

表 2   *SHOX2/RASSF1A/PTGER4* 基因甲基化检测 PCR 反应程序

步　骤	描　述	温度(℃)	时　间	荧光信号收集	循环数
阶段 1	活化	98	5 min		1
阶段 2	PCR 循环	95	10 s		45
		63	5 s		
		58	30 s	收集	
阶段 3	降温	25	10 s		1

7.5 · 结果判断

7.5.1　*P* 值计算：将 PCR 数据文件以 TXT 或 EXCEL 格式输出,计算每个基因 3 个复孔的平均 Ct 值,导入 *P* 值计算公式,计算 *P* 值及判断阴阳性。

7.5.2　质控品性能指标

7.5.2.1　阴性质控品：对 1 份阴性质控品进行 3 次 PCR 平行测试,*SHOX2* 的 3 次 PCR 反应无 Ct 值或平均 Ct 值＞43.0,*RASSF1A* 的 3 次 PCR 反应无 Ct 值或平均 Ct 值＞43.0,*PTGER4* 的 3 次 PCR 反应无 Ct 值或平均 Ct 值＞43.0,内参 *ACTB* 扩增曲线正常且平均 Ct 值≤35.0,*P* 值＜2.0。

7.5.2.2　阳性质控品：对 1 份阳性质控品进行 3 次 PCR 平行测试,结果为 *SHOX2* 平均 Ct 值≤35.0,*RASSF1A* 平均 Ct 值≤35.0,*PTGER4* 平均 Ct 值≤35.0,同时内参 *ACTB* 扩增曲线正常且平均 Ct 值≤35.0,*P* 值≥2.0。

7.5.2.3　检验结果判读：对每个样本进行 3 次 PCR 平行测试,计算 *SHOX2*、*RASSF1A*、*PTGER4* 和 *ACTB* 基因 3 个复孔平均 Ct 值,其中各个基因无扩增时,Ct 值定义为 45.0。

7.5.2.4　若质控品不满足性能指标,则试验失败,本次结果无效。

7.5.2.5　在质控品满足性能指标时,根据样本的检测结果判断阴阳性。当待测样本 *ACTB* 的平均 Ct 值≤35.0,样本 P 值≥2.0 时,判断样本为阳性。当待测样本 *ACTB* 的平均 Ct 值≤35.0,样本 P 值＜2.0 时,判断样本为阴性。如果 *ACTB* 的平均 Ct 值＞35.0,说明本次结果无效。对于无效结果建议复检。

8. 质量控制

内标基因(*ACTB*)可监控每个样本的提取及 PCR 反应管的扩增情况,从而避免假阴性或部分抑制结果的发生。另外,需在每一次检测中同时加入阳性对照品和阴性对照品。

9. 被测量值的测量不确定度（相关时）

不适用。

10. 生物参考区间或临床决定值

不适用。

11. 检验结果的可报告区间

无。

12. 危急值（适当时）

无。

13. 临床意义

13.1 · *SHOX2* 基因：属于 *SHOX* 基因家族，在胚胎形成期对骨骼、心脏和神经系统的发育作用重大，在肺癌、乳腺癌和肾癌中异常表达。

13.2 · *RASSF1A* 基因：调控涉及基因转录、信号转导、细胞周期、细胞凋亡等多种生物学功能，可以通过多种途径抑制肿瘤形成。

13.3 · *PTGER4* 基因：属于 G 蛋白偶联受体家族，是非常重要的抑癌基因。

13.4 · 研究发现，肺癌患者血浆样本中 *SHOX2*、*RASSF1A* 及 *PTGER4* 三基因启动子区域呈高度甲基化。联合检测三个基因的甲基化水平，可更精准地预判肺部肿瘤的良恶性状况，有助发现早期肺癌。作为肺部小结节影像学的辅助诊断及肺癌早期筛查的一种无创分子检测手段，*SHOX2*、*RASSF1A* 及 *PTGER4* 三基因启动子区域甲基化的检测可为临床提供参考。

14. 注意事项

14.1 · 人员准备：推荐清晨空腹取静脉血；有严重炎症的患者，需待白细胞恢复正常水平。

14.2 · 样本准备：外周血样本采集注意采用正确的采血管，禁止用肝素抗凝管；血液采集后为脂血、溶血及凝血的样本不能用于检测；血液离心时要关闭离心机的减速装置。

14.3 · 环境和安全控制

14.3.1　实验室配置和实验操作请按照《临床基因扩增检验实验室管理暂行办法》和《临床基因扩增检验实验室工作规范》进行。整个检测过程应严格分区进行：试剂储存和准备区、标本制备区、扩增区、扩增产物分析区；各区使用的仪器、设备、耗材和工作服应独立专用。

14.3.2　任何一份标本（包括质控品、标准品及检测试剂等）都应视其为具有传染性，操作人员在工作时应戴无粉乳胶手套、穿工作服。

14.3.3　一旦发生标本容器划破手或身体、液体溅进眼睛等黏膜处，应立即用大量的水冲洗，同时向上级医生或科领导报告。

14.4 · 气溶胶和交叉污染：操作过程中尽可能每次只打开一个管盖，尽量减少气溶胶的产生；在每个孔中添加或转移样品之后，都要更换吸头；在每个孔中添加标签引物之后，都要更换吸头；如果手套接触到标签引物、样品或探针，请更换手套；所有试剂使用后，立即盖紧试管的盖子，以减少蒸发、防止污染；对多份 FFPE 样本切片时，每次切片前请及时使用 75％乙醇清除切片机上残留的蜡块，以避免交叉污染；定期对仪器内部进行清洁，尤其对金属温块的清洁，以避免假阳性和假阴性的结果。

14.5 · 变异的潜在来源等

14.5.1　仪器原因：仪器的性能、仪器的维护和校准等。

14.5.2　试剂原因：试剂运输、保存不当，试剂过期，标准品过期等。

14.5.3　标本原因：标本采集、处理、保存不符合要求等。

参考文献

[1] 中国肺癌防治联盟,中华医学会呼吸病学分会肺癌学组,中国医师协会呼吸医师分会肺癌工作委员会.肺癌筛查与管理中国专家共识[J].国际呼吸杂志,2019,39(21)：1604 - 1615.

[2] Schmidt B, Liebenberg V, Dietrich D, et al. SHOX2 DNA methylation is a biomarker for the diagnosis of lung cancer

based on bronchial aspirates [J]. BMC Cancer, 2010, 10: 600 - 608.

[3] Kneip C, Schmidt B, Seegebarth A, et al. SHOX2 DNA methylation is a biomarker for the diagnosis of lung cancer in plasma [J]. J Thor Onco, 2011, 6(10): 1632 - 1638.

[4] Chen H, Suzuki M, Nakamura Y, et al. Aberrant methylation of RASGRF2 and RASSF1A in human non-small cell lung cancer [J]. Onco Rep, 2006, 15(5): 1281 - 1285.

[5] Weiss G, Schlegel A, Kottwitz D, et al. Validation of the SHOX2/PTGER4 DNA methylation marker panel for plasma-based discrimination between patients with malignant and nonmalignant lung disease [J]. J Thor Onco, 2017, 12(1): 77 - 84.

[6] Ren M P, Wang C H, Sheng D, et al. Methylation analysis of SHOX2 and RASSF1A in bronchoalveolar lavage fluid for early lung cancer diagnosis [J]. Ann Diagno Pathol, 2017, 27: 57 - 61.

[7] Duruisseaux M, Esteller M. Lung cancer epigenetics: from knowledge to applications [J]. Semin Cancer Biol, 2018, 51: 116 - 128.

（郭红云　苏海翔）

结直肠癌 *Septin9/ SDC2/ BCAT1* 基因甲基化检测（荧光-PCR 法）标准操作规程

××医院检验科分子诊断实验室作业指导书	文件编号：××-JYK-××-××-×××
版本/修改：第　　版/第　　次修改	生效日期：　　　　共　　页　第　　页
编写人：	审核人：　　　　批准人：

1. 目的

建立规范操作规程，指导实验室技术人员用荧光 PCR 法定性检测人外周血血浆中 *Septin9*、*SDC2*、*BCAT1* 基因的甲基化，确保检测结果的准确性。

2. 原理

本操作规程用于采用 PCR-荧光探针法对人外周血血浆中提取的 DNA 进行 *Septin9/ SDC2/ BCAT1* 基因的甲基化检测。提取患者外周血血浆中的游离 DNA，用亚硫酸盐转化 DNA 中未发生甲基化的胞嘧啶，通过脱氨基反应产生尿嘧啶磺酸盐，发生甲基化的胞嘧啶不会被亚硫酸盐转化。将亚硫酸盐转化的 DNA（BisDNA）做多重 PCR 扩增，PCR 反应中的引物、探针能区分甲基化和非甲基化序列，甲基化序列优先得到扩增，与甲基化 *Septin9*、*SDC2*、*BCAT1* 基因序列特异性结合的荧光素探针可以在 PCR 反应中专一地检测出甲基化序列。内参对照 *ACTB*（β-actin）基因用于评估检测中 DNA 量是否足够。

3. 标本采集

3.1·采血方法：用 EDTA 抗凝管采集 5 mL 静脉血（真空采血管，或采用游离 DNA 采血管）。使用普通 EDTA 真空采血管采集后的血样应立即分离血浆，若不能立即分离血浆，应在 2～8℃保存，保存时间不超过 2 h；使用游离 DNA 采血管采集后的血浆可以室温保存 4 天。血样不得冰冻。

3.2·血浆样本的制备和血浆保存

3.2.1　禁止使用离心机刹车（急停）功能，以防止破坏血细胞层。

3.2.2　离心装有全血的采血管 12 min，离心力 1 350 RCF ± 150 RCF。从离心机中取出采血管，用一个干净的一次性移液管把血浆转移到聚丙烯材质、圆锥底的 15 mL 离心管中。

3.2.3　离心血浆 12 min，离心力 1 350 RCF ± 150 RCF。用新的一次性移液管将 2.0 mL 血浆移入标记好的圆锥底离心管中。

3.2.4　血浆样本可在 -20 ± 5℃下保存不超过一周，在 2～8℃存放不得超过 12 h。

4. 仪器和试剂

4.1·仪器：荧光定量 PCR 仪（如 Applied Biosystems 7500、Roche Lightcycler 480、SLAN-96P 等）。

4.2·主要试剂：血浆游离 DNA 提取试剂盒、亚硫酸盐转化试剂盒、牛血清白蛋白（BSA）、TE 缓冲液（Tris + EDTA 缓冲液）、无水乙醇（AR 级）。

5. 性能参数

5.1·试剂盒包装完整，无内容物溢出；标签外观完整，无脱落，标签标识内容清晰；试剂盒内组成正确,无重复、缺失组分的情况。

5.2·阳性符合率:检测 3 份阳性参考品,每份参考品进行 3 次 PCR 平行测试,结果为 *Septin9* 平均 Ct 值≤41.0,*SDC2* 平均 Ct 值≤42.0,*BCAT1* 平均 Ct 值≤41.0,同时内参 *ACTB* 扩增曲线正常且平均 Ct 值≤35.0。

5.3·阴性符合率:检测 3 份阴性参考品,每份参考品进行 3 次 PCR 平行测试,结果为 *Septin9* 的 3 次 PCR 无 Ct 值或平均 Ct 值>41.0,*SDC2* 的 3 次 PCR 无 Ct 值或平均 Ct 值>42.0,*BCAT1* 的 3 次 PCR 无 Ct 值或平均 Ct 值>41.0,内参 *ACTB* 扩增曲线正常且平均 Ct 值≤35.0。

5.4·本检测试剂盒在血浆 DNA 浓度为 0.02 ng/μL 时,检测 *P* 值为阳性的检测限为 0.2% 三基因甲基化,0.5% 的 *Septin9* 单基因甲基化,2% 的 *SDC2* 单基因甲基化和 0.5% 的 *BCAT1* 单基因甲基化。三个不同实验室间 DNA 提取量和 *Septin9*、*SDC2*、*BCAT1* 和 *ACTB* 的 Ct 值的 CV 均不高于 10%。

6. 校准

不适用。

7. 操作步骤

7.1·亚硫酸盐转化

7.1.1 一次向晾干的磁珠中加入 180 μL 亚硫酸盐溶液、20 μL 保护液,重悬磁珠。将重悬磁珠转移到 PCR 管,将管置于 PCR 仪中,85℃恒温孵育 45 min,也可以使用其他恒温加热仪器,不要振荡。45 min 后,立即将离心管取出。

7.1.2 结合:将上述含有磁珠的反应液转移到 1.5 mL 离心管。在离心管中加入 600 μL 裂解液 DL、300 μL 无水乙醇(或 400 μL 洗液 B)。涡旋混匀。将离心管置于轮状旋转混匀器中孵育 15 min。短暂离心,将离心管置于磁力架 1 min,小心吸弃所有液体。

7.1.3 第一次洗涤:将离心管从磁力架上取下,加入 1 000 μL 洗液 A。涡旋混匀重悬磁珠,短暂离心。将离心管置于磁力架 1 min,小心吸弃所有液体。

7.1.4 第二次洗涤:将离心管从磁力架上取下,加入 1 000 μL 洗液 B,涡旋混匀重悬磁珠,短暂离心,将含有磁珠的洗液转移到新的离心管中。将离心管置于磁力架 1 min,小心吸弃所有液体。

7.1.5 第三次洗涤:将离心管从磁力架上取下,加入 1 000 μL 洗液 B,涡旋混匀重悬磁珠,短暂离心离心管。将离心管置于磁力架 1 min,小心吸弃所有液体。短暂离心,将离心管置于磁力架 1 min,用移液器尽量除去残余液体。

7.1.6 晾干:打开离心管管盖,室温静置 10 min 待乙醇挥发,不要振荡。

7.1.7 洗脱:将离心管移至无磁力架子上,加入 30~100 μL 洗脱液。盖好离心管,涡旋混匀重悬磁珠。将离心管放入恒温振荡器中,室温,100 r/min ± 10 r/min 振荡 10 min。短暂离心,将离心管置于磁力架 1 min。用移液器将洗脱液转移新的离心管中。

7.1.8 定量与保存:测定转化后核酸质量。DNA 用量研究表明试剂盒能够准确进行检测至少需要 10 ng DNA,相应 *ACTB* Ct 值参考范围为≤35.0。2 mL 血浆(2 mL 质控品)游离 DNA 获得 35 μL 亚硫酸盐转化的 DNA(BisDNA)。BisDNA 样本可以 − 20 ± 5℃下保存不超过 4 天,可以在 2~8℃存放不超过 16 h。BisDNA 仅可冻融 1 次。

7.2·PCR 检测准备

7.2.1　PCR 预反应液的准备：根据样本量,融化 PCR 反应液、引物混合液。涡旋混匀 PCR 反应液 10～15 s,短暂离心。每个 PCR 反应需要 12.5 μL PCR 反应液和 2.5 μL 引物混合液。按比例将相应体积的 PCR 反应液和引物混合液加入离心管中。涡旋混匀 PCR 预反应液,短暂离心,将管壁液滴离下来。注意：PCR 反应液和引物混合液使用完毕需立即复冻。

7.2.2　PCR 反应板准备：将 15 μL PCR 预反应液加至选定好的 8 联 PCR 管中。加入 10 μL 的 BisDNA 至 PCR 管对应的孔中,用管盖密封,1 000 RCF ± 100 RCF 离心 1 min,使混合液全部流入管底并且无气泡出现。密封后的 PCR 管可在 2～8℃ 放置不超过 2 h。

7.2.3　上机(分别以 SLAN‐96P、Applied Biosystems7500 和 Roche Lightcycler 480 为例)。

7.2.3.1　SLAN‐96P 分析系统

7.2.3.1.1　程序设置：PCR 预反应液中不包含 ROX 或其他染料,*Septin9* 选取 FAM 荧光通道,*SDC2* 选取 JOE 荧光通道,*BCAT1* 选取 Texas Red 荧光通道,*ACTB* 选取 Cy5 通道,如表 1 所示设置反应程序。

表 1　PCR 反应程序设置

步　骤	描　述	温度(℃)	时间	荧光信号收集	循环数
阶段 1	活化	98	5 min		1
阶段 2	PCR 循环	95	10 s		45
		63	5 s		
		58	30 s	X	
阶段 3	降温	25	10 s		1

注：X 代表荧光收集阶段

7.2.3.1.2　分析条件设置：分析运行结果,将基线的起始点设为第"10"个循环,终点设为第"18"个循环,设置 *Septin9*、*BCAT1* 阈值 0.03,*SDC2* 阈值 0.05,*ACTB* 阈值 0.05。

7.2.3.2　Applied Biosystems 7500 PCR 分析系统

7.2.3.2.1　程序设置：PCR 预反应液中不包含 ROX 或其他染料,Passive Reference 设置必须为"none",*Septin9* 选取 FAM 荧光通道,*SDC2* 选取 JOE 荧光通道,*BCAT1* 选取 Texas Red 荧光通道,*ACTB* 选取 Cy5 通道。如表 1 所示设置反应程序。

7.2.3.2.2　分析条件设置：分析运行结果,将基线的起始点设为第"10"个循环,终点设为第"18"个循环,设置 *Septin9*、*SDC2* 和 *ACTB* 阈值 6 000,*BCAT1* 阈值 8 000。

7.2.3.3　Roche Lightcycler 480 PCR 分析系统

7.2.3.3.1　程序设置：PCR 反应管加载,点击设置,双击 Detection Formats 添加荧光通道：*Septin9* 465～510 nm、*SDC2* 540～580 nm、*BCAT1* 540～610 nm、*ACTB* 610～670 nm。如表 1 所示设置反应程序。

7.2.3.3.2　分析条件设置：选择"Abs Quant/Fit Points"分析运行结果,将基线的起始点设为第"9"个循环,终点设为第"17"个循环;Noiseband 设为 Auto 模式;设置 *Septin9* 阈值为 0.7,*SDC2* 阈值为 0.55,*BCAT1* 阈值为 0.45,*ACTB* 阈值为 0.15。

7.3·结果判断

7.3.1　*P* 值计算：将 PCR 数据文件以 TEXT 或 EXCEL 格式输出，计算每个基因 3 个复孔平均 Ct 值，导入 *P* 值计算公式，计算输出 *P* 值及判断阴阳性。用统计学上的约登指数（真阳性率与假阳性率之差）来确定最合适的灵敏度和特异性所对应的 cut-off 值。使用 ROC 法进行计算，cut-off 值为 1.2 时准确性最优。

7.3.2　阴性质控品：对 1 份阴性质控品进行 3 次 PCR 平行测试，*Septin9* 的 3 次 PCR 反应无 Ct 值或平均 Ct 值＞43.0，*SDC2* 的 3 次 PCR 反应无 Ct 值或平均 Ct 值＞43.0，*BCAT1* 的 3 次 PCR 反应无 Ct 值或平均 Ct 值＞43.0，内参 *ACTB* 扩增曲线正常且 Ct 值≤35.0，*P* 值＜1.2。

7.3.3　阳性质控品：对 1 份阳性质控品进行 3 次 PCR 平行测试，结果为 *Septin9* 的平均 Ct 值≤37，*SDC2* 的平均 Ct 值≤37，*BCAT1* 的平均 Ct 值≤37.0，同时内参 *ACTB* 扩增曲线正常且 Ct 值≤35，*P* 值≥1.2。

7.3.4　检验结果判读：对每个样本进行 3 次 PCR 平行测试，计算 *Septin9*、*SDC2* 和 *BCAT1* 基因 3 个复孔平均 Ct 值，其中各个基因无扩增时，Ct 值定义为 45.0。

7.3.5　若质控品不满足以上性能指标，则试验失败，本次结果无效。

7.3.6　在质控品满足以上性能指标时，根据样本的检测结果判断阴阳性。当待测样本 *ACTB* 的 Ct 值≤35，样本 *P* 值≥1.2 时，判断样本为阳性。当待测样本 *ACTB* 的 Ct 值≤35.0，样本 *P* 值＜1.2 时，判断样本为阴性。如果 *ACTB* 的 Ct 值＞35，说明本次结果无效。对无效结果建议复检。

8. 质量控制

内标基因（*ACTB*）可监控每个样本的提取及 PCR 反应管的扩增情况，从而避免假阴性或部分抑制结果的发生。另外，需在每一次检测中同时加入阳性对照品和阴性对照品。

9. 被测量值的测量不确定度（相关时）

不适用。

10. 生物参考区间或临床决定值

不适用。

11. 检验结果的可报告区间

无。

12. 危急值（适当时）

无。

13. 临床意义

13.1·Septin9（胞裂蛋白 9）是高度保守的三磷酸鸟苷结合蛋白 septin 家族成员之一，广泛存在于人体细胞，具有重要的肿瘤抑制作用，其甲基化被证实与结直肠癌的发生密切相关。

13.2·SDC2（多配体蛋白聚糖-2）在结肠间充质细胞中表达，参与细胞增殖、细胞迁移和细胞-基质相互作用，可以通过多种途径抑制肿瘤形成。

13.3·BCAT1（支链氨基酸转移酶 1）基因为原癌基因 *MYC* 直接调控的下游靶基因之一，其表观遗传沉默可导致 Wnt 信号激活，诱导肿瘤发生。

13.4·研究发现，结直肠癌患者血浆样本中 *Septin9*、*SDC2* 及 *BCAT1* 三基因启动子区域呈高度甲基化。甲基化可导致基因转录受到抑制，从而影响基因的正常表达，并使其抑癌功能丧失。所以本方法适用于临床医生建议做肠镜检测，但因患者依从性差或其他医学原因无法做肠镜检测患者的辅助诊断。

14. 注意事项

14.1·人员准备：推荐清晨空腹取静脉血；有严重炎症的患者，需待白细胞恢复正常水平。

14.2·样本准备：参见《基因检测项目中核酸提取标准操作规程》中 14.1。外周血样本采集注意采用正确的采血管，禁止用肝素抗凝管。血液采集后为脂血、溶血及凝血的样本不能用于检测。血液离心时要关闭离心机的减速装置。

14.3·环境和安全控制

14.3.1　实验室配置和实验操作请按照《临床基因扩增检验实验室管理暂行办法》和《临床基因扩增检验实验室工作规范》进行。整个检测过程应严格分区进行：试剂储存和准备区、标本制备区、扩增区、扩增产物分析区；各区使用的仪器、设备、耗材和工作服应独立专用。

14.3.2　任何一份标本（包括质控品、标准品及检测试剂等）都应视其为具有传染性，操作人员在工作时应戴无粉乳胶手套、穿工作服。

14.3.3　一旦发生标本容器划破手或身体、液体溅进眼睛等黏膜处，应立即用大量的水冲洗，同时向上级医生或科领导报告。

14.4·气溶胶和交叉污染：操作过程中尽可能每次只打开一个管盖，尽量减少气溶胶的产生；在每个孔中添加或转移样品之后，都要更换吸头；在每个孔中添加标签引物之后，都要更换吸头；如果手套接触到标签引物、样品或探针，请更换手套；所有试剂使用后，立即盖紧试管的盖子，以减少蒸发、防止污染；对多份 FFPE 样本切片时，每次切片前请及时使用 75％乙醇清除切片机上残留的蜡块，以避免交叉污染；定期对仪器内部进行清洁，尤其对金属温块的清洁，以避免假阳性和假阴性的结果。

14.5·变异的潜在来源等

14.5.1　仪器原因：仪器的性能、仪器的维护和校准等。

14.5.2　试剂原因：试剂运输、保存不当，试剂过期，标准品过期等。

14.5.3　标本原因：标本采集、处理、保存不符合要求等。

参考文献

[1] Dong L, Ren H. Blood-based DNA methylation biomarkers for early detection of colorectal cancer [J]. J Proteomics Bioinform, 2018, 11(6): 120 - 126.

[2] Oh T, Kim N, Moon Y, et al. Genome-wide identification and validation of a novel methylation biomarker, SDC2, for blood-based detection of colorectal cancer [J]. J Mol Diagn, 2013, 15(4): 498 - 507.

[3] Pedersen S K, Baker R T, Mcevoy A, et al. A two-gene blood test for methylated DNA sensitive for colorectal cancer [J]. PLoS One, 2015, 10(4): e0125041.

[4] Winter J M, Sheehan-Hennessy L, Yao B, et al. Detection of hypermethylated BCAT1 and IKZF1 DNA in blood and tissues of colorectal, breast and prostate cancer patients [J]. Cancer Biomark, 2022, 34(3): 493 - 503.

[5] Hitchins M P, Vogelaar I P, Brennan K, et al. Methylated SEPTIN9 plasma test for colorectal cancer detection may be applicable to Lynch syndrome [J]. BMJ Open Gastroenterol, 2019, 6(1): e000299.

[6] Rasmussen S L, Krarup H B, Sunesen K G, et al. Hypermethylated DNA, a circulating biomarker for colorectal cancer detection [J]. PLoS One, 2017, 12(7): e0180809.

（王　涛　苏海翔）

膀胱癌 *Twist* 基因甲基化检测(荧光 PCR 法)标准操作规程

××医院检验科分子诊断实验室作业指导书		文件编号:××-JYK-××-××-×××	
版本/修改:第　　版/第　　次修改		生效日期:	共　　页 第　　页
编写人:		审核人:	批准人:

1. 目的

建立规范操作规程,指导实验室技术人员用实时荧光 PCR 法检测人尿脱落细胞中膀胱癌相关 *Twist1* 基因的甲基化,确保检测结果的准确性。

2. 原理

采用甲基化特异性实时荧光 PCR 法检测尿脱落细胞中膀胱癌相关 *Twist1* 基因的甲基化状态,其原理是将提取的基因组 DNA 进行亚硫酸氢盐转化,未发生甲基化的胞嘧啶被转化为尿嘧啶,而甲基化的胞嘧啶不变,之后,将亚硫酸氢盐转化的 DNA(Bis DNA)做 PCR 扩增,甲基化特异性引物探针能与膀胱癌相关甲基化 *Twist1* 基因序列特异性结合,可以在 PCR 反应中特异地检测出甲基化序列。

3. 标本类型

3.1·尿脱落细胞:尿样采集后常温下保存不超过 24 h,2~8℃保存不超过 48 h,可离心制备尿细胞沉渣。细胞沉渣 -20℃±5℃可以保存 1 个月;-70℃及以下可以保存 12 个月。

3.2·样本最好为晨尿。如果无晨尿,亦可用其他时间段的尿液。

4. 仪器和试剂

4.1·仪器:有 FAM 和 CY5 荧光通道的荧光定量 PCR 仪。

4.2·试剂:表 1 所列试剂及无水乙醇(分析纯,浓度高于 99.5%)、异丙醇。

表 1　*Twist1* 基因甲基化检测试剂

序号	组　分	主 要 成 分	体　积
1	转化液	亚硫酸氢钠	80 μL
2	缓冲液	NaOH	520 μL
3	结合液	异硫氰酸胍	81 mL
4	漂洗液	纯化水	2.4 mL
5	脱磺液	NaOH	4 mL
6	洗脱液	Tris-HCl、EDTA	600 μL
7	PCR Mix	dNTPs、10×PCR 缓冲液、DNA 聚合酶	200 μL
8	引物探针混合液	目的基因及内标基因(*GAPDH*)的引物和探针	100 μL
9	阴性对照品	白细胞 DNA 和 1×TE 缓冲液	60 μL
10	阳性对照品	膀胱癌组织 DNA 和 1×TE 缓冲液	60 μL

5. 性能参数

5.1·检测 3 份阳性参考品,结果均为阳性;检测 3 份阴性参考品,结果均为阴性。

5.2·本检测试剂盒最低可以检出核酸浓度为 5 ng/μL,甲基化比例为 5% 的临床样本。

6. 校准

不适用。

7. 操作步骤

7.1・核酸提取：使用商品化尿细胞沉渣核酸提取试剂盒。

7.1.1　取 15 μL 阴性对照品、阳性对照品及尿细胞沉渣，分别加入 500 μL 裂解液（如有沉淀 50℃水浴溶解），30 μL 蛋白酶 K，充分混匀后 70℃裂解 40 min。

7.1.2　短暂离心，加入 200 μL 异丙醇，充分混匀。

7.1.3　短暂离心，将 7.1.2 液体全部加入吸附柱中，12 000 r/min 离心 1 min，弃废液。

7.1.4　向吸附柱中加入 600 μL 漂洗液 Ⅰ 一次，12 000 r/min 离心 30 s，弃废液。

7.1.5　向吸附柱中加入 600 μL 漂洗液 Ⅱ 进行两次洗脱，12 000 r/min 离心 30 s，弃废液。

7.1.6　向吸附柱中加入洗脱液 50～100 μL，室温静置 3 min，然后 12 000 r/min 离心 2 min，收集 DNA。

7.1.7　用紫外分光光度计或 Qubit 荧光定量仪测定提取所得 DNA 浓度，其 OD260/OD280 应在 1.8～2.0。

7.2・工作液的制备（在试剂准备区进行）

7.2.1　测试漂洗液制备：将 9.6 mL 无水乙醇加入漂洗液瓶中，旋紧瓶盖，上下颠倒 5 次，彻底混匀。在瓶侧面的标签上标记好稀释时间，签名并在"已加入无水乙醇"的方块"□"内标记"√"。

7.2.2　转化液配制：首先将转化液离心 30 s，然后添加 750 μL 纯化水和 210 μL 缓冲液到转化液中，室温下涡旋振荡 10 min，使其充分溶解。制备好的转化液对光很敏感，所以要尽量减少在光下暴露，一管转化液为 10 个测试用量，转化液应当在制备后立刻使用，−20℃±5℃条件下不超过 7 天。冷冻保存后的转化液，使用前常温下充分溶解，振荡离心后使用。

7.3・亚硫酸氢盐转化（在样本处理区进行）

7.3.1　预先打开金属浴，37℃恒温。

7.3.2　各取 45 μL 提取后的阳性对照品、阴性对照品、45 μL 待测尿液 DNA 样本（若提取的 DNA 样本浓度高于 45 ng/μL，用超纯水稀释至 45 ng/μL，使 DNA 总投入量为 2 μg；低于 45 ng/μL 样本取 45 μL 参与转化）于新的 1.5 mL 离心管中。

7.3.3　每管加入 5 μL 缓冲液于步骤 7.3.2 中的 1.5 mL 离心管中，配制成 50 μL 体系，涡旋混匀样本，短暂离心。

7.3.4　将 7.3.3 步骤样本置于金属浴 37℃恒温孵育 15 min。孵育完成后，向每个样本中加入 100 μL 预先制备的转化液，混匀并短暂离心。

7.3.5　将 7.3.4 步骤样本置于金属浴，50℃避光孵育 12～16 h。然后将样本置于冰上（0～4℃）孵育 10 min。

7.3.6　将吸附柱置于收集管中，向吸附柱中加入 400 μL 结合液。将步骤 7.3.5 中的样本加入吸附柱中（含有结合液），盖紧管盖上下颠倒混匀数次。全速离心 30 s，弃废液。

7.3.7　向吸附柱中加入 100 μL 漂洗液，全速离心 30 s，弃废液。

7.3.8　向吸附柱中加入 200 μL 洗脱液，室温（20～30℃）孵育 15～20 min，之后全速离心 30 s，弃废液。

7.3.9　向吸附柱中加入 200 μL 漂洗液，全速离心 30 s。重复加入 200 μL 漂洗液，全速离心 1 min，弃废液及收集管。

7.3.10　将吸附柱放入 1.5 mL 无菌离心管中，向吸附柱的膜中间部位悬空滴加 20 μL 洗脱液，洗脱转化 DNA，全速离心 1 min，收集 Bis DNA。获取的 Bis DNA 应立即用于后续实验，或者 −20℃ ±5℃ 保存不超过 3 天。

7.4·PCR 设置

7.4.1　PCR 扩增试剂准备（在试剂准备区进行）

7.4.2　从冰箱中取出试剂盒，室温下解冻。待完全融化，充分混匀后离心备用。

7.4.3　按照表 2 配制 PCR 反应液（每次反应需要设置阳性对照品和阴性对照品）。

表 2　*Twist1* 基因甲基化检测 PCR 反应体系配制

试 剂 成 分	用量(μL)／人份
PCR Mix	10
引物探针混合液	5
总量/测试	15

7.4.4　PCR 反应液充分混匀后，以每管 15 μL 分装于 PCR 8 联管（8 联管做好标记），转移至样本处理区。剩余试剂放回 −20℃ ±5℃ 保存。

7.4.5　加样（在样本处理区进行）：取 5 μL 阳性对照品、阴性对照品及待检样本的 Bis DNA，分别加入分装好的 PCR 8 联管中。8 联管盖紧管盖，短暂离心，将管壁液体离心至管底。

7.5·PCR 扩增（在 PCR 扩增检测区进行）

7.5.1　将 PCR 8 联管放置在仪器样本槽相应位置，并记录摆放顺序。

7.5.2　仪器检测通道选择：Reporter Dye1（*Twist1* 基因）选择 FAM，Quencher Dye1 选择 none；Reporter Dye2（*GAPDH* 基因）选择 CY5，Quencher Dye2 选择 none；Passive Reference 选择 none。

7.5.3　对应检测孔的设定：在扩增反应开始前，将待检样本和对照品设定为"Unknown"。

7.5.4　设置 PCR 反应程序（表 3）。

表 3　*Twist1* 基因甲基化检测 PCR 反应程序

荧光程序	温度(℃)	时　间	循环数	荧光信号收集
第一步	95	5 min	1	否
第二步	95	15 s	20	否
	64	30 s		否
第三步	95	10 s	35	否
	61	31 s		是

7.6·结果判断

7.6.1　阈值设定：可按仪器自动输出，也可根据仪器的使用说明手动调整基线，将阈值设定在荧光值对数图的线性部分,从软件中导出数据并读取 Ct 值,若基因无扩增时,Ct 值定义为 35。

7.6.2 结果有效性判定:同时符合 7.6.2.1 及 7.6.2.2 两个条件,此次检测视为有效。

7.6.2.1 阴性对照品:FAM 通道检测不应有曲线升起,CY5 通道检测有扩增且 Ct 值≤25。

7.6.2.2 阳性对照品:FAM 单独有扩增,或者 FAM 和 CY5 通道检测均有扩增(呈典型的 S 形曲线)且 Ct 值≤25。

7.6.3 样本有效性判定:若内标基因检测(CY5 通道)有扩增且 Ct 值≤25,则可继续分析;若内标基因检测(CY5 通道)Ct 值>25 或无扩增,但目的基因(FAM 通道)有扩增且 Ct 值≤25,则可继续分析;若内标基因检测(CY5 通道)Ct 值>25 或无扩增,目的基因(FAM 通道)也无扩增或有扩增但 Ct 值>25,则无法继续分析,需重复检测。

7.6.4 甲基化检测结果的判定

7.6.4.1 若样本目的基因 *Twist1*(FAM 通道)有扩增(呈典型的 S 形曲线),Ct 值≤20,且△Ct 值(目的基因 Ct 值 - 内标基因 Ct 值)≤10,则判定该样本 *Twist1* 基因检测结果为阳性;若△Ct 值>10,则判定该样本 *Twist1* 基因检测结果为阴性。

7.6.4.2 若样本目的基因 *Twist1*(FAM 通道)有扩增(呈典型的 S 形曲线),Ct 值>20,△Ct 值(目的基因 Ct 值 - 内标基因 Ct 值)不论大小,均判定该样本 *Twist1* 基因检测结果为阴性。

7.6.4.3 若内标基因检测(CY5 通道)Ct 值>25 或无扩增,目的基因(FAM 通道)也无扩增或有扩增但 Ct 值>25,需重复检测。重复检测判读标准同 7.6.4.1 和 7.6.4.2 项。若重复检测内标基因检测(CY5 通道)Ct 值>25 或无扩增,需要重新采集样本检测。

8. 质量控制

内标基因(*GAPDH*)可监控每个样本的提取及 PCR 反应管的扩增情况,从而避免假阴性或部分抑制结果的发生。另外,需在每一次检测中同时加入阳性对照品和阴性对照品。

9. 被测量值的测量不确定度(相关时)

不适用。

10. 生物参考区间或临床决定值

不适用。

11. 检验结果的可报告区间

无。

12. 危急值(适当时)

无。

13. 临床意义

Twist 是编码碱性螺旋 - 环 - 螺旋(helix-loop-helix,HLH)DNA 结构域的转录因子。Twist 家族包括 *Twist1* 和 *Twist2* 两种基因,通常说的 *Twist* 即为 *Twist1*。*Twist1* 基因在多种人类癌症中高度甲基化和高表达,编码的蛋白促进肿瘤细胞的侵袭和转移。膀胱癌是泌尿系统常见的恶性肿瘤之一,占我国泌尿系统肿瘤的首位,据国家癌症中心于 2022 年 2 月发布的最新全国癌症统计数据,2016 年我国膀胱癌发病率为 5.95/10 万,死亡率为 2.44/10 万,且

随着经济发展其发病率和复发率呈逐年增加的趋势。早期发现膀胱癌可以增加手术保留膀胱的机会，并提高患者总体生存率。研究发现，膀胱癌组织和患者尿液中可检测到与膀胱癌相关的 *Twist1* 基因存在过度甲基化。检测 *Twist1* 基因甲基化状态可为膀胱癌提供辅助诊断依据。

14. 注意事项

14.1·样本准备：样本为尿液脱落细胞，最好为晨尿。

14.2·环境和安全控制

14.2.1 实验室配置和实验操作请按照《临床基因扩增检验实验室管理暂行办法》和《临床基因扩增检验实验室工作规范》进行。整个检测过程应严格分区进行：试剂储存和准备区、标本制备区、扩增区、扩增产物分析区；各区使用的仪器、设备、耗材和工作服应独立专用。

14.2.2 任何一份标本（包括质控品、标准品及检测试剂等）都应视其为具有传染性，操作人员在工作时应戴无粉乳胶手套、穿工作服。

14.2.3 一旦发生标本容器划破手或身体、液体溅进眼睛等黏膜处，应立即用大量的水冲洗，同时向上级医生或科领导报告。

14.3·气溶胶和交叉污染：操作过程中尽可能每次只打开一个管盖，尽量减少气溶胶的产生；在每个孔中添加或转移样品之后，都要更换吸头；在每个孔中添加标签引物之后，都要更换吸头；如果手套接触到标签引物、样品或探针，请更换手套；所有试剂使用后，立即盖紧试管的盖子，以减少蒸发、防止污染；对多份 FFPE 样本切片时，每次切片前请及时使用 75% 乙醇清除切片机上残留的蜡块，以避免交叉污染；定期对仪器内部进行清洁，尤其对金属温块的清洁，以避免假阳性和假阴性的结果。

14.4·变异的潜在来源等

14.4.1 仪器原因：仪器的性能、仪器的维护和校准等。

14.4.2 试剂原因：试剂运输、保存不当，试剂过期，标准品过期等。

14.4.3 标本原因：标本采集、处理、保存不符合要求等。

参考文献

[1] Yegin Z, Gunes S, Buyukalpelli R. Hypermethylation of TWIST1 and NID2 in tumor tissues and voided urine in urinary bladder cancer patients [J]. DNA and Cell Biology, 2013, 32(7)：386 – 392.

[2] Miremami J, Kyprianou N. The Promise of Novel Molecular Markers in Bladder Cancer [J]. International Journal of Molecular Sciences, 2014, 15(12)：23897 – 23908.

[3] Wang Y, Yu Y, Ye R, et al. An epigenetic biomarker combination of PCDH1 7 and POU4F2 detects bladder cancer accurately by methylation analyses of urine sediment DNA in Han Chinese. Oncotarget, 2016, 7 (3)：2754 – 2764.

[4] D'Andrea D, Soria F, Zehetmayer S, et al. Diagnostic accuracy, clinical utility and influence on decision-making of a methylation urine biomarker test in the surveillance of non-muscle-invasive bladder cancer. BJU Int, 2019, 123：959 – 967.

（刘克丹　苏海翔）

白血病相关 15 种融合基因检测（荧光 RT – PCR 法）标准操作规程

××医院检验科分子诊断实验室作业指导书	文件编号：××-JYK-××-××-×××
版本/修改：第　　版/第　　次修改	生效日期：　　　　　　共　　页　第　　页
编写人：	审核人：　　　　　　批准人：

1. 目的

建立规范操作规程,指导实验室技术人员用荧光 RT – PCR 法检测白血病相关融合基因,确保检测结果的准确性。

2. 原理及可检测的融合基因突变

2.1·本操作规程以荧光 RT – PCR 法检测白血病相关 15 种融合基因突变为例。提取样本中的 RNA,然后对 RNA 进行反转录获得相应的 cDNA,最后用核酸扩增技术结合荧光标记探针杂交方法,通过荧光信号的变化,利用荧光标记定性检测转录产物 cDNA 确定融合基因突变类型。

2.2·本检测主要用于体外定性检测急性髓系白血病（AML）、急性淋巴细胞白血病（ALL）,以及其他混合表型白血病和前期诊断未明确分型白血病患者骨髓样本中的 *BCR – ABL*、*SIL – TAL1*、*E2A – HLF*、*TEL – AML1*、*MLL – AF4*、*E2A – PBX1*、*AML1 – ETO*、*MLL – AF9*、*PML – RARα*、*MLL – AF*、*MLL – AF10*、*MLL – ELL*、*MLL – ENL*、*CBFβ – MYH11* 和 *DEK – CAN* 共 15 种白血病相关融合基因（其中 *MLL – AF6*、*MLL – AF10*、*MLL –ELL* 和 *MLL – ENL* 4 种融合基因不能鉴别分型）。

3. 标本采集

3.1·骨髓样本采集：本流程适用于枸橼酸钠抗凝剂或 EDTA 抗凝剂的抗凝骨髓样本。

3.2·骨髓样本处理及保存：取枸橼酸钠抗凝剂或 EDTA 抗凝剂的骨髓标本 0.5 mL（保存时限 4℃不超过 24 h）,经去除红细胞处理,收集有核细胞,按 3 倍体积量加入 RNA 提取液 Trizol 混匀,临时存放 4℃不得超过 24 h,短期于 –20℃保存不超过 1 年,冻融不超过 5 次。长期于 –80℃保存不超过 10 年。

4. 仪器和试剂

4.1·仪器：荧光定量 PCR 仪（如 ABI PRISM7500、Bio – Rad Deep Well Dx CFX96 等）。

4.2·试剂及对应检测融合基因类型

4.2.1　主要试剂见表 1,还需要 DEPC 水和 Trizol 总 RNA 提取试剂。白血病阳性对照为相应基因片段的假病毒 RNA 混合液,阴性对照为超纯水。

表 1　白血病相关 15 种融合基因突变检测主要试剂

序号	组　分		组分中的主要成分	体积(μL)／管数
1	反转录试剂	Mix 1	随机引物(0.01～0.05 mmol/L)、dNTP(20～200 mmol/L)、KCl(300～400 mmol/L)、Tris – HCl (200～300 mmol/L)、$MgCl_2$(10～20 mmol/L)、DTT (40～60 mmol/L)	120 /1
2		Mix 2	RT 酶、核糖核酸酶抑制剂(RNasin)、酶稀释液	80 /1

（续表）

序号		组　分	组分中的主要成分	体积(μL)／管数
3	反转录试剂	PCR反应液1	引物(0.1～0.3 mmol/L)、荧光探针(0.05～0.15 mmol/L)	140／1
4		PCR反应液2	引物(0.1～0.3 mmol/L)、荧光探针(0.05～0.15 mmol/L)	140／1
5		PCR反应液3	引物(0.1～0.3 mmol/L)、荧光探针(0.05～0.15 mmol/L)	140／1
6		PCR反应液4	引物(0.1～0.3 mmol/L)、荧光探针(0.05～0.15 mmol/L)	140／1
7		PCR反应液6	引物(0.1～0.3 mmol/L)、荧光探针(0.05～0.15 mmol/L)	140／1
8		Mix 3	Taq酶、尿嘧啶-N-糖基化酶(UNG酶)、dNTPs(20～200 mmol/L)、KCl(适量)、Tris-HCl(适量)、MgCl$_2$(1.0～4.0 mmol/L)、DTT(适量)	780／2
9	对照品	阴性对照	超纯水	400／1
10		白血病阳性对照	18种浓度为2×10^{4}拷贝/μL的假病毒RNA混合液	150／1

4.2.2　各PCR反应液所对应检测的具体融合基因见表2。

表2　各PCR反应液所检测融合基因类型

反　应　液	荧光通道	荧光通道阳性所对应的融合基因
PCR反应液1	FAM	*BCR-ABL*
	HEX	*SIL-TAL1*
	CY5	*E2A-HLF*
PCR反应液2	FAM	*TEL-AML1*
	HEX	*MLL-AF4*
	CY5	*E2A-PBX1*
PCR反应液3	FAM	*AML1-ETO*
	HEX	*MLL-AF9*
	CY5	*PML-RARa*
PCR反应液4	HEX	*MLL-AF6*、*MLL-AF10*、*MLL-ELL*、*MLL-ENL*
PCR反应液6	FAM	*CBFB-MYH11*
	HEX	*DEK-CAN*
	CY5	内参基因*ABL1*

5. 性能参数

5.1·试剂盒包装完整，无内容物溢出；标签外观完整，无脱落，标签标识内容清晰；试剂盒内组成正确，无重复、缺失组分的情况。

5.2·试剂盒检测3份特异性参考品样本及64例不同融合类型的阳性临床样本，其阳性符合率为100％。

5.3·试剂盒检测10份精密度参考品样本，在相应的反应液中重复做10次，均能检出，且其实验数据CV≤5％。试剂盒对18例临床样本进行3批产品的精密度试验，均能检出，且其实验数据CV≤5％。

6. 校准

不适用。

7. 操作步骤

7.1·样本 RNA 提取

7.1.1　取保存在 Trizol 里的标本,加入等体积氯仿,混匀,室温放置 5 min。15 000 r/min 离心 10 min,离心后吸取无色上清液。在上清中加入等体积预冷的异丙醇,颠倒混匀后室温放置 10 min。15 000 r/min 离心 10 min,吸弃上清。

7.1.2　在上述离心管中,加入 300 μL 预冷的 70% 乙醇,15 000 r/min 离心 5 min,吸弃上清。室温放置 10 min,使乙醇挥发。加入 50 μL DEPC 水使提取的 RNA 溶解混匀,作为后续试验的模板。

7.2·RNA 样本反转录

7.2.1　从试剂盒中取出 Mix1 及 Mix2,室温融化并振荡混匀后,短暂离心数秒,将上述提取的样本 RNA,1 人份反转录按以下配制:6 μL Mix1 + 4 μL Mix2(PCR 管数应为样本数、1 个阴性对照及 1 个白血病阳性对照之和)。从样本(包括阴性对照、阳性对照)RNA 液中取 10 μL,加至装有上述相应 PCR 预混液的 PCR 管中,盖紧管盖、将其移至检测区。

7.2.2　反转录条件设定:37℃ 1 h;70℃ 10 min(可使用普通 PCR 扩增仪)。反转录后的 cDNA 作为后续扩增的模板。

7.3·扩增试剂准备

7.3.1　从试剂盒中取出各种反应液及 Mix3,室温融化并振荡混匀后,短暂离心数秒,各 PCR 反应液体系 1 人份均按如下配制:7 μL PCR 反应液 + 13 μL Mix3(PCR 管数应为样本数、1 个阴性对照及 1 个白血病阳性对照之和)。将上述配制好的 PCR 预混液,分别按每管 20 μL 的量,分装于各 PCR 管内。

7.3.2　cDNA 液的配制:在经转录后的 cDNA 中加入工艺用水至 40 μL 并混匀。

7.4·加样:从样本(包括阴性对照、阳性对照)cDNA 液中分别取 5 μL,加至装有上述相应 PCR 预混液的 PCR 管中,盖紧管盖,将其移至检测区。具体见表 3。

表 3　PCR 反应体系加样表

反应液名称	PCR 反应液 1	PCR 反应液 2	PCR 反应液 3	PCR 反应液 4	PCR 反应液 6
PCR 反应液取量(μL)	7	7	7	7	7
Mix3 取量(μL)	13	13	13	13	13
模板(阴性、阳性、样本 cDNA 液)取量(μL)	5	5	5	5	5
反应总体积(μL)	25	25	25	25	25

7.5·PCR 扩增

7.5.1　扩增条件设定:预变性(42℃,5 min;95℃,10 min);PCR 循环(94℃,15 s;60℃,60 s;40 个循环);在 PCR 循环第二步 60℃ 时开始收集荧光信号。

7.5.2　检测通道设定:以 ABI PRISM 7500 为例,检测通道需同时设定 FAM - TAMRA、CY5 - TAMRA 和 VIC - TAMRA;如用 Bio - Rad CFX96 Deep Well Dx 荧光定量 PCR 仪,则设定 FAM、CY5 和 VIC/HEX(VIC 和 HEX 为相同测定波长,任选其一)。两种机型均无须设

定参比荧光。

7.6·检测

7.6.1 基线的确定：软件默认设定 3～15 个循环的平均荧光信号为基线。在实验中，一般选择曲线波动较小、较稳定的那段作为基线，可根据实际情况自行酌情调整。起点要避开开始几个循环，由高温导致的信号增高，设在信号已经降到背景高度且能维持平稳的地方，终点要避免覆盖信号已经开始有明显增长的地方。依据实验曲线走势的不同，一般 start 值可选择在 3～12；stop 值选择以起点与终点之间最好能间隔 8 个循环以上为原则，以更好满足统计基线标准偏差的数学要求。

7.6.2 阈值的确定：在阴性对照无扩增的情况下，阈值设定在无扩增曲线样本的最高点，即高于无扩增增长曲线（即在结果分析"Component"栏中无枴点出现）的最高点，且阴性对照未检出为原则，确定起始阈值。

7.7·结果判断

7.7.1 有效性判定：试剂盒相关组分必须符合下列要求（表 4），否则视为实验无效。

表 4 阴阳性对照 PCR 结果需要符合的条件

反应液名称	PCR 反应液 1	PCR 反应液 2	PCR 反应液 3	PCR 反应液 4	PCR 反应液 6
阴性对照（Ct 值）			≥35 或显示"Undet"		
阳性对照（Ct 值）			≤33		

7.7.2 结果判定：因不同反应液、不同荧光通道检测不同的融合基因，因此，每个样本在分析中，必须逐一对不同的反应液、同一反应液中的不同通道进行分别分析，即必须同时逐一分析样本、阳性对照、阴性对照在各个反应液中的 3 种荧光扩增曲线，见表 5。

表 5 融合基因检测结果判读

反应液融合基因 Ct 值 **	样本内参 Ct 值 *	融合基因结果判定	
Ct 值≤33	/	阳性（具体相关融合基因见表 2）	
33＜Ct 值＜35	/	用已提取的 RNA 重新进行反转录后，得到的 cDNA 直接对相应可疑反应管和内参管进行 PCR 检测。重新进行检测后判定	
		融合基因 Ct 值≥35	阴性或低于最低检出极限
		融合基因 Ct 值＜35	阳性（具体相关融合基因见表 2）
Ct 值≥35	Ct 值≤35	阴性或低于最低检出极限	
	Ct 值＞35	加大标本量重新进行抽提后检测	
		重新进行检测后判定	
		重新进行检测后，若样本内参 Ct 值＞30 且反应液融合基因 Ct 值≥35 判定该样本为无效；反之，按上述判定标准判定	

注：* 样本内参 Ct 值指 PCR 反应液 6 CY5 荧光通道 Ct 值。** 反应液融合基因 Ct 值指除 PCR 反应液 6 CY5 荧光通道以外其他荧光通道 Ct 值

注意：若出现阳性结果，具体融合基因型参照表 2。

7.7.3 检查方法的局限性：本方法不能检出未包含的人类白血病融合基因型别。因此，

当检测结果为阴性时,并不能排除被检测者带有本检测方法未涉及的其他融合基因或包含的融合基因未设计的检测位点。

8. 质量控制

检测中用 UNG 酶防污染体系,经加热可选择性地降解 U-DNA,以防止先前 PCR 扩增产物的污染;采用内参基因 ABL1,控制整个试剂盒检测过程的有效性,从而避免假阴性或部分抑制结果的发生。另外,在每一次检测中需同时加入阳性对照品和阴性对照品。采用内参基因(ABL1),控制整个检测过程的有效性。阴性对照各 PCR 反应液的 Ct 值均应≥35 或显示"Undet"。

9. 被测量值的测量不确定度(相关时)

不适用。

10. 生物参考区间或临床决定值

不适用。

11. 检验结果的可报告区间

无。

12. 危急值(适当时)

无。

13. 临床意义

13.1 · 近年来的临床研究表明,大部分白血病和淋巴瘤存在某些染色体畸变,如易位、缺失、插入等。染色体易位畸变时大部分情况下形成相关的融合基因,而一些典型的白血病融合基因是某种白血病的特异性分子诊断标志,可以作为该类白血病的诊断标准。例如:① 部分急性淋巴细胞白血病:染色体 t(9;22)(q34;q11)易位形成 BCR-ABL 融合基因;② 急性早幼粒细胞白血病:染色体 t(15;17)(q21;q22)易位形成 PML-RARA 融合基因;③ 急性髓细胞白血病 AML-M4Eo:染色体 inv(16)(p13;q22)形成 CBFB-MYH11 融合基因;④ 急性髓细胞白血病 AML-M2b:染色体 t(8;21)(q22;q22)形成 AML1-ETO 融合基因等。

13.2 · 染色体易位和融合基因在白血病危险度分级中也占有重要地位,如《成人急性髓系白血病(非急性早幼粒细胞白血病)中国诊疗指南(2017 年版)》将 inv(16)(p13;q22)或 t(16;16)(p13;q22)形成 CBFB-MYH11 融合基因、t(8;21)(q22;q22)形成 AML1-ETO 融合基因、t(9;11)(p22;q23)形成 MLL-AF9 融合基因、t(15;17)(q21;q22)易位形成 PML-RARA 融合基因、t(6;9)(p23;q34)易位形成 DEK-CAN 融合基因、t(9;22)(q34;q11)易位形成 BCR-ABL 融合基因、11q23 染色体易位形成的 MLL 相关融合基因等列入了判断急非淋预后危险度分级的分子标志。

13.3 · 本检测结果用于辅助白血病的临床诊断、药物选择及评估疾病预后。检测结果仅供临床参考,不能作为临床诊断的唯一标准。

14. 注意事项

14.1 · 样本准备:骨髓样本采集,采用枸橼酸钠抗凝剂或 EDTA 抗凝剂的骨髓标本 0.5 mL(保存时限 4℃不超过 24 h)。RNA 抽提使用 Trizol 方法。提取的 RNA 建议立即进行检测,否则临时存放 -20℃不超过 1 周。RNA 样本量要求:进入反转录体系 RNA 的量应大于 1 μg。

14.2·环境和安全控制

14.2.1　实验室配置和实验操作请按照《临床基因扩增检验实验室管理暂行办法》和《临床基因扩增检验实验室工作规范》进行。整个检测过程应严格分区进行：试剂储存和准备区、标本制备区、扩增区、扩增产物分析区；各区使用的仪器、设备、耗材和工作服应独立专用。

14.2.2　任何一份标本（包括质控品、标准品及检测试剂等）都应视其为具有传染性，操作人员在工作时应戴无粉乳胶手套、穿工作服。

14.2.3　一旦发生标本容器划破手或身体、液体溅进眼睛等黏膜处，应立即用大量的水冲洗，同时向上级医生或科领导报告。

14.3·气溶胶和交叉污染：操作过程中尽可能每次只打开一个管盖，尽量减少气溶胶的产生；在每个孔中添加或转移样品之后，都要更换吸头；在每个孔中添加标签引物之后，都要更换吸头；如果手套接触到标签引物、样品或探针，请更换手套；所有试剂使用后，立即盖紧试管的盖子，以减少蒸发、防止污染；对多份 FFPE 样本切片时，每次切片前请及时使用 75％乙醇清除切片机上残留的蜡块，以避免交叉污染；定期对仪器内部进行清洁，尤其对金属温块的清洁，以避免假阳性和假阴性的结果。

14.4·变异的潜在来源等

14.4.1　仪器原因：仪器的性能、仪器的维护和校准等。

14.4.2　试剂原因：试剂运输、保存不当，试剂过期，标准品过期等。

14.4.3　标本原因：标本采集、处理、保存不符合要求等。

14.4.4　操作原因：注意以下操作。

14.4.4.1　在操作时戴好口罩、手套，选用 RNase‐free 枪头和离心管，以避免提取过程中 RNA 被 RNase 降解，造成假阴性。

14.4.4.2　整个操作过程中，注意保持在冰浴中保持低温。

参考文献 ....

[1] 中国合格评定国家认可委员会.医学实验室质量和能力认可准则的应用要求：CNAS‐CL02‐A001：2023[S/OL].（2023‐08‐01）[2023‐09‐26].https：//www.cnas.org.cn/rkgf/sysrk/rkyyzz/2023/08/912141.shtml.

[2] J Gabert, E Beillard, VHJ van der Velden, et al. Standardization and quality control studies of 'real‐time' quantitative reversetranscriptase polymerase chain reaction of fusion gene transcripts for residual disease detection in leukemia-A Europe Against Cancer Program[J]. Leukemia, 2003, 17：2318‐2357.

（魏元基　苏海翔）

第八章
LDT 系统标准操作规程

LDT 系统建立程序

××医院检验科分子诊断实验室作业指导书	文件编号：××-JYK-××-××-×××
版本/修改：第　　版/第　　次修改	生效日期：　　　　　共　　页　第　　页
编写人：	审核人：　　　　　批准人：

1. 实验室自建检测（laboratory developed tests，LDT）概述

以下将对 LDT 的定义、LDT 的分类、LDT 的发展历程与监管、LDT 检测系统的建立程序等方面分别进行阐述。

2. LDT 的定义

2.1·美国食品药品管理局（FDA）针对 LDT 定义：经 CLIA 认证的医学检验实验室自行研发、验证和使用的检测方法，仅在研发实验室内部使用，不作为商品出售给其他实验室、医院及个人。

2.2·中国针对 LDT 的定义：指符合条件的医疗机构，根据临床需求，自行研制、使用国内尚无同品种产品上市的体外诊断试剂，并在执业医师指导下在本医疗机构内使用的检测方法。

3. LDT 的分类

3.1·FDA 注册或批准的试剂或检测系统，但实验室进行了修改。

3.2·未经 FDA 注册或批准的试剂或检测系统（包括实验室通过购买原材料建立的方法和教科书上提供的标准方法）。

3.3·生产厂家未提供性能指标的试剂或检测系统，如仅供研究用试剂。

4. LDT 系统的建立程序

4.1·LDT 系统的建立程序的概述：建立 LDT 系统应包括三部分：首先，检测性能确认与临床应用评估，检测实验室应积极与临床沟通拟开展检测项目的潜在疾病诊疗意义，即临床预期用途。其次，建立完善的医学检验实验室内的质量控制体系，包括分析性能评估（侧重于检测技术的准确性及可靠性，包括准确度、重复性/精密度、线性范围/检测范围、分析灵敏度、分析特异性等指标）和临床性能验证（侧重于检测方法针对临床样品的灵敏度及特异性评价）等。最后，建立检测全流程的标准化操作流程（standard operating procedure，SOP）和记录，包括从样本采集、核酸扩增、分析检测到结果解读。

4.2·LDT 系统建立程序的性能验证：FDA 和 ISO 对性能验证的定义为：通过检测和提供客观证据证明，对一特定预期应用的要求 ISO 15189 对性能确认的要求是方法确认应尽可能全面，并通过客观证据（以性能特征形式）证实满足检验预期用途的特定要求。检测程序的性能确认包括检测性能验证和临床性能验证。检测性能验证指标包括：测量正确度、测量准确度、测量精确度（含测量重复性和测量中间精密度）、测量不确定度、分析特异性（含干扰物）、分析灵敏度、检出限和定量限、可报告范围、参考范围等。临床性能验证是确定某种分子检测技术检出核酸分子诊断疾病的能力，其目的是评价这种新的分子检测技术是否适合于特定的临床疾病的诊断，包括临床敏感性、临床特异性。

4.3 · LDT 系统的室内质量控制

4.3.1 定性检测项目：每次实验应设置阴性、弱阳性和（或）阳性质控物。如为基因突变、基因多态性或基因型检测，应包括最能反映检测情况的突变或基因型样品，每批检测的质控至少应有一种基因突变或基因型，并建议在一定周期内涵盖所有的基因型。

4.3.2 定量检测项目：每次实验应设置高值、中值和低值质控物。

4.4 · LDT 系统的室间质量评价：针对 LDT 的检测项目，实验室应参加通过认可的能力验证计划提供者提供的能力验证计划。在没有能力验证提供的情况下，通过与其他实验室比对的方式确定检验结果的可接受性时，应满足以下要求：① 规定比对实验室的选择原则：如已获认可的实验室、使用相同检测方法的实验室、使用配套系统的实验室；② 样品数量：至少5 份，包括正常和异常水平或不同常见基因突变或基因型；③ 频率：至少每年 2 次；④ 判定标准：至少应有≥80%的结果符合要求。监管部门应及时对室间质量评价或实验室比对不合格的 LDT 实验室取消其资格，最终实现对 LDT 实验室的常态化监管。

4.5 · LDT 系统的学术及伦理审查制度：医疗机构应当建立医疗机构自制诊断试剂学术和伦理审查制度。学术审查机构：人员组成应当与所开展医疗机构自制诊断试剂研制相适应，并由临床、检验、管理等不同专业的具有副高级以上专业技术职务的人员组成。对医疗机构自制诊断试剂的必要性、科学性、安全性等进行审查。伦理委员会：组成应当符合相关法规规定要求。对是否符合伦理要求进行审查，并分别出具审查意见。

4.6 · 满足临床需求是医学检验的存在基础，而医学检验的发展离不开 LDT。监管部门、临床医生及临床检验实验室应积极沟通、密切合作，确保 LDT 检测项目可以解决临床需求并确保检测结果的准确性、有效性，这有助于临床诊疗及个体化医学水平的快速发展，有助于患者生命和健康质量的不断提高。

参考文献

[1] 刘维薇,郑特,徐科,等.国外实验室自建项目管理带给我们的启示[J].中华临床实验室管理电子杂志,2014,2(3)：1-4.

[2] 韩昭昭,赵旭,吕允凤,等.浅析美国实验室研发试剂监管模式[J].中国医疗器械杂志,2022,46(5)：534-537.

[3] 秦辉.欧盟体外诊断医疗器械指令(IVDD)及 CE 认证[J].中国医疗器械杂志,2008,32(2)：153.

[4] 王蓓丽,郭玮,潘柏申.国外医学检验实验室自建检测方法监管现状[J].中华检验医学杂志,2016,01：55-59.

[5] 潘柏申.我国医学检验实验室自建检测方法发展与管理的期望[J].中华检验医学杂志,2016,01：1-3.

[6] TAZAWAY. Perspective for the development of companion diagnostics and regulatory landscape to encourage personalized medicine in Japan [J]. Breast Cancer, 2016, 23(1)：19-23.

[7] U.S. Department of Health and Human Services, US Food and Drug Administration, Center for Devices and Radiological Health, et al. Draft guidance for industry, food and drug administration staff, and clinical laboratories：framework for regulatory oversight of laboratory developed tests (LDT)[EB/OL].(2014-10-03)[2019-02-05]. http：//www.fda.gov/downloads/MedicalDevices/DeviceRegulationdGuidance/GuidanceDocuments/UCM416685.pdf.

（高 苋 马 亮）

泛癌种血液循环肿瘤 DNA 基因检测标准操作规程

××医院检验科分子诊断实验室作业指导书	文件编号：××-JYK-××-××-×××
版本/修改：第　　版/第　　次修改	生效日期：　　　　共　　页 第　　页
编写人：	审核人：　　　　批准人：

1. 目的

规范泛癌种血液循环肿瘤 DNA 基因检测中血浆分离、cfDNA 提取、文库构建及上机测序的操作，使其流程明确、操作统一，保证泛癌种血液循环肿瘤 DNA 基因检测符合标准要求，以保证检验结果的准确性。

2. 适用范围

使用人多基因突变检测试剂盒（520 基因血浆），适用于血液样本起始进行血浆分离、cfDNA 提取、文库构建，以及 CN500 测序仪的上机测序操作的泛癌种血液循环肿瘤 DNA 基因检测。

3. 操作程序

3.1·CfDNA 提取标准操作流程

3.1.1　实验试剂、仪器和耗材

3.1.1.1　实验试剂：人多基因突变检测试剂盒（520 基因血浆）。

3.1.1.2　实验仪器及耗材：离心管 15 mL、高速冷冻离心机、生物安全柜、移液器及带滤芯枪头（1 000 μL、200 μL、20 μL）、离心管（50 mL、15 mL、0.5 mL、0.2 mL）、1.5 mL 低吸附离心管、干式恒温加热器（15 mL、50 mL）、真空泵、涡旋振荡器、高速离心机。

3.1.2　血浆的分离及收集

3.1.2.1　采血管 4℃ 1 590×g 离心 10 min，收集上清（血浆）至 15 mL 离心管中（注：提前将低温高速离心机降温至 4℃；收集上清时避免吸到白膜层及血细胞）。

3.1.2.2　将 15 mL 离心管（上一步血浆）4℃ 16 000×g 离心 10 min，收集上清，即获得血浆。

3.1.2.3　若 16 000×g 离心后仍见大量红细胞残余，则需要再次进行 4℃ 16 000×g 离心 10 min。至血浆上清澄清不见红细胞残余。

3.1.2.4　收集上清即获得的最终血浆。血浆样本需根据血浆状态评估标准图进行正确评估（注：获得的血浆或恶性渗出液上清处理方式：若 72 h 内提取，可直接放置 4℃；若一个月内提取，则需放置 −20℃；若长期保存，则需要放置 −80℃）。

3.1.3　cfDNA 制备

3.1.3.1　样本管按照质控单顺序排序，对应标记 50 mL（注：3 mL 以下样本用 15 mL 离心管）离心管的编号，根据样本的起始量加入相应量的蛋白酶 K 至已标记编号的 50 mL 离心管中，并配制相应量的缓冲液 ACL（混）。

3.1.3.2　将血浆转移至对应已标记编号的 50 mL 离心管中，转移样本前再次核对样本编号是否一致。

3.1.3.3　加入相对应缓冲液 ACL(混),彻底涡旋混匀。

3.1.3.4　干式恒温加热器 60℃,600 r/min 孵育 30 min。

3.1.3.5　安装真空抽提装置,并检查其气密性是否正常。

3.1.3.6　消化结束后,将 50 mL 离心管取出,加入相应量的缓冲液 ACB,盖上盖子,彻底涡旋混匀。样本冰上孵育 5 min。

3.1.3.7　开启真空泵,将需要过柱的样本转移到收集柱中(转移前擦拭 50 mL 离心管外壁水珠、审核确保 50 mL 离心管和 20 mL 收集管的编号一致。),收集柱盖上一次性盖子,并将收集柱上 VacValve(蓝色开关)打开,样本进行抽提,待样本抽提完,关闭 VacValve(蓝色开关)。

3.1.3.8　关闭真空泵,打开放气阀门,待气压恢复至 0 mbar,关闭放气阀门,扔掉 20 mL 收集管和一次性盖子,打开 VacValve(蓝色开关)。

3.1.3.9　加 600 μL 缓冲液 ACW1 至吸附柱中,开启真空泵进行抽滤,待洗涤液抽滤完,关闭真空泵,打开放气阀门,待气压恢复至 0 mbar,关闭放气阀门。

3.1.3.10　加 750 μL 缓冲液 ACW2 至吸附柱中,开启真空泵进行抽滤,待洗涤液抽滤完,关闭真空泵,打开放气阀门,待气压恢复至 0 mbar,关闭放气阀门。加 750 μL 无水乙醇至吸附柱中,开启真空泵进行抽滤,待洗涤液抽滤完,关闭真空泵,打开放气阀门,待气压恢复至 0 mbar,关闭放气阀门。

3.1.3.11　盖上吸附柱盖子,审核吸附柱与之前转移的 50 mL 离心管编号是否一致,确认无误后,将吸附柱转移至 2 mL 收集管中,13 400 r/min 离心 3 min。

3.1.3.12　移至对应编号的新的 1.5 mL 离心管中(首选低吸附管),开盖 37℃ 放置 5 min,以彻底晾干吸附材料中残余的漂洗液。

3.1.3.13　加入 60 μL 缓冲液 AVE,37℃ 孵育 10 min。缓冲液 AVE 需 37℃ 预热。

3.1.3.14　孵育结束后,样本离心 13 400 r/min,3 min。收集洗脱下来的 DNA,即最终的 DNA。

3.2·血液文库制备标准操作流程

3.2.1　实验试剂、仪器及耗材

3.2.1.1　实验仪器:PCR 仪、4℃ 冰箱、涡旋混匀仪、－20℃ 低温冰箱、－80℃ 低温冰箱、单道移液器、旋转混匀仪、迷你离心机、超级恒温金属浴、磁力架、超声波打断仪、Qubit 仪、2100 生物分析仪。

3.2.1.2　实验试剂:无水乙醇、人多基因突变检测试剂盒(520 基因血浆)、Agilent DNA 1000、Qubit dsDNA HS Assays。

3.2.1.3　实验耗材:Covaris Micro TUBE 管、96 孔板、带滤芯枪头(1 000 μL、200 μL、100 μL、10 μL、2.5 μL)、0.5 mL Qubit 定量管、1.5 mL EP 管、1.5 mL 低吸附管、200 μL PCR 管、15 mL 离心管、自黏式封口膜。

3.2.2　白细胞片段化

3.2.2.1　使用 Qubit dsDNA Assay 检测白细胞 DNA 浓度。一般样品的投入量为 30～200 ng。

3.2.2.2　将白细胞 DNA 加入 1.5 mL 的低吸附离心管,使用 1×IDTE 缓冲液(自备)稀释至总体积为 50 μL,进行基因组打断。碱基对的目标峰在 200 bp 左右。

3.2.3　末端修复,3′端加 A。

3.2.3.1　按照表 1 进行各组分试剂的准备,无核酸酶水置于室温平衡。

3.2.3.2　参考 Qubit dsDNA Assay 标准操作流程在 0.2 mL PCR 管中定量准备 30～200 ng 白细胞 DNA 打断样本和 30～80 ng cfDNA,加入无核酸酶水使样本终末体积为 50 μL。

3.2.3.3　冰上配制末端修复和加 A 反应体系混匀液(表 1),手指轻弹 3～5 次,上下颠倒混匀 2～3 次,瞬时离心 1～3 s。用移液器 P20 吸取 10 μL 混匀液加入上述 50 μL DNA 样本中,上下轻柔吹打 8～10 次混匀,瞬时离心 1～3 s。

表 1　末端修复和 3′端加 A 试剂准备及反应体系

试 剂 名 称	准 备 方 式	反应体积/个
末端修复缓冲(ERB)	常温解冻*	7 μL
末端修复酶(ERA)	冰上放置	3 μL
	总计	10 μL

注:* 常温解冻后低速涡旋混匀至目测无沉淀,瞬时离心 1～3 s 使溶液至管底无气泡,冰上放置备用

3.2.3.4　放入 PCR 仪中,按照表 2 设定"ERG"PCR 反应程序。

表 2　ERG PCR 设置

步　骤	循环数	温　度	时　间
1	1	20℃	30 min
2	1	65℃	30 min
3	1	4℃	持续

3.2.4　接头连接

3.2.4.1　按表 3 进行各组分试剂的准备,连接纯化磁珠至少室温平衡 30 min,连接洗脱液置于室温平衡。冰上配制接头连接反应体系混匀液(表 3),手指轻弹 3～5 次,上下颠倒混匀 2～3 次,瞬时离心 1～3 s。

表 3　接头连接与纯化试剂准备及反应体系

试 剂 名 称	准 备 方 式	反应体积/个
连接缓冲液(LIB)	常温解冻	30 μL
接头(ADM)	常温解冻	10 μL
连接酶(LIG)	冰上放置	10 μL
	总计	50 μL

3.2.4.2　用移液器 P100 吸取 50 μL 混匀液加入上述 0.2 mL 管中,移液器量程调至 80 μL 轻柔上下吹打 8～10 次混匀,瞬时离心 1～3 s。

3.2.4.3　按照表 4 设定 PCR 程序"LIG"。注意:运行 20℃ 15 min 时 PCR 仪盖是打开的,等温度上升到 70℃ 再盖上。

表 4 LIG PCR 设置

步 骤	循环数	温 度	时 间
1	1	20℃（不加热盖）	15 min
2	1	70℃（加热盖）	10 min
3	1	4℃	

3.2.5　接头连接产物纯化

3.2.5.1　上下颠倒 2～3 次，涡旋混匀 5～10 s 已经恢复室温的连接纯化磁珠，使其均一化。取 1.5 mL 低吸附离心管，按连接反应体系和磁珠体积 1∶0.8 比例，先后加入 88 μL 均一化的磁珠和 110 μL 接头连接产物。涡旋混匀，旋转孵育 5 min。

3.2.5.2　将孵育好的样本瞬时离心 1～3 s，将离心管置于磁力架，等待溶液澄清（3～5 min）。

3.2.5.3　将离心管置于磁力架上不动，打开管盖，用移液器 P200 小心吸走澄清上清（约 200 μL），避免碰到磁珠。将离心管仍置于磁力架上，用移液器 P1000 在每管加入 300 μL 新鲜配制的 75% 乙醇。等待 1 min 使磁珠充分沉淀，其间沿水平方向缓慢旋转离心管一圈，吸走乙醇。重复步骤 3.2.5.3。

3.2.5.4　瞬时离心 1～3 s，将离心管重新放回磁力架静置 30 s，使用移液器 P10 除净残留乙醇，保持管盖开启。室温 2 min 使磁珠干燥，以磁珠表面不反光，磁珠块没有裂纹为准。加入 28 μL 已恢复室温的连接洗脱液（EB），涡旋混匀，瞬时离心 1～3 s，室温孵育 3 min。将离心管置于磁力架 2 min，直至溶液澄清。

3.2.5.5　移取上清 27.5 μL 至新的 0.2 mL PCR 管，冰上备用。

3.2.6　预文库 PCR 扩增

3.2.6.1　按照表 5 进行各组分试剂的准备，PCR 纯化磁珠至少室温平衡 30 min，洗脱液（EB）置于室温平衡。按照表 5 准备反应体系混匀液（冰上配制），手指轻弹 3～5 次，上下颠倒混匀 2～3 次，瞬时离心 1～3 s。

表 5 Pre PCR 试剂准备及反应体系

试 剂 名 称	准 备 方 式	反应体积/个
预扩增缓冲液（PPB）	常温解冻*	10 μL
dNTP 混合液（dNTPs）	冰上解冻	10 μL
预扩增引物（PPO）	冰上解冻	1.5 μL
预扩增反应酶（PPE）	冰上放置	1 μL
	总计	22.5 μL

注：* 常温解冻后低速涡旋混匀至目测无沉淀，瞬时离心 1～3 s 使溶液至管底无气泡，冰上放置备用

3.2.6.2　在"接头连接产物纯化"这一步中的 PCR 管中（含 27.5 μL 接头纯化产物），每管用移液器 P100 加入 22.5 μL 反应混匀液，上下轻柔吹打 8～10 次混匀，瞬时离心 1～3 s。

3.2.6.3　置于 PCR 仪上运行"PRE"程序（表 6）。

表 6　Pre PCR 设置

步　骤	循环数	温　度	时　间
1	1	98℃	45 s
2	9	98℃	15 s
		60℃	30 s
		72℃	30 s
3	1	72℃	2 min
4	1	4℃	持续

3.2.7　预文库纯化

3.2.7.1　上下颠倒 2～3 次,涡旋混匀 5～10 s 已经恢复室温的 PCR 纯化磁珠,使其均一化。取 1.5 mL 低吸附离心管,按 PCR 体积和磁珠体积 1∶1.2 比例,先后加入 60 μL 均一化的磁珠和 50 μL PCR 预文库。涡旋混匀,旋转孵育 5 min。

3.2.7.2　孵育好的样本瞬时离心 1～3 s 将离心管置于磁力架。等待溶液澄清(3～5 min)。离心管仍置于磁力架不动,打开管盖,小心吸走上清(约 110 μL),避免碰到磁珠。离心管仍置于磁力架上,用移液器 P1000 在每管加入 300 μL 新鲜配制的 75％乙醇。等待 1 min 使磁珠充分沉淀,其间沿水平方向缓慢旋转离心管一圈,吸走乙醇。重复步骤 3.2.7.2。

3.2.7.3　瞬时离心 1～3 s,将离心管重新放回磁力架静置 30 s,使用移液器 P10 除净残留乙醇,保持管盖开启。室温 2 min 使磁珠干燥,以磁珠表面不反光,磁珠块没有裂纹为准。加入 18 μL 已恢复室温的洗脱液(EB),涡旋混匀,瞬时离心 1～3 s,室温孵育 3 min。

3.2.7.4　将离心管置于磁力架 2 min,直至溶液澄清。移取上清 17 μL 至新的 1.5 mL 低吸附离心管,冰上备用。

3.2.7.5　取 1 μL 纯化后的预文库到一个新的 0.2 mL PCR 管中,加入 9 μL 的水(自备),移液器 P20 上下吹打混匀 10 次混匀后进行质控。参考 Qubit3.0 荧光计操作说明书,测量预文库浓度(ng/μL)及总产量(ng)。参考 2100 生物分析仪和检测试剂操作说明书,检测预文库片段大小。

3.2.8　杂交反应

3.2.8.1　按照表 7 进行各组分试剂的准备,其中杂交混合液(HYB)置于室温融化后混匀,置于 65℃预热 1～2 min,完全溶解后,置于室温待用。注意:杂交混合液(HYB)完全溶解后为澄清或少许混浊状态。

表 7　杂交试剂准备

试剂名称	准备方式	试剂名称	准备方式
杂交阻断剂(BLM)	常温解冻	核酸酶抑制剂(RIB)	冰上放置
杂交混合液(HYB)	常温解冻	520 基因探针	冰上解冻

3.2.8.2　根据预文库的总量,按照要求取相应的预文库的量,用洗脱液(EB)补至终体积 15 μL,按照标记置于 48 孔板中,每个孔加入 4 μL 杂交阻滞剂(BLM)(标记为组分 A),吹打

8~10 次混匀,盖上 8 联管盖。

3.2.8.3　按照表 8 配制组分 B 混合液:10 μL 杂交混合液(HYB)+0.5 μL 核酸酶抑制剂(RIB)+1 μL 520 基因探针,分装到新的 8 联管中,盖上 8 联管盖。

表 8　组分 B 混合液配比

组　分　B	体　　积
杂交混合液(HYB)	10 μL
核酸酶抑制剂(RIB)	0.5 μL
520 基因探针	1 μL
总计	11.5 μL

3.2.8.4　将组分 A 置于 PCR 仪上,运行程序"HYB"(表 9)。

表 9　HYB PCR 设置

步　骤	循环数	温　度	时　间
1	1	95℃	5 min
2	1	65℃	持续

3.2.8.5　PCR 仪温度降至 65℃时,将组分 B 置于 PCR 仪上孵育,盖上 PCR 仪热盖。2 min 后,打开 PCR 仪热盖及相应 8 联管盖,使用移液器 P20 迅速将 B 组分(11.5 μL 体积)转移到 A 组分中,每次需更换枪头,吹打 5 次混匀(保持 48 孔板在 PCR 仪上),盖紧 8 联管盖,贴膜以防止蒸干。盖上 PCR 仪热盖,65℃孵育 16~24 h(105℃热盖)。

3.2.9　捕获洗脱

3.2.9.1　按照表 10 进行各组分试剂的准备,链霉亲和素磁珠至少室温平衡 30 min,洗脱液(EB)置于室温平衡。

表 10　SCB 磁珠捕获试剂准备

试剂名称	准备方式	试剂名称	准备方式
链霉亲和素磁珠(SCB)	室温平衡 30 min	清洗液 2(WB2)	65℃预热
结合缓冲液(BWS)	室温备用	洗脱液(EB)	室温平衡 30 min
清洗液 1(WB1)	室温备用		

3.2.9.2　按 600 μL/样本的用量将清洗液 2(WB2)置于 15 mL 锥形管金属加热器 65℃孵育。

3.2.9.3　取出链霉亲和素磁珠(SCB),上下颠倒混匀 5 次,涡旋混匀 10 s,室温平衡半小时。涡旋混匀 10 s,按样本数分装入 1.5 mL 低吸附离心管,每个样本需 25 μL,静置磁力架上 3 min,弃上清。

3.2.9.4　每 25 μL SCB 磁珠加 200 μL BWS 结合缓冲液,涡旋混匀 3 s,瞬时离心 1~3 s,静置磁力架上 3 min,弃上清。重复 3.2.9.4 步骤 2 次,共 3 次。

3.2.9.5　向 SCB 磁珠中加入 200 μL BWS 结合缓冲液,涡旋混匀 3 s,重悬备用。

3.2.9.6　保持样本在 PCR 仪上,用移液器 P100 将杂交样本约 30 μL 转移至重悬的 SCB 磁珠中,涡旋混匀,置于旋转混匀仪上,室温旋转孵育 30 min,瞬时离心 1~3 s。

3.2.9.7　将磁珠样本混合液管置于磁力架上静置 3 min,用 P1000 吸去约 230 μL 上清。加入 500 μL WB 清洗液 1,涡旋混匀 5 s,置于旋转混匀仪上,室温旋转孵育 15 min,瞬时离心 1~3 s。将磁珠样本混合液放置在磁力架上静置 3 min,用移液器 P1000 吸去约 500 μL 上清。用移液器 P20 吸尽残留液体。

3.2.9.8　加入 150 μL 预热至 65℃ 的 WB 清洗液 2,涡旋混匀 10 s,置于恒温混匀仪上,65℃振荡孵育 10 min,转速为 600 r/min。瞬时离心 1~3 s,磁力架上静置 3 min,用移液器 P200 吸去约 150 μL 上清,再用移液器 P20 吸尽残留液体(注意:恒温混匀仪无振荡功能时,每隔 3 min 用手轻弹几次,防止磁珠沉底)。重复 3.2.9.8 步骤 3 次,共 4 次。

3.2.9.9　瞬时离心 1~3 s,用移液器 P20 除净样本管中残留液体,移液器 P100 加入 20 μL 已恢复室温的洗脱液(EB),上下吹打 8~10 次混匀,放置冰上备用。

3.2.10　终文库制备

3.2.10.1　按照表 11 进行各组分试剂的准备,PCR 纯化磁珠至少室温平衡 30 min,洗脱液(EB)置于室温平衡。

表 11　Post PCR 试剂准备及 PCR 反应体系

试 剂 名 称	准 备 方 式	反应体积/个
扩增混合液(AMB)	冰上解冻	25 μL
标签引物系列(血浆) SET E/F/G/H	常温解冻	5 μL
带磁珠的文库	—	20 μL
	总计	50 μL

3.2.10.2　将标签引物板平稳放置在桌面,标签朝向操作者,选择引物孔,用枪头刺穿铝膜备用。取新的 0.2 mL PCR 管,按照表 11 顺序加入试剂,移液器 P200 设置量程 30 μL 轻柔吹打 8~10 次,瞬时离心 1~3 s。

3.2.10.3　在 PCR 仪上运行表"POST"程序。

表 12　Post PCR 设置

步 骤	循环数	温 度	时 间
1	1	98℃	45 s
2	12	98℃	15 s
		60℃	30 s
		72℃	30 s
3	1	72℃	10 min
4	1	4℃	持续

3.2.11　终文库纯化

3.2.11.1　将 PCR 产物(含 SCB 磁珠)瞬时快速离心 1~3 s,静置在磁力架上 1 min,吸取

50 μL 上清加入新的 1.5 mL 低吸附离心管中。纯化步骤同前。

3.2.11.2　将纯化后的 DNA 文库进行质控,测定其片段分布和浓度,文库片段主要分布为血浆 300～360 bp,白细胞 300～500 bp。浓度及片段分布合格后可上机测序。

3.2.12　上机测序

3.2.12.1　测序仪器为 CN500,测序前参考基因测序仪说明书先进行仪器清洗与仪器重启。准备试剂及文库,编辑工作表。

3.2.12.2　按照测序仪器提示进行上机测序。测序数据下机后,用肿瘤个体化二代测序数据分析软件对测序获得的序信息进行分析比对,获得判读结果。

（高　甦　马　亮）

肺癌血液循环肿瘤 DNA 基因检测标准操作规程

××医院检验科分子诊断实验室作业指导书	文件编号：××-JYK-××-××-×××
版本/修改：第　　版/第　　次修改	生效日期：　　　　共　　页　第　　页
编写人：	审核人：　　　　批准人：

1. 目的

规范肺癌血液循环肿瘤 DNA 基因检测中血浆分离、cfDNA 提取、文库构建及上机测序的操作，使其流程明确、操作统一，保证肺癌血液循环肿瘤 DNA 基因检测符合标准要求，以保证检验结果的准确性。

2. 适用范围

适用于使用人多基因突变检测试剂盒（168 基因血浆）的血液样本进行血浆分离、cfDNA 提取、进行的文库构建，以及 CN500 测序仪的上机测序操作的肺癌血液循环肿瘤 DNA 基因检测。

3. 操作程序

3.1·CfDNA 提取标准操作流程

3.1.1　实验试剂、仪器和耗材

3.1.1.1　实验试剂：人多基因突变检测试剂盒（168 基因血浆）。

3.1.1.2　实验仪器及耗材：离心管 15 mL、高速冷冻离心机、生物安全柜、移液器及带滤芯枪头（1 000 μL、200 μL、20 μL）、离心管（50 mL、15 mL、0.5 mL、0.2 mL）、1.5 mL 低吸附离心管、干式恒温加热器（15 mL、50 mL）、真空泵、涡旋振荡器、高速离心机。

3.1.2　血浆的分离及收集

3.1.2.1　采血管 4℃ 1 590×g 离心 10 min，收集上清（血浆）至 15 mL 离心管中（注：提前将低温高速离心机降温至 4℃；收集上清时避免吸到白膜层及血细胞）。

3.1.2.2　将 15 mL 离心管（上一步血浆）4℃ 16 000×g 离心 10 min，收集上清，即获得血浆。

3.1.2.3　若 16 000×g 离心后仍见大量红细胞残余，则需要再次进行 4℃ 16 000×g 离心 10 min。至血浆上清澄清不见红细胞残余。

3.1.2.4　收集上清即获得的最终血浆。血浆样本需根据血浆状态评估标准图进行正确评估（注：获得的血浆或恶性渗出液上清处理方式：若 72 h 内提取，可直接放置 4℃；若一个月内提取，则需放置 -20℃；若长期保存，则需要放置 -80℃）。

3.1.3　CfDNA 制备

3.1.3.1　样本管按照质控单顺序排序，对应标记 50 mL（注意：3 mL 以下样本用 15 mL 离心管）离心管的编号，根据样本的起始量加入相应量的蛋白酶 K 至已标记编号的 50 mL 离心管中，并配制相应量的缓冲液 ACL（混）。

3.1.3.2　将血浆转移至对应已标记编号的 50 mL 离心管中，转移样本前再次核对样本编号是否一致。

3.1.3.3　加入相对应缓冲液 ACL(混),彻底涡旋混匀。

3.1.3.4　干式恒温加热器 60℃,600 r/min 孵育 30 min。

3.1.3.5　安装真空抽提装置,并检查其气密性是否正常。

3.1.3.6　消化结束后,将 50 mL 离心管取出,加入相应量的缓冲液 ACB,盖上盖子,彻底涡旋混匀。样本冰上孵育 5 min。

3.1.3.7　开启真空泵,将需要过柱的样本转移到收集柱中(转移前擦拭 50 mL 离心管外壁水珠、审核确保 50 mL 离心管和 20 mL 收集管的编号一致。),收集柱盖上一次性盖子,并将收集柱上 VacValve(蓝色开关)打开,样本进行抽提,待样本抽提完,关闭 VacValve(蓝色开关)。

3.1.3.8　关闭真空泵,打开放气阀门,待气压恢复至 0 mbar,关闭放气阀门、扔掉 20 mL 收集管和一次性盖子、打开 VacValve(蓝色开关)。

3.1.3.9　加 600 μL 缓冲液 ACW 1 至吸附柱中,开启真空泵进行抽滤,待洗涤液抽滤完,关闭真空泵,打开放气阀门,待气压恢复至 0 mbar,关闭放气阀门。

3.1.3.10　加 750 μL 缓冲液 ACW 2 至吸附柱中,开启真空泵进行抽滤,待洗涤液抽滤完,关闭真空泵,打开放气阀门,待气压恢复至 0 mbar,关闭放气阀门。加 750 μL 无水乙醇至吸附柱中,开启真空泵进行抽滤,待洗涤液抽滤完,关闭真空泵,打开放气阀门,待气压恢复至 0 mbar,关闭放气阀门。

3.1.3.11　盖上吸附柱盖子,审核吸附柱与之前转移的 50 mL 离心管编号是否一致,确认无误后,将吸附柱转移至 2 mL 收集管中,13 400 r/min 离心 3 min。

3.1.3.12　移至对应编号的新的 1.5 mL 离心管中(首选低吸附管),开盖 37℃ 放置 5 min,以彻底晾干吸附材料中残余的漂洗液。

3.1.3.13　加入 60 μL AVE,37℃ 孵育 10 min。AVE 需 37℃ 预热。

3.1.3.14　孵育结束后,样本离心 13 400 r/min,3 min。收集洗脱下来的 DNA,即最终的 DNA。

3.2·血液文库制备标准操作流程

3.2.1　实验试剂、仪器及耗材

3.2.1.1　实验仪器:PCR 仪、4℃ 冰箱、涡旋混匀仪、−20℃ 低温冰箱、−80℃ 低温冰箱、单道移液器、旋转混匀仪、迷你离心机、超级恒温金属浴、磁力架、超声波打断仪、Qubit 仪、2100 生物分析仪。

3.2.1.2　实验试剂:无水乙醇、人多基因突变检测试剂盒(168 基因血浆)、Agilent DNA 1000、Qubit dsDNA HS Assays。

3.2.1.3　实验耗材:Covaris Micro TUBE 管、96 孔板、带滤芯枪头(1 000 μL、200 μL、100 μL、10 μL、2.5 μL)、0.5 mL Qubit 定量管、1.5 mL EP 管、1.5 mL 低吸附管、200 μL PCR 管、15 mL 离心管、自黏式封口膜。

3.2.2　白细胞片段化

3.2.2.1　使用 Qubit dsDNA Assay 检测白细胞 DNA 浓度。一般样品的投入量为 30～200 ng。

3.2.2.2　将白细胞 DNA 加入 1.5 mL 的低吸附离心管,使用 1×IDTE 缓冲液(自备)稀释至总体积为 50 μL,进行基因组打断。碱基对的目标峰在 200 bp 左右。

3.2.3 末端修复,3′端加 A

3.2.3.1　按照表 1 进行各组分试剂的准备,无核酸酶水置于室温平衡。

表 1　末端修复和 3′端加 A 试剂准备及反应体系

试 剂 名 称	准 备 方 式	反应体积/个
末端修复缓冲液(ERB)	常温解冻*	7 μL
末端修复酶(ERA)	冰上放置	3 μL
	总计	10 μL

注:* 常温解冻后低速涡旋混匀至目测无沉淀,瞬时离心 1～3 s 使溶液至管底无气泡,冰上放置备用

3.2.3.2　参考 Qubit dsDNA Assay 标准操作流程在 0.2 mL PCR 管中定量准备 30～200 ng 白细胞 DNA 打断样本和 30～80 ng cfDNA,加入无核酸酶水使样本终末体积为 50 μL。

3.2.3.3　冰上配制末端修复和加 A 反应体系混匀液,手指轻弹 3～5 次,上下颠倒混匀 2～3 次,瞬时离心 1～3 s。用移液器 P20 吸取 10 μL 混匀液加入上述 50 μL DNA 样本中,上下轻柔吹打 8～10 次混匀,瞬时离心 1～3 s。

3.2.3.4　放入 PCR 仪中,按表 2 设定"ERG"PCR 反应程序。

表 2　ERG PCR 设置

步　骤	循环数	温　度	时　间
1	1	20℃	30 min
2	1	65℃	30 min
3	1	4℃	持续

3.2.4 接头连接

3.2.4.1　按表 3 进行各组分试剂的准备,连接纯化磁珠至少室温平衡 30 min,连接洗脱液置于室温平衡。冰上配制接头连接反应体系混匀液,手指轻弹 3～5 次,上下颠倒混匀 2～3 次,瞬时离心 1～3 s。

表 3　接头连接与纯化试剂准备及反应体系

试 剂 名 称	准 备 方 式	反应体积/个
连接缓冲液(LIB)	常温解冻	30 μL
接头(ADM)	常温解冻	10 μL
连接酶(LIG)	冰上放置	10 μL
	总计	50 μL

3.2.4.2　用移液器 P100 吸取 50 μL 混匀液加入上述 0.2 mL 管中,移液器量程调至 80 μL 轻柔上下吹打 8～10 次混匀,瞬时离心 1～3 s。

3.2.4.3　按照表 4 设定 PCR 程序"LIG"。注意：运行 20℃ 15 min 时 PCR 仪盖是打开的，等温度上升到 70℃再盖上。

表 4　LIG PCR 设置

步　骤	循环数	温　度	时　间
1	1	20℃（不加热盖）	15 min
2	1	70℃（加热盖）	10 min
3	1	4℃	

3.2.5　接头连接产物纯化

3.2.5.1　上下颠倒 2～3 次，涡旋混匀 5～10 s 已经恢复室温的连接纯化磁珠，使其均一化。取 1.5 mL 低吸附离心管，按连接反应体系和磁珠体积 1∶0.8 比例，先后加入 88 µL 均一化的磁珠和 110 µL 接头连接产物。涡旋混匀，旋转孵育 5 min。

3.2.5.2　将孵育好的样本瞬时离心 1～3 s，将离心管置于磁力架，等待溶液澄清（3～5 min）。

3.2.5.3　将离心管置于磁力架上不动，打开管盖，用移液器 P200 小心吸走澄清上清（约 200 µL），避免碰到磁珠。将离心管仍置于磁力架上，用移液器 P1000 在每管加入 300 µL 新鲜配制的 75％乙醇。等待 1 min 使磁珠充分沉淀，其间沿水平方向缓慢旋转离心管一圈，吸走乙醇。重复步骤 3.2.5.3。

3.2.5.4　瞬时离心 1～3 s，将离心管重新放回磁力架静置 30 s，使用移液器 P10 除净残留乙醇，保持管盖开启。室温 2 min 使磁珠干燥，以磁珠表面不反光，磁珠块没有裂纹为准。加入 28 µL 已恢复室温的连接洗脱液（EB），涡旋混匀，瞬时离心 1～3 s，室温孵育 3 min。将离心管置于磁力架 2 min，直至溶液澄清。

3.2.5.5　移取上清 27.5 µL 至新的 0.2 mL PCR 管，冰上放置备用。

3.2.6　预文库 PCR 扩增

3.2.6.1　按照表 5 进行各组分试剂的准备，PCR 纯化磁珠至少室温平衡 30 min，洗脱液（EB）置于室温平衡，手指轻弹 3～5 次，上下颠倒混匀 2～3 次，瞬时离心 1～3 s。

表 5　Pre PCR 试剂准备及反应体系

试 剂 名 称	准 备 方 式	反应体积/个
预扩增缓冲液（PPB）	常温解冻*	10 µL
dNTP 混合液（dNTP）	冰上解冻	10 µL
预扩增引物（PPO）	冰上解冻	1.5 µL
预扩增反应酶（PPE）	冰上放置	1 µL
	总计	22.5 µL

注：* 常温解冻后低速涡旋混匀至目测无沉淀，瞬时离心 1～3 s 使溶液至管底无气泡，冰上放置备用

3.2.6.2　在"接头连接产物纯化"这一步中的 PCR 管中（含 27.5 µL 接头纯化产物），每管用移液器 P100 加入 22.5 µL 反应混匀液，上下轻柔吹打 8～10 次混匀，瞬时离心 1～3 s。

3.2.6.3　置于 PCR 仪上运行，按照表 6 设定"PRE"程序。

表6 Pre PCR 设置

步 骤	循环数	温 度	时 间
1	1	98℃	45 s
2	9	98℃	15 s
		60℃	30 s
		72℃	30 s
3	1	72℃	2 min
4	1	4℃	持续

3.2.7 预文库纯化

3.2.7.1 上下颠倒2～3次,涡旋混匀5～10 s已经恢复室温的 PCR 纯化磁珠,使其均一化。取1.5 mL 低吸附离心管,按 PCR 体积和磁珠体积1∶1.2比例,先后加入60 μL 均一化的磁珠和50 μL PCR 预文库。涡旋混匀,旋转孵育5 min。

3.2.7.2 孵育好的样本瞬时离心1～3 s将离心管置于磁力架。等待溶液澄清(3～5 min)。离心管仍置于磁力架不动,打开管盖,小心吸走上清(约110 μL),避免碰到磁珠。离心管仍置于磁力架上,用移液器 P1000 在每管加入300 μL 新鲜配制的75％乙醇。等待1 min 使磁珠充分沉淀,其间沿水平方向缓慢旋转离心管一圈,吸走乙醇。重复步骤3.2.7.2。

3.2.7.3 瞬时离心1～3 s,将离心管重新放回磁力架静置30 s,使用移液器 P10 除净残留乙醇,保持管盖开启。室温2 min 使磁珠干燥,以磁珠表面不反光,磁珠块没有裂纹为准。加入18 μL 已恢复室温的洗脱液(EB),涡旋混匀,瞬时离心1～3 s,室温孵育3 min。

3.2.7.4 将离心管置于磁力架2 min,直至溶液澄清。移取上清17 μL 至新的1.5 mL 低吸附离心管,冰上备用。

3.2.7.5 取1 μL 纯化后的预文库到一个新的0.2 mL PCR 管中,加入9 μL 的水(自备),移液器 P20 上下吹打混匀10次混匀后进行质控。参考 Qubit3.0 荧光计操作说明书,测量预文库浓度(ng/μL)及总产量(ng)。参考2100生物分析仪和检测试剂操作说明书,检测预文库片段大小。

3.2.8 杂交反应

3.2.8.1 按照表7进行各组分试剂的准备,其中杂交混合液(HYB)置于室温融化后混匀,置于65℃预热1～2 min,完全溶解后,置于室温待用。注意:杂交混合液(HYB)完全溶解后为澄清或少许混浊状态。

表7 杂交试剂准备

试剂名称	准备方式	试剂名称	准备方式
杂交阻断剂(BLM)	常温解冻	核酸酶抑制剂(RIB)	冰上放置
杂交混合液(HYB)	常温解冻	168 基因探针	冰上解冻

3.2.8.2 根据预文库的总量,按照要求取相应的预文库的量,用洗脱液(EB)补至终体积15 μL,按照标记置于48孔板中,每个孔加入4 μL 杂交阻断剂(BLM)(标记为组分 A),吹打

8～10 次混匀,盖上 8 联管盖。

3.2.8.3 按照表 8 配制组分 B 混合液:10 μL 杂交混合液(HYB)＋0.5 μL 核酸酶抑制剂(RIB)＋1 μL 168 基因探针,分装到新的 8 联管中,盖上 8 联管盖。

表 8 组分 B 混合液配比

组 分 B	体 积
杂交混合液(HYB)	10 μL
核酸酶抑制剂(RIB)	0.5 μL
168 基因探针	1 μL
总计	11.5 μL

3.2.8.4 将组分 A 置于 PCR 仪上运行,按照表 9 设定程序"HYB"。

表 9 HYB PCR 设置

步 骤	循环数	温 度	时 间
1	1	95℃	5 min
2	1	65℃	持续

3.2.8.5 PCR 仪温度降至 65℃ 时,将组分 B 置于 PCR 仪上孵育,盖上 PCR 仪热盖。2 min 后,打开 PCR 仪热盖及相应 8 联管盖,使用移液器 P20 迅速将 B 组分(11.5 μL 体积)转移到 A 组分中,每次需更换枪头,吹打 5 次混匀(保持 48 孔板在 PCR 仪上),盖紧 8 联管盖,贴膜以防止蒸干。盖上 PCR 仪热盖,65℃ 孵育 16～24 h(105℃ 热盖)。

3.2.9 捕获洗脱

3.2.9.1 按照表 10 进行各组分试剂的准备,链霉亲和素磁珠至少室温平衡 30 min,洗脱液(EB)置于室温平衡。

表 10 SCB 磁珠捕获试剂准备

试剂名称	准备方式	试剂名称	准备方式
链霉亲和素磁珠(SCB)	室温平衡 30 min	清洗液 2(WB2)	65℃预热
结合缓冲液(BWS)	室温备用	洗脱液(EB)	室温平衡 30 min
清洗液 1(WB1)	室温备用		

3.2.9.2 按 600 μL/样本的用量将清洗液 2(WB2)置于 15 mL 锥形管金属加热器 65℃ 孵育。

3.2.9.3 取出链霉亲和素磁珠(SCB),上下颠倒混匀 5 次,涡旋混匀 10 s,室温平衡半小时。涡旋混匀 10 s,按样本数分装入 1.5 mL 低吸附离心管,每个样本需 25 μL,静置于磁力架上 3 min,弃上清。

3.2.9.4 每 25 μL SCB 磁珠加 200 μL BWS 结合缓冲液,涡旋混匀 3 s,瞬时离心 1～3 s,静置磁力架上 3 min,弃上清。重复步骤 3.2.9.4 2 次,共 3 次。

3.2.9.5 向 SCB 磁珠中加入 200 μL BWS 结合缓冲液,涡旋混匀 3 s,重悬备用。

3.2.9.6　保持样本在 PCR 仪上,用移液器 P100 将杂交样本约 30 μL 转移至重悬的 SCB 磁珠中,涡旋混匀,置于旋转混匀仪上,室温旋转孵育 30 min,瞬时离心 1～3 s。

3.2.9.7　将磁珠样本混合液管置于磁力架上静置 3 min,用 P1000 吸去约 230 μL 上清。加入 500 μL WB 清洗液 1,涡旋混匀 5 s,置于旋转混匀仪上,室温旋转孵育 15 min,瞬时离心 1～3 s。将磁珠样本混合液放置在磁力架上静置 3 min,用移液器 P1000 吸去约 500 μL 上清。用移液器 P20 吸尽残留液体。

3.2.9.8　加入 150 μL 预热至 65℃ 的 WB 清洗液 2,涡旋混匀 10 s,置于恒温混匀仪上,65℃ 震荡孵育 10 min,转速为 600 r/min。瞬时离心 1～3 s,磁力架上静置 3 min,用移液器 P200 吸去约 150 μL 上清,再用移液器 P20 吸尽残留液体(注意:恒温混匀仪无振荡功能时,每隔 3 min 用手轻弹几次,防止磁珠沉底)。重复步骤 3.2.9.8 3 次,共 4 次。

3.2.9.9　瞬时离心 1～3 s,用移液器 P20 除净样本管中残留液体,移液器 P100 加入 20 μL 已恢复室温的洗脱液(EB),上下吹打 8～10 次混匀,冰上放置备用。

3.2.10　终文库制备

3.2.10.1　按照表 11 进行各组分试剂的准备,PCR 纯化磁珠至少室温平衡 30 min,洗脱液(EB)置于室温平衡。

表 11　Post PCR 试剂准备及 PCR 反应体系

试 剂 名 称	准 备 方 式	反应体积/个
扩增混合液(AMB)	冰上解冻	25 μL
标签引物系列(血浆)SET E/F/G/H	常温解冻	5 μL
带磁珠的文库	—	20 μL
	总计	50 μL

3.2.10.2　将标签引物板平稳放置在桌面,标签朝向操作者,选择引物孔,用枪头刺穿铝膜备用。取新的 0.2 mL PCR 管,按照表 11 顺序加入试剂,移液器 P200 设置量程 30 μL 轻柔吹打 8～10 次,瞬时离心 1～3 s。

3.2.10.3　在 PCR 仪上运行表 12 设定"POST"程序。

表 12　Post PCR 设置

步 骤	循环数	温 度	时 间
1	1	98℃	45 s
2	12	98℃	15 s
		60℃	30 s
		72℃	30 s
3	1	72℃	10 min
4	1	4℃	持续

3.2.11　终文库纯化

3.2.11.1　将 PCR 产物(含 SCB 磁珠)瞬时快速离心 1～3 s,静置在磁力架上 1 min,吸取

50 μL 上清加入新的 1.5 mL 低吸附离心管中。纯化步骤同前。

3.2.11.2 将纯化后的 DNA 文库进行质控,测定其片段分布和浓度,文库片段主要分布为血浆 300～360 bp,白细胞 300～500 bp。浓度及片段分布合格后可上机测序。

3.2.12 上机测序

3.2.12.1 测序仪器为 CN500,测序前参考基因测序仪说明书先进行仪器清洗与仪器重启。准备试剂及文库,编辑工作表。

3.2.12.2 按照测序仪器提示进行上机测序。测序数据下机后,用肿瘤个体化二代测序数据分析软件对测序获得的序信息进行分析比对,获得判读结果。

（高 尤 马 亮）

消化道肿瘤血液循环肿瘤 DNA 基因检测标准操作规程

××医院检验科分子诊断实验室作业指导书	文件编号：××-JYK-××-××-×××
版本/修改：第　　　版/第　　　次修改	生效日期：　　　　　共　　页 第　　页
编写人：	审核人：　　　　　批准人：

1. 目的

规范消化道血液循环肿瘤 DNA 基因检测中血浆分离、cfDNA 提取、文库构建及上机测序的操作，使其流程明确、操作统一，保证肺癌血液循环肿瘤 DNA 基因检测符合标准要求，以保证检验结果的准确性。

2. 适用范围

适用于使用人多基因突变检测试剂盒（168 基因血浆）的血液样本进行血浆分离、cfDNA提取、进行的文库构建，以及 CN500 测序仪的上机测序操作的肺癌血液循环肿瘤 DNA 基因检测。

3. 操作程序

3.1 · CfDNA 提取标准操作流程

3.1.1　实验试剂、仪器和耗材

3.1.1.1　实验试剂：人多基因突变检测试剂盒（168 基因血浆）。

3.1.1.2　实验仪器及耗材：离心管 15 mL、高速冷冻离心机、生物安全柜、移液器及带滤芯枪头（1 000 μL、200 μL、20 μL）、离心管（50 mL、15 mL、0.5 mL、0.2 mL）、1.5 mL 低吸附离心管、干式恒温加热器（15 mL、50 mL）、真空泵、涡旋振荡器、高速离心机。

3.1.2　血浆的分离及收集

3.1.2.1　采血管 4℃ 1 590×g 离心 10 min，收集上清（血浆）至 15 mL 离心管中（注意：提前将低温高速离心机降温至 4℃；收集上清时避免吸到白膜层及血细胞）。

3.1.2.2　将 15 mL 离心管（上一步血浆）4℃ 16 000×g 离心 10 min，收集上清，即获得血浆。

3.1.2.3　若 16 000×g 离心后仍见大量红细胞残余，则需要再次进行 4℃ 16 000×g 离心 10 min。至血浆上清澄清不见红细胞残余。

3.1.2.4　收集上清即获得的最终血浆。血浆样本需根据血浆状态评估标准图进行正确评估（注：获得的血浆或恶性渗出液上清处理方式：若 72 h 内提取，可直接放置 4℃；若一个月内提取，则需放置 -20℃；若长期保存，则需要放置 -80℃）。

3.1.3　CfDNA 制备

3.1.3.1　样本管按照质控单顺序排序，对应标记 50 mL（注意：3 mL 以下样本用 15 mL离心管）离心管的编号，根据样本的起始量加入相应量的蛋白酶 K 至已标记编号的 50 mL 离心管中，并配制相应量的缓冲液 ACL（混）。

3.1.3.2　将血浆转移至对应已标记编号的 50 mL 离心管中，转移样本前再次核对样本编号是否一致。

3.1.3.3　加入相对应缓冲液 ACL（混），彻底涡旋混匀。

3.1.3.4　干式恒温加热器 60℃，600 r/min 孵育 30 min。

3.1.3.5　安装真空抽提装置，并检查其气密性是否正常。

3.1.3.6　消化结束后，将 50 mL 离心管取出，加入相应量的缓冲液 ACB，盖上盖子，彻底涡旋混匀。样本冰上孵育 5 min。

3.1.3.7　开启真空泵，将需要过柱的样本转移到收集柱中（转移前擦拭 50 mL 离心管外壁水珠、审核确保 50 mL 离心管和 20 mL 收集管的编号一致。），收集柱盖上一次性盖子，并将收集柱上 VacValve（蓝色开关）打开，样本进行抽提，待样本抽提完，关闭 VacValve（蓝色开关）。

3.1.3.8　关闭真空泵，打开放气阀门，待气压恢复至 0 mbar，关闭放气阀门，扔掉 20 mL 收集管和一次性盖子，打开 VacValve（蓝色开关）。

3.1.3.9　加 600 μL 缓冲液 ACW 1 至吸附柱中，开启真空泵进行抽滤，待洗涤液抽滤完，关闭真空泵，打开放气阀门，待气压恢复至 0 mbar，关闭放气阀门。

3.1.3.10　加 750 μL 缓冲液 ACW 2 至吸附柱中，开启真空泵进行抽滤，待洗涤液抽滤完，关闭真空泵，打开放气阀门，待气压恢复至 0 mbar，关闭放气阀门。加 750 μL 无水乙醇至吸附柱中，开启真空泵进行抽滤，待洗涤液抽滤完，关闭真空泵，打开放气阀门，待气压恢复至 0 mbar，关闭放气阀门。

3.1.3.11　盖上吸附柱盖子，审核吸附柱与之前转移的 50 mL 离心管编号是否一致，确认无误后，将吸附柱转移至 2 mL 收集管中，13 400 r/min 离心 3 min。

3.1.3.12　移至对应编号的新的 1.5 mL 离心管中（首选低吸附管），开盖 37℃ 放置 5 min，以彻底晾干吸附材料中残余的漂洗液。

3.1.3.13　加入 60 μL AVE，37℃ 孵育 10 min。AVE 需 37℃ 预热。

3.1.3.14　孵育结束后，样本离心 13 400 r/min，3 min。收集洗脱下来的 DNA，即最终的 DNA。

3.2 · 血液文库制备标准操作流程

3.2.1　实验试剂、仪器及耗材

3.2.1.1　实验仪器：PCR 仪、4℃ 冰箱、涡旋混匀仪、−20℃ 低温冰箱、−80℃ 低温冰箱、单道移液器、旋转混匀仪、迷你离心机、超级恒温金属浴、磁力架、超声波打断仪、Qubit 仪、2100 生物分析仪。

3.2.1.2　实验试剂：无水乙醇、人多基因突变检测试剂盒（168 基因血浆）、Agilent DNA 1000、Qubit dsDNA HS Assays。

3.2.1.3　实验耗材：Covaris Micro TUBE 管、96 孔板、带滤芯枪头（1 000 μL、200 μL、100 μL、10 μL、2.5 μL）、0.5 mL Qubit 定量管、1.5 mL EP 管、1.5 mL 低吸附管、200 μL PCR 管、15 mL 离心管、自黏式封口膜。

3.2.2　白细胞片段化

3.2.2.1　使用 Qubit dsDNA Assay 检测白细胞 DNA 浓度。一般样品的投入量为 30～200 ng。

3.2.2.2　将白细胞 DNA 加入 1.5 mL 的低吸附离心管，使用 1×IDTE 缓冲液（自备）稀释至总体积为 50 μL,进行基因组打断。碱基对的目标峰在 200 bp 左右。

3.2.3　末端修复,3′端加 A

3.2.3.1　按照表 1 进行各组分试剂的准备,无核酸酶水置于室温平衡。

表 1　末端修复和 3′端加 A 试剂准备及反应体系

试 剂 名 称	准 备 方 式	反应体积/个
末端修复缓冲液(ERB)	常温解冻*	7 μL
末端修复酶(ERA)	冰上放置	3 μL
	总计	10 μL

注:* 常温解冻后低速涡旋混匀至目测无沉淀,瞬时离心 1~3 s 使溶液至管底无气泡,冰上放置备用

3.2.3.2　参考 Qubit dsDNA Assay 标准操作流程在 0.2 mL PCR 管中定量准备 30~200 ng 白细胞 DNA 打断样本和 30~80 ng cfDNA,加入无核酸酶水使样本终末体积为 50 μL。

3.2.3.3　冰上配制末端修复和加 A 反应体系混匀液(表 1),手指轻弹 3~5 次,上下颠倒混匀 2~3 次,瞬时离心 1~3 s。用移液器 P20 吸取 10 μL 混匀液加入上述 50 μL DNA 样本中,上下轻柔吹打 8~10 次混匀,瞬时离心 1~3 s。

3.2.3.4　放入 PCR 仪中,按照表 2 设定"ERG"PCR 反应程序。

表 2　ERG PCR 设置

步 骤	循环数	温 度	时 间
1	1	20℃	30 min
2	1	65℃	30 min
3	1	4℃	持续

3.2.4　接头连接

3.2.4.1　按表 3 进行各组分试剂的准备,连接纯化磁珠至少室温平衡 30 min,连接洗脱液置于室温平衡。冰上配制接头连接反应体系混匀液(表 3),手指轻弹 3~5 次,上下颠倒混匀 2~3 次,瞬时离心 1~3 s。

表 3　接头连接与纯化试剂准备及反应体系

试 剂 名 称	准 备 方 式	反应体积/个
连接缓冲液(LIB)	常温解冻	30 μL
接头(ADM)	常温解冻	10 μL
连接酶(LIG)	冰上放置	10 μL
	总计	50 μL

3.2.4.2　用移液器 P100 吸取 50 μL 混匀液加入上述 0.2 mL 管中,移液器量程调至 80 μL 轻柔上下吹打 8~10 次混匀,瞬时离心 1~3 s。

3.2.4.3　按照表 4 设定 PCR 程序"LIG"。注意:运行 20℃ 15 min 时 PCR 仪盖是打开的,等温度上升到 70℃再盖上。

表 4　LIG PCR 设置

步　骤	循环数	温　度	时　间
1	1	20℃(不加热盖)	15 min
2	1	70℃(加热盖)	10 min
3	1	4℃	

3.2.5　接头连接产物纯化

3.2.5.1　上下颠倒 2～3 次,涡旋混匀 5～10 s 已经恢复室温的连接纯化磁珠,使其均一化。取 1.5 mL 低吸附离心管,按连接反应体系和磁珠体积 1:0.8 比例,先后加入 88 μL 均一化的磁珠和 110 μL 接头连接产物。涡旋混匀,旋转孵育 5 min。

3.2.5.2　将孵育好的样本瞬时离心 1～3 s,将离心管置于磁力架,等待溶液澄清(3～5 min)。

3.2.5.3　将离心管置于磁力架上不动,打开管盖,用移液器 P200 小心吸走澄清上清(约 200 μL),避免碰到磁珠。将离心管仍置于磁力架上,用移液器 P1000 在每管加入 300 μL 新鲜配制的 75% 乙醇。等待 1 min 使磁珠充分沉淀,其间沿水平方向缓慢旋转离心管一圈,吸走乙醇。重复步骤 3.2.5.3。

3.2.5.4　瞬时离心 1～3 s,将离心管重新放回磁力架静置 30 s,使用移液器 P10 除净残留乙醇,保持管盖开启。室温 2 min 使磁珠干燥,以磁珠表面不反光,磁珠块没有裂纹为准。加入 28 μL 已恢复室温的连接洗脱液(EB),涡旋混匀,瞬时离心 1～3 s,室温孵育 3 min。将离心管置于磁力架 2 min,直至溶液澄清。

3.2.5.5　移取上清 27.5 μL 至新的 0.2 mL PCR 管,冰上放置备用。

3.2.6　预文库 PCR 扩增

3.2.6.1　按照表 5 进行各组分试剂的准备,PCR 纯化磁珠至少室温平衡 30 min,洗脱液(EB)置于室温平衡。按照表 5 准备反应体系混匀液(冰上配制),手指轻弹 3～5 次,上下颠倒混匀 2～3 次,瞬时离心 1～3 s。

表 5　Pre PCR 试剂准备及反应体系

试 剂 名 称	准 备 方 式	反应体积/个
预扩增缓冲液(PPB)	常温解冻*	10 μL
dNTP 混合液(dNTP)	冰上解冻	10 μL
预扩增引物(PPO)	冰上解冻	1.5 μL
预扩增反应酶(PPE)	冰上放置	1 μL
	总计	22.5 μL

注:* 常温解冻后低速涡旋混匀至目测无沉淀,瞬时离心 1～3 s 使溶液至管底无气泡,冰上放置备用

3.2.6.2　在"接头连接产物纯化"这一步中的 PCR 管中(含 27.5 μL 接头纯化产物),每管用移液器 P100 加入 22.5 μL 反应混匀液,上下轻柔吹打 8～10 次混匀,瞬时离心 1～3 s。

3.2.6.3　置于 PCR 仪上运行,按照表 6 设定"PRE"程序。

表 6 Pre PCR 设置

步 骤	循环数	温 度	时 间
1	1	98℃	45 s
2	9	98℃	15 s
		60℃	30 s
		72℃	30 s
3	1	72℃	2 min
4	1	4℃	持续

3.2.7 预文库纯化

3.2.7.1 上下颠倒 2~3 次,涡旋混匀 5~10 s 已经恢复室温的 PCR 纯化磁珠,使其均一化。取 1.5 mL 低吸附离心管,按 PCR 体积和磁珠体积 1:1.2 比例,先后加入 60 μL 均一化的磁珠和 50 μL PCR 预文库。涡旋混匀,旋转孵育 5 min。

3.2.7.2 孵育好的样本瞬时离心 1~3 s 将离心管置于磁力架。等待溶液澄清(3~5 min)。离心管仍置于磁力架不动,打开管盖,小心吸走上清(约 110 μL),避免碰到磁珠。离心管仍置于磁力架上,用移液器 P1000 在每管加入 300 μL 新鲜配制的 75% 乙醇。等待 1 min 使磁珠充分沉淀,其间沿水平方向缓慢旋转离心管一圈,吸走乙醇。重复步骤 3.2.7.2。

3.2.7.3 瞬时离心 1~3 s,将离心管重新放回磁力架静置 30 s,使用移液器 P10 除净残留乙醇,保持管盖开启。室温 2 min 使磁珠干燥,以磁珠表面不反光,磁珠块没有裂纹为准。加入 18 μL 已恢复室温的洗脱液(EB),涡旋混匀,瞬时离心 1~3 s,室温孵育 3 min。

3.2.7.4 将离心管置于磁力架 2 min,直至溶液澄清。移取上清 17 μL 至新的 1.5 mL 低吸附离心管,冰上备用。

3.2.7.5 取 1 μL 纯化后的预文库到一个新的 0.2 mL PCR 管中,加入 9 μL 的水(自备),移液器 P20 上下吹打混匀 10 次混匀后进行质控。参考 Qubit3.0 荧光计操作说明书,测量预文库浓度(ng/μL)及总产量(ng)。参考 2100 生物分析仪和检测试剂操作说明书,检测预文库片段大小。

3.2.8 杂交反应

3.2.8.1 按照表 7 进行各组分试剂的准备,其中杂交混合液(HYB)置于室温融化后混匀,置于 65℃预热 1~2 min,完全溶解后,置于室温待用。注意:杂交混合液(HYB)完全溶解后为澄清或少许混浊状态。

表 7 杂交试剂准备

试剂名称	准备方式	试剂名称	准备方式
杂交阻断剂(BLM)	常温解冻	核酸酶抑制剂(RIB)	冰上放置
杂交混合液(HYB)	常温解冻	168 基因探针	冰上解冻

3.2.8.2 根据预文库的总量,按照要求取相应的预文库的量,用洗脱液(EB)补至终体积 15 μL,按照标记置于 48 孔板中,每个孔加入 4 μL 杂交阻断剂(BLM)(标记为组分 A),吹打

8～10 次混匀,盖上 8 联管盖。

3.2.8.3　按照表 8 配制组分 B 混合液:10 μL 杂交混合液(HYB)＋0.5 μL 核酸酶抑制剂
(RIB)＋1 μL 168 gene 探针,分装到新的 8 联管中,盖上 8 联管盖。

表 8　组分 B 混合液配比

组　分　B	体　积
杂交混合液(HYB)	10 μL
核酸酶抑制剂(RIB)	0.5 μL
168 基因探针	1 μL
总计	11.5 μL

3.2.8.4　将组分 A 置于 PCR 仪上运行,按照表 9 设定程序"HYB"。

表 9　HYB PCR 设置

步　骤	循环数	温　度	时　间
1	1	95℃	5 min
2	1	65℃	持续

3.2.8.5　PCR 仪温度降至 65℃ 时,将组分 B 置于 PCR 仪上孵育,盖上 PCR 仪热盖。
2 min 后,打开 PCR 仪热盖及相应 8 联管盖,使用移液器 P20 迅速将 B 组分(11.5 μL 体积)转
移到 A 组分中,每次需更换枪头,吹打 5 次混匀(保持 48 孔板在 PCR 仪上),盖紧 8 联管盖,
贴膜以防止蒸干。盖上 PCR 仪热盖,65℃ 孵育 16～24 h(105℃ 热盖)。

3.2.9　捕获洗脱

3.2.9.1　按照表 10 进行各组分试剂的准备,链霉亲和素磁珠至少室温平衡 30 min,洗脱
液(EB)置于室温平衡。

表 10　SCB 磁珠捕获试剂准备

试剂名称	准备方式	试剂名称	准备方式
链霉亲和素磁珠(SCB)	室温平衡 30 min	清洗液 2(WB2)	65℃预热
结合缓冲液(BWS)	室温备用	洗脱液(EB)	室温平衡 30 min
清洗液 1(WB1)	室温备用		

3.2.9.2　按 600 μL/样本的用量将清洗液 2(WB2)置于 15 mL 锥形管金属加热器 65℃ 孵育。

3.2.9.3　取出链霉亲和素磁珠(SCB),上下颠倒混匀 5 次,涡旋混匀 10 s,室温平衡半小
时。涡旋混匀 10 s,按样本数分装入 1.5 mL 低吸附离心管,每个样本需 25 μL,静置磁力架上
3 min,弃上清。

3.2.9.4　每 25 μL SCB 磁珠加 200 μL BWS 结合缓冲液,涡旋混匀 3 s,瞬时离心 1～3 s,
静置磁力架上 3 min,弃上清。重复步骤 3.2.9.4 2 次,共 3 次。

3.2.9.5　向 SCB 磁珠中加入 200 μL BWS 结合缓冲液,涡旋混匀 3 s,重悬备用。

3.2.9.6 保持样本在 PCR 仪上,用移液器 P100 将杂交样本约 30 μL 转移至重悬的 SCB 磁珠中,涡旋混匀,置于旋转混匀仪上,室温旋转孵育 30 min,瞬时离心 1~3 s。

3.2.9.7 将磁珠样本混合液管置于磁力架上静置 3 min,用 P1000 吸去约 230 μL 上清。加入 500 μL WB 清洗液 1,涡旋混匀 5 s,置于旋转混匀仪上,室温旋转孵育 15 min,瞬时离心 1~3 s。将磁珠样本混合液放置在磁力架上静置 3 min,用移液器 P1000 吸去约 500 μL 上清。用移液器 P20 吸尽残留液体。

3.2.9.8 加入 150 μL 预热至 65℃的 WB 清洗液 2,涡旋混匀 10 s,置于恒温混匀仪上,65℃振荡孵育 10 min,转速为 600 r/min。瞬时离心 1~3 s,磁力架上静置 3 min,用移液器 P200 吸去约 150 μL 上清,再用移液器 P20 吸尽残留液体(注意:恒温混匀仪无振荡功能时,每隔 3 min 用手轻弹几次,防止磁珠沉底)。重复步骤 3.2.9.8 3 次,共 4 次。

3.2.9.9 瞬时离心 1~3 s,用移液器 P20 除净样本管中残留液体,移液器 P100 加入 20 μL 已恢复室温的洗脱液(EB),上下吹打 8~10 次混匀,放置冰上备用。

3.2.10 终文库制备

3.2.10.1 按照表 11 进行各组分试剂的准备,PCR 纯化磁珠至少室温平衡 30 min,洗脱液(EB)置于室温平衡。

表 11　Post PCR 试剂准备及 PCR 反应体系

试 剂 名 称	准 备 方 式	反应体积/个
扩增混合液(AMB)	冰上解冻	25 μL
标签引物系列(血浆)SET E/F/G/H	常温解冻	5 μL
带磁珠的文库	—	20 μL
	总计	50 μL

3.2.10.2 将标签引物板平稳放置在桌面,标签朝向操作者,选择引物孔,用枪头刺穿铝膜备用。取新的 0.2 mL PCR 管,按照表 11 顺序加入试剂,移液器 P200 设置量程 30 μL 轻柔吹打 8~10 次,瞬时离心 1~3 s。

3.2.10.3 在 PCR 仪上运行表 12 设定"POST"程序。

表 12　Post PCR 设置

步 骤	循环数	温 度	时 间
1	1	98℃	45 s
2	12	98℃	15 s
		60℃	30 s
		72℃	30 s
3	1	72℃	10 min
4	1	4℃	持续

3.2.11 终文库纯化

3.2.11.1 将 PCR 产物(含 SCB 磁珠)瞬时快速离心 1~3 s,静置在磁力架上 1 min,吸取

50 μL 上清加入到新的 1.5 mL 低吸附离心管中。纯化步骤同前。

3.2.11.2 将纯化后的 DNA 文库进行质控,测定其片段分布和浓度,文库片段主要分布为血浆 300～360 bp,白细胞 300～500 bp。浓度及片段分布合格后可上机测序。

3.2.12 上机测序

3.2.12.1 测序仪器为 CN500,测序前参考基因测序仪说明书先进行仪器清洗与仪器重启。准备试剂及文库,编辑工作表。

3.2.12.2 按照测序仪器提示进行上机测序。测序数据下机后,用肿瘤个体化二代测序数据分析软件对测序获得的序信息进行分析比对,获得判读结果。

(高 苊 马 亮)

血液肿瘤基因检测标准操作规程

××医院检验科分子诊断实验室作业指导书	文件编号:××-JYK-××-××-×××
版本/修改:第　　版/第　　次修改	生效日期:　　　　共　页　第　页
编写人:	审核人:　　　　批准人:

1. 目的

规范血液肿瘤基因检测中核酸提取、文库构建及上机测序的操作,使其流程明确、操作统一,以保证检验结果的准确性。

2. 适用范围

使用造血和淋巴组织肿瘤基因突变检测试剂盒,适用于血液样本起始进行血浆分离、cfDNA 提取、文库构建,以及 CN500 测序仪的上机测序操作的泛癌种血液循环肿瘤 DNA 基因检测。

3. 操作程序

3.1·样本前处理

3.1.1　将样本放入离心机中,配平,1 800 r/min,5 min 离心,弃血浆。加入 5 mL 红细胞裂解液,上下颠倒混匀,4℃静置 5 min,1 800 r/min 离心 5 min,弃红色上清。重复一次。

3.1.2　加入 5 mL PBS 洗涤 1 次,1 800 r/min 离心 5 min,弃上清。

3.1.3　加 1 mL PBS 缓冲液至离心管中,反复洗涤移至 1.5 mL 离心管中。离心,弃去上清,可获得血液样品中全部白细胞 80% 以上。

3.2·抽提 DNA

3.2.1　DNA 抽提和浓度记录表的填写。按照标本号顺序填写 DNA 浓度记录表。特殊标本在备注栏一列备注,如淋巴结标本,备注:淋巴结。

3.2.2　使用常规 DNA 提取方法进行人基因组 DNA 的提取。

3.2.3　抽提好的 DNA 移至新的标记好的 1.5 mL 离心管中,用 Qubit 测量 DNA 浓度,DNA 总量需>1 000 ng。

3.3·文库制备

3.3.1　DNA 片段化

3.3.1.1　按收样表编制工作表,按顺序排列好标本。

3.3.1.2　配制 BR 混合液:50 mL 离心管中按每个标本 199 μL BR 缓冲液 + 1 μL BR 试剂的量配制,在旋涡混合器上混匀并避光保存。

3.3.1.3　准备样本数量 + 2 个标准品的 Qubit Assay Tubes,编号(标准品编号 s1、s2)。

3.3.1.4　样本的 Tubes 中加入 199 μL 的 BR 混合液,标准品 s1、s2 加入 190 μL 的 BR 混合液。

3.3.1.5　加样和加标准品:加样:199 μL BR 混合液 + 1 μL DNA;加标准品 s1:190 μL BR 混合液 + 10 μL 标准品 1(0 ng/μL);加标准品 s2:190 μL BR 混合液 + 10 μL 标准品 2(10 ng/μL)。在旋涡混合器上轻轻振荡(以下用"涡旋混匀"简称此过程)并于迷你型掌上离心机离心(以下用"离心"简称),避光静置 2 min。

3.3.1.6　用 Qubit3.0 测浓度

3.3.1.7　将测得的 DNA 浓度输入电脑的工作表中,计算 120 μL 的体系中 1 000 ng DNA 需要 DNA 和无核酸水的量(DNA 量 + 无核酸水量 = 120 μL,120 μL 中需含 1 200 ng DNA),打印出该工作表。

3.3.1.8　取 1 000 ng 所需标本体积,无核酸水补足至 120 μL 至一批新 1.5 mL EP 管中,振荡混匀,轻甩后转移至超声管中,开始超声。

3.3.1.9　打开 Covaris M220 超声仪,并往水槽中加入 18.2 MΩ 的去离子水。

3.3.1.10　将超声管放入固定支架中间,确保样品超声管对准传感器聚焦处,合上盖子,选择相应超声程序,超声 170 s。

3.3.1.11　超声结束后,取出超声管,用移液器,从加样开口缝处插入,边插入枪尖边吸取超声打断的液体(切忌一下子插入超声管底部导致液体溢出超声管造成污染),并将其转移至 8 联管中并测浓度。

3.3.1.12　使用核酸片段分析仪器进行文库片段分布检测,超声后文库片段 200~300 bp 需占比 25% 以上。

3.3.1.13　若当天不进行后续实验,下一天进行,将含有打断 DNA 的 8 联管盖紧盖子,放于干净袋子(或 PE 手套)中,标上日期存放在 4℃ 冰箱;若当天不进行后续实验,隔数天进行则将 8 联管放在干净袋子中,标明超声日期,存于 -20℃,使用时拿出放于 4℃ 融化,涡旋混合并轻度离心后使用;使用完剩余的打断 DNA 片段装入袋中标明日期放入冰箱 -20℃ 冻存 1 个月左右。

3.3.2　末端修复

3.3.2.1　取出新的低吸附管,标明"ER + A 混合液",每个样品按表 1 用量配制,并分装到 96 孔板中,每孔 10 μL。

表 1　末端修复和 3′端加 A 试剂准备及反应体系

试 剂 名 称	准 备 方 式	反应体积/个
末端修复缓冲液	常温解冻*	6 μL
末端修复酶混合液	冰上放置	4 μL
		总计　10 μL

注: * 常温解冻后低速涡旋混匀至目测无沉淀,瞬时离心 1~3 s 使溶液至管底无气泡,冰上放置备用

3.3.2.2　取出超声完打断的样品 DNA,若为冻存过的涡旋混合后轻度离心,用量程为 100 μL 的 Rainin 排枪,吸取量锁在 40 μL,吸取 40 μL DNA 加入含有 10 μL 的"ER + A 混合液"的 96 孔板,此时,每个孔的反应总体系为 50 μL(40 μL DNA + 10 μL ER + A 混合液)。

3.3.2.3　将"ER + A"的 96 孔板贴膜刮紧,低速离心机轻甩离心(转速至 1 500 r/min 即停),涡旋混匀,再轻甩离心。

3.3.2.4　PCR 仪的反应程序:20℃ 30 min,65℃ 30 min,4℃ ∞,热盖温度 85℃,反应体系 50 μL。

3.3.3 接头连接

3.3.3.1 取出连接缓冲液和 DNA 连接酶置于冰上自然融解,混合均匀,瞬时离心,按表 2 体系配制混合液并分装至 8 联管中。

表 2 接头连接与纯化试剂准备及反应体系

试 剂 名 称	准 备 方 式	反应体积/个
腺苷化 DNA 片段	常温解冻	50 μL
NanoPrep UDI Adapter(15 μmol/L)	常温解冻	2 μL
连接缓冲液	常温解冻	26 μL
DNA 连接酶	冰上放置	2 μL
	总计	80 μL

3.3.3.2 将"连接混合液"管涡旋混匀并轻度离心,分装于 8 联管中,用 200 μL 8 通道排枪量程锁定 28 μL,吸取"连接混合液"分别加入第一步反应的 96 孔板中。

3.3.3.3 加接头:提前将接头从 -20℃ 取出室温,振荡混匀后低速离心机离心,用 Rainin 的 10 μL 8 通道排枪量程锁定 2 μL 吸取接头加入已加有"连接混合液"的 96 孔板。贴膜,涡旋混匀,低速离心。此时,反应体系为 80 μL。

3.3.3.4 反应程序:20℃ 15 min;4℃ 持续;热盖温度:不热盖;反应体系 80 μL。

3.3.4 片段筛选

3.3.4.1 将提前室温平衡 30 min 以上的磁珠涡旋混匀,在上述 PCR 反应期间,在 96 微孔板中分装好磁珠,40 μL/孔。

3.3.4.2 在 50 mL 离心管中配制 80% 的乙醇,每个样品需 80% 乙醇洗 2 次,每次 200 μL。

3.3.4.3 将 PCR 反应结束的 96 孔板取出,低速离心机离心,用 8 通道排枪将 80 μL 的反应液全部按序转移至纯化板的相应孔中,排枪吹打混匀 10 次左右,尽量避免产生气泡,室温静置 10 min。

3.3.4.4 放置于 96 孔磁力板上,待磁珠全部被磁力架吸附(液体澄清),用带滤芯的枪尖吸去液体。

3.3.4.5 每孔加入 185~200 μL 的 80% 乙醇(现配),静置 30 s(从第一排加入乙醇开始计时)弃上清。重复上述步骤一次。

3.3.4.6 纯化板贴上薄膜,放入水平离心机轻甩,甩下磁珠上残留的液体,放于磁力架上,用 10 μL 移液枪吸去残留液体。

3.3.4.7 保持不贴膜状态静置,待磁珠干燥(即磁珠表面不再有光泽或移动磁力板上 96 孔纯化板磁珠不快速移动)。

3.3.4.8 向磁珠干了的孔中加入 22 μL 无核酸水,贴紧厚膜,于振荡器上涡旋混匀磁珠,室温静置 2 min。将纯化板置于磁力板上,待磁珠吸附,避免碰到磁珠吸取 20 μL 加入分装好的"pre"板。

3.3.5 Pre PCR 扩增

3.3.5.1 取出 2×HiFi PCR Master 缓冲液混合液和扩增引物混合液置于冰上自然融解,混合均匀,瞬时离心备用,按照表 3 体系配制混合液并分装至 96 孔板中。

表 3　Pre PCR 试剂准备及反应体系

试 剂 名 称	准 备 方 式	反应体积/个
接头化 DNA 片段		20 μL
2×HiFi PCR Master 缓冲液混合液	冰上放置	25 μL
引物混合液	常温解冻	5 μL
	总计	50 μL

3.3.5.2　将纯化完的 20 μL DNA 加入分装了 30 μL 预制混合液的 96 孔板,漩涡混匀,低速离心。

3.3.5.3　按照表 4 进行 PCR 反应。

表 4　Pre PCR 扩增 PCR 反应程序

步　骤	循环数	温　度	时　间
1	1	98℃	2 min
2	7	98℃	15 s
		60℃	30 s
		72℃	30 s
3	1	72℃	2 min
4	1	4℃	持续

3.3.5.4　白片、淋巴结、组织标本循环次数增加 2 个循环(用于杂交靶向捕获的 gDNA 文库建议通过循环数调整控制文库产出至 600～1 000 ng 总量)。

3.3.6　预文库纯化

3.3.6.1　将提前室温平衡 30 min 以上的磁珠涡旋混匀,在上述 PCR 反应期间,在 96 微孔板中分装好磁珠,50 μL/孔。

3.3.6.2　在 50 mL 离心管中配制 80% 的乙醇,每个样品需 80% 乙醇洗 2 次,每次 200 μL。

3.3.6.3　将"Pre PCR"反应结束的板取出,离心,用 8 通道排枪将的反应液全部按序转移至纯化板的相应孔中,排枪吹打混匀 10 次左右,尽量避免产生气泡,室温静置 10 min。

3.3.6.4　放置于 96 孔磁力板上,待磁珠全部被磁力架吸附(液体澄清),用带滤芯的枪尖吸去液体。

3.3.6.5　每孔加入 185～200 μL 的 80% 乙醇(现配),静置 30 s(从第一排加入乙醇开始计时)弃上清。重复上述步骤一次。

3.3.6.6　纯化板贴上薄膜,放入水平离心机轻甩,甩下磁珠上残留的液体,放于磁力架上,用 10 μL 移液枪吸去残留液体。保持不贴膜状态静置,待磁珠干燥(即磁珠表面不再有光泽或移动磁力板上 96 孔纯化板磁珠不快速移动)。

3.3.6.7　在孔中加入 26 μL TE 缓冲液,贴紧厚膜,于振荡器上涡旋混匀磁珠,室温静置 2 min。将纯化板置于磁力板上,待磁珠吸附,避免碰到磁珠吸取 25 μL 至带有标签的预文库管中。

3.3.7 预文库定量

3.3.7.1 使用 Qubit 测定文库浓度

3.3.7.2 使用核酸片段分析仪器进行文库片段分布检测。文库长度应介于 300～400 bp。安全暂停点：文库可 4℃保存 1 周或 -20℃长期保存。

3.3.8 探针杂交

3.3.8.1 编制工作表

3.3.8.2 混合文库，每个预文库按工作表中所需杂交量加入低吸附管中。

3.3.8.3 取出人游离 DNA 和 XGen Blocking Oligos adapters（xGen Universal Blockers-TS 混合液，96 rxn），混合均匀，瞬时离心，按照表 5 体系配制混合液并分装至每个 IDT 管中。

表 5 Blockers 组分混合液配比

Blockers 组分	体 积
人游离 DNA	5 μL
XGen Blocking Oligos adapters	2 μL
	总计 7 μL

3.3.8.4 干燥，振荡混匀，用封口膜封住。用针尖戳几个洞，放入真空干燥仪，干燥 20～25 min。

3.3.8.5 解冻杂交需要的各种组分，振荡混匀，按表 6 配制杂交液。

表 6 杂交组分配比

杂交 Master 混合液组分	体积/IDT(μL)	总用量(μL)	分别用量(μL)
xGen 2×杂交缓冲液	8.5	68	
xGen 杂交缓冲液增强液	2.7	21.6	13
无核酶水	1.8	14.4	
xGen 探针	4	最后单独加	4
		总计 17	

3.3.8.6 除探针外，将 13 μL 的杂交组分加入干燥后的 IDT 1～8 管中，振荡 10 s，静置 5 min。

3.3.8.7 加入探针 4 μL（若探针不足 4 μL，用水补足），振荡 5 s，静置 5 min。

3.3.8.8 将 IDT 1～8 管中反应液转移至 PCR 管中，启动杂交程序（热盖 100℃，95℃ 30 s；65℃ 4 h；65℃持续）杂交过夜，4～16 h。

3.3.9 杂交捕获

3.3.9.1 清洗"M270"磁珠，将磁珠室温平衡 30 min，振荡混匀，每个低吸附管中加入 50 μL（每个 IDT 使用量）振荡后的磁珠，加入 100 μL 磁珠洗液缓冲液（1∶2），短暂涡旋后置于磁力架上，静置 1 min，待上清澄清，去上清。

3.3.9.2 重复洗 3 次，第三次将上清完全去除，10 μL 枪尖去残留。

3.3.9.3 配制重悬液，将重悬液组分取出按照表 7 配制。

表 7　磁珠重悬液配比

M－270 磁珠重悬液组分	μL／IDT
xGen 2×杂交缓冲液	8.5
xGen 杂交缓冲液增强液	2.7
无核酶水	5.8
总计	17

3.3.9.4　将 17 μL 的磁珠悬浮液加入该低吸附管中(1∶1),振荡使磁珠完全重悬。

3.3.9.5　将配制好的 8 联管中的 M－270 磁珠重悬液,用排枪加入杂交管中(17 μL/管),轻轻吹打混匀,保持在 65℃孵育 45 min,每隔 10 min,轻轻吹打几次。45 min 孵育结束,将反应管从 PCR 仪上拿下,立即进行 65℃洗。

3.3.9.6　吸取 100 μL 65℃的 Wash 缓冲液 1(WB1)加入 PCR 反应管中,枪尖吹打 10 次后,将所有液体转移至一批新的 1.5 mL EP 管中,瞬时离心后将 EP 管置于磁力架上,1 min 后去上清。

3.3.9.7　取下 EP 管,加入 150 μL 的 65℃的 WB2 缓冲液,涡旋混匀后置于 65℃恒温仪上孵育 5 min,取下瞬时离心,置于磁力架 1 min 后,去上清;重复步骤 3.3.9.7 1 次,小枪尖弃残留。

3.3.9.8　吸取 150 μL 室温的 WB1 缓冲液加入各 EP 管中,先大力振荡 30 s,静置 30 s,再大力振荡 30 s,置于离心仪上 30 s 后轻甩;置于磁力架上 1 min,去上清;吸取 150 μL 室温的 WB3 缓冲液加入各 EP 管中,操作同上;吸取 150 μL 室温的 WB4 缓冲液加入各 EP 管中,操作同上;可反复轻甩,小枪尖吸干液体。

3.3.9.9　加入 22.5 μL 的无核酶水,充分振荡混匀,轻甩后备用。

3.3.10　Post PCR 扩增

3.3.10.1　取出 2×HiFi PCR Master 缓冲液混合液和扩增引物混合液置于冰上自然融解,混合均匀,瞬时离心备用,按照表 8 体系配制混合液并分装至 96 孔板中。

表 8　Post PCR 扩增

Post PCR 反应组分	μL／IDT	分别用量(μL)
2×KAPA HiFi HotStart Ready 混合液	25	27.5
xGen Library 扩增引物混合液(同 Pre PCR 扩增引物混合液)	2.5	
带磁珠的捕获后产物(转移至该 PCR 管中)	22.5	22.5

3.3.10.2　将 22.5 μL 带磁珠的产物转移至上述 PCR 管中,上 PCR 仪扩增。

3.3.10.3　将 SP 磁珠室温平衡 30 min,分装 40 μL 至 EP 管中,并配制 80％乙醇。

3.3.10.4　将扩增后产物吸取到 SP 磁珠 EP 管中,振荡混匀,室温 10 min。

3.3.10.5　将 SP 磁珠 EP 管放置于磁力架上,待上清澄清,吸取上清。

3.3.10.6　每管加入 185 的 80％乙醇(现配),静置 30 s,弃上清。重复步骤 3.3.10.6 一次。

3.3.10.7　轻甩弃残留,待磁珠干后加入 22 μL TE 缓冲液,振荡混匀,室温放置 2 min,离心,吸取上清至终文库低吸附管中。

3.3.10.8　终文库定量,同预文库定量。混文库,将每个文库取部分用无核酸水稀释至 4 nmol/L,等量混合成终文库。将算的总补水体积加入混合液管中,在逐个加入所需文库体积。

3.3.11　上机测序

3.3.11.1　仪器准备:测序仪器为 CN500,测序前参考基因测序仪说明书先进行仪器清洗与仪器重启。准备试剂及文库,编辑工作表。

3.3.11.2　上机测序:按照测序仪器提示进行上机测序。测序数据下机后,用二代测序数据分析软件对测序获得的序信息进行分析比对,获得判读结果。

(高 尤 马 亮)

微生物宏基因组分析(mNGS)检测标准操作规程

××医院检验科分子诊断实验室作业指导书	文件编号：××-JYK-××-××-×××	
版本/修改：第　　版/第　　次修改	生效日期：	共　　页　第　　页
编写人：	审核人：	批准人：

1. 目的

规范病原微生物宏基因组检测项目的标本检测、结果判断和报告过程,保证该检测项目检验结果的准确性和重复性,以及在不同实验人员操作下检测的一致性。

2. 原理

将样品中的 DNA 或 RNA 进行高通量测序,然后将得到的序列信息与已知的微生物基因组数据库进行比对,以确定样品种的微生物组成和丰度。

3. 标本采集

标本类型：血液、肺泡灌洗液、脑脊液、痰液、尿液、拭子、脓肿抽液、组织、房水、胸腔积液、腹水、其他体液。

3.1·血液及高凝标本：采用专门的采血管(游离 DNA 样本保存管,内含乙二胺四乙酸抗凝剂和保护剂)。

3.2·支气管肺泡灌洗液及痰液：严格按操作规程采集支气管肺泡灌洗液。咳痰标本需在医护人员协助下完成。咽拭子只适用于呼吸道病毒检测。

3.3·脑脊液、房水及其他体液：经专科医生标准化采集方法获得,无菌螺帽管封口膜密封。

3.4·脓肿及深部组织：开放性脓肿需清创后采集深部伤口或溃疡基底部分泌物拭子置无菌管中;封闭的脓肿需对病灶局部的皮肤或黏膜表面彻底消毒;深部组织感染需手术取材,置于无菌螺帽瓶中。

3.5·粪便标本：至少黄豆粒大小的新鲜标本,稀便 3～5 mL,置于螺帽容器中。

3.6·标本转运：若标本在 24 h 内到达实验室并开始检测,可考虑冰袋低温运输;若运输时间在 24～72 h 内,应干冰运输,并立刻进行标本前处理和核酸提取。

4. 仪器和试剂

4.1·仪器：生物安全柜、高速离心机、冷冻离心机、生物样品均质仪、超声振荡破碎仪、核酸提取仪、全自动核酸检测反应体系构建系统、Qubit 荧光计、PCR 扩增仪、测序仪。

4.2·试剂：核酸提取试剂盒、宏基因组 DNA 建库试剂盒、逆转录试剂盒、纯化试剂盒(磁珠法)、小体积人源细胞总核酸提取或纯化试剂盒(磁珠法)、大体积人源细胞总核酸提取或纯化试剂盒(磁珠法)、血流感染建库试剂盒(可逆末端终止法)、去宿主试剂盒、变性复性模块、文库稀释液。

5. 性能参数

5.1·阳性参考品符合率：检测阳性参考品,检测结果分别为对应阳性,阳性参考品符合率为 100%。

5.2·阴性参考品符合率：检测阴性参考品，检测结果均为阴性，阴性参考品符合率为100%。

5.3·检测限：在浓度为 10^5 个/mL 的人源细胞为背景下，细菌 2×10^2 CFU/mL、真菌 1×10^3 CFU/mL、病毒 1×10^3 拷贝/mL。

5.4·精密度：分别重复检测精密度参考品10次，10次检测结果均应为阳性。重复检测阴性参考品10次，10次检测结果均应为阴性。

6. 校准

校准时机：PCR扩增仪、Qubit荧光定量仪、基因测序仪校准周期为每年一次。仪器投入使用前（新安装或旧仪器重新启用）、更换部件维修后可能对检测结果准确性有影响时、仪器搬动后需确认检测结果可靠性时、室内质控显示系统检测结果有漂移时（排除仪器故障和试剂影响因素后）、比对结果超出允许范围、实验室认为需进行校准的其他情况等。

7. 操作步骤

7.1·标本前处理。样本前处理主要涉及分装、研磨破壁、离心、过滤和纯化等步骤。标本液化、浓缩及去除宿主核酸等前处理方法和设备使用应标准化。对于痰液等黏性较高的标本，需要预先进行液化处理。血浆、脑脊液可无须离心直接提取核酸。组织需研磨后，提取核酸。胸腔积液、腹水、骨髓、粪便标本，可选择 45 g 离心 5 min 后，上清提核酸。

7.2·核酸提取：对选取的核酸提取试剂盒进行预验证，确保核酸提取的效率及完整性，并对每次提取的核酸样本进行定量检测，以确保核酸满足后续实验要求，同时建立核酸提取标本操作规程。提取过程中应严格采取无菌流程，每批次实验中都应包括内参、阴性对照品和阳性对照品。

7.3·文库制备：文库制备是将基因组DNA片段化并在片段末端连接寡核苷酸接头的过程，文库质量直接影响测序数据质量，可采用Qubit荧光染料法检测文库浓度，qPCR检测文库中有效连接接头的核酸浓度。目前常用的建库方法有超声波打断建库、酶切建库及转座酶建库等，选用操作简单的方法对降低污染有利。

7.4·上机测序：测序数据量指每个样本测序所得的序列数或碱基数，两者可相互转换，一般宏基因组测序用序列数表示。测序数据量与预期用途（如微生物检测、耐药基因检测、微生物组学分析、宏基因组学分析等）、样本中微生物与人源核酸占比、测序灵敏度以及测序成本等因素相关。

7.5·生物信息学分析：生物信息分析是对测序得到的原始序列进行数据分析和处理的过程，以预定程序执行。该流程由多个软件组成，包括去除人源序列、处理微生物序列及相关元数据、检测候选目标微生物，实现检测与数据的转换。数据分析中应考虑预期用途、软硬件功能、数据存储位置、版本号及信息备份等。同时应确保患者信息安全，设置读取规则、人员权限、数据异常提取的警报。目前已经具有商业化的自动分析系统可以选择，实验室也可选择与国际同步的算法和软件，搭建实验室自己的分析流程，搭建过程中应选已知阴阳性样本或质控品进行生物信息学分析能力模拟测试。

7.6·检验报告

7.6.1 基本要求：过滤后的序列才可用于微生物检测报告。正式报告单应包括测序总序列数、内标检测数据量、检测病原微生物列表、检出病原特异序列数量、检测病原范围、测序数据质量、检测方法及检测技术说明。同时，对相关专业术语进行解释说明，并注明检测方法的局限性、检测的灵敏度和特异性及疑似背景微生物等。

7.6.2　报告单的使用：mNGS 阳性或阴性结果不能作为临床诊疗决策的唯一依据，即使无菌部位标本的 mNGS 结果也需结合临床表现或其他检查结果进行综合判断。mNGS 检测阴性结果也需结合临床进行判定。

8. 质量控制

实验室应建立全面的质量控制体系，针对"人、机、料、法、环"及分析前、中、后所有环节制定相应的程序文件、SOP、记录表格、室内质控要求及报告的质量控制。

8.1 · 质量要素：包括核酸提取的浓度和纯度、文库构建所需的核酸量、文库片段分布、文库浓度、最低测序数据量、符合要求质量值的碱基百分比（如 Q30），以及检测的局限性、检测全过程 SOP 及其他参数。

8.2 · 分析前：针对不同样本类型（如肺泡灌洗液、痰液、血液、CSF、脓肿、组织等）、采集方法、采集容器、采样量、运送及保存条件等制定 SOP 文件并进行确认，保证标本质量，避免交叉污染。

8.3 · 分析中：实验室应根据性能确认或性能验证结果，针对不同类型样本建立分析中检测的标准操作程序。开展室内质量控制程序、不合格率统计及参加室间质评或能力验证。

8.4 · 分析后：检测结果应分类报告病原微生物，对检出的微生物应报告特异序列数，原始数据分析结果、相对丰度、置信度、基因组覆盖度、测序深度等指标为临床提供参考。对结果的可溯源性及报告内容进行规范化。

9. 被测量值的测量不确定度（相关时）

无。

10. 阳性报告值

报告单中的阳性阈值以百万分之序列数确定。阳性阈值的确定不依赖某个单一的指标，包括但不限于特定微生物的检出序列数、归一化每百万序列的比值、检出物种的基因组覆盖度等。对临床不相关的环境菌、共生菌及条件致病菌，以及临床关注度高且较难检测的病原菌应采用独立的判读标准。

11. 检验结果的可报告区间

11.1 · 数据量控制：样本测序的有效数据量应该不小于 10 M 条序列，有效数量不足时应进行重新检测，若重新检测后数据量不足则判定检测失败。

11.2 · 质量控制：内标序列数不低于 10，否则该样本检测结果无效，需重新检测。每次检测结果应先进行阴、阳质控品的结果判读。同时满足阴性质控品检测结果为阴性，阳性质控品检测结果为阳性，再对待检样本的结果进行判读，否则结果无效。

11.3 · 结果判定：本产品以"种特异序列"作为结果判断标准，不同靶标"种特异序列"的阳性阈值不同。

12. 危急值（适当时）

当检出特殊强致病病原体时，需加急发布报告并与临床取得沟通。

13. 临床意义

实验室需结合临床信息对检测结果进行临床性能确认，如常规检查、影像学检查、临床表现及临床医生的判断等。如果疾病种类、标本类型及病原微生物的覆盖度无法达到临床性能确认的统计学标准,实验室可从无症状对照组获得临床特异性的指标。

14. 注意事项

14.1·各区物品均为专用,不得交叉使用,避免污染,实验完毕立即进行清洁工作。

14.2·试剂盒应按照要求保存,试剂应避免反复冻融;试剂盒内各试剂使用前,充分融化混匀离心后使用。

14.3·在 −20℃保存的标本,应在加样前室温充分解冻,振荡混匀离心后使用。

14.4·加样时应使样品完全落入反应液中,不应有样品黏附于管壁上,加样后应尽快盖紧管盖。

14.5·所有检测样品(包括标本和对照、质控品)应视为具有传染性物质,操作和处理均需符合相关法规要求。

14.6·荧光定量试剂分装时应尽量避免产生气泡,反应前注意检查各反应管是否盖紧,以免荧光物质泄露污染仪器。

参考文献

[1] 宏基因组学测序技术在中重症感染中的临床应用共识专家组,中国研究型医院学会脓毒症与休克专业委员会,中国微生物学会微生物毒素专业委员会,等.宏基因组学测序技术在中重症感染中的临床应用专家共识[J].中华危重病急救医学,2020,32(5): 6.

[2] 中华医学会检验医学分会.高通量宏基因组测序技术检测病原微生物的临床应用规范化专家共识[J].中华检验医学杂志,2020,43(12): 15.

[3]《中华传染病杂志》编辑委员会.中国宏基因组学第二代测序技术检测感染病原体的临床应用专家共识[本文附更正][J].中华传染病杂志,2020, 38(11): 681 − 689.

(杨柳扬　王丽凤　马艳宁　杨继勇)

病原体靶向测序分析(tNGS)标准操作规程

××医院检验科分子诊断实验室作业指导书	文件编号：××-JYK-××-××-×××
版本/修改：第 版/第 次修改	生效日期： 共 页 第 页
编写人：	审核人： 批准人：

1. 目的

规范病原体靶向测序分析(tNGS)的标准操作规程,确保实验的可重复性、准确性和一致性,为科学研究和临床诊断提供可靠的基础。

2. 原理

基于多重PCR联合NGS技术,首先从样本中提取总核酸,以特定病原体的高度保守区域为靶标,设计特异性引物进行超多重PCR扩增,获得大量目标病原核酸片段,采用基因测序仪进行高通量测序得到测序数据,使用生物信息学软件对测序数据进行过滤,并与参考基因组进行比对,判读病原体的检测结果。

3. 标本采集

可用于tNGS检测的标本包括痰液、支气管肺泡灌洗液、胸腔积液、脑脊液、尿液、组织、脓液、血液、鼻咽拭子等。尽可能在首次抗菌药物使用或更改治疗方案前进行采集。尽量使用有螺口的无菌杯或使用封口膜进行密封,减少运输和保存过程中的污染,尽量选择感染部位的体液或者新鲜组织送检,以提高检测的灵敏度。

3.1·血液及高凝标本:采用专门的采血管(游离DNA样本保存管,内含乙二胺四乙酸抗凝剂和保护剂)。

3.2·支气管肺泡灌洗液及痰液:严格按操作规程采集支气管肺泡灌洗液。咳痰标本需在医护人员协助下完成。咽拭子只适用于呼吸道病毒检测。

3.3·脑脊液、房水及其他体液:经专科医生标准化采集方法获得,无菌螺帽管封口膜密封。

3.4·脓肿及深部组织:开放性脓肿需清创后采集深部伤口或溃疡基底部分泌物拭子置无菌管中;封闭的脓肿需对病灶局部的皮肤或黏膜表面彻底消毒;深部组织感染需手术取材,置于无菌螺帽瓶中。

3.5·粪便标本:至少黄豆粒大小的新鲜标本,稀便3~5 mL,置螺帽容器中。

3.6·标本转运:若标本在24 h内到达实验室并开始检测,可考虑冰袋低温运输;若运输时间在24~72 h内,应干冰运输,并立刻进行标本前处理和核酸提取。

4. 仪器和试剂

全自动核酸提取仪、PCR扩增仪、Qubit荧光定量仪、基因测序仪。核酸提取或纯化试剂、建库试剂、测序试剂。

5. 性能参数

5.1·阳性参考品符合率:检测阳性参考品,检测结果分别为对应阳性,阳性参考品符合率为100%,内参扩增均一化读取序列数(reads)≥50。

5.2·阴性参考品符合率：检测阴性参考品，检测结果均为阴性，阴性参考品符合率为100％，内参扩增均一化序列数≥200。

5.3·检测限：检测检测限参考品，检测结果应均为对应的阳性，内参扩增均一化序列数≥50。

5.4·重复性：检测重复性参考品，每个参考品的10次重复检测结果应均为对应阳性，内参扩增均一化序列数≥50。

6. 校准

校准时机：全自动核酸提取仪、PCR扩增仪、Qubit荧光定量仪、基因测序仪校准周期为一年一次。仪器投入使用前（新安装或旧仪器重新启用）、更换部件维修后可能对检测结果准确性有影响时、仪器搬动后需确认检测结果可靠性时、室内质控显示系统检测结果有漂移时（排除仪器故障和试剂影响因素后）、比对结果超出允许范围、实验室认为需进行校准的其他情况等。

7. 操作步骤

7.1·标本前处理：通常样本前处理主要涉及分装研磨破壁、离心、过滤和纯化等步骤，分枝杆菌细胞壁较厚且含有大量脂质，因此需要进行破壁处理。目前主要的破壁方式有机械研磨、化学酶处理、超声波破碎等，各实验室应建立标准操作流程。对于痰液这种黏性较高的标本，需要进行液化处理。

7.2·核酸提取：首先要对选取的核酸提取试剂盒进行验证，确保核酸提取的效率及完整性，并对每次提取的核酸样本进行定量检测，以确保核酸满足后续实验要求，同时建立合格核酸样本的标准。在提取过程中应严格采取无菌流程，污染防控对标本结果的质量控制至关重要。每批次实验中都应包括内参照、阴性对照品和阳性对照品。以评估每批次样本中是否存在操作或环境带来的污染等异常。

7.3·文库构建和基因测序：文库制备实验流程包括PCR富集、添加接头、末端修复、连接接头、纯化等流程，文库质量直接影响测序的数据质量。采用不同试剂盒制备文库，流程略有不同。若起始DNA含量在10 ng以上，可采用普通建库试剂盒；若DNA含量在100 pg至10 ng，则采用超微量DNA建库试剂盒。制备好的文库可采用Qubit荧光染色法检测文库浓度，高质量的DNA文库其A260/A280（A为吸光度）通常在1.75～2.00。文库定量后，需要调整核酸浓度，以提高测序质量。

7.4·生物信息学分析：生物信息学分析是对测序获得的原始序列进行数据分析和处理的过程，以预定程序执行。该流程由多个软件组成，包括去除人源序列、处理微生物序列及相关元数据、检测目标序列，以及特定基因变异，实现检测与数据的转换。WHO技术指南建议各个实验室建立自己的数据平台，并从公共数据库中收集全球结核病患者数据，以便丰富自己的分枝杆菌和耐药基因数据库，进一步确定耐药基因突变与临床表型耐药性之间的相关性，以对检测结果进行更好的解读。各个实验室在建立耐药基因变异数据库时应有专业技术人员对每个变异进行人工审核，同时用建立好的流程对已知耐药或敏感的样本或质控品进行模拟和验证。要定期对数据库进行更新和优化。

8. 质量控制

实验室在各个操作环节都应进行严格的质量控制。每批次样本中应设置包括内参照、阴性对照品和阳性对照品。每批次实验均需评估是否存在操作或环境带来的污染风险。详见《室内质量控制标准操作规程》。

9. 被测量值的测量不确定度（相关时）

无。

10. 阳性报告值

10.1·建立高通量测序病原体诊断阈值的影响因素较多,包括测序平台、测序流程、标本类型、病原体种类、患者状况,目前尚无统一公认的阈值,建议各实验室根据前期获得的数据建立适合自己实验室的判定阈值,并在临床工作中不断加以验证。

10.2·同等条件下(相同微生物、相同标本),如某一微生物检出的序列数量多,为致病微生物的可能性大。此外,不同病原微生物基因组大小不同(寄生虫＞真菌＞细菌＞病毒),核酸提取效率存在差异[难易程度:病毒＜革兰阴性菌＜革兰阳性菌(不包括分枝杆菌、需氧放线菌等)＜真菌],因此不能仅仅依靠序列数多少来判断是否感染。

10.3·tNGS检测的是样本中的核酸,无法区分定植菌或者致病菌,针对严格致病菌(如结核分枝杆菌复合群、布鲁菌等)即使在检出序列数较少的情况下,也需要考虑其是责任菌的可能性;针对条件致病菌(如鲍曼不动杆菌、铜绿假单胞菌、肺炎克雷伯菌、金黄色葡萄球菌、大肠埃希菌和肺炎链球菌等),需结合患者送检的样本类型、患者的临床症状及其他检测结果进行研判。

10.4·靶向测序阳性阈值设定原则及判断标准：由于靶向测序采用的是扩增病原体多靶点分类基因的方法,判断标准不同于mNGS检测。特异性序列大于100条序列,且非单一靶点序列,可推荐作为阳性阈值判定标准;特异性数据小于100条序列,特别是同批次有获得大量序列数支持病原体诊断的标本时,需行其他方法学进行佐证,可进行实时荧光定量PCR确认。特异性数据小于10条序列时,尤当慎重判读,建议考虑另留取一份样本进行检测以佐证本次检测结果。如重复样本获得结核阳性结果,无论序列数如何,都应首先考虑其结核病诊断;如果复测结果为阴性,则暂不考虑其结核病诊断。

11. 检验结果的可报告区间

11.1·数据量控制：样本测序的有效数据量应该不小于10 M条序列,有效数量不足时应进行重新检测,若重新检测后数据量不足则判定检测失败。

11.2·质量控制：内标序列数不低于10,否则该样本检测结果无效,需重新检测。每次检测结果应先进行阴、阳质控品的结果判读同时满足阴性质控品检测结果为阴性,阳性质控品检测结果为栗酒裂殖酵母及柠檬色短小杆菌阳性,再对待检样本的结果进行判读,否则结果无效。

11.3·结果判定：本产品以"种特异序列"作为结果判断标准,不同靶标"种特异序列"的阳性阈值不同。

12. 危急值（适当时）

当检出特殊强致病病原体如贝纳柯克斯体(起病急)时,需加急发布报告并与临床取得沟通。

13. 临床意义

感染性疾病(尤其是呼吸系统感染)的病原体种类繁多、临床表现复杂,是全球范围内患者发病和死亡的重要原因之一。及时、准确地获得病原学证据是针对性诊疗的前提,也是改善感染性疾病患者预后的关键。然而,传统病原学检测方法存在操作复杂、耗时长、检测效率低等短板,难以满足临床诊断的高要求;mNGS 具有无偏倚、广覆盖的优势,但也存在一定的技术局限性,如人源宿主干扰、DNA 和 RNA 流程分检、特殊病原检出率低、卫生经济成本高等。

病原微生物靶向测序(targeted NGS,tNGS)技术将"PCR"和"NGS"的优势结合,采用超多重 PCR 正向富集目标病原,提升检测灵敏度,同时可以排除宿主核酸干扰,经测序和生信分析可同时检测样本中几十至几百种常见病原微生物及其耐药基因,以实现不同症候群、感染脏器、患者类型等多种临床场景的核心病原鉴定。tNGS 较 mNGS 极大提高了检测敏感性,且可以同时兼顾 DNA 和 RNA 流程,并极大缩短了检测时间,实现了成本及性能的双重优化,具有性价比高、可定制化的特点。

14. 注意事项

14.1·采集标本应尽量选择感染部位的体液或者新鲜组织送检,以提高检测的灵敏度。

14.2·应尽量在抗菌药物使用之前采集标本。

14.3·不同类型的标本采集时需执行无菌操作,避免标本被污染。

14.4·当 NGS 检出结果与传统方法学检测结果不一致时,需考虑:① 样本是否为同时采集或者是同一份标本;② 微生物培养是否是定量接种,平板上菌群生长情况,是否仅鉴定优势菌而忽略非优势菌,部分难培养、慢生长病原体常规培养困难;③ NGS 和培养的原理不同,培养到的是样本中活的病原体,而 NGS 检测到的是病原体核酸,且不同的样本中病原分布存在差异会影响检出结果;④ 最重要的是根据临床情况评估不同方法学所检病原的临床符合度和参考价值。

参考文献

[1] 高通量测序共识专家组.高通量测序技术在分枝杆菌病诊断中的应用专家共识[J].中华传染病杂志,2023,41(3):175 - 182.

[2] 《中华传染病杂志》编辑委员会.中国宏基因组学第二代测序技术检测感染病原体的临床应用专家共识[J].中华传染病杂志,2020,38(11):681 - 689.

[3] 中华预防医学会医院感染控制分会.临床微生物标本采集和送检指南[J].中华医院感染学杂志,2018,28(20):3192 - 3200.

[4] Li S, Tong J, Liu Y, et al. Targeted next generation sequencing is comparable with metagenomic next generation sequencing in adults with pneumonia for pathogenic microorganism detection[J]. J Infect, 2022, 85(5): e127 - e129.

(杨柳扬　王丽凤　杨继勇)

第九章
遗传性疾病检测标准操作规程

Y 染色体微缺失检测标准操作规程

××医院检验科分子诊断实验室作业指导书	文件编号：××-JYK-××-××-×××
版本/修改：第　　版/第　　次修改	生效日期：　　　　共　　页　第　　页
编写人：	审核人：　　　　批准人：

1. 目的

规范 Y 染色体微缺失检测的标准操作规程，指导检验人员正确进行 Y 染色体微缺失检测。

2. 原理

2.1·根据欧洲男科协会和欧洲分子遗传实验质控网推荐标准，对无精症和弱精症男性检测 AZFa、AZFb 和 AZFc 三个区域六个序列标签位点（STS）的微缺失，同时设置男性性别决定基因（SRY）和编码锌指蛋白基因 ZFX/ZFY 两个内对照基因。

2.2·采用探针特异性 PCR 技术，针对靶基因进行多重 PCR 扩增，根据 PCR 扩增曲线 Ct 值分析结果，判读是否存在相应位点缺失。

3. 标本采集

3.1·标本类型：EDTA 抗凝静脉全血 2 mL。

3.2·标本采集要求：按照现行静脉血采集方法采血 2 mL，将血液缓缓注入 EDTA 抗凝管中，并轻轻摇晃，使血液和抗凝剂充分混匀。采血后及时送检。

3.3·运输：在 2～8℃条件下运输全血。

3.4·存放：全血标本可立即用于测试，2～8℃度下最长可储存 30 天，标本存储在 -20℃以下保存不超过 6 个月，标本避免反复冻融。

4. 仪器和试剂

4.1·仪器：核酸提取仪、振荡仪、加热器、荧光定量基因扩增仪（ABI 7300、ABI 7500 荧光 PCR 仪等）。

4.2·试剂：DNA 提取试剂、阴阳性对照品、荧光 PCR 反应液。

4.2.1　试剂保存：试剂需置于 -20℃避光保存，避免反复冻融。

4.2.2　试剂运输：运输应在 2～8℃环境下进行，运输过程不超过 5 天。

5. 性能参数

5.1·特定 STS 位点存在符合率

5.1.1　用标化特定 STS 位点的参考品、正常男性基因组参考品、正常男性样本、性染色体异常样本进行检测，对应 STS 位点有明显扩增曲线且 Ct 值≤32，同时 ZFX/ZFY 内标有明显 S 形扩增曲线且 Ct 值≤32。

5.1.2　检测正常女性样本，结果只有 ZFX/ZFY 内对照基因有明显的 S 形扩增曲线且 Ct 值≤32。

5.2·缺失符合率

5.2.1　用 AZFa 缺失、AZFb 缺失、AZFc 缺失参考品、样本分别进行检测，对应缺失区域的位点无明显 S 形扩增曲线或 Ct 值≥32，同时 ZFX/ZFY 内标有明显 S 形扩增曲线且 Ct 值≤32。

5.2.2 用 AZFa＋b＋c 缺失、AZFb＋c 缺失样本进行检测，对应缺失区域的位点无明显 S 形扩增曲线或 Ct 值≥32，同时 *SRY*、*ZFX/ZFY* 内标有明显 S 形扩增曲线且 Ct 值≤32。

5.3·重复性：10 次平行检测不同浓度梯度的正常男性基因组参考品结果应一致，且对应位点及内对照基因 *SRY*、*ZFX/ZFY* 均有明显的 S 形扩增曲线且 Ct 值≤32，Ct 值的变异系数≤5%。

5.4·最低检测限：6 个特定位点参考品最低检测限应不高于 1 000 拷贝/test。

5.5·干扰：对胆红素、血红蛋白、甘油三酯、阿莫西林、头孢呋辛等有抗干扰能力。应验证抗凝剂的干扰。

6. 校准

6.1·校准时机：荧光定量 PCR 仪和核酸提取仪的校准周期为每年一次。仪器投入使用前（新安装或旧仪器重新启用）、更换部件维修后可能对检测结果准确性有影响时、仪器搬动后需确认检测结果可靠性时、室内质控显示系统检测结果有漂移时（排除仪器故障和试剂影响因素后）、比对结果超出允许范围、实验室认为需进行校准的其他情况等。

6.2·校准操作：具体操作见《荧光定量扩增仪校准操作规程》和《核酸提取仪校准操作规程》。

7. 操作步骤

7.1·核酸提取：全血样本可使用试剂盒自带核酸提取试剂或核酸提取仪提取核酸。具体按试剂盒说明书操作即可。保存时间过长的全血，建议增加裂解次数。

7.2·DNA 样本保存：提取的基因组 DNA 48 h 内检测，可 2～8℃存放，－20℃保存 6 个月，－70℃保存 1 年。所提取的 DNA 纯度 260/280 应在 1.6～2.0。

7.3·扩增准备

7.3.1 试剂准备：PCR 反应液完全解冻后，充分混匀并短暂离心。

7.3.2 按说明书要求分装 PCR 反应液于 PCR 反应管内，待测位点的分装管数＝ n＋2（注意：n 为待测样本数，2 为用于阴性质控、阳性质控的管数）。

7.3.3 加样：向分装好试剂的 PCR 管内加入待测 DNA 模板、阴性/阳性质控。

7.4·PCR 扩增：按照试剂盒说明书要求设置 PCR 扩增参数，注意不同仪器参数设置的区别。操作流程参见各仪器使用说明书。

7.5·结果分析

7.5.1 基本要求：质控品每个检测通道 Ct 值≤32。阴性对照各通道检测应无曲线起跳，有信号起跳则此次结果无效，应排查污染原因，重做。

7.5.2 结果判定

检测位点	备　注	结　果　判　断
SRY	质控	结果为典型的 S 形扩增曲线且 Ct 值＜32，进行结果判断，否则实验失败，建议重新抽提
sY84	AZFa	当结果为典型的 S 形扩增曲线且 Ct 值＜32 表示存在，否则表示缺失
sY127	AZFb	
sY255	AZFc	

（续表）

检测位点	备 注	结 果 判 断
ZFX/ZFY	质控	结果为典型的 S 形扩增曲线且 Ct 值＜32,进行结果判断,否则实验失败,建议重新抽提
sY86	AZFa	当结果为典型的 S 形扩增曲线且 Ct 值＜32 表示存在,否则表示缺失
sY134	AZFb	
sY254	AZFc	

7.6·结果解释

7.6.1 部分 46,XX 男性性反转的患者,检测时,*SRY* 可能不存在,而部分 46,XY 女性性反转的患者,检测时 *SRY* 可能存在。

7.6.2 如果 AZFa 或 AZFb 中单个 STS 位点缺失,可能是引物 5′端序列的多态性所致,应该小心证实,对整个区域进行详细的研究。目前这种情况非常少见,被认为是例外。sY254 和 sY255 位于 *DAZ* 基因上,在 Y 染色体上有 4 个拷贝,单个 sY254 或者 sY255 缺失是不可能存在的。

7.6.3 分析报告推荐以表格的形式描述不同的 STS 位点检测结果,尽量避免采用"＋""－"来描述,因为这样容易误解,建议采用文字(如存在、缺失,或类似文字)。

7.7·检验方法的局限性

7.7.1 检测结果仅作为辅助诊断指标之一,应结合其他临床检验指标进行综合临床评估和判定。

7.7.2 实验室污染或试剂污染可能导致假突变型结果,反应管中未加入模板可能导致假野生型结果。

8. 质量控制

8.1·质量控制:质控品进行测定,所有基因位点有扩增曲线且 Ct 值≤32。

8.2·阴性对照以水为模板应无任何扩增条带,阳性对照以正常男性 DNA 为模板扩增结果满足参考值要求。阴性、阳性质控品测试必须完全符合质量控制要求。

9. 被测量值的测量不确定度（相关时）

不适用。

10. 生物参考区间或临床决定值

不适用。

11. 检验结果的可报告区间

不适用。

12. 危急值（适当时）

不适用。

13. 临床意义

13.1·AZFa、AZFb 和 AZFc 三个区域全部缺失的患者,100％表现为无精症。不可能通过任何手段从睾丸中获得精子。

13.2·AZFa 区域整段缺失通常导致唯支持细胞综合征(SCO 综合征),临床表现为无精子症。如果诊断为整段 AZFa 区域缺失,若想从睾丸中获得精子进行 ICSI 已不大可能。

13.3 · AZFb 和 AZFb + c 整段缺失的典型睾丸组织学特征是 SCO 综合征或生精阻滞。与 AZFa 区域整段缺失的情况类似,这种患者在睾丸穿刺时也找不到精子。因此,不推荐给这类患者施行 ICSI。

13.4 · AZFc 缺失的临床和睾丸组织学表型多种多样。一般说来,AZFc 缺失患者尚残存精子生成能力。AZFc 缺失见于无精子症或严重少精子症患者,罕见情况下,也可以在自然状态下遗传给其男性后代。在无精子症患者中,AZFc 缺失者通过 TESE 获得精子的机会要大得多,也可以进行 ICSI 受孕。但这些患者的男性子代将是 AZFc 缺失的携带者。

13.5 · 有研究发现 AZFc 区域缺失的少精子症患者,其精子数目有进行性下降的趋势,最后发展为无精子症。

14. 注意事项

14.1 · 项目开展需要在国家(或省级)卫生部门批准的标准 PCR 实验室开展,操作人员需要经过专业培训。

14.2 · 仅用于体外检测使用,所有操作均应严格按照说明书进行,操作上仅限于专业医学检验人员。

14.3 · 分装试剂应使用新的(无菌的)枪头、EP 管等,尽量避免污染。

参考文献

[1] 中国合格评定国家认可委员会.医学实验室质量和能力认可准则在分子诊断领域的应用说明:CNAS - CL02 - A009:2018[S/OL].(2018 - 03 - 01)[2023 - 09 - 26].https://www.cnas.org.cn/rkgf/sysrk/rkyyzz/2018/03/889110.shtml.
[2] 申子瑜,李金明.临床基因扩增检验技术[M].北京:人民卫生出版社,2002.

(安映红 孙 宜)

遗传性耳聋基因检测标准操作规程

××医院检验科分子诊断实验室作业指导书	文件编号：××-JYK-××-××-×××
版本/修改：第　　版/第　　次修改	生效日期：　　　　　　共　页　第　页
编写人：	审核人：　　　　　批准人：

1. 目的

规范遗传性耳聋基因突变定性检测的标准操作规程，指导检验人员正确进行耳聋基因突变检测。

2. 原理

2.1·采用探针特异性 PCR 技术，分别针对目的基因序列设计高度特异的引物及探针，根据 PCR 扩增曲线 Ct 值分析结果，判读是否存在相应突变位点。

2.2·针对靶基因附近设计高度特异的引物及探针。

2.3·在检测体系中，含有一对具有不同荧光标记的寡核苷酸探针，根据所检测到的荧光信号类型，判断是否存在相应突变位点。

3. 标本采集

3.1·标本类型：人干血斑或全血（EDTA 抗凝）。

3.2·标本采集要求

3.2.1　干血斑：按照现行末梢血采集方法进行末梢血采集。将滤纸片接触血滴，自然渗透至滤纸片背面，直径为 8 mm，自然晾干呈深褐色。

3.2.2　全血：按照现行静脉血采集方法采血 2 mL，将血液缓缓注入 EDTA 抗凝管中，并轻轻晃，使血液和抗凝剂充分混匀。

3.3·运输：干血斑可密闭常温运输；全血应在 2～8℃ 条件下运输。

3.4·存放：干血斑密封干燥条件下 2～8℃ 保存 2 个月，−20℃ 保存 2 年；全血样本应尽快送检，建议建议 2～8℃ 保存不超过 24 h，−20℃ 保存不超过 2 个月，−70℃ 保存不超过 6 个月。避免反复冻融（仅限 1 次）。

4. 仪器和试剂

4.1·仪器：核酸提取仪、振荡仪、加热器、荧光定量基因扩增仪（ABI 7300、ABI 7500 荧光 PCR 仪等）。

4.2·试剂：DNA 提取试剂、阴阳性对照品、耳聋基因荧光 PCR 反应液。

4.2.1　试剂保存：试剂需置于 −20℃ 避光保存，避免反复冻融，反复冻融次数不超过 3 次，自检验合格之日起有效期为 12 个月。

4.2.2　试剂运输：运输应在 2～8℃ 环境下进行，运输过程不超过 5 天。

5. 性能参数

5.1·灵敏度：对 1 ng/μL 的 4 种突变型样本检测，检测结果均为突变型。

5.2·准确性：突变型样本检测结果为突变型且符合相应型别。

5.3·特异性

5.3.1　对正常人基因组 DNA 检测,各位点结果均为野生型。

5.3.2　对非人类基因组(鲑鱼精子 DNA)样本检测,结果为无效扩增。

5.3.3　对试剂盒外基因突变型样本检测,各位点结果均为野生型。

5.4·重复性:对突变型样本各检测 10 次,结果均为突变型且变异系数(CV)均$\leqslant$5.0%。

5.5·批间差:变异系数 CV$\leqslant$5.0%。

5.6·核酸提取性能:对不同突变类型的临床样本进行核酸提取并检测,结果符合相应型别。

5.7·检测范围:样本 DNA 浓度 1~300 ng/μL。

6. 校准

6.1·校准时机:荧光定量 PCR 仪和核酸提取仪的校准周期为每年一次。仪器投入使用前(新安装或旧仪器重新启用)、更换部件维修后可能对检测结果准确性有影响时、仪器搬动后需确认检测结果可靠性时、室内质控显示系统检测结果有漂移时(排除仪器故障和试剂影响因素后)、比对结果超出允许范围、实验室认为需进行校准的其他情况等。

6.2·校准操作:具体操作见《荧光定量扩增仪校准操作规程》和《核酸提取仪校准操作规程》。

7. 操作步骤

7.1·核酸提取

7.1.1　全血样本可使用试剂盒自带核酸提取试剂或核酸提取仪提取核酸。具体按试剂盒说明书操作。保存时间过长的全血,建议增加裂解次数。

7.1.2　干血斑样本需手工提取以保证核酸浓度。以××耳聋基因试剂盒操作说明为例,具体步骤如下。

7.1.2.1　取直径约为 3 mm 干血斑于 1.5 mL 新的无菌 EP 管中。

7.1.2.2　加入 500 μL 双蒸水,漩涡振荡,室温放置 5 min,12 000 r/min 离心 1 min,弃上清。双蒸水反复洗涤至无色,一般洗涤 2 次即可。加入 200 μL DNA 提取液(使用前充分混匀,使颗粒悬浮)。100℃水浴 8 min,取出振荡 15~30 s。12 000 r/min 离心 5 min,取上清用于检测。

7.2·DNA 样本的保存:提取的基因组 DNA -20℃保存 6 个月,-70℃保存 1 年。

7.3·扩增准备

7.3.1　试剂准备:PCR 反应液完全解冻后,充分混匀并短暂离心。

7.3.2　按说明书要求分装 PCR 反应液于 PCR 反应管内,待测位点的分装管数 = $n + 2$(注意:n 为待测样本数,2 为用于阴性质控、阳性质控的管数)。

7.3.3　加样:向分装好试剂的 PCR 管内分别加入待测 DNA 模板、阴性/阳性质控。

7.4·PCR 扩增:按照试剂盒说明书要求设置 PCR 扩增参数,注意不同仪器参数设置的区别。操作流程参见各仪器使用说明书。

7.5·结果分析

7.5.1　结果分析操作:在运行结束界面上点击"Results 项→Amplification Plot",并转换为"线性函数 Linear",根据阴性、阳性质控扩增曲线结果调节阈值线。

以××耳聋基因试剂为例,FAM 曲线的阈值设定原则为超过阴性质控的 HEX 曲线最高点,而 HEX 曲线的阈值设定原则为超过阳性质控的 FAM 曲线最高点。根据"Report"项目下仪器自动读取的 Ct 值进行结果判读。检测结果示例见图 1。

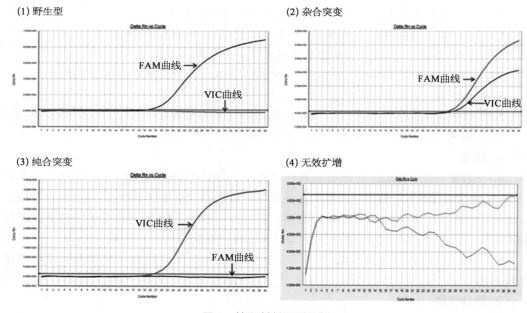

图 1　结果判断图型示例

注：对于线粒体 mtDNA 12S rRNA 的基因型别描述：异质型对应杂合突变型，均质型对应纯合突变型

7.5.2　结果判定

基因型别	FAM 曲线	HEX／VIC 曲线
野生型	（＋）	（－）
纯合突变型	（－）	（＋）
杂合突变型	（＋）	（＋）
无效样本	（－）	（－）

注：对于线粒体 mtDNA 12S rRNA 的基因型别描述：异质型对应杂合突变型，均质型对应纯合突变型。"（＋）"表示扩增曲线为 S 形，且 Ct 值＜35；"（－）"表示扩增曲线为非 S 形，或 Ct 值＞37；"无效样本"表示 DNA 提取失败或样本采集、保存、运输不当造成的不合格样本；扩增曲线为 S 形，且 35≤Ct 值≤37，重新提取 DNA 进行检测，若结果仍相同需浓缩 DNA 后再检测，Ct＜35 判读为（＋），否则判读为（－）

7.5.3　结果解释：某位点检测结果为突变型，提示耳聋发生与该位点基因突变有关，或听力正常人为耳聋基因携带者；检测结果为野生型，对于耳聋患者不能排除其他位点突变引起耳聋的可能性。

7.6·检验方法的局限性

7.6.1　检测结果仅作为辅助诊断指标之一，应结合其他临床检验指标进行综合临床评估和判定。

7.6.2　对于个别待检测者（极罕见），引物区段的特殊类型突变可能导致 PCR 扩增失败。

7.6.3　实验室污染或试剂污染可能导致假突变型结果，反应管中未加入模板可能导致假野生型结果。

8. 质量控制

8.1·质量控制要求

序　号	质　控　品	质　控　要　求
1	阴性质控品	依据参考值标准,结果判读为野生型
2	阳性质控品	依据参考值标准,结果判读为突变型

8.2·每次试验均需进行阴性、阳性质控品的测试,要求上述测试必须完全符合质量控制的要求。

9. 被测量值的测量不确定度（相关时）

不适用。

10. 生物参考区间或临床决定值

不适用。

11. 检验结果的可报告区间

不适用。

12. 危急值（适当时）

不适用。

13. 临床意义

13.1·在我国听力残疾是最常见的出生缺陷之一,居各类残疾之首。50％以上的耳聋由遗传因素引起。

13.2·常见遗传性耳聋基因包括先天性耳聋遗传基因 *GJB2*、后天性耳聋基因 *PDS* 和药物性耳聋基因线粒体 mtDNA 12S rRNA。

13.3·*GJB2* 基因是引起非综合征耳聋的重要遗传学因素,临床表现为中、重度感音神经性耳聋。人工耳蜗移植为目前临床上最为理想的治疗方式。前庭水管扩大（EVA）是最常见的内耳畸形,与 *PDS* 基因突变有密切关系。研究表明 95％以上的 EVA 患者有 *PDS* 基因突变,临床上表现为迟发性、渐进性耳聋,耳聋的加重或发生与呼吸道感染、外伤有关,突变个体应尽量避免剧烈运动。药物性耳聋基因呈母系遗传,携带该突变基因的个体对氨基糖苷类抗生素敏感,应用此类药物可导致听力大幅下降,甚至出现临床上常见的"一针致聋"现象。耳聋基因的筛查检测可大大预防并降低耳聋发生率。

14. 注意事项

14.1·项目开展需要在国家（或省级）卫生部门批准的标准 PCR 实验室开展,操作人员需要经过专业培训。

14.2·仅用于体外检测使用,所有操作均应严格按照说明书进行,操作上仅限于专业医学检验人员。

14.3·分装试剂应使用新的(无菌的)枪头、EP 管等,尽量避免污染。

参考文献

[1] 中国合格评定国家认可委员会.医学实验室质量和能力认可准则在分子诊断领域的应用说明：CNAS－CL02－A009：2018[S/OL].(2018－03－01)[2023－09－26].https://www.cnas.org.cn/rkgf/sysrk/rkyyzz/2018/03/889110.shtml.

[2] 申子瑜,李金明.临床基因扩增检验技术[M].北京：人民卫生出版社,2002.

（安映红　孙　宜）

妊娠前/产前/产后 PAH 筛查检测标准操作规程

××医院检验科分子诊断实验室作业指导书	文件编号：××-JYK-××-××-×××
版本/修改：第　　　版/第　　　次修改	生效日期：　　　　　　共　　页　第　　页
编写人：	审核人：　　　　　　批准人：

1. 目的

规范苯丙氨酸羟化酶（PAH）基因突变检测，指导检验人员正确进行高苯丙酮尿症（PKU）基因突变检测以保证其检测结果的准确可靠。

2. 原理

采用 PCR 扩增和一代基因测序方法检测 PAH 基因突变，DNA 模板在 DNA 聚合酶、引物和 dNTP 存在条件下复制时，如果在反应系统中分别按比例引入 4 种带有荧光标记的双脱氧碱基（ddNTP），只要双脱氧碱基掺入链端，该链就停止延长，如此每管反应体系中便合成一系列长度不等的核酸片段。反应终止后，进行毛细管电泳分离长短不一的核酸片段（长度相邻者仅差一个碱基），根据片段 3′端的双脱氧碱基依次阅读合成片段的碱基排列顺序。

3. 样本类型与保存

3.1・样本类型：EDTA 抗凝全血 3～5 mL。

3.2・样本保存：室温保存建议小于 72 h，2～8℃建议小于 7 天，不建议冷冻保存（全血样本冻融引起溶血）。

3.3・样本运输：建议 2～8℃条件运输，避免运输过程剧烈振荡。

4. 仪器与试剂

4.1・仪器：生物安全柜、高速离心机、旋涡混匀仪、常规 PCR 仪（C1000Thermal Cycler 或 ABI9700 等）、基因分析仪（ABI 3500/ABI 3730）。

4.2・试剂：DNA 提取试剂（QIAGEN 等）、BigDye v3.1 Kit、测序缓冲液、Hi-Di 试剂、ExoSAP-IT 和无水乙醇等。

注：试剂需按照试剂盒说明书建议方式及温度进行保存，有效期内使用。

5. 性能参数

5.1・检测范围：样本 DNA 量在 10 ng 以上，一般 10～200 ng，DNA 提取质量符合要求。

5.2・准确性：样本检测结果符合室间质评要求。

5.3・特异性：对人基因组 DNA 检测。

6. 校准

仪器新安装或旧仪器重新启用、仪器搬动、重大故障维修后，需进行校准，另外，结果不符合室内、间质评要求时也应该考虑仪器因素，需要时进行校准。每年由厂家进行一次全面维护，维护情况及时记录在本科室建立的仪器档案中。

7. 操作步骤

7.1・核酸提取：全血样本可使用吸附柱或磁珠法核酸提取试剂盒进行核酸的提取和纯化（详细参考使用试剂盒说明），不建议使用存放时间超过 7 天样本。

7.2·PCR 扩增：准备已做好标记的 PCR 反应管若干,分别取 DNA 模板(7.1 步骤提取)、正向和反向引物、PCR 反应缓冲液,并用去离子水补足反应体系至 20/25 μL。盖紧管盖,低速离心数秒,放入 PCR 扩增仪内进行扩增(反应条件如表 1)。

7.3·DNA 胶回收：按胶回收试剂盒操作,对目标条带扩增产物进行胶回收。

7.4·DNA 测序模板处理：ExoSAP-IT 按 2.0 μL/反应分装至新的 8 连管或 96 孔 PCR 板中,在 PCR 仪中进行酶消化反应(反应条件如表 2)。

7.5·测序 PCR 反应：经 ExoSAP-IT 处理的 DNA 测序模板 1.0 μL,在 PCR 仪中进行测序反应(反应条件如表 3)。

表 1　PCR 扩增反应条件

温　度	时　间	循环数
95℃	3 min	1
94℃	30 s	
56℃	50 s	40
72℃	1 min	
72℃	10 min	1
4℃	∞	1

表 2　酶消化反应条件

温　度	时　间	循环数
37℃	15 min	1
80℃	15 min	1
4℃	∞	1

表 3　测序 PCR 反应条件

温　度	时　间	循环数
96℃	1 min	1
96℃	10 s	
50℃	5 s	25
60℃	4 min	
4℃	∞	1

7.6·测序 PCR 产物纯化：使用无水乙醇、EDTA 和 NaAc 对 PCR 产物进行纯化。

7.7·毛细管电泳：根据不同型号 Sanger 测序仪,参考基因分析仪标准操作流程。

7.8·结果分析：打开测序分析软件(Sequencing Analysis),载入测序结果,查看 LOR 值、原始数据(raw data)、BC 状态(BC status)、PP 状态(PP status)。原则上应该尽量使质控品的结果达到最佳,详细的软件操作说明参考其说明,实际工作中可以根据具体的测序要求评价测序结果,应满足以下情况。

7.8.1　测序目的信号强度应该在 500～2 000 FU,噪声信号应该控制在 0～15 FU;

7.8.2　对所有测序序列进行评估,依照分子病理评分标准,如下：

5 分：无任何背景峰。

4 分：有一些背景峰,但不影响结果判断。

3 分：背景峰较高,但双向均可明显判断结果。

3 分以下：不可接受结果。

7.9·常见问题与解决(表 4)

表 4　基因突变测序常见问题与解决方法

常　见　问　题	解　决　方　法
引物二聚体	切胶纯化,去除引物二聚体
pull up 峰	调整 DNA 模板量,减少上样量
酒精峰/染料峰	重新测序及纯化
钉子峰	胶或毛细管中有气泡、灰尘、尿素结晶等对激光全反射,检查系统气密性
拖尾峰	毛细管使用时间过长更换新的毛细管

8. 质量控制

8.1·测序空白对照（NTC）：无模板对照，以 M13 为测序引物，与样本平行实验，每 96 孔板 1 个。

8.2·测序阳性质控（PC）：测序试剂盒自带质控品，用于监控测序 PCR 反应的效果，每 96 孔板 1 个。

8.3·测序阴性质控（NC）：正常人基因组 DNA 或明确 PAH 基因未发生变异 DNA 进行，用于监测测序过程污染，每 96 孔板 1 个。

9. 被测量值的测量不确定度（相关时）

不适用。

10. 生物参考区间或临床决定值

不适用。

11. 检验结果的可报告区间

不适用。

12. 危急值（适当时）

不适用。

13. 临床意义

13.1·苯丙氨酸羟化酶（PAH）缺乏导致对必需氨基酸苯丙氨酸的饮食摄入不耐受，并产生一系列疾病。不良结局的风险因 PAH 缺乏程度而异，如果没有有效的治疗，大多数患有严重 PAH 缺乏症（称为经典 PKU）的人会出现严重且不可逆转的智力障碍和癫痫等症状。临床上使用串联质谱法对新生儿足跟血斑进行筛查，从而发现患儿的高苯丙氨酸血症而诊断。PAH 缺乏症遗传方式为常染色体隐性遗传，通过分子基因检测可以发现 PAH 中双等位基因纯合突变而致病的变异。

13.2·在产后通过对先证者或其家系的 PAH 基因突变情况进行分析，确定致病基因的突变或与致病基因连锁的多态标记，在 PKU 症状出现前确诊可以及时对患儿采取治疗措施，可以防止严重的 PKU 症状发生。另外，在妊娠前和产前筛查发现夫妇双方是否均为携带者，从而避免 PKU 新生儿的出生。

14. 注意事项

存在余值风险（residue risk）：基因测序检测的风险主要存在于以下几个方面。

（1）仅能发现存在于该基因被测序的区域，而发生在区域以外的突变不能检测。

（2）由于方法本身的限制，尚存在一定的可能性，包括：引物结合区发生未知的突变导致引物与模板难以结合；扩增区 DNA 序列的特殊结构导致扩增过程中的偏好性。

（3）大片段缺失、重复突变难以通过基因测序来发现。

参考文献

[1] Jin X，Yan Y，Zhang C，et al. Identification of novel deep intronic PAH gene variants in patients diagnosed with phenylketonuria[J]. Hum Mutat, 2022, 43(1)：56-66.

[2] Zhang X，Chen H X，Li C，et al. Rapid detection of PAH gene mutations in Chinese people[J]. BMC Med Genet, 2019, 20(1)：135.

（孟晓伟　孙　宜）

妊娠前/产前/产后地中海贫血基因筛查标准操作规程

××医院检验科分子诊断实验室作业指导书	文件编号：××-JYK-××-××-×××
版本/修改：第　　版/第　　次修改	生效日期：　　　　　　共　　页　第　　页
编写人：	审核人：　　　　　　批准人：

1. 目的

规范地中海贫血基因检测的标准操作规程,指导检验人员正确进行 α 地中海贫血和 β 地中海贫血基因检测操作。

2. 原理

2.1·方法：gap-PCR 法和 PCR-反向点杂交法。

2.2·原理

2.2.1　α 地中海贫血主要应用跨越断裂点 PCR(gap-PCR)的技术原理进行检测,即在待检的缺失基因片段两端设计引物进行扩增,再通过琼脂糖凝胶电泳,根据电泳片段大小判断检测样品的基因型。

2.2.2　β 地中海贫血采用 PCR 体外扩增和反向点杂交技术,根据检测位点碱基差异,按照碱基互补配对原则,设计特异性识别某种基因型的寡核苷酸探针组合,分别固定在尼龙膜的特定位置上,制成检测膜条。PCR 扩增产物与探针通过分子杂交反应及显色反应,观察检测膜条上各位点信号的有无(信号为蓝色斑点),判断该探针是否与 PCR 产物杂交,从而确定待检样本的基因型。

3. 标本采集

3.1·标本类型：抽取静脉血 5 mL 于 EDTA 或枸橼酸钠抗凝管中。

3.2·标本要求：全血室温放置不超过 24 h；2～8℃保存不超过 1 个月；-18℃以下保存不超过 2 年；-70℃可长期保存；冷冻保存时避免反复冻融。

4. 仪器和试剂

4.1·仪器：基因扩增仪、电泳仪、恒温杂交仪(YN-H16)。

4.2·试剂：α/β 地中海贫血基因检测试剂盒。

4.2.1　储存和稳定性：试剂Ⅰ置于-18℃以下保存,试剂Ⅱ置于 2～8℃保存,有效期 6 个月,膜条置于 2～8℃保存。

4.2.2　试剂准备：试剂Ⅰ使用前 30 min 置于 2～8℃冷藏解冻。

5. 性能参数

准确度：100%。特异性：100%。分析灵敏度：2 ng/μL(DNA)。重复性：100%。

6. 仪器校准：

在仪器投入使用前、更换部件维修后可能对检测结果准确性有影响时、仪器搬动后、比对结果差异或实验室认为需进行校准的其他情况等。

7. 操作步骤

7.1·试剂配制：试剂准备区配制 PCR 反应液：n(n = 标本数)+ 2 管。

7.2·DNA 提取操作：标本制备区

7.2.1　使用 DNA 提取试剂板,平衡至室温后颠倒混匀磁珠,使用 96 孔板离心机,500 r/min 离心 1 min,使里面的试剂及磁珠均集中到底部。

7.2.2　试剂板每孔加入 200 μL 样本或阴、阳质控品及 10 μL MEB 蛋白酶 K。

7.2.3　将试剂板和磁棒套装入对应卡槽,按设置好的提取程序运行全自动核酸提取,提取仪 E96 - 11。

7.2.4　在配制地中海贫血反应管时,对于 α 地中海贫血,每管中加入 21 μL 反应液,再加入 4 μL 已提取的待测 DNA 样本或阴、阳性质控品;β 地中海贫血,每管中加入 23 μL 反应液及 2 μL 已提取的待测 DNA 样本或阴、阳性质控品,终反应体积为 25 μL。

7.3·PCR 扩增:扩增区进行扩增和产物分析。扩增条件见图 1。

7.4·电泳/杂交:电泳或杂交区取 5 μL α 地中海贫血扩增产物加入 1 μL 6x 溴酚蓝上样缓冲液经 1.2% 琼脂糖凝胶(内加适量核酸染料)在 5 V/cm 电压下电泳约 90 min。β 地中海贫血扩增产物继续进行杂交、洗膜、显色操作。

α 地中海贫血扩增程序		β 地中海贫血扩增程序	
96℃	5 min		
98℃	45 s ⎫	50℃	15 min
65℃	90 s ⎬ 10 个循环	95℃	10 min
72℃	3 min ⎭	94℃	1 min ⎫
98℃	30 s ⎫	55℃	30 s ⎬ 35 个循环
65℃	45 s ⎬ 25 个循环	72℃	30 s ⎭
72℃	3 min ⎭	72℃	5 min
72℃	10 min		

图 1　PCR 扩增条件

7.5·结果判断:α 地中海贫血电泳结束后,将琼脂糖凝胶放入凝胶成像系统观察,条带与对照比较得出结果(图 2、图 3)。

条带大小	基因型	条带大小	基因型	条带大小	基因型	条带大小	基因型
2.0 kb	- α 3.7	1.4 kb	- α 4.2	1.7 kb	αα	1.2 kb	- - SEA

图 2　电泳条带与基因型的对应关系

出现电泳条带	结 果 报 告	建 议 与 解 释
1.7 kb	未检测到缺失	
1.7 kb 2.0 kb	基因缺失(3.7 型),α 地中海贫血 2 基因杂合子(- α/αα)	
1.7 kb 1.4 kb	基因缺失(4.2 型),α 地中海贫血 2 基因杂合子(- α/αα)	
1.7 kb 1.2 kb	基因缺失 α 地中海贫血 1 基因杂合子(- -/αα)	
2.0 kb 1.2 kb	基因缺失,α 地中海贫血 1 基因杂合子(- -/αα) 基因缺失(3.7 型),α 地中海贫血 2 基因杂合子(- α/αα)	患者为 HbH 病(- -/- α)
2.0 kb 1.4 kb	基因缺失(3.7/4.2 型),α 地中海贫血 2 基因双重杂合子(- α/- α)	

（续图）

出现电泳条带	结 果 报 告	建 议 与 解 释
1.4 kb 1.2 kb	基因缺失,α地中海贫血1基因杂合子(－－αα)。 基因缺失(4.2型),α地中海贫血2基因杂合子(－α/αα)	患者为HbH病(－－/－α)
2.0 kb	基因缺失(3.7型),α地中海贫血2基因纯合子(－α/－α)	
1.4 kb	基因缺失(4.2型),α地中海贫血2基因纯合子(－α/－α)	
1.2 kb	基因缺失,高度怀疑为α地中海贫血1基因纯合子(－－/－－)	高度怀疑为Hb Bart's胎儿水肿综合征,建议患者父母做α地中海贫血基因检测,以利确诊

图3　电泳条带与结果报告关系

7.6·β地中海贫血根据膜条上的杂交斑点判断突变位点(图4)

编号	41－42 N	654 N	－28 N	71－72 N	17 N	βEN	31 N	27/28 M
	41－42 M	654 M	－28 M	71－72 M	17 M	βEM	31 M	IVS1－1 M
	43 M	－32 M	－29 M	－30 M	14－15 M	CAPM	intM	IVS1－5 M

图4　β地中海贫血突变位点判断

注：N,正常野生型检测探针；M,突变检测探针。43 M、41－42 M可同时以41－42 N为参照；－32 M、－30 M、－29 M及－28 M均可以－28 N为正常对照；14－15 M及17 M可以17 N作参照；27/28 M及βEM以βEN为参照。14－15 M、27/28 M、CAPM、intM、IVS1－1 M、IVS1－5 M为少见突变类型,本系统未设置正常对照,检测结果仅报告点突变。欲了解是纯合突变或杂合突变,建议做过一步分析

观察整张膜上出现的蓝色斑点,若在突变检测探针处出现显色强度与相应的野生型探针相近的蓝色斑点,则该位点为野生与突变的杂合子；若在突变检测探针处出现蓝色斑点,而相应的野生型探针处未出现蓝色斑点,则该位点为突变纯合子；若仅在野生型探针处出现蓝色斑点,则待检样品没有上述17种突变。

8. 质量控制

8.1·质控品来源

8.1.1　α地中海贫血质控品：采用检测结果为－α3.7/αα、－α4.2/αα、αα/－－SEA、－α3.7/－－SEA、－α4.2/－－SEA、(－α3.7/αα和－α4.2/αα)双杂共6种缺失型的样本,采用留样复测的方式,随患者标本一起检测,6种缺失型依次轮流循环作为质控检测。

8.1.2　β地中海贫血采用日常检测中出现过的突变样本,包括IVS2－654、CD41－42、－28、CD17、IVS1－1、－29、βE、CD71－72、CD43、CAP、CD14－15、CD27－28共12种突变,每个工作日用其中的1种突变作为质控,随患者标本一起检测。

8.1.3　阴性质控品：正常人的样本。

注意：质控品必须是全血样本,需从DNA提取开始参与实验,并随机穿插临床样本中。

8.2·接受标准：α地中海贫血突变质控的电泳条带与预期的相符；阴性质控的电泳条带为1.7 kb；β地中海贫血野生型探针杂交位点有蓝色斑点,则表明杂交正常。

9. 被测量值的测量不确定度（相关时）

不适用。

10. 生物参考区间或临床决定值

不适用。

11. 检验结果的可报告区间

不适用。

12. 危急值（适当时）

不适用。

13. 临床意义

地中海贫血是一种由珠蛋白基因缺陷导致血红蛋白 α 和 β 珠蛋白的合成比例失衡、红细胞寿命缩短的溶血性贫血疾病，均呈常染色体隐性遗传。地中海贫血多发于地中海、中东、印度次大陆、东南亚和华南等地区，随着人口的迁徙，地中海贫血已成为全球性的公共卫生问题。目前全球已发现 813 种 α 地中海贫血及 934 种 β 地中海贫血基因突变类型。我国尤其以广东、广西、海南为高发，已发现 20 余种 α 珠蛋白基因突变，常见为 $--SEA$、$-\alpha4.2$ 和 $-\alpha3.7$；非缺失型有 Hb CS、Hb QS 和 Hb WS，占 90% 以上。已发现 60 余种 β 珠蛋白基因突变，常见为 CD41 - 42、CD17、IVS2 - 654 等，占 90% 以上。及时准确的地中海贫血筛查和基因诊断有助于个体化治疗、提高疗效、降低并发症，为携带者提供婚前咨询和妊娠前筛查，降低遗传风险。

14. 注意事项

14.1·所有实验结果均采用"双人判读"形式进行，即由 2 名技术人员分别对电泳实验结果进行判读，并各自记录好判读结果，然后对 2 份判读结果进行一致性审核，只有 2 人判读结果一致，即为最终报告结果。

14.2·对于疑难、有争议的样本应实验复查，下列情况需要复查。

14.2.1　与血红蛋白电泳结果存在分歧时。

14.2.2　违反遗传规律。

14.2.3　检测结果为 Hb Bart's 胎儿水肿综合征（$--SEA/--SEA$）时，须送血液室做血红蛋白电泳验证。

参考文献

[1] 中国合格评定国家认可委员会.医学实验室质量和能力认可准则在分子诊断领域的应用说明：CNAS - CL02 - A009：2018[S/OL].(2018 - 03 - 01)[2023 - 09 - 26].https：//www.cnas.org.cn/rkgf/sysrk/rkyyzz/2018/03/889110.shtml.

[2] 张宏秀，单可人，惠春林，等.应用 PCR - RDB 技术对 β-地中海贫血进行快速产前基因诊断[J].中华围产医学杂志，2002，5(4)：248 - 250.

[3] Winichagoon P，Saechan V，Sripanich R，et al. Prenatal diagnosis of β-thalassemia by reversedot-blot hybridization[J]. J Prenatal Diagnosis，1999，19(5)：428 - 435.

（黄　琦　孙　宜）

*HLA - B27*基因及分型检测标准操作规程

××医院检验科分子诊断实验室作业指导书	文件编号：××-JYK-××-××-×××
版本/修改：第　　版/第　　次修改	生效日期：　　　　共　　页　第　　页
编写人：	审核人：　　　　　批准人：

1. 目的

规范 *HLA - B27* 基因及分型检测的标准操作规程，指导检验人员正确进行 *HLA - B27* 基因及分型检测。

2. 原理

2.1 · *HLA - B27* 基因检测采用实时荧光定量 PCR 原理。

2.2 · *HLA - B27* 基因分型检测多采用聚合酶链式反应-序列特异性引物法（PCR - SSP），根据等位基因某一碱基的差异设计引物，正义链引物 3' 末端的第一个碱基与等位基因特异碱基互补，特异性引物仅扩增与其相应的等位基因，而不扩增其他等位基因。针对不同基因型别进行多重 PCR 扩增，根据 Ct 值或熔解温度判读。

3. 标本采集

3.1 · 标本类型：EDTA 抗凝静脉全血 2 mL。

3.2 · 标本采集要求：按照现行静脉血采集方法采血 2 mL，将血液缓缓注入 EDTA 抗凝管中，并轻轻摇晃，使血液和抗凝剂充分混匀。采血后及时送检。

3.3 · 运输：在 2～8℃ 条件下运输全血。

3.4 · 存放：全血标本可立即用于测试，2～8℃ 下最长可储存 30 天，标本存储在 -20℃ 以下保存不超过 6 个月，标本避免反复冻融。

4. 仪器和试剂

4.1 · 仪器：核酸提取仪、振荡仪、加热器、荧光定量基因扩增仪（博日 LineGene9600、ABI StepOne、ABI7300/7500 等荧光 PCR 仪及相应软件）。

4.2 · 试剂：DNA 提取试剂、阴性和阳性对照品、荧光 PCR 反应液；HLA - B27 引物板、浓缩 dNTP 缓冲液（包括 200 mmol/L dNTP, 3.5 mmol/L Mg^{2+}, 500 mmol/L KCl, 100 mmol/L Tris - HCl, 1‰ Triton X - 100 等）、Taq 聚合酶等。

4.2.1 试剂保存：试剂需置于 -20℃ 避光保存，避免反复冻融。从冷冻室取出 Taq 聚合酶，应放置冰上备用，dNTP 缓冲液稀释后的工作液不可反复冻融使用。

4.2.2 试剂运输：运输应在 2～8℃ 环境下进行，运输过程不超过 5 天。

5. 性能参数

5.1 · 阳性符合率：选取 7 份阳性参考品测试结果均为阳性，阳性符合 100%。

5.2 · 阴性符合率：选取 7 份阴性参考品测试结果均为阴性，阴性符合率 100%。

5.3 · 重复性：选取同 1 份阳性参考品，重复测定 5 次，测定结果均一致。

5.4 · 有效检测范围：选取一份 200 ng/μL 浓度阳性参考品纯度 A260/A280 值为 1.65～2.0，并稀释配制成 30 ng/μL 浓度阳性参考品，两份阳性参考品结果均是 *HLA - B27* 基因型。

5.5·随机失败率：统计 5.1～5.4 涉及的相关实验中实验结果，按照以下方法计算随机失败率，随机失败率＝随机反应失败的单孔总数/总的反应孔数量，统计结果＜1.8％。反应失败的孔是指应该出现内参带或阳性带而未出现的孔。

5.6·分析干扰（以×× $HLA-B27$ 基因分型测定为例）

5.6.1 两种 B27 等位基因同时存在的杂合子或与其他交叉反应等位基因同时存在的杂合子标本无法鉴定高分辨结果，如 1、3、4 孔阳性时，结果可以为 B*2705 与非 B*27 的杂合或是 B*2705 与 B*2708/11/12 的杂合基因。

5.6.2 分析特异性的说明：当标本含有 HLA-B*1301-52、HLA-B*3802-04/08/16/19/23/35、HLA-B*4402-08/10-61 等位基因中的一个，第 2 孔会呈现弱阳性带；当标本含有 HLA-B*1801-08/10-49、HLA-B*4002-10/12/13-18/20-36/38-46/49-94、HLA-B*4702/03 等位基因中的一个，第三孔呈现阳性带；当标本含有 HLA-B*3701-31 等位基因中的一个，第四孔会呈现阳性带。

5.7·临床性能评估：采用基因测序方法鉴定的人类基因 DNA 样品，包含 $HLA-B27$ 基因阳性和阴性标本，实验结果应达到敏感性 100％，特异性 100％，粗一致性 100％，约登指数 1。

6. 校准

6.1·校准时机：荧光定量 PCR 仪和核酸提取仪的校准周期为每年一次。仪器投入使用前（新安装或旧仪器重新启用）、更换部件维修后可能对检测结果准确性有影响时、仪器搬动后需确认检测结果可靠性时、室内质控显示系统检测结果有漂移时（排除仪器故障和试剂影响因素后）、比对结果超出允许范围、实验室认为需进行校准的其他情况等。

6.2·校准操作：具体操作见《荧光定量扩增仪校准操作规程》和《核酸提取仪校准操作规程》。

7. 操作步骤

7.1·核酸提取：全血样本可使用试剂盒自带核酸提取试剂或核酸提取仪提取核酸。具体按试剂盒说明书操作即可。

7.2·DNA 样本保存：提取的基因组 DNA 48 h 内检测，可 2～8℃存放，-20℃保存 6 个月，-70℃保存 1 年。所提取的 DNA 浓度为 30～200 ng/μL，最佳浓度为 30～50 ng/μL，纯度 260/280 应在 1.65～2.0。NA 样品用 1×TE（pH 8.0～9.0）溶液溶解，不可使用大于 0.5 mmol/L 浓度的 EDTA。

7.3·扩增准备

7.3.1 试剂准备：PCR 反应液完全解冻后，充分混匀并短暂离心。按试剂盒说明书配制 dNTP 缓冲液工作液、缓冲液-PCR 扩增酶混合液。

7.3.2 按说明书要求分装 PCR 反应液于 PCR 反应管内，待测位点的分装管数＝$n+2$（注意：n 为待测样本数，2 为用于阴性质控、阳性质控的管数）。基因分型应按照每人份用量配好工作液后分别向每个引物孔加入相应体积的上述混合液（×× $HLA-B27$ 基因分型测定试剂盒为 10 μL）。

7.3.3 加样：向分装好试剂的 PCR 管内加入待测 DNA 模板、阴性/阳性质控。必要时每孔应分别加入 15～20 μL 石蜡油，用密封膜封好 PCR 反应板（引物板）。

7.4·PCR 扩增：按照试剂盒说明书要求设置 PCR 扩增参数，注意不同仪器参数设置的区别。操作流程参见各仪器使用说明书。反应板顶部置 PCR 密封压力垫，以防止液体蒸发。

7.5·结果判断

7.5.1　B27 -（阴性）：并不表示检测没有意义，具有排除诊断价值，其表示现阶段该人群患脊柱关节炎/强直性脊柱炎的可能性较小，可避免不必要的紧张和焦虑；小部分（约 5%）脊柱关节炎/强直性脊柱炎患者 B27 为阴性，其中女性患者居多，建议结合临床症状、体征、影像学检查（特别是 MRI）和实验室检查综合评估。

7.5.2　B27 +（阳性）

7.5.2.1　02 亚型/04 亚型/05/07 亚型：该亚型为脊柱关节炎/强直性脊柱炎高危亚型，其人群患病风险提高了 300 倍。

7.5.2.2　06 亚型：该亚型为脊柱关节炎/强直性脊柱炎低危亚型；如确诊脊柱关节炎/强直性脊柱炎需格外慎重，且有非常严谨的诊断依据。

7.5.2.3　08/11/12 亚型：需进一步进行 B27 基因亚型高分辨检测，明确具体亚型。

7.5.2.4　08 亚型：临床意义同 02/04/05/07 亚型。

7.5.2.5　11/12 亚型：该亚型为脊柱关节炎/强直性脊柱炎中立亚型。

7.5.2.6　10 亚型：该亚型人群确诊脊柱关节炎/强直性脊柱炎的可能性大。

7.5.2.7　01/03/09/13 - 22/24 - 68 亚型：需进一步进行 B27 基因亚型高分辨检测，明确具体亚型。

7.5.2.8　01 亚型：临床意义同 10 亚型。

7.5.2.9　03/09 亚型：临床意义同 06 亚型。

7.5.2.10　13/22/24/68 亚型：临床意义同 11/12 亚型。

7.5.2.11　B27 阳性，杂合子：需进一步进行 B27 基因亚型高分辨检测，明确杂合子类型。

7.6·检验方法的局限性

7.6.1　检测结果仅作为辅助诊断指标之一，应结合其他临床检验指标进行综合临床评估和判定。

7.6.2　实验室污染或试剂污染可能导致假突变型结果，反应管中未加入模板可能导致假野生型结果。

7.6.3　两种 B27 等位基因同时存在的杂合子或与其他交叉反应等位基因同时存在的杂合子标本无法鉴定高分辨结果，需用基因测序方法区分。

7.6.4　可能有未注明的等位基因不在检测范围之内。

8. 质量控制

8.1·质量控制：质控品进行测定，阳性质控品为 B27 型质粒 DNA，阴性质控品应无任何扩增条带或特异熔解峰。

8.2·内参品：根据人类生长激素基因（HGH）的保守片段设计内参引物，该产物存在所有人源基因中，每孔中均包被该引物对，且在每次试验中运行。因其存在于所有人源 DNA 样本中，该扩增产物可在所有有效试验中被检出。

注意：由于特异性引物扩增过程中与内参质控引物竞争 Taq 酶等反应原料，阳性孔内参带可能会很弱。

9. 被测量值的测量不确定度（相关时）

不适用。

10. 生物参考区间或临床决定值

不适用。

11. 检验结果的可报告区间

不适用。

12. 危急值（适当时）

不适用。

13. 临床意义

13.1 · 对强直性脊柱炎（ankylosing spondylitis，AS）诊疗提供参考。

13.2 · *HLA - B27* 在基因水平上存在较大异质性，不同亚型有着不同的地域和人种分布特点。与 AS 强相关的 B27 亚型为 *B*2702*、*B*2704*、*B*2705*、*B*2707*；与 AS 一般相关的亚型为 *B*2708*、*B*2711*、*B*2712*；但 *B*2706*、*B*2709* 与 AS 不相关，是 AS 的保护型基因。

13.3 · *HLA - B27* 基因分型对于对 AS 的早期诊断、提供确诊指标具有必要性。

13.4 · *HLA - B27* 抗原阳性的急性前葡萄膜炎患者中，*B*2704* 基因占 44.7%，*B*2705* 基因占 56%。

14. 注意事项

14.1 · 项目开展需要在国家（或省级）卫生部门批准的标准 PCR 实验室开展，操作人员需要经过专业培训。

14.2 · 仅用于体外检测使用，所有操作均应严格按照说明书进行，操作上仅限于专业医学检验人员。

14.3 · 分装试剂应使用新的（无菌的）枪头、EP 管等，尽量避免污染。

参考文献

[1] 中国合格评定国家认可委员会.医学实验室质量和能力认可准则在分子诊断领域的应用说明：CNAS - CL02 - A009：2018[S/OL].(2018 - 03 - 01)[2023 - 09 - 26].https：//www.cnas.org.cn/rkgf/sysrk/rkyyzz/2018/03/889110.shtml.

[2] 申子瑜,李金明.临床基因扩增检验技术[M].北京：人民卫生出版社,2002.

[3] 国家食品药品监督管理总局.YY/T 1180 - 2010 人类白细胞抗原(HLA)基因分型试剂盒 SSP 法.2010.

[4] 胡泽斌,王瑞霞,代蕾颖,等.人类白细胞抗原基因分型检测试剂盒行业标准的修订与验证[J].分子诊断与治疗杂志,2021,13(11)：1748 - 1751.

（安映红 孙 宜）

NIPT/NIPT－PLUS(无创产前筛查)标准操作规程(Illumina 二代测序仪)

××医院检验科分子诊断实验室作业指导书	文件编号：××-JYK-××-××-×××	
版本/修改：第　　版/第　　次修改	生效日期：	共　页　第　页
编写人：	审核人：	批准人：

1. 目的

规范 NIPT(无创产前筛查)标准操作规程(Illumina 二代测序仪)的标准操作规程,确保检验结果准确、可靠。

2. 原理

2.1·基于可逆末端终止法,通过对母体外周血血浆中的游离 DNA 进行测序及生信分析,检测 13、18、2 号染色体是否出现非整倍性变异,从而实现对胎儿染色体非整倍体疾病21 -三体综合征、18 -三体综合征及 13 -三体综合征的产前筛查。

2.2·加大测序数据量,可以对 12 种染色体疾病进行产前筛查,包括 22q11.2 微缺失综合征、PWS/Angelman 综合征(1 型)、Smith - Magenis 综合征、Wolf - Hirschhorn 综合征、Cri du Chat 综合征(5p 缺失综合征)、1p36 缺失综合征、9p 缺失综合征、18p 缺失综合征、18q 缺失综合征、Jacobsen 综合征。

3. 标本采集

3.1·标本类型：外周血。

3.2·标本要求：游离 DNA 专用 EDTA 保存管采集孕妇(妊娠 12 周～22^{+6}周)外周血 5～10 mL。样本应在要求温度范围内运输并在采集后 72 h 内完成血浆分离。

3.3·标本不合格标准：溶血、凝固、脂血、血量少,以及 GDPMAA 0004—2020:《基于孕妇外周血浆游离 DNA 高通量测序无创产前筛查胎儿基因组病技术标准》要求不适用情形。

4. 仪器和试剂

4.1·仪器：Illumina NextSeq 550、高速冷冻离心机、低速冷冻离心机、荧光定量仪、Agilent 2100 Bioanalyzer 等。

4.2·试剂：核酸提取试剂盒、核酸纯化试剂盒、胎儿染色体非整倍体(T21、T18、T13)检测试剂盒(可逆末端终止法)、测序反应通用试剂盒等。

5. 性能参数

5.1·单端测序,读长 75 bp。

5.2·目标基因组病的复合检出率不低于 70%。

5.3·假阳性率：pCNV 的假阳性率不高于 0.5%。

5.4·阳性预测值：总体 pCNV 的复合阳性预测值不低于 30%。

5.5·检测失败率不超过 5%。

6. 校准

6.1·校准时机：荧光定量 PCR 仪和核酸提取仪的校准周期为每年一次。仪器投入使用前(新安装或旧仪器重新启用)、更换部件维修后可能对检测结果准确性有影响时、仪器搬动后需确认检测结果可靠性时、室内质控显示系统检测结果有漂移时(排除仪器故障和试剂影响因素后)、比对结果超出允许范围、实验室认为需进行校准的其他情况等。

6.2·校准操作:具体操作见《高通量测序仪标准操作规程》及相关仪器说明书。

7. 操作步骤

7.1·血浆分离

7.1.1 全血配平,4℃,1 600 g,离心 15 min。

7.1.2 将血浆均分到对应的离心管中,16 000 g 离心 10 min。将上清转移至新的离心管中,核对样本编号。

7.2·核酸提取

7.2.1 裂解反应混合液配制:按照标本数 n 配制 $n+2$ 的反应混合液量。单个样本缓冲液 DH 10 μL,磁珠 G 20 μL,缓冲液 SDS 10 μL,蛋白酶 K 工作液 5 μL。

7.2.2 取 45 μL 反应混合液至 1.5 mL 离心管中,依次加入 200 μL 血浆样本,颠倒混匀 10～15 次,37℃温浴 10 min。

7.2.3 加入 300 μL 缓冲液 BST1,振荡混匀 30 s,室温孵育 10 min,将离心管置于磁力架上,静置 3 min。

7.2.4 依次利用 600 μL 缓冲液 MKW1,300 μL 缓冲液 MW2 进行磁珠洗涤,最后吸净离心管内残留液体,室温晾干 10～15 min。

7.2.5 加入 52 μL 缓冲液 DH,取上清 42 μL 于 96 孔板中,即为 DNA 样本。或取 50 μL DNA 溶液于 1.5 mL 管中,－20℃保存并在 24 h 内建库。

7.3·文库构建:酶反应及 PCR 反应试剂配制数为:$n+3$(n 为待测样本数,3 为质控数)。

7.3.1 酶反应 1:混合液 1 为 2 μL 酶 1＋6 μL 缓冲液 1。每孔加入混合液 1 8 μL＋42 μL DNA 样本于 PCR－1 板,20℃,温浴 30 min。

7.3.2 磁珠筛选

7.3.2.1 取磁珠 75 μL 进行样本纯化,转移 120 μL 上清至 PCR－2 板中,再次置于磁力架上纯化。

7.3.2.2 分装 35 μL/孔磁珠至 PCR－3 板中,从 PCR－2 板中转移 115 μL 上清至 PCR－3 板,将 PCR－3 板置于磁力架上,去除液体后每孔加入 180 μL 80％乙醇进行洗涤 2 次。然后室温晾干。

7.3.2.3 PCR－3 板,每孔加入 21.5 μL 纯化洗脱液洗脱。

7.3.3 酶反应 2:混合液 2:5 μL 缓冲液 2＋0.5 μL 酶 2,将 PCR－3 板置于磁力架上,静置 2 min,取 19.5 μL 纯化产物加入混合液 2(PCR－4 板)中,37℃,温浴 30 min。

7.3.4 酶反应 3:混合液 3:26 μL 缓冲液 3＋1 μL 酶 3,PCR－4 板中加入 27 μL/孔混合液 3,20℃,温浴 15 min。

7.3.5 文库纯化

7.3.5.1 PCR－4 板中加入 24 μL TET 缓冲液及 52 μL 纯化磁珠,室温静置 8 min。

7.3.5.2 将 PCR－4 板置于磁力架上,吸附弃上清。每孔加入 180 μL 80％乙醇,洗涤 2

次,室温晾干。

7.3.5.3　PCR-4 板中加入 19 μL TET 缓冲液,室温静置 5 min。将 PCR-4 板置于磁力架上,取 17 μL 纯化产物加入 PCR-5 板中。

7.3.6　文库扩增

7.3.6.1　混合液 4(29 μL/孔):4 μL 公共引物 + 25 μL PCR 反应液。

7.3.6.2　PCR-5 板中再加入 4 μL/孔标签引物及 29 μL/孔混合液 4。

7.3.6.3　文库扩增条件

94℃	2 min	
94℃	15 s	
62℃	30 s	17 个循环
72℃	30 s	
72℃	10 min	
4℃	∞	

7.3.7　磁珠纯化

7.3.7.1　取出 PCR 反应产物,每个样本孔分装 50 μL 纯化磁珠,将纯化板置于磁力架上,吸附 5 min 后弃上清。

7.3.7.2　每孔加入 180 μL 80% 乙醇洗涤 2 次后晾干。

7.3.7.3　加入 50 μL 纯化洗脱液洗脱,最终收集 45 μL 纯化产物即文库。

7.4·片段分析

7.4.1　打开 Agilent 2100 Bioanalyzer。

7.4.2　试剂盒中的分子量内标、等位基因阶梯、凝胶染料充分振荡混匀离心。

7.4.3　G 孔加入 9 μL 凝胶-染料,其余胶孔补充 9 μL 凝胶-染料,5 μL 分子量内标,1 μL 待测样本,等位基因阶梯孔加入 1 μL 等位基因阶梯。

7.4.4　开始菜单(Start Run Checklist)选择分析(Assays)中 dsDNA 下的 DNA 1000 Kit,开始检测。

7.4.5　检测结果判定:200～300 bp 文库摩尔量,占 200～400 bp 文库摩尔量的比例大于 60%,即摩尔量(200～300 bp)/摩尔量(200～400 bp)大于 60%。

7.5·文库定量:按照 Qubit 相应版本仪器说明进行浓度测定并记录。文库浓度应大于 40 nmol/L。

7.6·NextSeq 550 上机测序:NIPT 上机数据量为 4.2 M,按照《高通量测序仪标准操作规程》进行仪器运行前后的清洗及上机步骤。NIPT-PLUS 的上机数据量根据实际检测需求,上机数据量为普通 NIPT 的 2 倍及以上。

7.7·结果解读

7.7.1　判定阴性样本:当 21 号染色体、18 号染色体或 13 号染色体的 Z 值<3 时,表明 21 号染色体、18 号染色体或 13 号染色体数目正常。

7.7.2　判定灰区样本:当 21 号染色体、18 号染色体或 13 号染色体的 Z 值落在 3≤Z<4 范围内时,表明不能排除患有 21-三体综合征、18-三体综合征或 13-三体综合征的风险。建

议重新抽血采集样本后复检,以复检结果为准,若复检结果依然落入灰区,则需参考临床医生的建议,进行其他方法的产前检测。

7.7.3 判定阳性样本:当21号染色体、18号染色体或13号染色体的Z值≥4时,表明患有21-三体综合征、18-三体综合征或13-三体综合征的风险较高,建议进行产前诊断确认。

7.7.4 NIPT-PLUS结果判读标准:染色体非整倍体异常的解读方式与上述NIPT判读方式相同,缺失或重复则需结合Z值及数据分析图谱综合判断。

7.7.5 检测结果图谱参照《NIPT/NIPT-PLUS(无创产前筛查)标准操作规程(Ion Torrent二代测序仪)》。

8. 质量控制

8.1 · 起始血浆不低于200 μL。

8.2 · 文库定量浓度≥2 ng/μL。

8.3 · 空白对照及阴阳对照均在控。

8.4 · NIPT胎儿浓度≥4%,NIPT-PLUS胎儿浓度≥8%。

8.5 · NIPT原始数据量不少于3 M(NIPT-PLUS不少于6 M)。

8.6 · Q30不低于80%。

9. 被测量值的测量不确定度(相关时)

不适用。

10. 生物参考区间或临床决定值

不适用。

11. 检验结果的可报告区间

不适用。

12. 危急值(适当时)

不适用。

13. 临床意义

13.1 · 通过高通量测序技术实现无创检测胎儿游离DNA,利用生物信息学分析软件系统对检测结果进行分析,最终得出胎儿患有21-三体综合征、18-三体综合征和13-三体综合征的风险率。假阳性预测值不高于0.5%,阴性预测值接近100%,解决了传统血清学筛查项目检出率低、假阳性高,以及产前诊断的有创性的问题,适合大规模推广。

13.2 · T21、T18和T13仅占产前诊断核型或芯片检出的全部染色体异常的1/3,与常染色体非整倍体一样,一些染色体亚结构异常(微缺失/微重复)也会导致严重的身体或智力发育异常,如DiGeorge综合征和猫叫综合征等,在NIPT-PLUS中有很好的覆盖。

14. 注意事项

14.1 · 临床实验室应严格按照《医疗机构临床基因扩增实验室管理办法》[卫办医政发(2010)194号]等有关分子生物学实验室、临床基因扩增实验室的管理规范及国家相应法律、法规来执行。

14.2 · 本方法仅用于21-三体综合征、18-三体综合征、13-三体综合征三种染色体非整倍体疾病的筛查方法,由限制性胎盘嵌合或母体染色体变异等因素导致结果的假阴性或假阳性,故检测结果不作为患者临床诊断的依据,若为阳性,需进一步通过产前诊断的方法进行确诊。

14.3·不同批号的试剂请勿混用，请在有效期内使用试剂盒。

参考文献

［1］ 广东省精准医学应用学会.基于孕妇外周血浆游离 DNA 高通量测序无创产前筛查胎儿基因组病技术标准：T/GDPMAA 0004—2020［S/OL］.（2022 - 11 - 28）［2023 - 09 - 26］. https://www.gdpmaa.com/Content/ueditor1_4_3_3-utf8-net/net/upload/file/20201207/637429302403054051117939 8.pdf.

［2］ Wu X, et al. Clinical review of noninvasive prenatal testing：experience from 551 pregnancies with noninvasive prenatal testing-positive results in a tertiary referral center［J］. J Mol Diagn, 2020，22(12)：1469 - 1475.

［3］ Pan M, et al. The fragmentation patterns of maternal plasma cell-free DNA and its applications in non-invasive prenatal testing［J］. Prenatal Diagnosis, 2020，40(8)：911 - 917.

（方　婷　孙　宜）

NIPT/NIPT－PLUS(无创产前筛查)标准操作规程
(Ion Torrent 二代测序仪)

××医院检验科分子诊断实验室作业指导书	文件编号：××－JYK－××－××－×××
版本/修改：第　　版/第　　次修改	生效日期：	共　　页　第　　页
编写人：	审核人：	批准人：

1. 目的

1.1·NIPT 通过高通量测序技术对胎儿游离 DNA 进行检测,利用生物信息学分析软件系统对检测结果进行分析,最终得出胎儿患有 21－三体综合征、18－三体综合征和 13－三体综合征的风险率。

1.2·NIPT－PLUS 是在 NIPT 的基础上加大数据量,分析胎儿患有 100 种染色体疾病的风险,包括：3 种常见胎儿染色体非整倍体,即 13－三体综合征、18－三体综合征、21－三体综合征;4 种胎儿性染色体非整倍体疾病;6 种大于 3 Mb 并位于特定的症候群相关染色体片段位置的微缺失疾病;87 种大于 10 Mb 的胎儿染色体缺失/重复疾病。NIPT－PLUS 目前在临床中的应用主要与科研相关。

2. 原理

半导体高通量测序平台测序时在半导体芯片的微孔中固定 DNA 链,DNA 聚合酶以该单链 DNA 为模板,按碱基互补原理,合成互补的 DNA 链,DNA 链每延伸一个碱基时,就会释放一个质子,导致局部 pH 变化,系统检测 pH 变化,将化学信号转换成数字信号,达到实时判读碱基。通过对所有测序信号的分析,实现对 DNA 序列片段的序列判定;结合生物信息学分析方法,对各染色体分辨率窗口内所属的序列数量进行统计,将统计的结果与大量正常样本构成的参考集合相比较,即可获得检测样品中目标疾病的拷贝数是否存在异常,从而实现对染色体非整倍体综合征和染色体微缺失微重复综合征进行产前筛查。

3. 标本采集

3.1·标本类型：样本为妊娠 12 周～22^{+6} 周孕妇外周静脉全血,受检孕妇需 B 超检测,确认胎儿为单活胎。

3.2·标本要求：采血管(游离核酸常温运输保存管)采取 5～10 mL 孕妇外周血。采集完毕后,轻柔颠倒采血管 8～10 次并常温保存(4～30℃),采集后的样品须在 72 h 内进行血浆分离。

3.3·标本不合格标准：溶血、脂血、凝血、血量少等样本。

4. 仪器和试剂

4.1·仪器：全自动核酸提取仪、Ion Torrent 基因测序仪。

4.2·试剂：核酸提取或纯化试剂、胎儿染色体非整倍体(T21、T18、T13)检测试剂盒(半导体测序法)、测序反应通用试剂、18 MΩ 纯水、无核酸酶水、无水乙醇、异丙醇、氢氧化钠溶液(10 mol/L)等。

4.3·储存和稳定性：未开封试剂根据组分不同,于－30～－10℃或 2℃～8℃储存至有效期。开瓶后的试剂盒在 3 个月内使用完成。

5. 性能参数

5.1・提取效率：DNA 浓度≥0.05 ng/μL。

5.2・核酸长度：核酸片段长度的主峰大于 100 bp。

5.3・文库浓度≥1 nmol/L。

5.4・数据量控制：每个样本的测序有效数据量≥3.5 M(NIPT)；每个样本的测序有效数据量≥6 M(NIPT‒PLUS)。

5.5・微珠加载率(loading)≥70%。

5.6・低质量比例(low quality)≤25%。

5.7・总序列数(total reads)≥70 M。

5.8・信号值(key signal)≥70。

5.9・比对成功的序列比例(mapped reads ratio)>95%。

6. 校准

校准时机：基因测序仪校准周期为每年一次。基因测序仪投入使用前、更换关键部件维修后可能对检测结果准确性有影响时、仪器搬动后需确认检测结果可靠性时、实验室认为需进行校准的其他情况等。

7. 操作步骤

7.1・血浆分离：通过两步离心法实现血浆的分离。

7.1.1　采血管以 $1\,600\times g$ 离心 10 min,转移上清分装至标记编号的低吸附管中。

注：吸取血浆时注意避免吸到中间层白细胞及红细胞；血浆样本溶血须重抽血。

7.1.2　将上步所得低吸附管以 $16\,000\times g$ 离心 10 min,枪头对着非白细胞沉淀处,吸取上清分装至新的低吸附管,放入 -20℃或 -80℃冰箱中保存。

7.2・核酸提取：全自动核酸提取流程

7.2.1　待提取样本准备

7.2.1.1　如表 1 深孔板位置,于深孔板第 1/7 孔依次加入 20 μL 蛋白酶 K、30 μL 磁珠 G、400 μL 离心后的血浆样本,最后加入 500 μL 裂解液 MLK。

7.2.1.2　其余孔如表 1 所示,依次加入 500 μL 洗涤液 1、500 μL 洗涤液 2、500 μL 洗涤液 2、50 μL 洗脱液。

表 1　深孔板中样本和各种试剂的位置安排

位置	1月7日	2月8日	3月9日	4月10日	5月11日	6月12日
A						
B						
C	400 μL 样本					
D	500 μL 裂解液	空	500 μL 洗涤液 1	500 μL 洗涤液 2	500 μL 洗涤液 2	50 μL 洗脱液
E	20 μL 蛋白酶					
F	30 μL 磁珠 G					
G						
H						

7.2.2　上机提取：将上步准备好的深孔板放入全自动核酸提取仪中，开始提取。

7.2.3　核酸转移：将第 6/12 孔的核酸，吸取 43.5 μL 至 96 孔板的相应位置，并用封板膜封盖，在封板膜的相应位置处，标记对应的编号，放入 2～8℃或 −20℃冰箱中保存。

7.3·文库构建

7.3.1　末端修复

7.3.1.1　根据表 2 配制酶反应液 1，混匀后吸取 6.5 μL 至上步所得 DNA 中，25℃孵育 30 min（表 2A）。

7.3.1.2　取 70 μL 磁珠 1 进行纯化，保留上清到 100 μL 磁珠 2 中继续纯化，28 μL 洗脱液溶解后即得到平末端 DNA。

7.3.2　接头连接

7.3.2.1　根据表 2 配制末端修复酶反应液，混匀后吸取 20.5 μL 至平末端 DNA 中，再分别加入 1.5 μL 特异性标签 X，25℃孵育 30 min（表 2B）。

表 2　接头连接反应液配制

A. 末端修复反应液

组　分	反应体积(μL)
末端修复缓冲液	5
末端修复酶	1.5

B. 接头反应液

组　分	反应体(μL)	加入量(μL)
无核酸酶水	13	
连接缓冲液	5	
DNA 连接酶	1	20.5
接头	1.5	
标签 X	1.5	1.5

7.3.2.2　取 75 μL 磁珠 2 进行纯化，18.5 μL 洗脱液洗脱后得到连接接头的 DNA。

7.3.3　文库扩增

7.3.3.1　根据表 3A 配制 PCR 反应液，吸取 21.8 μL 至连接接头的 DNA 中；文库 PCR 扩增条件见表 3B。

表 3　文库 PCR 扩增

A. PCR 反应液配比

组　分	反应体积(μL)
PCR 扩增试剂	20
PCR 引物	1.8

B. 文库 PCR 扩增程序

PCR 反应程序		
72℃	10 min	
95℃	2 min	
98℃	20 s	
65℃	30 s	13 个循环
72℃	30 s	
72℃	2 min	
4℃	∞	

7.3.3.2　取 45 μL 磁珠 2 进行纯化，40 μL 洗脱液洗脱后即得到最终的 DNA 文库。

7.4·文库定量及混合

7.4.1　根据表 4A 配制定量反应液，混匀后分装 18 μL 至 96 孔板中。

7.4.2 　分别取 2 μL 标准品 S1～S4 和待测稀释文库加入上步 96 孔板中。

7.4.3 　根据表 4B 程序,将 96 孔板放入荧光定量 PCR 仪中进行文库定量。

7.4.4 　根据定量浓度计算加样量,把 20 个不同特异性标签的样本混合在一个低吸附管里。

表 4　文库定量反应液和文库定量 PCR 程序

A. 文库定量反应液

组　　分	单次反应所需用量(μL)
无核酸酶水	7.2
定量扩增试剂	10
定量扩增引物	0.8

B. 文库定量 PCR 程序

荧光定量 PCR 反应程序	
95℃	1 min
95℃	15 s
65℃	15 s }30 个循环
72℃	30 s(收集荧光信号)
95℃	15 s
65℃	1 min
95℃	15 s

7.5 · 乳液 PCR 扩增:根据表 5 配制扩增反应液。

表 5　乳液扩增反应液

组　　分	体积(μL)	组　　分	体积(μL)
乳液 PCR 缓冲液	2 000	微珠溶液	100
无核酸酶水	80	混合文库	100
乳液 PCR 酶混合液	120		

7.6 · 将扩增反应液加入反应过滤器中,装在 One Touch2 上运行程序。上机测按照《高通量测序仪标准操作规程》进行 Ion Torrent 基因测序仪运行前后的清洗及上机步骤。

7.7 · 测序数据分析

7.7.1 　NIPT 的数据分析:测序结束后,对测序数据进行分析,得到样本 21 号染色体、18 号染色体和 13 号染色体的 Z 值,根据每个样本的 Z 值判断样本的检测结果。

数据分析的核心算法采用通用函数计算 Z 值。将测序产生的读长(reads)比对到人类参考基因组,并过滤低质量比对结果和重复序列,获得每个样本的唯一匹配读长数据集合(unique reads),随后计算每个样本每条染色体的特异序列数(unique reads)占该样本所有常染色体序列数百分比(%chrN),即序列数比例(reads ratio)值。%chrN 的计算公式如下:

$$\%\text{chrN} = \frac{\text{染色体 N 上特异序列数的总数}}{\text{全部染色体上特异序列数的总数}} \times 100\% \ (\text{N} = 1,2,3,\cdots\cdots,22,X,Y)$$

最后,计算待测样本染色体的 Z 值,根据 Z 值大小判断该染色体是否存在异常。Z 值的计算公式如下:

$$Z\text{值} = \frac{\text{样本的}\%\text{chrN} - \text{参考样本}\%\text{chrN 的平均值}}{\text{参考样本}\%\text{chrN 的标准差}} \times 100\% \ (\text{N} = 1,2,3,\cdots\cdots,22,X,Y)$$

7.7.2　NIPT－PLUS的数据分析：染色体拷贝数变异的类型、区间和大小主要根据Z值结合机器学习算法进行识别。正常值区间为Z值在[－3,3]。但是当胎儿DNA浓度较低时，微重复区域的通常会在[0,3]，微缺失区域的通常会在[－3,0]，真阳性的拷贝数异常信号显著性不强，需要引起注意。对大于2 Mb的微重复/微缺失可观察到相邻的多个区域的Z值同时上升或下降的现象，在这种情况下，分析软件可采用对这些真阳性区域的Z值进行放大，提高系统的敏感性。

7.8·结果判读

7.8.1　判定阴性样本：当21号染色体、18号染色体或13号染色体的Z值≤1.96时，表明检测样本的21号染色体、18号染色体或13号染色体数目正常。

7.8.2　判断灰区样本：当21号染色体、18号染色体或13号染色体的Z值落于灰区(1.96,3]范围内时，若无法排除由于胎儿DNA浓度过低(<4%)而导致假阴性的可能，则建议重新抽血取样后复检；如复检结果仍为灰区且胎儿DNA浓度<4%，则建议结合临床信息做进一步检查。

7.8.3　判断阳性样本：当21号染色体、18号染色体或13号染色体的Z值>3时，表明检测样本21号染色体、18号染色体或13号染色体的数目存在异常，预测患有21－三体综合征、18－三体综合征或13－三体综合征。

举例：分别以1例21－三体综合征、1例18－三体综合征和1例13－三体综合征的样本为例，对测序数据进行分析得到样本每条染色体的Z值，如图1所示。

序号	样本编号	姓名	年龄	孕周	胎儿浓度(%)	特异序列数	T21	T18	T13	其他	评分
								Z值			
1	2823				16.39	4,233,351	11.327	0.733	-0.743	0	95
2	2824				14.374	4,000,003	-1.425	-0.407	1.064	0	95
3	2825				12.597	3,752,133	-0.893	-0.883	1.114	0	90
4	2826				15.179	4,426,482	-1.389	12.497	-0.244	0	95
5	2827				14.715	4,681,569	-0.144	-0.793	-0.230	0	95
6	2828				12.045	4,396,456	0.073	-0.203	8.729	0	95

图1　测序数据分析结果(按Z值)

分析：图1中，序号为1的样本的21号染色体Z值为11.327；序号为4的样本的18号染色体Z值为12.497；序号为6的样本13号染色体Z值为8.729，它们的绝对值均大于3，因此分别为21号染色体、18号染色体和13号染色体存在三体，而其他标本的三对染色体的绝对值都小于1.96，故判定阴性。

8. 质量控制

8.1·试剂盒内的阳性对照品的检测结果为21－三体、18－三体和13－三体均为阳性。

8.2·阴性对照品的检测结果为21－三体、18－三体和13－三体均为阴性，否则试验结果视为无效。

9. 被测量值的测量不确定度（相关时）

不适用。

10. 生物参考区间或临床决定值

不适用。

11. 检验结果的可报告区间

不适用。

12. 危急值（适当时）

不适用。

13. 临床意义

13.1·NIPT 筛查孕妇母体血浆中存在胎儿（胎盘滋养层细胞）游离 DNA，其占总游离 DNA 的 4%～20%，含量的高低和孕周密切相关。当胎儿的某条染色体数目发生异常时，该染色体的 cfDNA 比例就会超出正常范围。基于此原理，通过测序的方法统计每一条染色体的 DNA 片段在血浆中的比例，从而获得胎儿染色体数目的信息。最终得出胎儿患有 21 -三体综合征、18 -三体综合征和 13 -三体综合征的风险率。假阳性预测值不高于 0.5%，阴性预测值接近 100%，解决了传统血清学筛查项目检出率低、假阳性高，以及产前诊断的有创性的问题，适合大规模推广。

13.2·研究表明，基因组水平的微缺失和微重复在人群中的携带率可达 1/270，孕妇群体中其胎儿携带具临床意义 pCNV 的比例可达 1.6%～1.7%，远高于 21 -三体综合征、18 -三体综合征、13 -三体综合征 0.2% 的发生率，并且 pCNV 是导致先天畸形、智力障碍等出生缺陷的重要遗传原因之一，因此开展胎儿 pCNV 的产前筛查及产前诊断对出生缺陷的防控有重大意义。

14. 注意事项

14.1·临床实验室应严格按照《医疗机构临床基因扩增实验室管理办法》[卫办医政发（2010）194 号]等有关分子生物学实验室、临床基因扩增实验室的管理规范和国家相应法律、法规来执行。实验人员必须进行专业培训，严格按照说明书操作，按照实验过程严格分区进行（试剂准备区、标本制备区、扩增和产物分析区），实验操作的每个阶段使用专用的仪器和设备，各区各阶段用品不能交叉使用。

14.2·本方法用于 21 -三体综合征、18 -三体综合征、13 -三体综合征三种染色体非整倍体疾病的筛查，检测结果不作为患者临床诊断的依据，若为阳性，需进一步通过产前诊断进行确诊。

参考文献

[1] 广东省精准医学应用学会.T/GDPMAA 0004—2020：基于孕妇外周血浆游离 DNA 高通量测序无创产前筛查胎儿基因组病技术标准[S].2020.

[2] Screening for fetal chromosomal abnormalities：ACOG Practice Bulletin Summary, Number 226[J]. Obstet Gynecol, 2020，136(4)：859 - 867.

[3] Evans M I, Wapner R J, Berkowitz R L. Noninvasive prenatal screening or advanced diagnostic testing：caveat emptor [J]. Am J Obstet Gynecol, 2016，215(3)：298 - 305.

（康卫灵 孙 宜）

拷贝数变异测序(CNV－Seq)检测标准操作规程
(Illumina 二代测序仪)

××医院检验科分子诊断实验室作业指导书	文件编号：××-JYK-××-××-×××
版本/修改：第　　版/第　　次修改	生效日期：　　　　　共　　页　第　　页
编写人：	审核人：　　　　　批准人：

1. 目的

建立染色体拷贝数(CNV)异常检测项目的标准操作规程,保证样本处理的正确进行,确保实验结果的准确可靠。

2. 原理

采用经典的"可逆末端终止子"技术。首先在DNA片段两端连接已知的通用接头构建DNA文库,将文库加载到测序芯片上,通过桥式PCR扩增,每条文库的序列片段形成一个簇。在测序反应中用不同颜色的荧光基团标记合成的碱基,在碱基延伸过程中,每个循环只加入一个正确互补的碱基,根据不同的荧光信号的组合确认碱基的种类,经过多个循环后,获得序列信息。

3. 标本采集

标本类型：流产绒毛、流产胚胎组织、外周血、羊水、脐血等(本规程涉及外周血及流产组织)。

4. 仪器和试剂

4.1·仪器：Illumina基因测序仪。

4.2·试剂：本检测项目使用的是配套的核酸提取试剂盒、染色体非整倍体及基因微缺失检测试剂盒及胎儿染色体非整倍体(T21、T18、T13)检测试剂盒(合成测序法)。

5. 性能参数

测序通量：25～30 Gb。测序读长：75 bp。

6. 校准

6.1·校准时机：基因测序仪和核酸提取仪的校准周期为每年一次。仪器投入使用前(新安装或旧仪器重新启用)、更换部件维修后可能对检测结果准确性有影响时、仪器搬动后需确认检测结果可靠性时、室内质控显示系统检测结果有漂移时(排除仪器故障和试剂影响因素后)、比对结果超出允许范围、实验室认为需进行校准的其他情况等。

6.2·校准操作：具体操作见《高通量测序仪标准操作规程》和《核酸提取仪标准操作规程》。

7. 操作步骤

7.1·目标DNA获取

7.1.1　DNA提取

7.1.1.1　前处理：① 组织样本：清洗并剪取50 μL样本－20℃冷冻12 h,研磨后补充150 μL缓冲液GA、20 μL RNaseA、20 μL蛋白酶K,56℃ 500 r/min消化20～40 min,取50 μL

上清补加 150 μL GA 缓冲液。② 外周血样本：50 μL 全血、130 μL GA、20 μL 蛋白酶 K。

7.1.1.2　裂解：按照 n 配制裂解反应混合液（注：n 为待测样本数）：10 μL 缓冲液 SDS＋20 μL 磁珠 G＋10 μL 缓冲液 DH＋5 μL 蛋白酶 K 工作液。各样本孔分装 45 μL 裂解反应混合液，37℃温育 10 min。

7.1.1.3　纯化：经过磁珠 G/样本/BST1 结合，洗涤对样本进行纯化，去残留液，室温晾干 10～15 min。

7.1.1.4　洗脱：加入 65 μL 洗脱液，吸取 63 μL 收集 DNA。－20℃保存，备用。

7.1.1.5　基因组 DNA 质检：用 Qubit 进行 DNA 定量，浓度低于 1 ng/μL，判定为实验失败，需要重新提取。

7.1.2　DNA 片段化

7.1.2.1　稀释样本/对照品：用 TET 缓冲液将对照品和 DNA 样本稀释至 1～2 ng/μL。对照品包括阴性对照品、阳性对照品。

7.1.2.2　按照 n＋3 配制酶切反应混合液［注意：n 为待测样本数，3 为用于阴性质控、阳性质控和空白（Blank）的数］：6 μL TET 缓冲液＋2 μL CAM 片段化缓冲液＋2 μL CAM 片段化酶。

7.1.2.3　每孔 10 μL 酶切反应混合液＋10 μL 待测 DNA/阴阳性质控。

7.1.2.4　酶切反应：37℃，温浴 50 min。

7.1.2.5　低温冰盒上立即加入 5 μL 0.5 M EDTA，反应 2 min。室温下加入 2.5 μL 10％ SDS。

7.1.2.6　酶切后纯化：将 49.5 μL 磁珠/样本加入孔板，经过结合，洗涤对样本进行纯化，去残留液，室温晾干 3 min。

7.1.2.7　加入 44 μL 洗脱液，取 42 μL 收集酶切片段化产物，－20℃暂存不超过 24 h。

7.2·文库构建

7.2.1　酶反应 1

7.2.1.1　按照 n＋3 配制酶反应 1 混合液（注意：n 为待测样本数，3 为用于阴性质控、阳性质控和 Blank 的数）：2 μL 酶 1＋6 μL 缓冲液 1。

7.2.1.2　每孔 8 μL 酶反应 1 混合液＋42 μL 酶切片段化产物。

7.2.1.3　于 PCR 仪反应：20℃，温浴 30 min。

7.2.1.4　磁珠纯化：使用 75 μL 磁珠/酶 1 反应产物，经过结合，洗涤对样本进行纯化，去残留液，室温晾干 3 min。

7.2.1.5　加入 22 μL 洗脱液，收集酶 1 反应纯化产物。

7.2.2　酶反应 2

7.2.2.1　按照 n＋3 配制酶反应 2 混合液（注意：n 为待测样本数，3 为用于阴性质控、阳性质控和空白的数）：5 μL 缓冲液 2＋0.5 μL 酶 2。

7.2.2.2　每孔 5.5 μL 酶反应 2 混合液＋19.5 μL 酶 1 反应纯化产物。

7.2.2.3　于 PCR 仪反应：37℃，温浴 30 min。

7.2.3　酶反应 3

7.2.3.1　按照 n＋3 配制酶反应 3 混合液（注：n 为待测样本数，3 为用于阴性质控、阳性质控和 Blank 的数）：26 μL 缓冲液 3 + 1 μL 酶 3。

7.2.3.2　每孔 27 μL 酶反应 3 混合液 + 25 μL 酶 2 反应产物。

7.2.3.3　于 PCR 仪反应：20℃，温浴 15 min。

7.2.3.4　磁珠纯化：使用 52 μL 磁珠/酶 3 反应产物，经过结合，洗涤对样本进行纯化，去残留液，室温晾干 3 min。

7.2.3.5　加入 19 μL 洗脱液，收集酶 3 反应纯化产物。

7.2.4　文库扩增反应：按照 $n + 3$ 配制 PCR 反应混合液（注意：n 为待测样本数，3 为用于阴性质控、阳性质控和空白的数）：4 μL 公共引物 + 25 μL PCR 反应液。每孔 29 μL PCR 反应混合液 + 4 μL 不同标签引物 + 17 μL 酶 3 反应纯化产物。PCR 程序见表 1。

7.2.4.1　磁珠纯化：使用 45 μL 磁珠/PCR 反应产物，经过结合，洗涤对样本进行纯化，去残留液，室温晾干 3 min。

7.2.4.2　加入 82 μL 洗脱液，吸取 80 μL 上清收集纯化产物。即为构建好的文库，可以于 -20℃保存。

7.3·文库定量及测序：按照《NIPT/NIPT - PLUS（无创产前筛查）标准操作规程（Illumina 二代测序仪）》进行。

7.4·结果分析：结果示例图参见《拷贝数变异测序（CNV - Seq）检测标准操作规程（Ion Torrent 二代测序仪）》。

表 1　文库 PCR 扩增程序

94℃	2 min
94℃	15 s
62℃	30 s ⎫ 17 个循环
72℃	30 s ⎭
72℃	10 min
4℃	∞

8. 质量控制

序列数≥4.5 Mb，GC 含量为 38.5～45.5，Q30 比例＞85.0％，比对比例≥0.625，Ur 比例≥0.6，重复比例≤0.1，残存率≤0.3。

9. 被测量值的测量不确定度（相关时）

不适用。

10. 生物参考区间或临床决定值

不适用。

11. 检验结果的可报告区间

不适用。

12. 危急值（适当时）

不适用。

13. 临床意义

拷贝数变异（copy number variation，CNV）是指基因组上某些大片段的拷贝数增加或减少，主要分为缺失（deletion）和重复（duplication）两种类型；CNV 是一种基因组结构变异，可通过改变基因剂量和转录结构等来调节有机体的可塑性，是个体表型多样性和群体适应性进化的主要遗传基础之一。基于高通量测序的基因组拷贝数变异测序技术（copy number variation sequencing，CNV - seq）可对染色体数目异常、大片段缺失/重复及致病性拷贝数变异进行检测，在产前诊断、辅助生殖、儿科遗传病辅助诊断等领域得到了应用，国内专家共识支持可应用于产前诊断。

14. 注意事项

14.1 · CNV - seq 主要用于检测染色体或基因组的非平衡型重组。

14.2 · 在异常细胞系比例较低、片段较小或结构特殊等情况下,本检测可能无法准确检出。

14.3 · 不能检出单亲二倍体等情况需要检前充分告知。

参考文献

[1] 中华医学会医学遗传学分会临床遗传学组,中国医师协会医学遗传医师分会遗传病产前诊断专业委员会,中华预防医学会出生缺陷预防与控制专业委员会遗传病防控学组.低深度全基因组测序技术在产前诊断中的应用专家共识[J].中华医学遗传学杂志,2019,36(4):4.

[2] 中华预防医学会出生缺陷预防与控制专业委员会遗传病防控学组,中华医学会医学遗传学分会临床遗传学组,中国医师协会医学遗传医师分会遗传病产前诊断专业委员会,等.流产物基因组拷贝数变异检测应用及家庭再生育咨询的专家共识[J].中华医学遗传学杂志,2023,40(2):129 - 134.

[3] Technical standards for the interpretation and reporting of constitutional copy-number variants: a joint consensus recommendation of the American College of Medical Genetics and Genomics (ACMG) and the Clinical Genome Resource (ClinGen)[J]. Genet Med,2020,22:245 - 257.

（郭　兰　孙　宜）

拷贝数变异测序(CNV-Seq)检测标准操作规程
(Ion Torrent 二代测序仪)

××医院检验科分子诊断实验室作业指导书	文件编号:××-JYK-××-××-×××	
版本/修改:第　　版/第　　次修改	生效日期:	共　　页 第　　页
编写人:	审核人:	批准人:

1. 目的

统一和规范基于高通量测序平台的染色体拷贝数变异检测标准操作,保证实验结果的准确性和可靠性。

2. 原理

半导体测序技术是利用核酸内切酶将基因组 DNA 随机打断,进行接头连接和扩增富集后获得 DNA 文库;在半导体芯片的微孔中固定 DNA 链,DNA 聚合酶以固定的单链 DNA 为模板,按碱基互补原理,合成互补的 DNA 链;DNA 链每延伸一个碱基时,就会释放一个质子,导致局部 pH 变化,感知层检测 pH 变化,并将化学信号转换成数字信号,达到实时判读碱基,获得 DNA 序列信息,测序后将测序读长比对到参考基因组并进行计数获得 DNA 拷贝数信息,最终利用生物信息学分析算法识别染色体拷贝数变异。

3. 标本采集

3.1·标本类型:流产绒毛、流产胚胎组织、外周血、羊水、脐血等(本规程涉及外周血及流产组织)。

3.2·标本采集

3.2.1　外周血:使用 EDTA 抗凝剂全血 3~5 mL。

3.2.2　流产组织:① 妊娠早期:采集流产组织的绒毛组织,无菌生理盐水冲洗 3~5 次,去除蜕膜组织及母血细胞,剪取典型绒毛组织(呈珊瑚枝状),尽量冲洗掉母血,放入盛有生理盐水的无菌容器中;② 妊娠中晚期:取胎儿的皮肤或肌肉组织或脐带组织(近胎儿侧),约 2 cm×2 cm 大小,放入盛有生理盐水的无菌容器中。

3.3·标本运输:2~8℃保存和运输,流产组织 48 h 内送达实验室。

3.4·标本拒收:① 流产组织:样本严重腐烂;样本用福尔马林固定,或乙醇浸泡,或石蜡包埋组织等;母血严重污染的绒毛组织;② 血液样本:严重脂血、溶血;③ 其他:标本采集、保存及运输条件不合格;标本盛放容器不合格或容器破裂。

4. 仪器和试剂

4.1·仪器:Ion Proton 二代测序仪。

4.2·试剂:核酸提取或纯化试剂盒、染色体拷贝数变异检测试剂盒(半导体测序法),以及测序反应通用试剂盒(半导体法)。

5. 性能参数

测序通量:PI芯片≥10 Gb。测序读长:PI芯片 200 bp。有效序列数:PI芯片≥80 M。

6. 校准

6.1·校准时机:基因测序仪和核酸提取仪的校准周期为每年一次。仪器投入使用前(新安装或旧仪器重新启用)、更换部件维修后可能对检测结果准确性有影响时、仪器搬动后需确认检测结果可靠性时、室内质控显示系统检测结果有漂移时(排除仪器故障和试剂影响因素后)、比对结果超出允许范围、实验室认为需进行校准的其他情况等。

6.2·校准操作:具体操作见《基因测序仪标准操作规程》及相关仪器说明书。

7. 操作步骤

7.1·DNA 提取

7.1.1 裂解:① 外周血样本:200 μL 血液样本、20 μL 蛋白酶 K 溶液、200 μL 裂解液 AL,65℃振荡混匀 15 min;② 组织样本:20 μL 蛋白酶 K 溶液、200 μL 缓冲液 ATL 与约 10 mg 组织样本(样本切碎),56℃振荡混匀直至样本完全消化(可 56℃过夜消化)。加入 200 μL 裂解液 AL,70℃振荡混匀 10 min。

7.1.2 纯化:使用 20 μL 磁珠 N/样本,经过结合,洗涤对样本进行纯化,去残留液,室温晾干 5 min。

7.1.3 洗脱:加入 100 μL 洗脱液,收集 DNA。可以于 $-30℃\sim-20℃$ 或 $\leqslant-70℃$ 储存,备用。

7.2·文库构建

7.2.1 DNA 片段化:按照 $n+2$ 配制预混液(注意:n 为待测样本数,2 为用于阴性质控、阳性质控的管数):1.0 μL DNA 片段化缓冲液 + 2.0 μL DNA 片段化酶。每孔 3 μL 预混液 + 7.0 μL 待测 DNA/阴阳性质控(20~750 ng)。片段化反应条件如下。

4℃	1 min
32℃	20 min
65℃	10 min
4℃	∞

7.2.2 接头连接

7.2.2.1 按照 $n+2$ 配制预混液(注意:n 为待测样本数,2 为用于阴性质控、阳性质控的管数):6.4 μL 无核酸酶水 + 2 μL 连接缓冲液 + 0.4 μL 连接酶 + 0.8 μL 接头。

7.2.2.2 每孔 9.6 μL 预混液 + 0.8 μL 不同标签。

7.2.2.3 链接反应条件:25℃,30 min。

7.2.3 文库 PCR 扩增

7.2.3.1 按照 $n+2$ 配制预混液(注意:n 为待测样本数,2 为用于阴性质控、阳性质控的管数):20 μL 扩增试剂 + 1.6 μL 扩增引物。

7.2.3.2 每孔分装 21.6 μL 预混液。

7.2.3.3 文库扩增条件如下。

72℃	5 min	
95℃	2 min	
98℃	20 s	
65℃	30 s	5 个循环
72℃	30 s	
72℃	2 min	
4℃	∞	

7.2.4　纯化：将平衡至室温的 45 μL 磁珠/样本加入孔板，经过结合，洗涤对样本进行纯化，去残留液，室温晾干 5 min。

7.2.5　洗脱：加入 50 μL TE 洗脱，并转移 40 μL 上清到新管中，即为最终的 DNA 文库。制备好的 DNA 文库可置于 -30～$-10℃$ 保存。

7.3·文库定量

7.3.1　稀释待测 DNA 文库：按照 399 μL 18 MΩ 纯水 + 1 μL DNA 文库样品稀释文库。

7.3.2　按照 $2×(n+6)$ 配制反应混合液（注：n 为待测样本数，6 为阴性、阳性质控、标准品 S1、S2、S3、S4）：7.2 μL 无核酸酶水 + 10 μL 定量试剂 + 0.8 μL 定量引物。

7.3.3　加样：每孔 18 μL 反应混合液 + 2 μL 样品/标准品 S1～S4。

7.3.4　文库定量 PCR 条件如下。

95℃	1 min	
95℃	15 s	
65℃	15 s	30 个循环
72℃	30 s（收集荧光信号）	

7.3.5　数据分析

7.3.5.1　判断结果可信度：标准品与样本的拟合度（R^2）在 0.98～1 范围内，扩增效率（Eff%）在 85%～105% 范围内的数据结果为佳。如数据偏差太大，须重新进行定量。

7.3.5.2　数据处理表中选择重复 CT 值相差小于 0.5 的浓度，取平均数，平均数乘以 400 后的数据为文库定量浓度，记录文库浓度。

注意：文库浓度小于 0.5 nmol/L 时，应重新建库进行测序。

7.4·测序：按照《NIPT/NIPT - PLUS（无创产前筛查）标准操作规程（Ion Torrent 二代测序仪）》进行仪器运行前后的清洗及上机步骤。

7.5·结果分析：根据分析软件计算得到 DNA 的拷贝数信息。

7.5.1　阴性结果：如下。

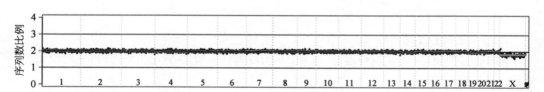

7.5.2　阳性结果（常染色体 22 号染色体三体）：如下。

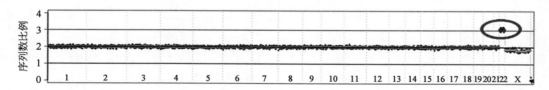

8. 质量控制

数据量控制：测序有效数据量≥2.5 M，如数据量不足，应重新测序。测序的平均读长：

主峰在 130～200。测序碱基中 GC 碱基占比 38％～45％；基因组中序列覆盖度＞10％；1 Mb 窗口的拷贝比例波动＜0.1；可比对到人类基因组的读长比＞60％；流产组织无母源污染。以上需要同时满足。

9. 被测量值的测量不确定度（相关时）

不适用。

10. 生物参考区间或临床决定值

不适用。

11. 检验结果的可报告区间

不适用。

12. 危急值（适当时）

不适用。

13. 临床意义

拷贝数变异（CNV）是指基因组上某些大片段的拷贝数增加或减少，主要分为缺失（deletion）和重复（duplication）两种类型；CNV 是一种基因组结构变异，可通过改变基因剂量和转录结构等来调节有机体的可塑性，是个体表型多样性和群体适应性进化的主要遗传基础之一。基于高通量全基因组的低深度拷贝数变异测序技术（CNV - seq）可对染色体数目异常、大片段缺失/重复及致病性拷贝数变异进行检测，在产前筛查、辅助生殖、儿科遗传病辅助诊断等领域得到了应用，国内专家共识支持可应用于产前诊断。

14. 注意事项

14.1·CNV - seq 主要用于检测染色体或基因组的非平衡型重组。

14.2·在异常细胞系比例较低、片段较小或结构特殊等情况下，本检测可能无法准确检出。不能检出单亲二倍体等情况需要检前充分告知。

参考文献

[1] 中华医学会医学遗传学分会临床遗传学组,中国医师协会医学遗传医师分会遗传病产前诊断专业委员会,中华预防医学会出生缺陷预防与控制专业委员会遗传病防控学组.低深度全基因组测序技术在产前诊断中的应用专家共识[J].中华医学遗传学杂志,2019,36(4):4.

[2] 中华预防医学会出生缺陷预防与控制专业委员会遗传病防控学组,中华医学会医学遗传学分会临床遗传学组,中国医师协会医学遗传医师分会遗传病产前诊断专业委员会,等.流产物基因组拷贝数变异检测应用及家庭再生育咨询的专家共识[J].中华医学遗传学杂志,2023,40(2):129 - 134.

[3] Technical standards for the interpretation and reporting of constitutional copy-number variants: a joint consensus recommendation of the American College of Medical Genetics and Genomics (ACMG) and the Clinical Genome Resource (ClinGen)[J]. Genet Med, 2020, 22: 245 - 257.

（郭 兰 孙 宜）

染色体基因芯片检测标准操作规程

××医院检验科分子诊断实验室作业指导书	文件编号：××-JYK-××-××-×××	
版本/修改：第　　版/第　　次修改	生效日期：	共　页　第　页
编写人：	审核人：	批准人：

1. 目的

规范染色体基因芯片检测（chromosomal microarray analysis，CMA）的标准操作规程，确保检验结果的准确可靠。

2. 原理

利用寡聚核苷酸原位光刻技术合成大量的 DNA 阵列，用大量的涵盖染色体重要片段的 DNA 探针，固定于固相支持物上。通过固定在基质上的高密度 DNA 探针与标记的样品分子杂交，对杂交信号监测分析获得样品分子的数量和序列信息，检测染色体上的互补序列，发现拷贝数变异（CNVs）和单核苷酸多态（SNPs），以判定样本染色体和基因组是否存在异常，同时还可以检测 ROH 和单亲二倍体等结构异常。

3. 标本采集

3.1·标本类型：流产物绒毛、胎儿组织（皮肤、肌肉等），外周血、羊水、羊水培养的细胞悬液，以及脐静脉血等。

3.2·标本采集

3.2.1　血液标本：2～5 mL 于 EDTA 抗凝采血管，采样时轻轻颠倒混匀以确保血液充分抗凝，避免溶血和血凝块。

3.2.2　绒毛标本：取绒毛约 20 mg，生理盐水充分洗涤，显微镜下去除蜕膜等。

3.2.3　羊水标本：抽取羊水量 10～15 mL，要求新鲜清亮、无母血污染（血性羊水）等，可疑母源污染的羊水标本需进行羊水细胞培养取贴壁羊水细胞。

3.2.4　流产胎儿组织标本：取胎儿肌肉、皮肤新鲜组织，量约 10 mg，生理盐水漂洗干净，不能使用福尔马林、乙醇、丙酮等固定液固定过的标本。

3.3·标本保存和运送：2～8℃保存、运输，非冷冻。

3.4·不合格标本：标本量不足，未使用正确抗凝剂，标本存在溶血、凝血、标识不清，标本腐烂、发臭等，以及经过 STR 分析为母源污染样本。

4. 仪器和试剂

4.1·仪器：Affymetrix 公司的条码扫描器、杂交炉、洗染工作站、扫描仪、芯片系统服务器，ABI 9700 热循环仪、Nanodrop 2000c 分光光度计、BIO-RAD 核酸电泳套件（电源、电泳槽等）、BIO-RAD 核酸凝胶成像系统等。

4.2·试剂：DNA 提取试剂、PCR 扩增试剂、芯片及试剂盒等。

5. 性能参数

5.1·检测范围：样本 DNA 浓度低至 2.5～100 ng/μL。

5.2·准确性：样本检测结果符合室间质评要求。

5.3·特异性：对人基因组 DNA 检测。

6. 校准

仪器投入使用前（新安装或旧仪器重新启用）、仪器移动过、重大故障维修后，由厂家进行一次校准，校准情况及时记录在本科室建立的仪器档案中。每年由厂家进行一次全面维护，维护情况及时记录在本科室建立的仪器档案中。

7. 操作步骤

7.1·DNA 提取（以流产物为例）

7.1.1　剪取约 20 mg 组织于 1.5 mL 离心管中，生理盐水洗干净，剪碎后离心去上清，留沉淀的组织备用。

7.1.2　加 180 μL ATL 缓冲液、20 μL 蛋白酶 K、10 μL RNA 酶 A，振荡混匀，56℃振荡温浴 30 min。

7.1.3　加 200 μL 缓冲液 AL，振荡混匀，70℃振荡温浴 10 min 后，再加 200 μL 无水乙醇，振荡混匀，室温静置 2 min，将反应液全部转移至吸附柱结合后，12 000 r/min 离心 1 min。

7.1.4　用 500 μL 漂洗液 AW1 和 AW2 各洗吸附柱一次。晾干吸附柱后加 50 μL 洗脱液洗脱核酸。

7.2·DNA 消化

7.2.1　按表 1A 配制消化主混合液，（N 为样本数，2 为阴性质控、阳性质控的管数）振荡混匀，瞬时离心。

7.2.2　分装 14.75 μL 的消化主混合液于 PCR 反应管内，分别加入 5 μL 样本 DNA（约为250 ng）、阴性、阳性质控，按表 1B 进行消化反应（于 PCR 仪）。

表 1　DNA 消化

A. 消化主混合液配制		B. 消化反应程序	
试　剂	$N+2$	温　度	时　间
无核酸水	$(N+2)×11.55$ μL	37℃	2 h
10×Nsp I 缓冲液	$(N+2)×2.00$ μL	65℃	20 min
100×BSA	$(N+2)×0.20$ μL	4℃	持续
Nsp I	$(N+2)×1.00$ μL		

7.3·接头连接：按表 2A 配制连接主混合液，取 5.25 μL 的连接主混合液加入消化后的样本中，按表 2B 进行连接反应（于 PCR 仪中）。

表 2　接头连接反应

A. 连接主混合液配制		B. 连接反应程序	
试　剂	$N+2$	温　度	时　间
10×T4 DNA 连接缓冲液	$(N+2)×2.5$ μL	16℃	3 h
50 μmol/L 接头 Nsp I	$(N+2)×0.75$ μL	70℃	20 min
T4 DNA 连接酶	$(N+2)×2.00$ μL	4℃	持续

7.4·连接产物 PCR 扩增及 PCR 产物检测

7.4.1 连接产物每孔中加入 75 μL 的无核酸酶水进行稀释后,按表 3A 配制 PCR 主混合液(以 HD 或 750K 芯片为例)。

7.4.2 分装 90 μL 的 PCR 主混合液于 PCR 反应管内,分别加入 10 μL 稀释后的样本、阴性、阳性质控(每个样本分做 4 管),按照表 3B 进行 PCR 反应。

表 3 连接产物扩增

A. 连接产物 PCR 主混合液配制

750K & HD 芯片试剂	N + 2
无核酸水	$(N + 2) \times 4 \times 39.5$ μL
10×PCR 缓冲液	$(N + 2) \times 4 \times 10.0$ μL
GC-溶解试剂	$(N + 2) \times 4 \times 20.0$ μL
dNTP 混合液	$(N + 2) \times 4 \times 14.0$ μL
PCR 引物 002	$(N + 2) \times 4 \times 4.5$ μL
50×Titanium Taq DNA 聚合酶	$(N + 2) \times 4 \times 2.0$ μL

B. 连接产物 PCR 反应程序

温 度	时 间	循环数
94℃	3 min	—
94℃	30 s	
60℃	45 s	30
68℃	15 s	
68℃	7 min	—
4℃	持续	—

7.4.3 扩增产物质量检测:每个样本取 3 μL 扩增产物,加入 5 μL ddH$_2$O,2 μL 6×加载缓冲液(loading buffer),取 5 μL 混合液,DNA 等位基因阶梯 5 000 bp,于 2%琼脂糖凝胶中电泳检查质量,PCR 产物长度在 150～2 000 bp 为合格,如图 1A。

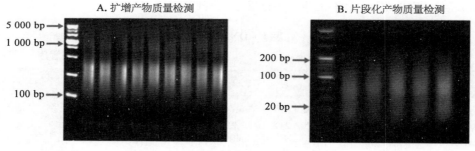

A. 扩增产物质量检测

5 000 bp →
1 000 bp →

100 bp →

B. 片段化产物质量检测

200 bp →
100 bp →

20 bp →

图 1 PCR 产物凝胶电泳图

7.5·PCR 产物纯化及定量

7.5.1 将 PCR 产物集中转移到新的离心管中(空白对照弃掉),每个样本中使用纯化磁珠 720 μL 纯化,用 1.0 mL 纯化洗涤缓冲液洗涤一次后,加 52 μL 纯化洗脱液洗脱,并于磁力架上,取 47 μL 纯化产物于新的收集管中。

7.5.2 定量:取 2 μL 纯化产物,加 18 μL ddH$_2$O,用 NanoDrop 测浓度。

7.6·片段化及片段化产物检测

7.6.1 按照表 4A 配制片段化主混合液,每份 PCR 产物加入 10 μL,按照表 4B 程序进行片段化反应。

7.6.2 取片段化产物 4 μL,加 28 μL 去离子水稀释,取 8 μL 稀释后的混合液,加 2 μL 6×上样缓冲液混匀后,于 4%琼脂糖凝胶,和 20 bp DNA 梯带作为对照,电泳,长度分布 25～125 bp

为合格,见图 1B。

表 4　DNA 片段化反应

A. 片段化主混合液配制		B. 片段化反应程序	
试　剂	750K／HD	温　度	时　间
无核酸水	271.2 μL	37℃	35 min
10×片段化缓冲液	343.8 μL	95℃	15 min
片段化试剂	10 μL	4℃	持续

7.7·片段化产物标记:按照表 5A 配制标记主混合液,取 19.5 μL 的标记主混合液加到片段化产物中,按照表 5B 进行标记反应。

表 5　片段化产物标记

A. 标记主混合液配制		B. 标记反应程序	
试　剂	$N+2$	温　度	时　间
5×TdT 缓冲液	$(N+2)×14.0$ μL	37℃	4 h
30 mmol/L DNA 标记试剂	$(N+2)×2.0$ μL	95℃	15 min
TdT 酶	$(N+2)×3.5$ μL	4℃	持续

7.8·杂交:按照表 6A 配制杂交混合液,取 190 μL 的杂交主混合液加到标记产物中,按照表 6B 进行反应,反应结束后将样本加到芯片中,50℃,60 r/min,杂交炉中杂交 16～18 h。

表 6　DNA 标记杂交反应

A. 杂交主混合液配制		B. 杂交反应	
试　剂	$N+2$	温　度	时　间
杂交缓冲液 1	$(N+2)×165.0$ μL	95℃	10 min
杂交缓冲液 2	$(N+2)×15.0$ μL	49℃	持续
杂交缓冲液 3	$(N+2)×7.0$ μL		
杂交缓冲液 4	$(N+2)×1.0$ μL		
寡核苷酸质控试剂	$(N+2)×2.0$ μL		

7.9·洗染和扫描:分装洗染试剂(1 号管,600 μL 染色缓冲液 1;2 号管,600 μL 染色缓冲液 2;3 号棕色管加 1 000 μL 微阵列保持缓冲液),按照程序要求进行芯片洗染;洗染结束后进行扫描。

7.10·结果分析:使用 ChAS 软件将 CELL 数据转换成 CYCHP 文件,打开 CYCHP 文件解读,检测结果示例图展示,见图 2。

7.11·结果判定及解读:缺失≥500 kb(Marker≥50),重复≥1 Mb(Marker≥50);纯合现象:① 印迹染色体:染色体末端纯合片段>5 Mb 或染色体中间纯合片段>15 Mb;② 非印迹染色体:染色体末端纯合片段>10 Mb 或染色体中间纯合片段>20 Mb。进行数据库搜索和

(1) 阴性   (2) 整套染色体纯合-杂交带缺失

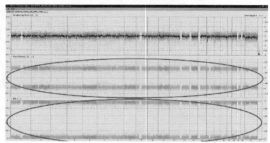

(3) 微重复（右侧椭圆处）、微缺失（左侧椭圆处）   (4) 21-三体综合征-整条长臂重复

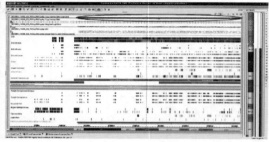

图 2　芯片结果图示例

文献查阅，根据 ACMG 指南对拷贝数异常和纯合现象进行评级（致病、可能致病、临床意义不明、可能良性、良性），并进行结果解释。

7.12·检验方法的局限性

7.12.1　不能检测到低于本平台检测下限的基因组不平衡现象：＜10％的低水平嵌合体。不能检测出点突变和小片段插入/缺失。

7.12.2　不能检测染色体平衡易位（相互易位、罗伯逊易位、倒位、平衡插入）。

7.12.3　不能检测点突变及串联重复序列扩增（如脆性 X 染色体综合征）。

8. 质量控制

8.1·DNA 质量评估：DNA 纯度 OD260/OD280 在 1.7～2.0。

8.2·PCR 质量评估：PCR 产物长度分布在 150～2 000 bp，PCR 纯化产物纯度 OD260/OD280 在 1.8～2.0，OD320＜0.1，PCR 纯化产物浓度≥300 ng/μL。

8.3·片段化质量评估：片段化产物长度分布 25～125 bp。

8.4·芯片杂交质量评估：ChAS 软件 HD/750K 芯片参考范围：MAPD≤0.25、浓度 SD≤0.12、SNPQC≥15。

9. 被测量值的测量不确定度（相关时）

不适用。

10. 生物参考区间或临床决定值

不适用。

11. 检验结果的可报告区间

不适用。

12. 危急值（适当时）

不适用。

13. 临床意义

13.1·我国出生缺陷率高达 5.6%，出生时临床明显可见的出生缺陷约 25 万例，其中遗传因素导致的出生缺陷占 20%～25%，遗传因素又包括染色体倍数/结构异常、染色体微重复/微缺失和单基因突变。

13.2·G 显带染色体核型分析可以检测出染色体大片段的拷贝数异常，但一些致病的染色体微重复或微缺失及纯合异常需要染色体微阵列分析技术检测，染色体芯片技术已经作为检测染色体不平衡结构异常和 ROH 单亲二倍体的金标准（ACMG、ACOG）。在产前筛查、辅助生殖、儿科遗传病辅助诊断等领域得到了应用，也是中国产前诊断指南所推荐的产前诊断的检测项目。

14. 注意事项

14.1·所有操作均应严格按照说明书进行操作。操作过程中要避免样本间交叉污染、经常更换手套，分区进行实验操作。

14.2·所有实验结果解读采用"双人判读"形式进行解读，再由第三人进行审核。报告解读更新至指南最新标准。

参考文献

[1] 中国预防医学会出生缺陷预防与控制专业委员会产前筛查和诊断学组，中华医学会医学遗传学分会产前诊断学组.染色体微阵列分析技术在产前诊断中的应用指南[J].中华妇产科杂志,2023,58(8)：565－575.

[2] 中国医师协会医学遗传学分会，中国医师协会青春期医学专业委员会临床遗传学组，中华医学会儿科学分会内分泌遗传代谢学组.染色体基因组芯片在儿科遗传病的临床应用专家共识[J].中华儿科杂志,2016,54(006)：410－413.

[3] 广东省精准医学应用学会遗传病分会，广东省医学会妇幼保健分会产前诊断学组，广东省妇幼保健协会产前诊断技术专家委员会，等.产前遗传学诊断拷贝数变异和纯合区域的数据分析解读及报告规范化共识[J].中华医学遗传学杂志,2020,37(07)：701－708.

[4] Technical standards for the interpretation and reporting of constitutional copy-number variants：a joint consensus recommendation of the American College of Medical Genetics and Genomics（ACMG）and the Clinical Genome Resource（ClinGen）[J]. Genet Med，2020，22：245－257.

（韦亚星 孙 宜）

妊娠前/产前/产后 SMA 筛查检测标准操作规程

××医院检验科分子诊断实验室作业指导书	文件编号：××-JYK-××-××-×××
版本/修改：第　　　版/第　　　次修改	生效日期：	共　　页　第　　页
编写人：	审核人：	批准人：

1. 目的

建立人运动神经元存活基因 1（*SMN1*）检测试剂（PCR-熔解曲线法）标准操作流程，规范实验操作与数据分析，用于妊娠前筛查、产前筛查、降低 SMA 患儿出生率，用于新生儿做到早发现、早诊断、早治疗。

2. 原理

2.1 · 方法：实时荧光定量 PCR 检测法。

2.2 · 原理：本试剂盒基于实时荧光定量 PCR，结合了竞争性 PCR、饱和荧光染料、熔解曲线分析技术及归一化软件处理技术，用于 DNA 样本中 *SMN1* 基因的拷贝数检测。利用实时 PCR 技术使目的基因与内参基因在竞争性扩增中达到平台期，扩增产物浓度很好地反映底物模板中两个基因拷贝数的相对关系。饱和荧光染料特异性结合双链 DNA 发出荧光，而单链 DNA 不产生荧光，经熔解分析，通过实时检测双链 DNA 熔解过程中荧光信号值的变化，根据不同扩增产物熔解温度与浓度的差异，目的基因与内参基因形成不同熔解峰，通过软件对数据进行归一化处理，计算出 P 值与 R 值，并以此判断 *SMN1* 基因的拷贝数。同时，对试剂盒设置了阴性质控和阳性质控，防止假阴性和假阳性的出现。

3. 标本采集

3.1 · 标本类型：静脉血。

3.2 · 标本要求：标本采集使用 EDTA 抗凝管，静脉血量标本量应达到 2 mL。注：室温运送，样本宜在采集后 8 h 内完成检测。

4. 仪器和试剂

4.1 · 仪器：核酸提取仪器：适用于 NP968-C、GeneRotex 96 核酸提取仪；Roche Light Cycler 480 实时荧光定量 PCR 仪或 Gentier 96E 全自动医用 PCR 分析系统。

4.2 · 试剂：核酸提取试剂盒（磁珠法），SMN1 检测试剂盒（PCR-熔解曲线法）。储存和稳定性：主反应液和 SMN 酶混合液需至-20℃，提取板试剂未开封试剂于 2～30℃。

5. 性能参数

5.1 · 检测位点：SMN1-7 号外显子，SMN1-8 号外显子。

5.2 · 准确度：100%。灵敏度：100%。重复性：100%。

6. 校准

6.1 · 校准间隔：核酸提取仪和 PCR 扩增仪器校准周期为半年一次。投入使用前、更换部件维修后可能对检测结果准确性有影响时、仪器搬动后、比对结果差异或实验室认为需进行校准的其他情况等。

6.2 · 校准操作：具体操作见《核酸提取仪校准操作规程》《实时荧光定量 PCR 仪校准操

作规程》《Gentier 96E 全自动医用 PCR 分析系统校准操作规程》。

7. 操作步骤

7.1 · 试剂配制

7.1.1 取出 SMN1 – 7、SMN1 – 8 主反应液和 SMN 酶混合液,室温下融化并振荡混匀,2 000 r/min 快速离心 10 s。根据待检样本数计算测试数(待测样本数 + 质控品数 + 损耗数),每个测试主反应液 17.75 μL,SMN 酶混合液 0.25 μL。

7.1.2 计算所需试剂使用量,分别配制待检基因 PCR 反应混合液,加入离心管中,充分混匀后,分别按 18 μL 量分装到 8 联管或 96 孔板中(现配现用)。

7.2 · 核酸提取及加样

7.2.1 提取准备

7.2.1.1 管中按比例加入核酸提取试剂 2(蛋白酶 K 粉末)和核酸提取试剂 3(蛋白酶 K 稀释液),使其完全溶解后,2 000 r/min 离心 10 s。

7.2.1.2 取出预封装深孔板,颠倒混匀使磁珠重悬。

7.2.1.3 按照样本数量,向孔板的第 1 和第 7 列中加入 15 μL 配制好的核酸提取试剂 2(蛋白酶 K 溶液)和 60 μL 核酸提取试剂 4(核酸释放剂)。

7.2.2 核酸提取

7.2.2.1 向提取试剂深孔板的第 1 和第 7 列中加入混匀的 200 μL 样本(对照品无须提取),将提取试剂孔板放置在核酸提取仪中,选择全血提取程序提取核酸(表 1)。

表 1 核酸提取程序

步骤	槽位	名称	等待时间 (min)	混合时间 (min)	磁吸时间 (s)	混合速度	体积 (μL)	温度状态	温度 (℃)
1	2	移磁珠	0	1	90	快	600	关闭	—
2	1	裂解	0	20	90	中	750	裂解加热	65
3	3	洗涤 1	0	3	90	中	600	关闭	0
4	4	洗涤 2	0	2	90	中	600	洗脱加热	65
5	5	洗涤 3	0	0	30	中	600	洗脱加热	65
6	6	洗脱	0	5	300	中	100	洗脱加热	65
7	2	弃磁珠	0	1	0	中	600	关闭	—

7.2.2.2 提取程序运行完成后,将板孔自核酸提取仪中取出,放入生物安全柜中加样。

7.2.3 加样:实验质控品和待测基因组 DNA 加入 2 μL,反应液加入 18 μL,总检测体积为 20 μL。反应体系及排版见表 2。

表 2 反应体系及排版

SMN1 – 7 检测 (SMN1 – 7 反应液 18 μL + 模板 2 μL)	SMN1 – 8 检测 (SMN1 – 8 反应液 18 μL + 模板 2 μL)
0 拷贝质控品 *	
SMN1 – 7 单拷贝质控品 *	SMN1 – 8 单拷贝质控品 *
SMN1 – 7 两拷贝质控品 *	SMN1 – 8 两拷贝质控品 *
样本	

注: * 每次测试均必须检测 3 种不同拷贝数质控品

7.3·PCR 扩增：仪器自检及扩增程序的设置：打开荧光 PCR 仪进行自检，自检通过后，将 PCR 8 联管放入荧光 PCR 仪，按以下程序进行 PCR 扩增（表3）。

表3　PCR 扩增程序

步骤	阶段类型	循环数	目标温度	恒温时长	分析模式
1	预变性		95℃	5 min	无
2	扩增	10	95℃	10 s	无
			下降 64～60℃	30 s	
3	扩增	25	95℃	10 s	计算
			60℃	15 s	
4	熔解曲线	1	95℃	60 s	熔化曲线
			40℃	60 s	
			65℃	1 s	
			90℃（连续）	收集（每℃）	
5	冷却	1	40℃	30 s	无

注：荧光检测通道选择 SYBR Green I/HRM Dye(483－533)检测通道

7.4·数据分析：Gentier 96E 全自动医用 PCR 分析系统在扩增完成后，可直接将原始数据导入多重熔解曲线数据分析软件（版本号：V1）进行结果分析；使用 Roche LightCycler 480 处导出 TXT 文件，之后导入多重熔解曲线数据分析软件进行结果分析，分析流程如下。

7.4.1　打开多重熔解曲线数据分析软件，点击文件-打开，对于 Gentier 96E 仪器数据直接选定原始数据打开；Roche LightCycler 480 仪器数据需选定导出的 TXT 文件打开。

7.4.2　点击样本设置，进入样本设置界面，将两拷贝质控品样本类型设置为 Std，0 拷贝质控品、单拷贝质控品及待检样本设置为 Unk，检测目标根据检测需求选择 SMN1－7 或 SMN1－8，点击确定。

7.4.3　点击参数设置，目标基因根据检测需求选择 SMN1－7 或 SMN1－8，点击确定，软件自动输出分析结果。

7.5·检验结果分析和标准（表4）

表4　检验结果分析和标准

检测基因	R 值	拷贝数分析
7 号外显子 *SMN1* 基因	R≤0.70	单拷贝，即杂合缺失
	R≥0.74	两拷贝或以上
	0.70＜R＜0.74	建议重新取样进行检测，或使用其他检测技术进行检测
8 号外显子 *SMN1* 基因	R≤0.70	单拷贝，即杂合缺失
	R≥0.74	两拷贝或以上
	0.70＜R＜0.74	建议重新取样进行检测，或使用其他检测技术进行检测

8. 质量控制

满足表 5 需求时, 数据产出合格, 本次实验数据有效。

表 5　质 控 要 求

试剂盒有效性		
质控	7 号外显子 *SMN1* 基因	8 号外显子 *SMN1* 基因
0 拷贝质控品	熔解曲线在 77.0℃ ± 1.0℃ 出现单一熔解峰	熔解曲线在 83.0℃ ± 1.0℃ 出现单一熔解峰
单拷贝质控品	R≤0.70	R≤0.70
样本有效性		
浓度	10 ng/μL≤C≤120 ng/μL	
纯度	OD260/280 在 1.7~2.0, OD260/230 在 1.5~2.5	
ΔTm 值	7、8 号外显子 *SMN1* 基因熔解曲线 ΔTm 值在[3.5,5]	
扩增曲线	平台期	

9. 被测量值的测量不确定度（相关时）

不适用。

10. 生物参考区间或临床决定值

不适用。

11. 检验结果的可报告区间

不适用。

12. 危急值（适当时）

不适用。

13. 临床意义

13.1·脊髓性肌萎缩(spinal muscular atrophy, SMA)是以脊髓前角运动神经元退化变性为特征, 临床表现为进行性、对称性肢体近端及躯干肌肉无力、萎缩和瘫痪的一种常染色体隐性遗传病。肌肉萎缩呈对称性, 下肢较上肢严重, 身体近端较远端易受侵犯。由于肌肉渐进性的退化, 患者站立、爬行、吞咽, 甚至呼吸等正常生理功能都会逐渐丧失, 严重者导致死亡。此病的发病年龄从婴儿到成年皆有可能, 其发病率为 1/10 000~1/6 000, 人群携带率为 1/60~1/40。

13.2·SMA 主要致病基因是位于染色体 5q11.2 - q13.3 上的运动神经元存活基因(*SMN*)。SMN 蛋白缺失会导致脊髓前角细胞无法耐受低水平的 SMN 蛋白, 从而导致脊髓性肌萎缩。人基因组有两个紧邻的高度同源的 *SMN* 基因——端粒侧的 *SMN1* 和着丝粒侧的 *SMN2*, 两者仅有 5 个碱基的差异, 分别位于第 7、8 外显子和第 6、7 内含子中。*SMN1* 与 *SMN2* 基因均能转录, 其中 *SMN1* 为 SMA 的主要致病基因, SMN2 功能仅为 SMN1 的 1/10, 它的拷贝数仅与疾病分型相关。

13.3·约 95% 的 SMA 患者表现为 *SMN1* 基因第 7 外显子纯合缺失伴或不伴第 8 外显子的缺失, 其余 5% 左右的患者为 *SMN1* 外显子 7 杂合缺失和 *SMN1* 基因的点突变复合杂合子。脊髓性肌萎缩症基因 *SMN1* 的 7、8 号外显子缺失突变的筛查, 为指南推荐应用于妊娠前、产前和新生儿的筛查项目, 它有助于预防 SMA 患儿的出生, 或有利于早发现、早诊断、早治疗。

13.4·筛查阳性结果需要进一步诊断试验确认，并结合患者临床表现进行综合分析。

14. 注意事项

14.1·不合理的样本采集、转运和处理，以及不当的实验操作和环境均有可能导致假阴性或假阳性结果。

14.2·本检测项目仅适用于判定 *SMN1* 基因 7、8 号外显子的拷贝数，对于在同一条染色体上的 2 拷贝和另一条染色体零拷贝不能区分。

14.3·基因存在的点突变、其他缺失突变等不在本检测项目的检测范围内。

14.4·有症状患者需要进一步采用其他方法检测。

参考文献

[1] D'Amico A, Mercuri E, Tiziano F D, et al. Spinal muscular atrophy[J]. Orphanet J Rare Dis, 2011, 6：71 - 80.

[2] Zhou L M, Palais R A, Paxton C N, et al. Copy number assessment by competitive PCR with limiting deoxynucleotide triphosphates and high-resolution melting[J]. Clin Chem, 2015, 61(5)：724 - 733.

[3] Kubo Y, Nishio H, Saito K. A new method for SMN1 and hybrid SMN gene analysis in spinal muscular atrophy using long-range PCR followed by sequencing[J]. J Hum Genet, 2015, 60(5)：233 - 239.

[4] Ruggiu M, McGovern V L, Lotti F, et al. A role for SMN exon 7 splicing in the selective vulnerability of motor neurons in spinal muscular atrophy[J]. Mol Cell Biol, 2012, 32(1)：126 - 138.

（王　悦　孙　宜）

妊娠前/产前/产后叶酸代谢基因的筛查检测标准操作规程

××医院检验科分子诊断实验室作业指导书	文件编号：××-JYK-××-××-×××	
版本/修改：第　　版/第　　次修改	生效日期：	共　　页　第　　页
编写人：	审核人：	批准人：

1. 目的

规范妊娠前/产前/产后叶酸代谢基因的筛查检测的标准操作规程,确保检验结果的准确可靠。用于妊娠前和产前筛查,调整叶酸补充的剂量,预防神经管缺陷和继发的高同型半胱氨酸血症所带来的产科并发症,用于成人检测,可以发现 H 型高血压和调整治疗的措施。

2. 原理

2.1·方法：荧光定量 PCR 法。

2.2·原理：不同的荧光基团与相对应位置特异的氨基酸相对应的 3 个核苷酸结合,会发出不同颜色的荧光信号,通过检测反应最终的荧光信号,确定检测样品中亚甲基四氢叶酸还原酶上 222 和 429 位置氨基酸对应的 3 个核苷酸的情况,反映亚甲基四氢叶酸还原酶的活性;检测样品中人类甲硫氨酸合成酶还原酶基因 A66G 位点的情况,反映人类甲硫氨酸合成酶还原酶的活性。

3. 标本采集

3.1·标本类型和要求：EDTA 抗凝外周血样本 1 mL,无凝血,无溶血。

3.2·标本保存：样本室温放置不超过 6 h,4℃保存不超过 48 h,－20℃保存不超过 1 年,－80℃可长期保存。

4. 仪器和试剂

4.1·仪器：核酸提取仪(Mag 混合液 32)、扩增仪(ABI 7500)。

4.2·试剂：蛋白酶 K、蛋白酶溶解液、Buffer BD、裂解液、洗涤液、洗脱液、荧光基团预混液。

4.2.1　储存和稳定性：提取试剂：室温运输和贮存(其中蛋白酶 K 加入蛋白酶溶解液,颠倒数次后保存于－20～8℃)。扩增试剂：须避光储藏在－20±2℃,开瓶后,须避光储藏在－20±2℃,可保存 7 天。

4.2.2　试剂准备：试剂配套包装,打开包装后直接使用。

5. 性能参数

批内差 CV<10%。批间差 CV<10%。最低检测限 5 ng/μL。

6. 校准

6.1·校准时机：ABI 7500 荧光定量扩增仪每周定期对仪器外壳,热循环模块及热盖用蒸馏水或 95%的乙醇进行清洁,仪器维修后、更换卤素灯后和每年定期做一次 ROIs 校准、光谱校准、背景校准。每年定期做一次温度校准。

6.2·校准操作：具体操作见《ABI 7500 荧光定量扩增仪校准操作规程》。

7. 操作步骤

7.1·核酸提取：使用 Mag 混合液 32 全自动核酸提取仪从临床样本中提取高浓度的 DNA。

7.2·核酸扩增：将产物与反应液严格按照试剂盒要求进行体系配制,瞬离后上机进行扩增,扩增步骤见表 1。

表 1　PCR 扩增程序

	温　度	时　间	作　用	循环数
步骤一	95℃	10 min	激活荧光基团	1
步骤二	95℃	15 s	变性	40
	60℃	40 s	荧光基团与样本结合,收集信号	
步骤三	室温	1 min	冷却	1

7.3·基因检测结果解读(表 2)

表 2　检测结果报告解读

风险等级	基　因　型			风险等级	基　因　型		
/	*MTHFR* C677T	*MTHFR* A1298C	*MTRR* A66G	/	*MTHFR* C677T	*MTHFR* A1298C	*MTRR* A66G
未见风险	CC	AA	AA	中度风险	T/C	A/A	A/G
	CC	AC	AA		T/C	A/C	A/G
	T/C	A/A	A/A		T/C	A/A	G/G
	C/C	C/C	A/A		T/C	A/C	G/G
	C/C	A/A	A/G		T/T	A/A	A/A
	C/C	A/A	G/G		T/T	A/C	A/A
低度风险	C/C	A/C	A/G	高度风险	T/T	A/A	A/G
	C/C	A/C	G/G		T/T	A/C	A/G
	C/C	C/C	A/G		T/T	A/A	G/G
	C/C	C/C	G/G		T/T	C/C	A/A
	T/C	A/C	A/A		T/T	A/C	G/G
	T/C	C/C	G/G		T/T	C/C	G/G
	T/C	C/C	A/G		T/T	A/C	G/G
	T/C	C/C	G/G				

8. 质量控制

8.1·质控品来源

8.1.1　采用结果 *MTRR* A66G 位点分别为 GG、AG、AA 三种基因型;*MTHFR* A1298C 位点分别为 AA、AC、CC 三种基因型;*MTHFR* C677T 位点分别为 CC、CT、TT 三种基因型,以上基因型组合成 27 种突变或野生型样本,采用留样复测的方式,随患者标本一同检测,挑选中风险或高风险样本进行留样阳性质控。

8.1.2 阴性质控品：采用未见风险样本进行留样复测。

9. 被测量值的测量不确定度（相关时）

不适用。

10. 生物参考区间或临床决定值

不适用。

11. 检验结果的可报告区间

不适用。

12. 危急值（适当时）

不适用。

13. 临床意义

中国是世界上出生缺陷的高发国家之一，每年的出生缺陷儿数量约占全世界的20％。叶酸缺乏是导致新生儿出生缺陷的主要原因之一。导致机体缺乏叶酸有两个方面的原因：一是叶酸摄入量不足，二是由遗传（基因）缺陷导致机体对叶酸的利用能力低下（叶酸代谢通路障碍）。5,10-亚甲基四氢叶酸还原酶（MTHFR）、甲硫氨酸合成酶还原酶（MTRR）等基因变异引起的相应的酶活性降低可阻抑同型半胱氨酸转化为甲硫氨酸，导致母亲妊娠前和妊娠期间低叶酸活性代谢物5-甲基四氢叶酸和高同型半胱氨酸血症，从而增加新生儿出生缺陷风险和母亲自发性流产、妊娠高血压等的风险。另外，叶酸代谢通路基因的变异，还容易引起患者H型高血压。

14. 注意事项

14.1·实验时应防止外源污染，注意先加完样品后再进行阳性样品操作。

14.2·结果会受到样品本身的来源，样品的采集过程、样本质量、样本运输条件、样本预处理等因素影响，同时也受到提取质量，仪器型号、操作环境及当前技术的局限性等限制，可能导致检测结果出现偏差。

14.3·标本操作和处理均需符合相关法规要求：按照《微生物生物医学实验室生物安全通用准则》和《医疗废物管理条例》。

参考文献

[1] 围受孕期增补叶酸预防神经管缺陷指南[J].中国生育健康杂志,2017,28(5)：401-410.

[2] Hickey S E, et al. ACMG Practice Guideline：lack of evidence for MTHFR polymorphism testing[J]. Genet Med, 2013，15(2)：153-156.

[3] Li X, et al. Individualized supplementation of folic acid according to polymorphisms of methylenetetrahydrofolate reductase (MTHFR), methionine synthase reductase (MTRR) reduced pregnant complications[J]. Gynecol Obstet Invest, 2015，79(2)：107-112.

[4] Liu T C, et al. Meta analysis on the association between parental 5,10-methylenetetrahydrofolate reductase C677T polymorphism and the neural tube defects of their offspring[J]. Zhonghua Liu Xing Bing Xue Za Zhi, 2011；32(1)：60-67.

（母佳琪 赵 强 孙 宜）

第十章
药物敏感相关分子检测
标准操作规程

CYP2C19 基因多态性检测（荧光 PCR 法）标准操作规程

××医院检验科分子诊断实验室作业指导书	文件编号：××-JYK-××-××-×××		
版本/修改：第　　版/第　　次修改	生效日期：	共　　页　第　　页	
编写人：	审核人：	批准人：	

1. 目的

规范人类 CYP2C19 基因多态性检测操作流程，一般采用检测患者外周血 DNA 中 CYP2C19 基因 3 个 SNP 位点 [*2（c.681G＞A）rs4244285，*3（c.636G＞A）rs4986893，*17（c.-806C＞T）rs12248560] 的基因多态性，辅助临床选择合适的抗血小板的药物，避免因遗传因素导致氯吡格雷无效或抵抗的情况，降低患者风险。

2. 原理

针对 CYP2C19 基因 3 个 SNP 位点的基因多态性，设计 3 套特异性引物和探针组合，一个反应体系中通过两种不同通道检测 1 个位点的基因多态性。在反应体系中含有不同基因型模板的情况下，PCR 反应得以进行并释放不同的荧光信号。利用仪器对 PCR 过程中相应通道的信号强度进行实时监测和输出，实现检测结果的定性分析。

3. 标本采集

外周血用一次性无菌注射器抽取受检者静脉血注入含 EDTA 抗凝剂的玻璃管，提取 DNA 用于检测。要求 DNA 的 OD260/OD280 的值应在 1.8～2.0，浓度应在 10～100 ng/μL，样本 DNA 质量不合格者不得用于检测，建议低于 10 ng/μL 者重新取样进行核酸提取，高于 100 ng/μL 者予以适当稀释至规定的浓度范围，提取完的 DNA 建议立即进行检测，否则请于 -20℃ 以下保存，保存时间不要超过 6 个月，但应避免反复冻融。DNA 提取后的剩余血液保存时间一般为 7 天，超过保存期限应严格按医院生物危害垃圾处理。

4. 仪器和试剂

4.1·适用仪器

4.1.1　建议采用市面上常见的实时荧光定量 PCR 仪。建议使用试剂盒说明书推荐的仪器，一般采用 FAM、VIC 通道采集不同多态性的 CYP2C19 基因扩增荧光信号，使用 ROX 通道采集内标基因扩增荧光信号。

4.1.2　对于使用非厂家推荐的仪器，在正式实验之前需要对仪器进行性能验证。

4.2·适用试剂：试剂盒组成成分应包括 CYP2C19*2 反应液、CYP2C19*3 反应液、CYP2C19*17 反应液，阳性对照及空白对照。

5. 性能参数

5.1·试剂盒包装完整，无内容物溢出；标签外观完整，无脱落，标签标识内容清晰；试剂盒内组成正确，无重复、缺失组分的情况。

5.2·使用试剂盒 3 种反应液检测 CYP2C19 基因突变型参考品，应检测出对应突变。

5.3·使用试剂盒 3 种反应液检测 CYP2C19 基因野生型参考品，应不得检出突变。

5.4·使用试剂盒重复检测对应基因型参考品 10 次，应检出对应基因型，且检测结果 Ct

值变异系数 CV≤5%。

6. 校准

不适用。

7. 操作步骤

7.1·试剂准备（试剂准备区）：从冰箱中取出试剂盒，平衡至室温，各组分充分融解，快速离心 10 s。核算当次实验所需要的反应数（n），按照 23 μL/孔分装量将每种反应液分别分装到 n 个反应管内。PCR 反应管转移至标本制备区，剩余试剂放回 −20℃ ±5℃冰箱冷冻避光保存，反复冻融不得超过 6 次。

注意：当次实验所需要的反应数 n = 样本数 + 空白对照（1T）+ 阳性对照（1T）。

7.2·核酸提取（标本制备区）：严格按照血液 DNA 提取试剂盒说明书提取核酸。提取过程中应采取必要的标记方法，避免试剂漏加及样本混淆。

7.3·PCR 扩增

7.3.1　加样准备（标本制备区）

7.3.1.1　将待测样本的基因组 DNA、阳性对照、空白对照，分别加入代表不同 SNP 位点的 PCR 反应液的反应管中，加入量为 2 μL/孔。待测样本的基因组 DNA 推荐浓度为 5～15 ng/μL。

7.3.1.2　盖好 PCR 反应管盖，记录样本加样情况。将 PCR 反应管转移到核酸扩增区进行上机检测。若 PCR 反应管内加入模板后遇临时情况不能立即上机，建议将加好模板的 PCR 反应管放于 2～8℃条件暂时保存，并在 24 h 内尽快上机检测。

7.3.2　PCR 扩增（核酸扩增区）：开机，并进行仪器性能自检。取样本准备区准备好的 PCR 反应管，放置在仪器样品槽相应位置。并记录放置顺序。按说明书设置仪器扩增相关参数，并开始进行 PCR 扩增（具体扩增条件依不同厂家试剂盒引物设计的不同而不同）。

7.4·结果分析

7.4.1　设定阈值线：反应结束后，根据扩增曲线，划定合适基线（一般起始设定为 3，终止设定为 15）和荧光阈值（一般将阈值划定在扩增曲线对数形式下指数增长期的中间），得到不同通道 Ct 值，通过每个位点的不同通道有无信号情况进行判读。

7.4.2　结果判定

反 应 液	基 因 型	FAM 通道	VIC 通道
CYP2C19*2 反应液	*CYP2C19*2* 位点 GG 纯合野生	Ct 值≤36	Ct 值>36 或无 Ct 值
	CYP2C19*2 位点 GA 杂合突变	Ct 值≤36	Ct 值≤36
	CYP2C19*2 位点 AA 纯合突变	Ct 值>36 或无 Ct 值	Ct 值≤36
CYP2C19*3 反应液	*CYP2C19*3* 位点 GG 纯合野生	Ct 值≤36	Ct 值>36 或无 Ct 值
	CYP2C19*3 位点 GA 杂合突变	Ct 值≤36	Ct 值≤36
	CYP2C19*3 位点 AA 纯合突变	Ct 值>36 或无 Ct 值	Ct 值≤36

（续表）

反 应 液	基 因 型	FAM 通道	VIC 通道
CYP2C19*17 反应液	CYP2C19*17 位点 GG 纯合野生	Ct 值≤36	Ct 值＞36 或无 Ct 值
	CYP2C19*17 位点 GA 杂合突变	Ct 值≤36	Ct 值≤36
	CYP2C19*17 位点 AA 纯合突变	Ct 值＞36 或无 Ct 值	Ct 值≤36

8. 质量控制

8.1・阳性对照：FAM、VIC 通道 Ct 值≤32，扩增曲线有明显指数增长期。

8.2・空白对照：FAM、VIC 通道无扩增曲线，或者扩增曲线为直线或轻微斜线，无明显指数增长期，无 Ct 值或 Ct 值≥38。

8.3・内标基因：ROX 通道 Ct 值≤32，有明显扩增曲线。检测样本的反应管中，若 FAM、VIC 通道有信号，ROX 通道信号较低或无信号，此为样本基因组 DNA 加入过量，建议将样本稀释至合适浓度后进行检测。

9. 被测量值的测量不确定度（相关时）

不适用。

10. 生物参考区间或临床决定值

不适用。

11. 检验结果的可报告区间

无。

12. 危急值（适当时）

无。

13. 临床意义

13.1・人体内药物代谢的主要酶是细胞色素 P450（CYP450），CYP2C19 是 CYP450 酶第二亚家族中的重要成员，是人体重要的药物代谢酶。CYP2C19 遗传变异可导致酶活性的个体差异，使人群出现超快代谢者（UM）、快代谢者（EM）、中间代谢者（IM）和慢代谢者（PM）4 种表型（表 1）。CYP2C19*2（rs4244285，c.681G＞A）和 CYP2C19*3（rs4986893，c.636G＞A）是中国人群中存在的 2 种导致 CYP2C19 酶缺陷的主要等位基因。东方人群中 75%～85% 的 PM 由 CYP2C19*2 所致，20%～25% 的 PM 由 CYP2C19*3 所致。相反，*17 等位基因是一种与酶功能增加相关的等位基因，提供 EM 和 UM 表型。

表 1 CYP2C19 基因型

检测基因	位 点			基因型
	c.681G＞A	c.636G＞A	c.-806C＞T	
CYP2C19	GG	GG	TT	*17/*17
	GG	GG	CT	*1/*17
	GG	GG	CC	*1/*1

（续表）

检测基因	位 点			基因型
	c.681G>A	c.636G>A	c.-806C>T	
CYP2C19	GA	GG	CC	*1/*2
	GG	GA	CC	*1/*3
	A	GG	CT	*2/*17
	GG	GA	CT	*3/*17
	AA	GG	CC	*2/*2
	GG	AA	CC	*3/*3
	GA	GA	CC	*2/*3

13.2·氯吡格雷作为一种噻吩吡啶前体药物,需要肝脏发生生物转化,从而形成一种活性代谢物,选择性地、不可逆地抑制嘌呤能 P2Y12 受体,从而抑制血小板聚集,维持血小板寿命其中 CYP2C19 在其代谢中起到了重要作用,能直接影响患者体内活性代谢产物浓度。FDA 对氯吡格雷提出了警告,建议临床医生对中慢代谢患者应用其他 P2Y12 受体拮抗剂,并在高危 PCI 患者中行 *CYP2C19* 基因检测。2013 年临床药理实施联盟（Clinica Pharmacogenetics Implementation Consortium，CPIC)发布的氯吡格雷指南建议,CYP2C19 超快代谢型（UM）和广泛代谢（EM)人群的血小板抑制性增强,残余血小板聚集性降低,建议按照药品说明书使用标准剂量的氯吡格雷;中间代谢型（IM)和慢代谢型（PM)人群的血小板抑制性降低、残余血小板聚集性增强、心血管不良事件的风险增加,在没有其他禁忌的情况下,建议换用其他抗血小板药物如替格瑞洛,如表 2 所示。2015 年国家卫生健康委员会等组织修订了《药物代谢酶和药物作用靶点基因检测技术指南（试行)》指南指出:建议进行 *CYP2C19* 基因多态性的检测,增加 PM 基因型个体氯吡格雷的剂量,或选用其他不经 CYP2C19 代谢的抗血小板药物如替格瑞洛等。中华医学会神经病学分会及其脑血管病学组组织相关专家于 2022 年制订的《中国缺血性卒中和短暂性脑缺血发作二级预防指南》也强调了 *CYP2C19* 基因检测在抗血小板药物治疗中的重要地位,推荐对发病在 24 h 内、非心源性轻型缺血性卒中（NIHSS 评分≤3 分)或高风险 TIA（ABCD2 评分≥4 分)患者,有条件的医疗机构推荐进行 *CYP2C19* 基因快检,明确是否为 CYP2C19 功能缺失等位基因携带者,以决定下一步的治疗决策（Ⅰ级推荐,B 级证据)。

表 2　基于 *CYP2C19* 基因型的 CPIC（2013)抗血小板治疗建议

代谢型和基因型	氯吡格雷药物反应性	用药指导
超快代谢（*1/*17,*17/*17)	药物代谢充分,抑制血小板作用加强,血小板聚集减少,不良心血管事件发生风险较低,但有一定出血风险	使用药物标签上的推荐剂量
快代谢（*1/*1)	药物代谢正常,血小板抑制作用正常,减少血小板聚集作用正常,不良心血管事件发生风险较低	
中代谢（*1/*2,*1/*3,*2/*17,*3/*17)	药物代谢不良,抑制血小板作用降低,血小板聚集增加;不良心血管事件发生风险增加	如果没有禁忌证,请使用其他抗血小板治疗药物,如替格瑞洛
慢代谢（*2/*2,*2/*3,*3/*3)	药物代谢不良,抑制血小板作用显著降低,血小板聚集显著增加;不良心血管事件发生风险显著增加	

13.3·除此之外,CYP2C19 还参与 S-美芬妥英、奥美拉唑、伏立康唑、地西泮(安定)、去甲安定等药物的代谢。因此,通过检测检测 *CYP2C19* 基因多态性结合相关指南可判断氯吡格雷等药物的适用剂量和个体化治疗方案,避免因遗传因素导致药物无效或抵抗的情况。

14. 注意事项

14.1·患者准备:患者无须空腹或进食。

14.2·环境和安全控制

14.2.1 实验室配置和实验操作请按照《临床基因扩增检验实验室管理暂行办法》和《临床基因扩增检验实验室工作规范》进行。整个检测过程应严格分区进行:试剂储存和准备区、标本制备区、扩增区、扩增产物分析区;各区使用的仪器、设备、耗材和工作服应独立专用。

14.2.2 实验前打开各实验区域的正负压系统,打开空调,观察温湿度,并调节至合适的工作环境温、湿度。

14.2.3 对任何一份标本(包括质控品、标准品及检测试剂等)都应视其为具有传染性,操作人员在工作时应戴无粉乳胶手套、穿工作服。

14.2.4 一旦发生标本容器划破手或身体、液体溅进眼睛等黏膜处,应立即用大量的水冲洗,同时向上级医生或科领导报告。

14.3·气溶胶和交叉污染

14.3.1 针对加样交叉污染和环境扩增产物气溶胶污染对于每一轮实验结果的影响,建议实验室技术负责人进行本实验室的性能验证。

14.3.2 定期检测实验室污染情况,并予以预防和纠正措施。定期对 PCR 仪器内部进行清洁,尤其对金属温块的清洁,以避免假阳性和假阴性的结果。

14.4·结果判读和录入:包括人为判读错误、结果录入错误等。建议各实验室持续推进临床分子检测项目的自动化判读和录入系统落地。

14.5·变异的潜在来源

14.5.1 仪器原因:仪器的性能、仪器的维护和校准等。

14.5.2 试剂原因:试剂运输、保存不当,试剂过期,标准品过期等。

14.5.3 标本原因:标本采集、处理、保存不符合要求等。

参考文献

[1] 国家卫生和计划生育委员会.药物代谢酶和药物作用靶点基因检测技术指南(试行)概要[J].实用器官移植电子杂志,2015,3(5):257-267.

[2] Lee C R, Luzum J A, Sangkuhl K, et al. Clinical Pharmacogenetics Implementation Consortium Guideline for *CYP2C19* Genotype and Clopidogrel Therapy:2022 Update[J]. Clin Pharmacol Ther, 2022,112(5):959-967.

[3] Duarte J D, Cavallari L H. Pharmacogenetics to guide cardiovascular drug therapy. Nat Rev Cardiol. 2021;18(9):649-665.

[4] Pereira N L, Rihal C S, So D Y F, et al. Clopidogrel Pharmacogenetics[J]. Circ Cardiovasc Interv, 2019, 12(4):e007811.

[5] Scott S A, Sangkuhl K, Stein C M, et al. Clinical Pharmacogenetics Implementation Consortium guidelines for *CYP2C19* genotype and clopidogrel therapy:2013 update[J]. Clin Pharmacol Ther, 2013, 94(3):317-323.

［6］ Mega J L，Simon T，Collet J P，et al. Reduced-function *CYP2C19* genotype and risk of adverse clinical outcomes among patients treated with clopidogrel predominantly for PCI：a meta-analysis［J］. JAMA，2010，304(16)：1821－1830.

［7］ Sorich M J，Rowland A，McKinnon R A，et al. *CYP2C19* genotype has a greater effect on adverse cardiovascular outcomes following percutaneous coronary intervention and in Asian populations treated with clopidogrel：a meta-analysis ［J］. Circ Cardiovasc Genet，2014，7(6)：895－902.

（刘朝晖 周 洲）

CYP2C9 和 VKORC1 基因多态性检测
（荧光 PCR 法）标准操作规程

××医院检验科分子诊断实验室作业指导书		文件编号：××-JYK-××-××-×××	
版本/修改：第　　版/第　　次修改		生效日期：	共　页　第　页
编写人：		审核人：	批准人：

1. 目的

规范人类 CYP2C9 和 VKORC1 基因多态性检测操作流程，一般采用检测患者外周血 DNA 中 CYP2C9 基因的 1 个 SNP 位点［*3(c.1075A>C) rs1057910］和 VKORC1 的 1 个 SNP 位点［(c.-1639G>A) rs9923231］的基因多态性，用于指导临床华法林剂量预测和临床应用。

2. 原理

针对 CYP2C9 和 VKORC1 基因各一个位点的不同多态性，设计 2 套特异性引物和探针组合，一个反应体系中通过两种不同通道检测一个位点的基因多态性。在反应体系中含有不同基因型模板的情况下，PCR 反应得以进行并释放不同的荧光信号。利用仪器对 PCR 过程中相应通道的信号强度进行实时监测和输出，实现检测结果的定性分析。

3. 标本采集

外周血用一次性无菌注射器抽取受检者静脉血注入含 EDTA 抗凝剂的玻璃管，提取 DNA 用于检测。要求 DNA 的 OD260/OD280 的值应在 1.8～2.0，浓度应在 10～100 ng/μL 之间，样本 DNA 质量不合格者不得用于检测，建议低于 10 ng/μL 者重新取样进行核酸提取，高于 100 ng/μL 者予以适当稀释至规定的浓度范围，提取完的 DNA 建议立即进行检测，否则请于 -20℃ 以下保存，保存时间不要超过 6 个月，但应避免反复冻融。DNA 提取后的剩余血液保存时间一般为 7 天，超过保存期限应严格按医院生物危害垃圾处理。

4. 仪器和试剂

4.1・适用仪器

4.1.1　建议采用市面上常见的实时荧光定量 PCR 仪。建议使用试剂盒说明书推荐的仪器，一般采用 FAM、VIC 通道采集不同多态性的 CYP2C9 和 VKORC1 基因扩增荧光信号，使用 ROX 通道采集内标基因扩增荧光信号。

4.1.2　对于使用非厂家推荐的仪器，在正式实验之前需要对仪器进行性能验证。

4.2・适用试剂：试剂盒组成成分包括 CYP2C9*3 反应液、VKORC1 反应液，阳性对照及空白对照。

5. 性能参数

5.1・试剂盒包装完整，无内容物溢出；标签外观完整，无脱落，标签标识内容清晰；试剂盒内组成正确，无重复、缺失组分的情况。

5.2・使用试剂盒 2 种反应液检测 CYP2C9 和 VKORC1 基因突变型参考品，应检测出对应突变。

5.3・使用试剂盒 2 种反应液检测 CYP2C9 和 VKORC1 基因野生型参考品，应不得检出突变。

5.4·使用试剂盒重复检测对应基因型参考 10 次,应检出对应基因型,且检测结果 Ct 值变异系数 CV≤5%。

6. 校准

不适用。

7. 操作步骤

7.1·试剂准备(试剂准备区):从冰箱中取出试剂盒,平衡至室温,各组分充分融解,快速离心 10 s。核算当次实验所需要的反应数(n),按照 23 μL/孔分装量将每种反应液分别分装到 n 个反应管内。PCR 反应管转移至标本制备区,剩余试剂放回 −20℃ ±5℃ 冰箱冷冻避光保存,反复冻融不得超过 6 次。

注意:当次实验所需要的反应数 n = 样本数 + 空白对照(1T) + 阳性对照(1T)。

7.2·核酸提取(标本制备区):严格按照血液 DNA 提取试剂盒说明书提取核酸。提取过程中应采取必要的标记方法,避免试剂漏加及样本混淆。

7.3·PCR 扩增

7.3.1 加样准备(标本制备区)

7.3.1.1 将待测样本的基因组 DNA、阳性对照、空白对照,分别加入代表不同 SNP 位点的 PCR 反应液的反应管中,加入量为 2 μL/孔。待测样本的基因组 DNA 推荐浓度为 5～15 ng/μL。

7.3.1.2 盖好 PCR 反应管盖,记录样本加样情况。将 PCR 反应管转移到核酸扩增区进行上机检测。若 PCR 反应管内加入模板后遇临时情况不能立即上机,建议将加好模板的 PCR 反应管放于 2～8℃ 条件暂时保存,并在 24 h 内尽快上机检测。

7.3.2 PCR 扩增(核酸扩增区):开机,并进行仪器性能自检。取样本准备区准备好的 PCR 反应管,放置在仪器样品槽相应位置。并记录放置顺序。按说明书设置仪器扩增相关参数,并开始进行 PCR 扩增(具体扩增条件依不同厂家试剂盒引物设计的不同而不同)。

7.4·结果分析

7.4.1 设定阈值线:反应结束后,根据扩增曲线,划定合适基线(一般起始设定为 3,终止设定为 15)和荧光阈值(一般将阈值划定在扩增曲线对数形式下指数增长期的中间),得到不同通道 Ct 值,通过每个位点的不同通道有无信号情况进行判读。

7.4.2 结果判定

反 应 液	基 因 型	FAM 通道	VIC 通道
CYP2C9 *3 反应液	CYP2C9 *3 位点 AA 纯合野生	Ct 值≤36	Ct 值>36 或无 Ct 值
	CYP2C9 *3 位点 AC 杂合突变	Ct 值≤36	Ct 值≤36
	CYP2C9 *3 位点 CC 纯合突变	Ct 值>36 或无 Ct 值	Ct 值≤36

（续表）

反 应 液	基 因 型	FAM 通道	VIC 通道
VKORC1 反应液	VKORC1 - 1639G>A 位点 GG 纯合野生	Ct 值≤36	Ct 值>36 或无 Ct 值
	VKORC1 - 1639G>A 位点 GA 杂合突变	Ct 值≤36	Ct 值≤36
	VKORC1 - 1639G>A 位点 AA 纯合突变	Ct 值>36 或无 Ct 值	Ct 值≤36

8. 质量控制

8.1·阳性对照：FAM、VIC 通道 Ct 值≤32，扩增曲线有明显指数增长期。

8.2·空白对照：FAM、VIC 通道无扩增曲线，或者扩增曲线为直线或轻微斜线，无明显指数增长期，无 Ct 值或 Ct 值≥38。

8.3·内标基因：ROX 通道 Ct 值≤32，有明显扩增曲线。检测样本的反应管中，若 FAM、VIC 通道有信号，ROX 通道信号较低或无信号，此为样本基因组 DNA 加入过量，建议将样本稀释至合适浓度后进行检测。

9. 被测量值的测量不确定度（相关时）

不适用。

10. 生物参考区间或临床决定值

不适用。

11. 检验结果的可报告区间

无。

12. 危急值（适当时）

无。

13. 临床意义

13.1·华法林是目前广泛应用的香豆素类口服抗凝药，其主要用于预防和治疗血栓栓塞性疾病及骨关节置换等。因其疗效明确、价格便宜而临床广泛使用。但是由于华法林的有效治疗窗窄，易受到药物及食物的影响，起效和作用消除慢，不同个体所需的维持剂量差异可能达到十几倍。如果服用过量则可出现致命性出血，而过低则无法达到抗凝效果，有血栓风险。临床上，医生需根据凝血酶原时间国际标准化比值（INR）多次调整华法林剂量，因而合适的剂量较难达到。影响华法林用药剂量的因素主要分为遗传因素和非遗传因素，在遗传因素中，VKORC1（1639G>A）和 CYP2C9*3 位点突变与否将对华法林用量产生较大的影响，如表 1 所示。

13.2·有研究显示 CYP2C9 基因的突变型 CYP2C9*3，其编码的酶活性比野生型 CYP2C9*1 降低了 80%。而 VKORC1 启动子上基因位点（1639G>A）的突变与否也与华法林的剂量密切相关。在亚洲人群中 CYP2C9*3 和 VKORC1（1639G>A）的突变比例则分别达到了 4.55% 和 7.59% 左右，因而对于这两个位点的多态性检测更具备临床指导意义（表 2）。

表 1 *CYP2C9* 和 *VKORC1* 基因型

检 测 基 因	检测位点		基 因 型
	c.1075A＞C		
CYP2C9	AA		*1/*1
	AC		*1/*3
	CC		*3/*3
	c.－1639G＞A		
VKORC1	GG		
	GA		
	AA		

表 2 *CYP2C9* 和 *VKORC1* 基因型华法林稳态剂量(mg/d)的预测

VKORC1：－1639G＞A	*CYP2C9**1/*1	*CYP2C9**1/*3	*CYP2C9**3/*3
GG	5～7	3～4	0.5～2
GA	5～7	3～4	0.5～2
AA	3～4	0.5～2	0.5～2

14. 注意事项

14.1·患者准备：患者无须空腹或进食。

14.2·环境和安全控制

14.2.1 实验室配置和实验操作请按照《临床基因扩增检验实验室管理暂行办法》和《临床基因扩增检验实验室工作规范》进行。整个检测过程应严格分区进行：试剂储存和准备区、标本制备区、扩增区、扩增产物分析区；各区使用的仪器、设备、耗材和工作服应独立专用。

14.2.2 实验前打开各实验区域的正负压系统，打开空调，观察温湿度，并调节至合适的工作环境温、湿度。

14.2.3 对任何一份标本(包括质控品、标准品及检测试剂等)都应视其为具有传染性，操作人员在工作时应戴无粉乳胶手套、穿工作服。

14.2.4 一旦发生标本容器划破手或身体、液体溅进眼睛等黏膜处，应立即用大量的水冲洗，同时向上级医生或科领导报告。

14.3·气溶胶和交叉污染

14.3.1 针对加样交叉污染和环境扩增产物气溶胶污染对于每一轮实验结果的影响，建议实验室技术负责人进行本实验室的性能验证。

14.3.2 定期检测实验室污染情况，并予以预防和纠正措施。

14.3.3 定期对 PCR 仪器内部进行清洁，尤其对金属温块的清洁，以避免假阳性和假阴性的结果。

14.4·结果判读和录入：包括人为判读错误、结果录入错误等。建议各实验室持续推进临床分子检测项目的自动化判读和录入系统落地。

14.5·变异的潜在来源

14.5.1　仪器原因：仪器的性能、仪器的维护和校准等。

14.5.2　试剂原因：试剂运输、保存不当，试剂过期，标准品过期等。

14.5.3　标本原因：标本采集、处理、保存不符合要求等。

参考文献

[1] 中华人民共和国国家卫生和计划生育委员会.药物代谢酶和药物作用靶点基因检测技术指南(试行)概要[J].实用器官移植电子杂志,2015,3(5)：257 - 267.

[2] Yuan H Y，Chen J J，Lee M T，et al. A novel functional *VKORC1* promoter polymorphism is associated with inter-individual and inter-ethnic differences in warfarin sensitivity[J]. Hum Mol Genet, 2005, 14(13)：1745 - 1751.

[3] Johnson J A，Caudle K E，Gong L，et al. Clinical Pharmacogenetics Implementation Consortium (CPIC) Guideline for Pharmacogenetics-Guided Warfarin Dosing：2017 Update[J]. Clin Pharmacol Ther，2017，102(3)：397 - 404.

（刘朝晖　周　洲）

SLCO1B1 和 *ApoE* 基因多态性检测
(荧光 PCR 法)标准操作规程

××医院检验科分子诊断实验室作业指导书	文件编号:××-JYK-××-××-×××	
版本/修改:第　　版/第　　次修改	生效日期:	共　　页　第　　页
编写人:	审核人:	批准人:

1. 目的

规范人类 *SLCO1B1* 和 *ApoE* 基因多态性检测操作流程,一般采用检测患者 DNA 中 *SLCO1B1* 基因的 2 个 SNP 位点[*1b(c.388A>G) rs2306283,*5(c.521T>C) rs4149056]和 *ApoE* 基因的 2 个 SNP 位点[E2(c.526C>T) rs7412, E4(c.388T>C) rs429358]的基因多态性,辅助临床评估他汀类药物的不良反应及疗效情况,为临床合理、安全使用他汀提供科学依据,实现患者个体化用药。

2. 原理

针对 *SLCO1B1* 基因和 *ApoE* 基因各个 SNP 位点的不同多态性,设计 4 套特异性引物和探针组合,一个反应体系中通过两种不同通道检测一个位点的基因多态性。在反应体系中含有不同基因型模板的情况下,PCR 反应得以进行并释放不同的荧光信号。利用仪器对 PCR 过程中相应通道的信号强度进行实时监测和输出,实现检测结果的定性分析。

3. 标本采集

外周血用一次性无菌注射器抽取受检者静脉血注入含 EDTA 抗凝剂的玻璃管,提取 DNA 用于检测。要求 DNA 的 OD260/OD280 的值应在 1.8~2.0,浓度应在 10~100 ng/μL 之间,样本 DNA 质量不合格者不得用于检测,建议低于 10 ng/μL 者重新取样进行核酸提取,高于 100 ng/μL 者予以适当稀释至规定的浓度范围,提取完的 DNA 建议立即进行检测,否则请于 -20℃以下保存,保存时间不要超过 6 个月,但应避免反复冻融。DNA 提取后的剩余血液保存时间一般为 7 天,超过保存期限应严格按医院生物危害垃圾处理。

4. 仪器和试剂

4.1·适用仪器

4.1.1　建议采用市面上常见的实时荧光定量 PCR 仪。建议使用试剂盒说明书推荐的仪器,一般采用 FAM、VIC 通道采集不同多态性的 *SLCO1B1* 和 *ApoE* 基因扩增荧光信号,使用 ROX 通道采集内标基因扩增荧光信号。

4.1.2　对于使用非厂家推荐的仪器,在正式实验之前需要对仪器进行性能验证

4.2·适用试剂:试剂盒组成成分包括 *SLCO1B1**1b 反应液、*SLCO1B1**5 反应液、*ApoE*2 反应液、*ApoE*4 反应液,阳性对照及空白对照。

5. 性能参数

5.1·试剂盒包装完整,无内容物溢出;标签外观完整,无脱落,标签标识内容清晰;试剂盒内组成正确,无重复、缺失组分的情况。

5.2·使用试剂盒 4 种反应液检测 *SLCO1B1* 和 *ApoE* 基因突变型参考品,应检测出对应

突变。

5.3·使用试剂盒 4 种反应液检测 *SLCO1B1* 和 *ApoE* 基因野生型参考品，应不得检出突变。

5.4·使用试剂盒重复检测对应基因型参考 10 次，应检出对应基因型，且检测结果 Ct 值变异系数 CV≤5%。

6. 校准

不适用。

7. 操作步骤

7.1·试剂准备（试剂准备区）：从冰箱中取出试剂盒，平衡至室温，各组分充分融解，快速离心 10 s。核算当次实验所需要的反应数（n），按照 23 μL/孔分装量将每种反应液分别分装到 n 个反应管内。PCR 反应管转移至标本制备区，剩余试剂放回 −20℃±5℃冰箱冷冻避光保存，反复冻融不得超过 6 次。

注意：当次实验所需要的反应数 n＝样本数＋空白对照（1T）＋阳性对照（1T）。

7.2·核酸提取（标本制备区）：严格按照血液 DNA 提取试剂盒说明书提取核酸。提取过程中应采取必要的标记方法，避免试剂漏加及样本混淆。

7.3·PCR 扩增

7.3.1　加样准备（标本制备区）

7.3.1.1　将待测样本的基因组 DNA、阳性对照、空白对照，分别加入代表不同 SNP 位点的 PCR 反应液的反应管中，加入量为 2 μL/孔。待测样本的基因组 DNA 推荐浓度为 5～15 ng/μL。

7.3.1.2　盖好 PCR 反应管盖，记录样本加样情况。将 PCR 反应管转移到核酸扩增区进行上机检测。若 PCR 反应管内加入模板后遇临时情况不能立即上机，建议将加好模板的 PCR 反应管放于 2～8℃条件暂时保存，并在 24 h 内尽快上机检测。

7.3.2　PCR 扩增（核酸扩增区）：开机，并进行仪器性能自检。取样本准备区准备好的 PCR 反应管，放置在仪器样品槽相应位置，并记录放置顺序。按说明书设置仪器扩增相关参数，并开始进行 PCR 扩增（具体扩增条件依不同厂家试剂盒引物设计的不同而不同）。

7.4·结果分析

7.4.1　设定阈值线：反应结束后，根据扩增曲线，划定合适基线（一般起始设定为 3，终止设定为 15）和荧光阈值（一般将阈值划定在扩增曲线对数形式下指数增长期的中间），得到不同通道 Ct 值，通过每个位点的不同通道有无信号情况进行判读。

7.4.2　结果判定

反 应 液	基 因 型	FAM 通道	VIC 通道
SLCO1B1*1b 反应液	*SLCO1B1**1b 位点 AA 纯合野生	Ct 值≤38	Ct 值>38 或无 Ct 值
	SLCO1B1*1b 位点 AG 杂合突变	Ct 值≤38	Ct 值≤38
	SLCO1B1*1b 位点 GG 纯合突变	Ct 值>38 或无 Ct 值	Ct 值≤38

（续表）

反　应　液	基　因　型	FAM 通道	VIC 通道
SLCO1B1*5 反应液	*SLCO1B1**5 位点 TT 纯合野生	Ct 值≤38	Ct 值＞38 或无 Ct 值
	SLCO1B1*5 位点 TC 杂合突变	Ct 值≤38	Ct 值≤38
	SLCO1B1*5 位点 CC 纯合突变	Ct 值＞38 或无 Ct 值	Ct 值≤38
*ApoE*2 反应液	*ApoE*2 位点 CC 纯合野生	Ct 值≤38	Ct 值＞38 或无 Ct 值
	*ApoE*2 位点 CT 杂合突变	Ct 值≤38	Ct 值≤38
	*ApoE*2 位点 TT 纯合突变	Ct 值＞38 或无 Ct 值	Ct 值≤38
*ApoE*4 反应液	*ApoE*4 位点 TT 纯合野生	Ct 值≤38	Ct 值＞38 或无 Ct 值
	*ApoE*4 位点 TC 杂合突变	Ct 值≤38	Ct 值≤38
	*ApoE*4 位点 CC 纯合突变	Ct 值＞38 或无 Ct 值	Ct 值≤38

8. 质量控制

8.1·阳性对照：FAM、VIC 通道 Ct 值≤32，扩增曲线有明显指数增长期。

8.2·空白对照：FAM、VIC 通道无扩增曲线，或者扩增曲线为直线或轻微斜线，无明显指数增长期，无 Ct 值或 Ct 值≥38。

8.3·内标基因：ROX 通道 Ct 值≤32，有明显扩增曲线。检测样本的反应管中，若 FAM、VIC 通道有信号，ROX 通道信号较低或无信号，此为样本基因组 DNA 加入过量，建议将样本稀释至合适浓度后进行检测。

9. 被测量值的测量不确定度（相关时）

不适用。

10. 生物参考区间或临床决定值

不适用。

11. 检验结果的可报告区间

无。

12. 危急值（适当时）

无。

13. 临床意义

13.1·他汀类药物个体化用药差异显示出较大差异，排除年龄、性别、其他药物等相关影响因素后，主要是由遗传因素导致。在遗传因素中，主要体现在参与药物代谢的酶、转运蛋白、受体和其他药物靶蛋白的遗传多态性上。参与他汀类药物肝脏代谢的关键性转运蛋白如阴离子转运多肽（OATP1B1）（*SLCO1B1* 编码）及载脂蛋白 E（*ApoE* 编码）的基因多态性可影响他汀的血浆及肝脏浓度,从而影响他汀类药物的疗效和安全性。

13.2 · *SLCO1B1* 基因主要编码 OATP1B1。OATP1B1 的主要功能是转运蛋白,能够转运他汀类药物经肝脏进入体内发挥降脂作用。近年来,已陆续发现 *SLCO1B1* 基因多个 SNP 位点 c.521T>C 和 c.388A>G 突变是发生于欧美人群和亚洲人群中分布频率较高且功能意义明显的突变位点。临床药物代谢动力学试验发现 c.521T>C 和 c.388A>G 多态性与他汀类药物在人体内的转运和代谢密切相关,是对他汀药物反应的重要预测因子,因为它们能够诱导血浆药物浓度的变化(表1)。如他汀药物在血液中含量升高,则有引发患者获肌病的风险。有研究结果显示,*SLCO1B1* c.521T>C T 等位基因在非洲、亚洲人群中的分布频率依次为 0.99、0.88、0.87,C 等位基因在上述人群中的分布频率依次为 0.01、0.12、0.13。*ApoE* 基因的多态性是影响血浆胆固醇浓度的重要遗传因素,不同表型的 *ApoE* 基因与脂蛋白的结合能力存在一定的差异,即 *ApoE* 基因多态性影响血脂水平。*ApoE* 主要有两种单核苷酸多态性 c.388T>C 和 c.526C>T,形成三个等位基因为 E2、E3、E4(表1)。其中 E3 是野生型基因,E2 和 E4 是基因突变的结果,三种等位基因两两排列组合成 6 种常见基因型,三种纯合子 E2/E2、E3/E3、E4/E4,三种杂合子 E2/E3、E3/E4、E2/E4。Anna 的研究结果表明,*ApoE* 基因型与罹患冠心病呈线性相关,*ApoE* E2 等位基因的一般作用是降低胆固醇浓度,所以 *ApoE* E2 基因携带者患 CVD 的风险比 E3/E3 基因型人群低 20% 左右,而 *ApoE* E4 等位基因携带者的患病风险则相对较高。因此,*ApoE* 基因多态性检测有望成为 CVD 的早期预防、筛查、诊断、检测和干预治疗的指标之一,也可作为他汀降脂疗效及安全性预判的指标之一。

表 1　*SLCO1B1* 和 *ApoE* 基因型

检测基因	位　　点		基因型
	c.388A>G	c.521T>C	
SLCO1B1	AA	TT	*1a/*1a
	AG	TT	*1a/*1b
	GG	TT	*1b/*1b
	AA	TC	*1a/*5
	AG	TC	*1a/*15
	GG	TC	*1b/*15
	AA	CC	*5/*5
	AG	CC	*5/*15
	GG	CC	*15/*15
	c.526C>T	c.388T>C	
ApoE	TT	TT	E2/E2
	CT	TT	E2/E3
	CT	TC	E2/E4
	CC	TT	E3/E3
	CC	TC	E3/E4
	CC	CC	E4/E4

13.3 · 2023 年 7 月 19 日,《中华检验医学杂志》发表了《*SLCO1B1* 和 *ApoE* 基因多态性

检测与他汀类药物临床应用专家共识》，基于我国他汀类药物相关基因检测的实际临床应用需求，由 36 位临床医生、检验师及药师等对其中的一些关键问题给出了共识性观点，形成 10 条建议，以期为临床安全、合理使用他汀类药物提供指导（表 2）。

表 2　基于 *SLCO1B1* 和 *ApoE* 基因型指导他汀类药物个体化用药的建议

SLCO1B1 基因型	*ApoE* 基因型	肌病风险	药物疗效	他汀类药物推荐	
				高强度降胆固醇药物	中强度降胆固醇药物
*1a/*1a *1a/*1b *1b/*1b	E3/E4 E4/E4	低	较差	阿托伐他汀 40～80 mg 瑞舒伐他汀 20 mg	辛伐他汀 20～40 mg 洛伐他汀 40 mg 氟伐他汀 80 mg 阿托伐他汀 10～20 mg 瑞舒伐他汀 5～10 mg
	E2/E2 E2/E3 E3/E3 E2/E4	低	较好		普伐他汀 40 mg 匹伐他汀 1～4 mg
*1a/*5 *1a/*15 *1b/*15 *5/*5 *5/*15 *15/*15	E3/E4 E4/E4	高	较差	瑞舒伐他汀 20 mg	阿托伐他汀 10～20 mg 瑞舒伐他汀 5～10 mg
	E2/E2 E2/E3 E3/E3 E2/E4	高	较好		普伐他汀 40 mg 匹伐他汀 1 mg

14. 注意事项

14.1·患者准备：患者无须空腹或进食。

14.2·环境和安全控制

14.2.1　实验室配置和实验操作请按照《临床基因扩增检验实验室管理暂行办法》和《临床基因扩增检验实验室工作规范》进行。整个检测过程应严格分区进行：试剂储存和准备区、标本制备区、扩增区、扩增产物分析区；各区使用的仪器、设备、耗材和工作服应独立专用。

14.2.2　实验前打开各实验区域的正负压系统，打开空调，观察温湿度，并调节至合适的工作环境温、湿度。

14.2.3　对任何一份标本（包括质控品、标准品及检测试剂等）都应视其为具有传染性，操作人员在工作时应戴无粉乳胶手套、穿工作服。

14.2.4　一旦发生标本容器划破手或身体、液体溅进眼睛等黏膜处，应立即用大量的水冲洗，同时向上级医生或科领导报告。

14.3·气溶胶和交叉污染

14.3.1　针对加样交叉污染和环境扩增产物气溶胶污染对于每一轮实验结果的影响，建议实验室技术负责人进行本实验室的性能验证。

14.3.2　定期检测实验室污染情况，并予以预防和纠正措施。

14.3.3　定期对 PCR 仪器内部进行清洁，尤其对金属温块的清洁，以避免假阳性和假阴性的结果。

14.4·结果判读和录入：包括人为判读错误、结果录入错误等。建议各实验室持续推进临床分子检测项目的自动化判读和录入系统落地。

14.5·变异的潜在来源

14.5.1 仪器原因：仪器的性能、仪器的维护和校准等。

14.5.2 试剂原因：试剂运输、保存不当，试剂过期，标准品过期等。

14.5.3 标本原因：标本采集、处理、保存不符合要求等。

参考文献

［1］贺宝霞,石磊,赵树进.阿托伐他汀的药物基因组学研究进展［J］.中国临床药理学杂志,2011,27(11)：888－891.

［2］袁小龙,高春梅,梁大虎,等.常见药物转运体基因多态性对药动学影响及研究进展［J］.中国医院药学杂志,2016,36(13)：1144－1148,1150.

［3］续茜桥,徐晓宇,石秀锦,等.药物转运体基因多态性与不同他汀类药物调脂效果及不良反应的相关性［J］.中国药房,2017,28(32)：4596－4600.

［4］国家卫生和计划生育委员会.药物代谢酶和药物作用靶点基因检测技术指南(试行)概要［J］.实用器官移植电子杂志,2015,3(5)：257－267.

［5］中国中西医结合学会检验医学专业委员会,浙江省免疫学会临床免疫诊断专业委员会,浙江省药理学会治疗药物监测研究专业委员会.SLCO1B1 和 ApoE 基因多态性检测与他汀类药物临床应用专家共识［J］.中华检验医学杂志,2023,46(07)：672－680.

［6］Khan T A, Shah T, Prieto D, et al. Apolipoprotein E genotype, cardiovascular biomarkers and risk of stroke：systematic review and meta-analysis of 14 015 stroke cases and pooled analysis of primary biomarker data from up to 60 883 individuals. Int J Epidemiol, 2013,42(2)：475－492.

［7］Bennet A M, Di Angelantonio E, Ye Z, et al. Association of apolipoprotein E genotypes with lipid levels and coronary risk［J］. JAMA, 2007, 298(11)：1300－1311.

（刘朝晖　周　洲）

MTHFR 基因多态性检测（荧光 PCR 法）标准操作规程

××医院检验科分子诊断实验室作业指导书		文件编号：××-JYK-××-××-×××	
版本/修改：第　　版/第　　次修改		生效日期：	共　　页　第　　页
编写人：	审核人：		批准人：

1. 目的

规范人类 *MTHFR* 基因多态性检测操作流程，一般采用检测患者 DNA 中 *MTHFR* 基因的 1 个 SNP 位点［c.655C＞T rs1801133］的基因多态性，辅助临床选择叶酸片等药剂，为具有低活性亚甲基四氢叶酸还原酶的高危人群提供辅助诊断。

2. 原理

针对 *MTHFR* 基因的 SNP 位点的多态性，设计一套特异性引物和探针组合，一个反应体系中通过两种不同通道检测一个位点的基因多态性。在反应体系中含有不同基因型模板的情况下，PCR 反应得以进行并释放不同的荧光信号。利用仪器对 PCR 过程中相应通道的信号强度进行实时监测和输出，实现检测结果的定性分析。

3. 标本采集

外周血用一次性无菌注射器抽取受检者静脉血注入含 EDTA 抗凝剂的玻璃管，提取 DNA 用于检测。要求 DNA 的 OD260/OD280 的值应在 1.8～2.0，浓度应在 10～100 ng/μL，样本 DNA 质量不合格者不得用于检测，建议低于 10 ng/μL 者重新取样进行核酸提取，高于 100 ng/μL 者予以适当稀释至规定的浓度范围，提取完的 DNA 建议立即进行检测，否则请于 －20℃ 以下保存，保存时间不要超过 6 个月，但应避免反复冻融。DNA 提取后的剩余血液保存时间一般为 7 天，超过保存期限应严格按医院生物危害垃圾处理。

4. 仪器和试剂

4.1·适用仪器

4.1.1　建议采用市面上常见的实时荧光定量 PCR 仪。建议使用试剂盒说明书推荐的仪器，一般采用 FAM、VIC 通道采集不同多态性的 *MTHFR* 基因扩增荧光信号，使用 ROX 通道采集内标基因扩增荧光信号。

4.1.2　对于使用非厂家推荐的仪器，在正式实验之前需要对仪器进行性能验证。

4.2·适用试剂：试剂盒组成成分包括 *MTHFR* 反应液、阳性对照及空白对照。

5. 性能参数

5.1·试剂盒包装完整，无内容物溢出；标签外观完整，无脱落，标签标识内容清晰；试剂盒内组成正确，无重复、缺失组分的情况。

5.2·使用试剂盒 1 种反应液检测 *MTHFR* 基因突变型参考品，应检测出对应突变。

5.3·使用试剂盒 1 种反应液检测 *MTHFR* 基因野生型参考品，应不得检出突变。

5.4·使用试剂盒重复检测对应基因型参考 10 次，应检出对应基因型，且检测结果 Ct 值变异系数 CV≤5%。

6. 校准

不适用。

7. 操作步骤

7.1·试剂准备(试剂准备区):从冰箱中取出试剂盒,平衡至室温,各组分充分融解,快速离心 10 s。核算当次实验所需要的反应数(n),按照 23 μL/孔分装量将每种反应液分别分装到 n 个反应管内。PCR 反应管转移至标本制备区,剩余试剂放回 - 20℃ ± 5℃冰箱冷冻避光保存,反复冻融不得超过 6 次。

注意:当次实验所需要的反应数 n = 样本数 + 空白对照(1T) + 阳性对照(1T)。

7.2·核酸提取(标本制备区):严格按照血液 DNA 提取试剂盒说明书提取核酸。提取过程中应采取必要的标记方法,避免试剂漏加及样本混淆。

7.3·PCR 扩增

7.3.1 加样准备(标本制备区)

7.3.1.1 将待测样本的基因组 DNA、阳性对照、空白对照,分别加入代表不同 SNP 位点的 PCR 反应液的反应管中,加入量为 2 μL/孔。待测样本的基因组 DNA 推荐浓度为 5～15 ng/μL。

7.3.1.2 盖好 PCR 反应管盖,记录样本加样情况。将 PCR 反应管转移到核酸扩增区进行上机检测。若 PCR 反应管内加入模板后遇临时情况不能立即上机,建议将加好模板的 PCR 反应管放于 2～8℃条件暂时保存,并在 24 h 内尽快上机检测。

7.3.2 PCR 扩增(核酸扩增区):开机,并进行仪器性能自检。取样本准备区准备好的 PCR 反应管,放置在仪器样品槽相应位置,并记录放置顺序。按说明书设置仪器扩增相关参数,并开始进行 PCR 扩增(具体扩增条件依不同厂家试剂盒引物设计的不同而不同)。

7.4·结果分析

7.4.1 设定阈值线:反应结束后,根据扩增曲线,划定合适基线(一般起始设定为 3,终止设定为 15)和荧光阈值(一般将阈值划定在扩增曲线对数形式下指数增长期的中间),得到不同通道 Ct 值,通过每个位点的不同通道有无信号情况进行判读。

7.4.2 结果判定

反 应 液	基 因 型	FAM 通道	VIC 通道
MTHFR 反应液	*MTHFR* c.655C>T 位点 CC 纯合野生	Ct 值≤36	Ct 值>36 或无 Ct 值
	MTHFR c.655C>T 位点 CT 杂合突变	Ct 值≤36	Ct 值≤36
	MTHFR c.655C>T 位点 TT 纯合突变	Ct 值>36 或无 Ct 值	Ct 值≤36

8. 质量控制

8.1·阳性对照:FAM、VIC 通道 Ct 值≤32,扩增曲线有明显指数增长期。

8.2·空白对照:FAM、VIC 通道无扩增曲线,或者扩增曲线为直线或轻微斜线,无明显指数增长期,无 Ct 值或 Ct 值≥38。

8.3·内标基因：ROX 通道 Ct 值≤32，有明显扩增曲线。检测样本的反应管中，若 FAM、VIC 通道有信号，ROX 通道信号较低或无信号，此为样本基因组 DNA 加入过量，建议将样本稀释至合适浓度后进行检测。

9. 被测量值的测量不确定度（相关时）

不适用。

10. 生物参考区间或临床决定值

不适用。

11. 检验结果的可报告区间

无。

12. 危急值（适当时）

无。

13. 临床意义

13.1·*MTHFR* 基因编码亚甲基四氢叶酸脱氢酶，该酶是调节叶酸和甲硫氨酸代谢的限速酶，它在叶酸代谢、DNA 甲基化和 DNA 合成等方面起重要作用。*MTHFR* 基因最常见的多态性为 c.655C＞T，该位点位于 *MTHFR* 的催化区域，其多态性碱基变化导致酶活性和酶的耐热性下降，当该位点由野生纯合型（CC）转变为杂合型（CT）时，酶活仅剩 60％，转变为突变纯合型（TT）时，酶活仅剩 30％。研究表明，*MTHFR* 酶活性的降低，一方面可引起叶酸代谢障碍，导致 5-甲基四氢叶酸水平降低，干扰妊娠早期胎儿的神经管闭合，导致唇裂、腭裂等多种出生缺陷；另一方面可导致同型半胱氨酸水平升高，引起细胞毒性、血管内皮细胞损伤，刺激血管平滑肌细胞增生，破坏机体凝血和纤溶系统，促进血栓形成，增加高同型半胱氨酸血症引起的脑卒中的发生风险，因此检测 *MTHFR* 基因多态性可以为具有低活性亚甲基四氢叶酸还原酶的高危人群提供辅助诊断。

13.2·2008 年中国疾病预防控制中心妇幼保健中心把叶酸利用能力基因检测与风险评估列为临床应用指南，建议准妈妈在补充叶酸前进行叶酸利用能力基因检测，根据风险分级选择个性化补充方案。2017 年发布的《围受孕期增补叶酸预防神经管缺陷指南》提倡叶酸的个性化增补，其中叶酸代谢通路关键酶 *MTHFR* 是叶酸个性化增补的重要参考因素。2020 年《中国临床合理补充叶酸多学科专家共识（2020）》再次强调叶酸应个体化补充。另外，2019 年《中国大剂量甲氨蝶呤循证用药指南》对血液恶性肿瘤和骨肉瘤患者使用大剂量甲氨蝶呤时提出建议，血液系统恶性肿瘤患者可考虑进行 *MTHFR* 基因检测（弱推荐，中等质量证据），从而预防因 *MTHFR* 突变导致叶酸代谢能力较弱，协同甲氨蝶呤的叶酸拮抗作用增加患者的不良反应（血液毒性、口腔黏膜炎）。

14. 注意事项

14.1·患者准备：患者无须空腹或进食。

14.2·环境和安全控制

14.2.1　实验室配置和实验操作请按照《临床基因扩增检验实验室管理暂行办法》和《临床基因扩增检验实验室工作规范》进行。整个检测过程应严格分区进行：试剂储存和准备区、标本制备区、扩增区、扩增产物分析区；各区使用的仪器、设备、耗材和工作服应独立专用。

14.2.2　实验前打开各实验区域的正负压系统，打开空调，观察温湿度，并调节至合适的工作环境温、湿度。

14.2.3　对任何一份标本(包括质控品、标准品及检测试剂等)都应视其为具有传染性,操作人员在工作时应戴无粉乳胶手套、穿工作服。

14.2.4　一旦发生标本容器划破手或身体、液体溅进眼睛等黏膜处,应立即用大量的水冲洗,同时向上级医生或科领导报告。

14.3·气溶胶和交叉污染

14.3.1　针对加样交叉污染和环境扩增产物气溶胶污染对于每一轮实验结果的影响,建议实验室技术负责人进行本实验室的性能验证。

14.3.2　定期检测实验室污染情况,并予以预防和纠正措施。

14.3.3　定期对 PCR 仪器内部进行清洁,尤其对金属温块的清洁,以避免假阳性和假阴性的结果。

14.4·结果判读和录入:包括人为判读错误、结果录入错误等。建议各实验室持续推进临床分子检测项目的自动化判读和录入系统落地。

14.5·变异的潜在来源

14.5.1　仪器原因:仪器的性能、仪器的维护和校准等。

14.5.2　试剂原因:试剂运输、保存不当,试剂过期,标准品过期等。

14.5.3　标本原因:标本采集、处理、保存不符合要求等。

参考文献

[1] 李建平,卢新政,霍勇,等.H 型高血压诊断与治疗专家共识[J].中华高血压杂志,2016,24(02):123-127.

[2] 围受孕期增补叶酸预防神经管缺陷指南工作组,任爱国,张雪娟,等围受孕期增补叶酸预防神经管缺陷指南(2017)[J].中国生育健康杂志,2017,28(05):401-410.

[3] 中国临床合理补充叶酸多学科专家共识[J].医药导报,2021,40(01):1-19.

[4] Song Z, Hu Y, Liu S, et al. Medication therapy of high-dose methotrexate:An evidence-based practice guideline of the Division of Therapeutic Drug Monitoring, Chinese Pharmacological Society[J]. Br J Clin Pharmacol, 2022,88(5):2456-2472.

(刘朝晖　周　洲)

ALDH2 基因多态性检测（荧光 PCR 法）标准操作规程

××医院检验科分子诊断实验室作业指导书	文件编号：××-JYK-××-××-×××
版本/修改：第　　　版/第　　　次修改	生效日期：　　　　　　共　　页 第　　页
编写人：	审核人：　　　　　　　批准人：

1. 目的

规范人类 *ALDH2* 基因多态性检测操作流程，一般采用检测患者 DNA 中 *ALDH2* 基因 1 个 SNP 位点[*2(c.1510G＞A) rs671]的基因多态性，用于指导临床关于硝酸甘油等药物使用。

2. 原理

本试剂盒针对 *ALDH2* 基因的 SNP 位点的多态性，设计一套特异性引物和探针组合，一个反应体系中通过两种不同通道检测一个位点的基因多态性。在反应体系中含有不同基因型模板的情况下，PCR 反应得以进行并释放不同的荧光信号。利用仪器对 PCR 过程中相应通道的信号强度进行实时监测和输出，实现检测结果的定性分析。

3. 标本采集

外周血用一次性无菌注射器抽取受检者静脉血注入含 EDTA 抗凝剂的玻璃管，提取 DNA 用于检测。要求 DNA 的 OD260/OD280 的值应在 1.8～2.0，浓度应在 10～100 ng/μL，样本 DNA 质量不合格者不得用于检测，建议低于 10 ng/μL 者重新取样进行核酸提取，高于 100 ng/μL 者予以适当稀释至规定的浓度范围，提取完的 DNA 建议立即进行检测，否则请于 −20℃ 以下保存，保存时间不要超过 6 个月，但应避免反复冻融。DNA 提取后的剩余血液保存时间一般为 7 天，超过保存期限应严格按医院生物危害垃圾处理。

4. 仪器和试剂

4.1·适用仪器

4.1.1　建议采用市面上常见的实时荧光定量 PCR 仪。建议使用试剂盒说明书推荐的仪器，一般采用 FAM、VIC 通道采集不同多态性的 *ALDH2* 基因扩增荧光信号，使用 ROX 通道采集内标基因扩增荧光信号。

4.1.2　对于使用非厂家推荐的仪器，在正式实验之前需要对仪器进行性能验证。

4.2·适用试剂：试剂盒组成成分包括 *ALDH2*2 反应液、阳性对照及空白对照。

5. 性能参数

5.1·试剂盒包装完整，无内容物溢出；标签外观完整，无脱落，标签标识内容清晰；试剂盒内组成正确，无重复、缺失组分的情况。

5.2·使用试剂盒 1 种反应液检测 *ALDH2* 基因突变型参考品，应检测出对应突变。

5.3·使用试剂盒 1 种反应液检测 *ALDH2* 基因野生型参考品，应不得检出突变。

5.4·使用试剂盒重复检测对应基因型参考 10 次，应检出对应基因型，且检测结果 Ct 值变异系数 CV≤5%。

6. 校准

不适用。

7. 操作步骤

7.1·试剂准备（试剂准备区）：从冰箱中取出试剂盒，平衡至室温，各组分充分融解，快速离心 10 s。核算当次实验所需要的反应数（n），按照 23 μL/孔分装量将每种反应液分别分装到 n 个反应管内。PCR 反应管转移至标本制备区，剩余试剂放回 -20℃ ±5℃ 冰箱冷冻避光保存，反复冻融不得超过 6 次。

注意：当次实验所需要的反应数 n = 样本数 + 空白对照（1T）+ 阳性对照（1T）。

7.2·核酸提取（标本制备区）：严格按照血液 DNA 提取试剂盒说明书提取核酸。提取过程中应采取必要的标记方法，避免试剂漏加及样本混淆。

7.3·PCR 扩增

7.3.1   加样准备（标本制备区）

7.3.1.1   将待测样本的基因组 DNA、阳性对照、空白对照，分别加入代表不同 SNP 位点的 PCR 反应液的反应管中，加入量为 2 μL/孔。待测样本的基因组 DNA 推荐浓度为 5～15 ng/μL。

7.3.1.2   盖好 PCR 反应管盖，记录样本加样情况。将 PCR 反应管转移到核酸扩增区进行上机检测。若 PCR 反应管内加入模板后遇临时情况不能立即上机，建议将加好模板的 PCR 反应管放于 2～8℃ 条件暂时保存，并在 24 h 内尽快上机检测。

7.3.2   PCR 扩增（核酸扩增区）：开机，并进行仪器性能自检。取样本准备区准备好的 PCR 反应管，放置在仪器样品槽相应位置。并记录放置顺序。按说明书设置仪器扩增相关参数，并开始进行 PCR 扩增（具体扩增条件依不同厂家试剂盒引物设计的不同而不同）。

7.4·结果分析

7.4.1   设定阈值线：反应结束后，根据扩增曲线，划定合适基线（一般起始设定为3，终止设定为15）和荧光阈值（一般将阈值划定在扩增曲线对数形式下指数增长期的中间），得到不同通道 Ct 值，通过每个位点的不同通道有无信号情况进行判读。

7.4.2   结果判定

反 应 液	基 因 型	FAM 通道	VIC 通道
ALDH2*2 反应液	ALDH2*2 位点 GG 纯合野生	Ct 值≤36	Ct 值>36 或无 Ct 值
	ALDH2*2 位点 GA 杂合突变	Ct 值≤36	Ct 值≤36
	ALDH2*2 位点 AA 纯合突变	Ct 值>36 或无 Ct 值	Ct 值≤36

8. 质量控制

8.1·阳性对照：FAM、VIC 通道 Ct 值≤32，扩增曲线有明显指数增长期。

8.2·空白对照：FAM、VIC 通道无扩增曲线，或者扩增曲线为直线或轻微斜线，无明显指数增长期，无 Ct 值或 Ct 值≥38。

8.3·内标基因：ROX 通道 Ct 值≤32，有明显扩增曲线。检测样本的反应管中，若 FAM、VIC 通道有信号，ROX 通道信号较低或无信号，此为样本基因组 DNA 加入过量，建议将样本稀释至合适浓度后进行检测。

9. 被测量值的测量不确定度（相关时）

不适用。

10. 生物参考区间或临床决定值

不适用。

11. 检验结果的可报告区间

无。

12. 危急值（适当时）

无。

13. 临床意义

13.1·人类乙醛脱氢酶(aldehyde dehydrogenase gene，ALDH)是一种催化乙醛及其他脂肪族醛氧化的四联体蛋白酶。目前，已发现有 19 种 ALDH 同工酶，其中 ALDH2 在肝脏和胃中具有很高的表达量，是人体乙醇代谢途径中关键酶之一。

13.2·人类 *ALDH2* 基因位于人类第 12 号染色体，主要多态性是位于第 12 个外显子内的单碱基突变 G1510A。正常的等位基因为野生型 *ALDH2*1*，异变的等位基因为突变型 *ALDH2*2*（表 1）。

表 1　*ALDH2* 基因型

检测基因	检测位点 c.1510G＞A	基因型
ALDH2	GG	*1/*1
	GA	*1/*2
	AA	*2/*2

13.3·研究显示，突变型 *ALDH2*2* 的存在导致乙醛脱氢酶活力的严重缺失。在饮酒人群中，尤其是重度饮酒者，*ALDH2* 基因多态性与酒精性中毒、酒精性肝病、消化道癌症等疾病密切相关，*ALDH2*2* 突变人群患肝癌、食管癌、口腔癌的概率分别是 *ALDH2*1* 野生人群的 3 倍、12.95 倍、11.72 倍以上。*ALDH2*2* 突变是增加区域性癌化概率的重要因素之一。

13.4·人类 *ALDH2* 基因同时也是硝酸甘油(GTN)有效代谢物 NO 形成的关键。硝酸甘油是治疗心绞痛的经典药物，但该药的临床有效性常因人而异，部分患者舌下含服硝酸甘油不能迅速有效地缓解心绞痛，使心肌严重缺血加重。研究发现，*ALDH2*1* 基因型的患者硝酸甘油治疗心绞痛的疗效明显优于 *ALDH2*2* 患者，*ALDH2*2* 突变型的患者使用无效率达到 42.4％，大约为 *ALDH2* 野生型的 3 倍。因此，存在突变型 *ALDH2*2* 的患者硝酸甘油用药剂量、用药频率应相应增加，延长用药周期。

14. 注意事项

14.1·患者准备：患者无须空腹或进食。

14.2·环境和安全控制

14.2.1　实验室配置和实验操作请按照《临床基因扩增检验实验室管理暂行办法》和《临床基因扩增检验实验室工作规范》进行。整个检测过程应严格分区进行：试剂储存和准备区、标本制备区、扩增区、扩增产物分析区;各区使用的仪器、设备、耗材和工作服应独立专用。

14.2.2　实验前打开各实验区域的正负压系统,打开空调,观察温湿度,并调节至合适的工作环境温、湿度。

14.2.3　对任何一份标本(包括质控品、标准品及检测试剂等)都应视其为具有传染性,操作人员在工作时应戴无粉乳胶手套、穿工作服。

14.2.4　一旦发生标本容器划破手或身体、液体溅进眼睛等黏膜处,应立即用大量的水冲洗,同时向上级医生或科领导报告。

14.3·气溶胶和交叉污染

14.3.1　针对加样交叉污染和环境扩增产物气溶胶污染对于每一轮实验结果的影响,建议实验室技术负责人进行本实验室的性能验证。

14.3.2　定期检测实验室污染情况,并予以预防和纠正措施。

14.3.3　定期对PCR仪器内部进行清洁,尤其对金属温块的清洁,以避免假阳性和假阴性的结果。

14.4·结果判读和录入:包括人为判读错误、结果录入错误等。建议各实验室持续推进临床分子检测项目的自动化判读和录入系统落地。

14.5·变异的潜在来源

14.5.1　仪器原因:仪器的性能、仪器的维护和校准等。

14.5.2　试剂原因:试剂运输、保存不当,试剂过期,标准品过期等。

14.5.3　标本原因:标本采集、处理、保存不符合要求等。

参考文献

[1] 卜军,陈章炜,崔晓通,等.中国成人代谢异常与心血管疾病防治[J].上海医学,2020,43(03):129-164.

[2] Fanaroff A C, Califf R M, Windecker S, et al. Levels of Evidence Supporting American College of Cardiology/American Heart Association and European Society of Cardiology Guidelines, 2008-2018[J]. JAMA, 2019, 321(11): 1069-1080.

[3] Zhang Y, Ren J. ALDH2 in alcoholic heart diseases: molecular mechanism and clinical implications[J]. Pharmacol Ther, 2011, 132(1): 86-95.

[4] Ebert A D, Kodo K, Liang P, et al. Characterization of the molecular mechanisms underlying increased ischemic damage in the aldehyde dehydrogenase 2 genetic polymorphism using a human induced pluripotent stem cell model system[J]. Sci Transl Med, 2014, 6(255): 255ra130.

[5] Rumgay H, Shield K, Charvat H, et al. Global burden of cancer in 2020 attributable to alcohol consumption: a population-based study[J]. Lancet Oncol, 2021, 22(8): 1071-1080.

[6] Guo R, Chen X P, Guo X, et al. Evidence for involvement of calcitonin gene-related peptide in nitroglycerin response and association with mitochondrial aldehyde dehydrogenase-2 (ALDH2) Glu504Lys polymorphism[J]. J Am Coll Cardiol, 2008, 52(11): 953-960.

(刘朝晖　周　洲)

CYP2D6 *10、*CYP2C9* *3、*ADRB1*（1165G＞C）、*AGTR1*（1166A＞C）、*ACE*(I/D)基因多态性检测(荧光 PCR 法)标准操作规程

××医院检验科分子诊断实验室作业指导书	文件编号：××-JYK-××-××-×××
版本/修改：第　　版/第　　次修改	生效日期：	共　页　第　页
编写人：	审核人：	批准人：

1. 目的

规范人类 *CYP2D6*、*CYP2C9*、*AGTR1*、*ADRB1*、*ACE* 基因多态性检测操作流程,一般采用检测患者 DNA 中 *CYP2D6* 基因的 1 个 SNP 位点[*10(c.100C＞T) rs1065852],*CYP2C9* 基因的 1 个 SNP 位点[*3（c.1075A＞C）rs1057910],*AGTR1* 基因的 1 个 SNP 位点[c.1166A＞C rs5186],*ADRB1* 基因的 1 个 SNP 位点[c.1165G＞C rs1801253],*ACE* 基因的 1 个 SNP 位点[I/D rs1799752]的基因多态性,辅助临床选择 β1 受体阻滞剂、血管紧张素Ⅱ受体抑制剂和 *ACE* 抑制剂用于高血压等心血管疾病患者,减少患者耐药及不良反应。

2. 原理

本试剂盒针对人类 *CYP2D6*、*CYP2C9*、*AGTR1*、*ADRB1*、*ACE* 基因的 SNP 位点,设计 5 套特异性引物和探针组合,一个反应体系中通过两种不同通道检测一个位点的基因多态性。在反应体系中含有不同基因型模板的情况下,PCR 反应得以进行并释放不同的荧光信号。利用仪器对 PCR 过程中相应通道的信号强度进行实时监测和输出,实现检测结果的定性分析。

3. 标本采集

外周血用一次性无菌注射器抽取受检者静脉血注入含 EDTA 抗凝剂的玻璃管,提取 DNA 用于检测。要求 DNA 的 OD260/OD280 的值应在 1.8～2.0,浓度应在 10～100 ng/μL,样本 DNA 质量不合格者不得用于检测,建议低于 10 ng/μL 者重新取样进行核酸提取,高于 100 ng/μL 者予以适当稀释至规定的浓度范围,提取完的 DNA 建议立即进行检测,否则请于 -20℃以下保存,保存时间不要超过 6 个月,但应避免反复冻融。DNA 提取后的剩余血液保存时间一般为 7 天,超过保存期限应严格按医院生物危害垃圾处理。

4. 仪器和试剂

4.1·适用仪器

4.1.1　建议采用市面上常见的实时荧光定量 PCR 仪。建议使用试剂盒说明书推荐的仪器,一般采用 FAM、VIC 通道采集 *AGTR1*、*ACE*、*ADRB1*、*CYP2D6*、*CYP2C9* 基因不同位点的基因扩增荧光信号,使用 ROX 通道采集内标基因扩增荧光信号。

4.1.2　对于使用非厂家推荐的仪器,在正式实验之前需要对仪器进行性能验证。

4.2·适用试剂:试剂盒组成成分包括 *AGTR1*(1166A＞C)反应液、*ACE*(I/D)反应液、*ADRB1*(1165G＞C)反应液、*CYP2D6**10 反应液、*CYP2C9**3 反应液、阳性对照及空白对照。

5. 性能参数

5.1·试剂盒包装完整,无内容物溢出;标签外观完整,无脱落,标签标识内容清晰;试剂盒内组成正确,无重复、缺失组分的情况。

5.2·使用试剂盒反应液检测相应基因突变型参考品,应检测出对应突变。

5.3·使用试剂盒反应液检测相应基因野生型参考品,应不得检出突变。

5.4·使用试剂盒重复检测对应基因型参考品 10 次,应检出对应基因型,且检测结果 Ct 值变异系数 CV≤5%。

5.5·特异性:本试剂盒的同源基因 *CYP2D7*、*CYP2C19* 的序列不会干扰试剂盒检测结果,检测 *AGTR1* 基因范围外 SNP 位点 rs5185、*ACE* 基因范围外 SNP 位点 rs4341、*ADRB1* 基因范围外 SNP 位点 rs138212934、*CYP2D6* 基因范围外 SNP 位点 rs769258、*CYP2C9* 基因范围外 SNP 位点 rs17847029,均不影响本试剂盒检测结果。

6. 校准

不适用。

7. 操作步骤

7.1·试剂准备(试剂准备区):从冰箱中取出试剂盒,平衡至室温,各组分充分融解,快速离心 10 s。核算当次实验所需要的反应数(n),按照 23 μL/孔分装量将每种反应液分别分装到 n 个反应管内。PCR 反应管转移至标本制备区,剩余试剂放回 −20℃ ±5℃冰箱冷冻避光保存,反复冻融不得超过 6 次。

注意:当次实验所需要的反应数 n = 样本数 + 空白对照(1T) + 阳性对照(1T)。

7.2·核酸提取(标本制备区):严格按照血液 DNA 提取试剂盒说明书提取核酸。提取过程中应采取必要的标记方法,避免试剂漏加及样本混淆。

7.3·PCR 扩增

7.3.1 加样准备(标本制备区)

7.3.1.1 将待测样本的基因组 DNA、阳性对照、空白对照,分别加入代表不同 SNP 位点的 PCR 反应液的反应管中,加入量为 2 μL/孔。待测样本的基因组 DNA 推荐浓度为 5~15 ng/μL。

7.3.1.2 盖好 PCR 反应管盖,记录样本加样情况。将 PCR 反应管转移到核酸扩增区进行上机检测。若 PCR 反应管内加入模板后遇临时情况不能立即上机,建议将加好模板的 PCR 反应管放于 2~8℃ 条件暂时保存,并在 24 h 内尽快上机检测。

7.3.2 PCR 扩增(核酸扩增区):开机,并进行仪器性能自检。取样本准备区准备好的 PCR 反应管,放置在仪器样品槽相应位置。并记录放置顺序。按说明书设置仪器扩增相关参数,并开始进行 PCR 扩增(具体扩增条件依不同厂家试剂盒引物设计的不同而不同)。

7.4·结果分析

7.4.1 设定阈值线:反应结束后,根据扩增曲线,划定合适基线(一般起始设定为 3,终止设定为 15)和荧光阈值(一般将阈值划定在扩增曲线对数形式下指数增长期的中间),得到不同通道 Ct 值,通过每个位点的不同通道有无信号情况进行判读。

7.4.2 结果判定

反 应 液	基 因 型	FAM 通道	VIC 通道
CYP2D6*10 反应液	*CYP2D6**10 位点 CC 纯合野生	Ct 值≤36	Ct 值>36 或无 Ct 值

（续表）

反 应 液	基 因 型	FAM 通道	VIC 通道
	CYP2D6*10 位点 CT 杂合突变	Ct 值≤36	Ct 值≤36
	CYP2D6*10 位点 TT 纯合突变	Ct 值＞36 或无 Ct 值	Ct 值≤36
CYP2C9*3 反应液	CYP2C9*3 位点 AA 纯合野生	Ct 值≤36	Ct 值＞36 或无 Ct 值
	CYP2C9*3 位点 AC 杂合突变	Ct 值≤36	Ct 值≤36
	CYP2C9*3 位点 CC 纯合突变	Ct 值＞36 或无 Ct 值	Ct 值≤36
AGTR1 反应液	AGTR1 位点 AA 纯合野生	Ct 值≤36	Ct 值＞36 或无 Ct 值
	AGTR1 位点 AC 杂合突变	Ct 值≤36	Ct 值≤36
	AGTR1 位点 CC 纯合突变	Ct 值＞36 或无 Ct 值	Ct 值≤36
ADRB1 反应液	ADRB1 位点 GG 纯合野生	Ct 值≤36	Ct 值＞36 或无 Ct 值
	ADRB1 位点 GC 杂合突变	Ct 值≤36	Ct 值≤36
	ADRB1 位点 CC 纯合突变	Ct 值＞36 或无 Ct 值	Ct 值≤36
ACE 反应液	ACE 位点 II	Ct 值≤36	Ct 值＞36 或无 Ct 值
	ACE 位点 ID	Ct 值≤36	Ct 值≤36
	ACE 位点 DD	Ct 值＞36 或无 Ct 值	Ct 值≤36

8. 质量控制

8.1·阳性对照：FAM、VIC 通道 Ct 值≤32，扩增曲线有明显指数增长期。

8.2·空白对照：FAM、VIC 通道无扩增曲线，或者扩增曲线为直线或轻微斜线，无明显指数增长期，无 Ct 值或 Ct 值≥38。

8.3·内标基因：ROX 通道 Ct 值≤32，有明显扩增曲线。检测样本的反应管中，若 FAM、VIC 通道有信号，ROX 通道信号较低或无信号，此为样本基因组 DNA 加入过量，建议将样本稀释至合适浓度后进行检测。

9. 被测量值的测量不确定度（相关时）

不适用。

10. 生物参考区间或临床决定值

不适用。

11. 检验结果的可报告区间

无。

12. 危急值（适当时）

无。

13. 临床意义

13.1·ARB 类药物（血管紧张素Ⅱ受体拮抗剂）：对于 ARB 类药物的相关基因研究主要集中在肾素-血管紧张素系统方面。ARB 类药物主要由 CYP2C9 酶代谢。*CYP2C9* 基因多态位点以 *CYP2C9*2、*3* 最为常见。两个位点突变均导致 CYP2C9 酶活性降低，导致药物的清除率明显下降，清除半衰期被延长，携带这类等位基因的患者在接受 CYP2C9 底物药物治疗时，容易发生严重的不良反应。血管紧张素Ⅱ受体 1（AGTR1）具有收缩血管、促进合成和分泌血管升压素的作用。*AGTR1* A1166C 多态性可以明显影响高血压患者使用坎地沙坦的效果。*AGTR1* A1166C 的多态性影响其编码产生的 AGTR1 蛋白水平，从而影响 ARB 类药物降压效果。

13.2·β受体阻滞剂类药物：*CYP2D6* 与β受体阻滞剂代谢高度相关，是美托洛尔血药浓度的主要影响因素。尤其是中国人群中 *CYP2D6*10*（C188T）等位基因频率为 53%，这种基因多态性可影响β受体阻滞剂如美托洛尔等在体内的代谢，从而影响这些药物的疗效和不良反应的发生。β肾上腺素受体 1（ADRB1）基因的 Arg389Gly 和 Ser49Gly 多态性与β受体阻滞剂的药物敏感性相关。指南也指出临床医师在应用β1 受体阻滞药前进行 *ADRB1* 多态性检测，并根据其基因型调整用药剂量，以提高疗效、减少不良反应的发生。

13.3·ACEI 类药物个体化用药检测（*ACE* I/D 多态性）：血管紧张素转换酶（ACE）是肾素-血管紧张素系统的关键酶，是 ACE 抑制剂（ACEI）的作用靶点。*ACE* 第内含子 16 存在 288 bp 的 Alu 插入/缺失多态性导致三种基因型：II（插入纯合子）、ID（插入缺失杂合子）和 DD（缺失纯合子），亚洲人群中 D 等位基因频率分别为 39.0%。*ACE* D 等位基因能使 ACE 的表达及活性增强。研究显示，DD 基因型人群 ACE 水平及活性最高，ID 次之，II 最低，DD 基因型活性约为 II 基因型 2 倍。DD 基因型患者服用依那普利和赖诺普利后心功能改善程度优于 ID 和 II 基因型患者。

13.4·我国从 2013 年开始发布了《印发医疗机构临床检验项目目录（2013 版）通知》，明确将高血压相关基因 *CYP2D6*、*CYP2C9*、*ADRB1*、*AGTR1*、*ACE* 的检测列入用药指导的分子生物学检验项目。2015 年《药物代谢酶和药物作用靶点基因检测技术指南（试行）》建议，对高血压用药相关基因 *CYP2D6*、*CYP2C9*、*ADRB1*、*AGTR1*、*ACE* 进行检测，并对采样、检测、报告及质控进行了相应规范。2017 年《高血压合理用药指南（第 2 版）》也明确提出：药物基因组学已经成为临床个体化用药的重要工具，高血压用药时应该考虑药物基因多态性的影响。因此，根据基因型选择最适合的药物，不但能够合理应用降压药提供明确依据，还能在有效控制血压的同时，将药物不良反应降到最低（表 1）。

14. 注意事项

14.1·患者准备：患者无须空腹或进食。

14.2·环境和安全控制

14.2.1 实验室配置和实验操作请按照《临床基因扩增检验实验室管理暂行办法》和《临床基因扩增检验实验室工作规范》进行。整个检测过程应严格分区进行：试剂储存和准备区、标本制备区、扩增区、扩增产物分析区；各区使用的仪器、设备、耗材和工作服应独立专用。

表1　基于基因型指导高血压个体化用药的建议

药　物	基因1	基因型1	基因2	基因型2	检 测 结 论	预期疗效	预期不良反应
β肾上腺素受体阻滞剂	CYP2D6	*1/*1	ADRB1	GG	代谢功能正常；敏感性正常	+	
		*1/*1		GC	代谢功能正常；敏感性略高	+ +	
		*1/*1		CC	代谢功能正常；敏感度较高	+ +	
		*1/*10		GG	代谢功能略低；敏感性正常	+ +	
		*1/*10		GC	代谢功能略低；敏感性略高	+ +	
		*1/*10		CC	代谢功能略低；敏感性较高	+ + +	+
		*10/*10		GG	代谢功能较低；敏感性正常	+ + +	
		*10/*10		GC	代谢功能较低；敏感性略高	+ + +	+
		*10/*10		CC	代谢功能较低；敏感性较高	+ + +	+ +
血管紧张素受体拮抗剂（ARB）（不包含氯沙坦）	CYP2C9	*1/*1	AGTR1	AA	其他 ARB 药物代谢功能正常；敏感性正常	+	
		*1/*1		AC	其他 ARB 药物代谢功能正常；敏感性略高	+ +	
		*1/*1		CC	其他 ARB 药物代谢功能正常；敏感性较高	+ +	
		*1/*3		AA	其他 ARB 药物代谢功能略低；敏感性正常	+ +	
		*1/*3		AC	其他 ARB 药物代谢功能略低；敏感性略高	+ +	
		*1/*3		CC	其他 ARB 药物代谢功能略低；敏感性较高	+ +	+
		*3/*3		AA	其他 ARB 药物代谢功能较低；敏感性正常	+ + +	
		*3/*3		AC	其他 ARB 药物代谢功能较低；敏感性略高	+ + +	+
		*3/*3		CC	其他 ARB 药物代谢功能较低；敏感性较高	+ + +	+ +
氯沙坦	CYP2C9	*1/*1	AGTR1	AA	氯沙坦活化能力正常；敏感性正常	+	
		*1/*1		AC	氯沙坦活化能力正常；敏感性略高	+ +	
		*1/*1		CC	氯沙坦活化能力正常；敏感性较高	+ +	
		*1/*3		AA	氯沙坦活化能力略低；敏感性正常	±	
		*1/*3		AC	氯沙坦活化能力略低；敏感性略高	±	
		*1/*3		CC	氯沙坦活化能力略低；敏感性较高	±	
		*3/*3		AA	氯沙坦活化能力较低；敏感性正常	−	
		*3/*3		AC	氯沙坦活化能力较低；敏感性略高	−	
		*3/*3		CC	氯沙坦活化能力较低；敏感性较高	−	
血管紧张素转换酶抑制剂	ACE	II			酶活性正常	+	
		ID			酶活性略高	+ +	
		DD			酶活性较高	+ +	+

14.2.2　实验前打开各实验区域的正负压系统,打开空调,观察温湿度,并调节至合适的工作环境温、湿度。

14.2.3　对任何一份标本(包括质控品、标准品及检测试剂等)都应视其为具有传染性,操作人员在工作时应戴无粉乳胶手套、穿工作服。

14.2.4　一旦发生标本容器划破手或身体、液体溅进眼睛等黏膜处,应立即用大量的水冲洗,同时向上级医生或科领导报告。

14.3·气溶胶和交叉污染

14.3.1　针对加样交叉污染和环境扩增产物气溶胶污染对于每一轮实验结果的影响,建议实验室技术负责人进行本实验室的性能验证。

14.3.2　定期检测实验室污染情况,并予以预防和纠正措施。

14.3.3　定期对 PCR 仪器内部进行清洁,尤其对金属温块的清洁,以避免假阳性和假阴性的结果。

14.4·结果判读和录入:包括人为判读错误、结果录入错误等。建议各实验室持续推进临床分子检测项目的自动化判读和录入系统落地。

14.5·变异的潜在来源

14.5.1　仪器原因:仪器的性能、仪器的维护和校准等。

14.5.2　试剂原因:试剂运输、保存不当,试剂过期,标准品过期等。

14.5.3　标本原因:标本采集、处理、保存不符合要求等。

参考文献

[1] 国家卫生和计划生育委员会.药物代谢酶和药物作用靶点基因检测技术指南(试行)概要[J].实用器官移植电子杂志,2015,3(5):257-267.

[2] 国家卫生计生委合理用药专家委员会,中国医师协会高血压专业委员会.高血压合理用药指南(第 2 版)[J].中国医学前沿杂志(电子版),2017,9(07):28-126.

[3] de Denus S, Zakrzewski-Jakubiak M, Dubé M P, et al. Effects of AGTR1 A1166C gene polymorphism in patients with heart failure treated with candesartan[J]. Ann Pharmacother, 2008, 42(7): 925-932.

[4] Zhang F, Steinberg S F. S49G and R389G polymorphisms of the β_1-adrenergic receptor influence signaling via the cAMP-PKA and ERK pathways. Physiol Genomics[J]. 2013, 45(23): 1186-1192.

[5] Rau T, Heide R, Bergmann K, et al. Effect of the *CYP2D6* genotype on metoprolol metabolism persists during long-term treatment[J]. Pharmacogenetics, 2002, 12(6): 465-472.

[6] Thorn C F, Klein T E, Altman R B. PharmGKB summary: very important pharmacogene information for angiotensin-converting enzyme[J]. Pharmacogenet Genomics, 2010, 20(2): 143-146.

(刘朝晖　周　洲)

$HLA-B*5801$ 基因及分型检测(荧光 PCR 法)标准操作规程

××医院检验科分子诊断实验室作业指导书	文件编号：××-JYK-××-××-×××
版本/修改：第　　版/第　　次修改	生效日期：　　　　　共　　页　第　　页
编写人：	审核人：　　　　　批准人：

1. 目的

规范人类 $HLA-B$ 基因多态性检测的操作规程,一般采用检测患者 DNA 中是否携带 $HLA-B*5801$ 等位基因,辅助临床选择治疗高尿酸或预防痛风的药物,降低患者不良反应的发生率。

2. 原理

本产品针对人类 $HLA-B*5801$ 等位基因,设计特异的引物和探针,在反应体系含有 $HLA-B*5801$ 阳性模板的情况下,PCR 反应得以进行并释放荧光信号,利用仪器对 PCR 过程中相应通道的信号强度进行实时监测和输出,实现检测结果的定性分析。同时本产品根据人类 $GAPDH$ 基因设计了内标引物探针,通过对内标 VIC 或 HEX 通道信号的监测和输出,实现对样本质量和加样操作的监控。

3. 标本采集

外周血用一次性无菌注射器抽取受检者静脉血注入含 EDTA 抗凝剂的玻璃管,提取 DNA 用于检测。要求 DNA 的 OD260/OD280 的值应在 1.8～2.0,浓度应在 10～100 ng/μL,样本 DNA 质量不合格者不得用于检测,建议低于 10 ng/μL 者重新取样进行核酸提取,高于 100 ng/μL 者予以适当稀释至规定的浓度范围,提取完的 DNA 建议立即进行检测,否则请于 -20℃ 以下保存,保存时间不要超过 6 个月,但应避免反复冻融。DNA 提取后的剩余血液保存时间一般为 7 天,超过保存期限应严格按医院生物危害垃圾处理。

4. 仪器和试剂

4.1 · 适用仪器

4.1.1　建议采用市面上常见的实时荧光定量 PCR 仪。建议使用试剂盒说明书推荐的仪器,一般采用 FAM 通道采集不同多态性的 $HLA-B*5801$ 基因扩增荧光信号,使用 VIC/HEX 通道采集内标基因扩增荧光信号。

4.1.2　对于使用非厂家推荐的仪器,在正式实验之前需要对仪器进行性能验证。

4.2 · 适用试剂:试剂盒组成成分包括 5801 PCR 反应液、反应酶,阳性对照及空白对照。

5. 性能参数

5.1 · 检测国家参考品中的 5 份阳性参考品和中、高浓度的阳性样本基因组 DNA,结果全部为阳性。

5.2 · 检测国家参考品中的 15 份阴性参考品和中、高浓度的阴性样本基因组 DNA,结果全部为阴性。

5.3 · 检测 2 份非人源基因组 DNA 的企业参考品,各通道无有效扩增,无 Ct 值。

5.4 · 检测稀释至 5 ng/μL 的国家参考品中的 5 份阳性参考品和阳性样本基因组 DNA,

结果全部为阳性。

　　5.5·平行检测企业重复性参考品 10 次,结果均应为阳性,且相应检测通道的 Ct 值变异系数 CV 应≤5.0%。

　　5.6·交叉反应:本产品与 $HLA-B*5705,5804,5805,5809,5810,5811,5812,5813,5815,5817,5819,5821,5822,5823,5824,5828$ 有交叉反应。

6. 校准

不适用。

7. 操作步骤

7.1·试剂准备(试剂准备区)

体系组分	单个反应加液体积
$HLA-B*5801$ PCR 反应液	22.5 μL
反应酶	0.5 μL
	总计　23 μL

　　7.2·核酸提取(标本制备区):严格按照血液 DNA 提取试剂盒说明书提取核酸。提取过程中应采取必要的标记方法,避免试剂漏加及样本混淆。

　　7.3·PCR 扩增

　　7.3.1　加样准备(标本制备区)

　　7.3.1.1　将待测样本的基因组 DNA、阳性对照、空白对照,分别加入代表不同 SNP 位点的 PCR 反应液的反应管中,加入量为 2 μL/孔。待测样本的基因组 DNA 推荐浓度为 5～15 ng/μL。

　　7.3.1.2　盖好 PCR 反应管盖,记录样本加样情况。将 PCR 反应管转移到核酸扩增区进行上机检测。若 PCR 反应管内加入模板后遇临时情况不能立即上机,建议将加好模板的 PCR 反应管放于 2～8℃条件暂时保存,并在 24 h 内尽快上机检测。

　　7.3.2　PCR 扩增(核酸扩增区):开机,并进行仪器性能自检。取样本准备区准备好的 PCR 反应管,放置在仪器样品槽相应位置。并记录放置顺序。按说明书设置仪器扩增相关参数,并开始进行 PCR 扩增(具体扩增条件依不同厂家试剂盒引物设计的不同而不同)。

　　7.4·结果分析

　　7.4.1　设定阈值线:反应结束后,根据扩增曲线,划定合适基线(一般起始设定为 3,终止设定为 15)和荧光阈值(一般将阈值划定在扩增曲线对数形式下指数增长期的中间),得到不同通道 Ct 值,通过每个位点的不同通道有无信号情况进行判读。

　　7.4.2　结果判定

反应液	$HLA-B*5801$ 结果	FAM 通道	VIC 通道
$HLA-B*5801$ 反应液	阴性	Ct 值>36 或无 Ct 值	Ct 值≤36
	阳性	Ct 值≤36	Ct 值≤36

8. 质量控制

8.1·阳性对照：FAM、VIC 通道 Ct 值≤32，扩增曲线有明显指数增长期。

8.2·空白对照：FAM、VIC 通道无扩增曲线，或者扩增曲线为直线或轻微斜线，无明显指数增长期，无 Ct 值或 Ct 值≥38。

8.3·内标基因：ROX 通道 Ct 值≤32，有明显扩增曲线。检测样本的反应管中，若 FAM、VIC 通道有信号，ROX 通道信号较低或无信号，此为样本基因组 DNA 加入过量，建议将样本稀释至合适浓度后进行检测。

9. 被测量值的测量不确定度（相关时）

不适用。

10. 生物参考区间或临床决定值

不适用。

11. 检验结果的可报告区间

无。

12. 危急值（适当时）

无。

13. 临床意义

13.1·HLA（人类白细胞抗原）是人类主要组织相容性复合体（major histocompatibility complex，MHC）的表达产物，主要负责细胞之间的相互识别和诱导免疫反应，调节免疫应答的功能。HLA Ⅰ 类抗原的特异性取决于 α 重链，由 *HLA - A*、*B*、*C* 编码；其 β 轻链是 β2 -微球蛋白，编码基因在第 15 号染色体。HLA Ⅱ 类抗原受控于 *HLA - D*（包含 5 个亚区），由其中的 *A* 基因和 *B* 基因分别为 α 重链和 β 轻链编码，抗原多态性取决于 β 轻链。以上各基因（名称为 WHO 命名委员会 1975 年修订）均系多态性位点（复等位），且共显性。如果把 MHC 作为一个整体来看待，其多态性则更为突出。保守地估计，至少存在 1 300 个不同的单体型，相应地约有 17×10^7 个基因型，是所知人体最复杂的多态系统。*HLA - B*5801* 等位基因是编码 Ⅰ 类分子的 HLA - B 系列抗原的上千种等位基因之一。

13.2·2005 年，中国台湾学者 Hung 等对 51 例别嘌呤醇- SCAR 患者，135 例别嘌呤醇耐受的患者，93 例健康受试者的与系列药物代谢酶和免疫反应相关的分子编码基因的 823 个 SNP 进行了分析。结果发现所有 51 例（100％）别嘌呤醇- SCAR 患者均携带 *HLA - B*5801* 等位基因，而别嘌呤醇耐受的患者该等位基因的携带率只有 15％，健康受试者中该等位基因的携带率为 20％。2009 年，Tassaneeyakul 等对泰国的 27 例别嘌呤醇- SJS/TEN 患者和 54 例别嘌呤醇耐受的患者进行了研究。结果显示，27 例（100％）别嘌呤醇- SJS/TEN 患者均携带 *HLA - B*5801*，而别嘌呤醇耐受的患者中只有 7 例（12.96％）携带该等位基因。2011 年泰国学者 Ratchadaporn 的系统回顾和荟萃分析，2013 年中国台湾学者 Lee 进行的荟萃分析，2016 年泰国学者 Chonlaphat 进行的病例对照研究，其结果都显示，*HLA - B*5801* 与别嘌呤醇引起的严重不良反应有极高的相关性。建议高风险患者别嘌呤醇治疗前筛查 *HLA - B*5801* 以评估严重不良反应风险。2018 年，中国学者 Cheng 在回顾性研究中，对深圳汉族人群中 253 例高尿酸血症和痛风患者的 *HLA - B*5801* 基因型进行了分析，并分析了药物的临床管理。对有或没有进行基因筛查及别嘌呤醇或非布司他管理的四种模型的评估表明，*HLA - B**

5801 筛查对临床管理具有明显的成本优势。

14. 注意事项

14.1·患者准备：患者无须空腹或进食。

14.2·环境和安全控制

14.2.1　实验室配置和实验操作请按照《临床基因扩增检验实验室管理暂行办法》和《临床基因扩增检验实验室工作规范》进行。整个检测过程应严格分区进行：试剂储存和准备区、标本制备区、扩增区、扩增产物分析区；各区使用的仪器、设备、耗材和工作服应独立专用。

14.2.2　实验前打开各实验区域的正负压系统，打开空调，观察温湿度，并调节至合适的工作环境温、湿度。

14.2.3　对任何一份标本（包括质控品、标准品及检测试剂等）都应视其为具有传染性，操作人员在工作时应戴无粉乳胶手套、穿工作服。

14.2.4　一旦发生标本容器划破手或身体、液体溅进眼睛等黏膜处，应立即用大量的水冲洗，同时向上级医生或科领导报告。

14.3·气溶胶和交叉污染

14.3.1　针对加样交叉污染和环境扩增产物气溶胶污染对于每一轮实验结果的影响，建议实验室技术负责人进行本实验室的性能验证。

14.3.2　定期检测实验室污染情况，并予以预防和纠正措施。

14.3.3　定期对 PCR 仪器内部进行清洁，尤其对金属温块的清洁，以避免假阳性和假阴性的结果。

14.4·结果判读和录入：包括人为判读错误、结果录入错误等。建议各实验室持续推进临床分子检测项目的自动化判读和录入系统落地。

14.5·变异的潜在来源

14.5.1　仪器原因：仪器的性能、仪器的维护和校准等。

14.5.2　试剂原因：试剂运输、保存不当，试剂过期，标准品过期等。

14.5.3　标本原因：标本采集、处理、保存不符合要求等。

参考文献

[1] 刘思宇,周雪芬,裴立红.高尿酸血症和痛风患者 HLA－B*5801 携带率及其合并症相关性研究[J].中国卫生检验杂志,2021,31(14)：1730－1733.

[2] 中华医学会内分泌学分会.中国高尿酸血症与痛风诊疗指南(2019)[J].中华内分泌代谢杂志,2020,36(01)：1－13.

[3] 张姐,黄志芳,李新伦,等.2015—2020 年国内外痛风诊疗指南比较与解析[J].中国全科医学,2021,24(33)：4196－4199.

[4] Stamp L K, Chapman P T. Allopurinol hypersensitivity: pathogenesis and prevention[J]. Best Pract Res Clin Rheumatol,2020, 34(4)：101501.

[5] Cheng H, Yan D, Zuo X, et al. A retrospective investigation of HLA－B*5801 in hyperuricemia patients in a Han population of China[J]. Pharmacogenet Genomics, 2018, 28(5)：117－124.

[6] Cao L, Zhu X X, Xue Y, et al. The interpretation of 2020 American College of Rheumatology guideline for the management of gout[J]. Zhonghua Nei Ke Za Zhi, 2020, 59(8)：645－648.

（刘朝晖　周　洲）

CYP3A5 基因多态性检测(荧光 PCR 法)标准操作规程

××医院检验科分子诊断实验室作业指导书		文件编号:××-JYK-××-××-×××	
版本/修改:第　　版/第　　次修改		生效日期:	共　　页 第　　页
编写人:		审核人:	批准人:

1. 目的

规范人类 *CYP3A5* 基因多态性检测操作流程,一般采用检测患者外周血 DNA 中 *CYP3A5* 基因 1 个 SNP 位点[*3(c.6986A>G) rs776746]的基因多态性,更精准预测给药剂量,提高临床疗效并减少不良事件的发生,为他克莫司等药物临床个体化用药提供参考依据。

2. 原理

2.1·针对人类基因组 DNA 中 *CYP3A5* 基因位点的多态性设计特异性引物和荧光探针,通过荧光定量 PCR 仪进行 PCR 扩增,随着 DNA 的富集,荧光强度逐渐增强,通过荧光定量 PCR 仪检测荧光信号,绘制实时扩增曲线,根据域 Ct 值实现对未知样本的型别检测。

2.2·设计了内标引物和探针,用于对核酸提取过程及 PCR 扩增过程的监控,可减少假阴性结果的出现。还添加了防污染组分(尿嘧啶- DNA -糖基化酶,即 UDG 酶),其作用机制是选择性水解断裂含有 dU 的双链或者单链 DNA 中的尿嘧啶糖苷键,形成的有缺失碱基的 DNA 链,在碱性介质及高温下会进一步水解断裂,从而被消除。

3. 标本采集

外周血用一次性无菌注射器抽取受检者静脉血注入含 EDTA 抗凝剂的玻璃管,提取 DNA 用于检测。要求 DNA 的 OD260/OD280 的值应在 1.8~2.0,浓度应在 10~100 ng/μL,样本 DNA 质量不合格者不得用于检测,建议低于 10 ng/μL 者重新取样进行核酸提取,高于 100 ng/μL 者予以适当稀释至规定的浓度范围,提取完的 DNA 建议立即进行检测,否则请于-20℃以下保存,保存时间不要超过 6 个月,但应避免反复冻融。DNA 提取后的剩余血液保存时间一般为 7 天,超过保存期限应严格按医院生物危害垃圾处理。

4. 仪器和试剂

4.1·适用仪器

4.1.1 建议采用市面上常见的实时荧光定量 PCR 仪。建议使用试剂盒说明书推荐的仪器,一般采用 FAM 通道采集不同多态性的 *CYP3A5* 基因扩增荧光信号,使用 ROX 通道采集内标基因扩增荧光信号。

4.1.2 对于使用非厂家推荐的仪器,在正式实验之前需要对仪器进行性能验证。

4.2·适用试剂:试剂盒组成成分应包括 *CYP3A5**3 反应液,阳性对照及空白对照。

5. 性能参数

5.1·试剂盒包装完整,无内容物溢出;标签外观完整,无脱落,标签标识内容清晰;试剂盒内组成正确,无重复、缺失组分的情况。

5.2·使用试剂盒 1 种反应液检测 *CYP3A5* 基因突变型参考品,应检测出对应突变。

5.3·使用试剂盒 1 种反应液检测 *CYP3A5* 基因野生型参考品,应不得检出突变。

5.4·使用试剂盒重复检测对应基因型参考品 10 次,应检出对应基因型,且检测结果 Ct 值变异系数 CV≤5%。

5.5·与 *CYP3A5* 的同源基因如 *CYP3A4 * 4*、*CYP3A4 * 5*、*CYP3A4 * 6*、*CYP3A4 * 18B*、*CYP2C19 * 2*、*CYP2C19 * 3*、*CYP2C19 * 17*、*CYP2C9 * 2*、*CYP2C9 * 3*、*CYP4F2 * 3*、*CYP3A7*、*CYP4A11*、*CYP3A43*、*CYP2D6* 等基因不存在交叉反应。

6. 校准

不适用。

7. 操作步骤

7.1·试剂准备(试剂准备区)

7.1.1 取出 *CYP3A5*1* PCR 反应液 A、*CYP3A5*3* PCR 反应液 A 和 *CYP3A5* PCR 反应液 B,室温融化振荡混匀,8 000 r/min 离心数秒后使用。

7.1.2 当次实验所需要的反应数 n = 样本数 + 空白对照(1T) + 阳性对照(1T)。

7.1.3 按样品数取用相应量的 *CYP3A5*1* PCR 反应液 A 和 *CYP3A5* PCR 反应液 B(单人份:反应液 A 17 μL + 反应液 B 3 μL),充分混匀后短时离心,按 20 μL/管分装至仪器适用的 PCR 反应空管中,备用。

7.1.4 按样品数取用相应量的 *CYP3A5*3* PCR 反应液 A 和 *CYP3A5* PCR 反应液 B(单人份:反应液 A 17 μL + 反应液 B 3 μL),充分混匀后短时离心,按 20 μL/管分装至仪器适用的 PCR 反应空管中,备用。

7.2·核酸提取(标本制备区):严格按照血液 DNA 提取试剂盒说明书提取核酸。提取过程中应采取必要的标记方法,避免试剂漏加及样本混淆。

7.3·PCR 扩增

7.3.1 加样准备(标本制备区):将 5 μL 样品(核酸浓度为 0.5~150 ng/μL)分别加入上述 *CYP3A5*1* PCR 反应管和 *CYP3A5*3* PCR 反应管中,盖紧管盖,8 000 r/min 离心 30 s 后转移至扩增检测区(推荐按照阴控、阳控和样本的顺序加样)。

7.3.2 PCR 扩增(核酸扩增区):开机,并进行仪器性能自检。取样本准备区准备好的 PCR 反应管,放置在仪器样品槽相应位置,并记录放置顺序。按说明书设置仪器扩增相关参数,并开始进行 PCR 扩增。扩增程序:荧光信号设置:Reporter Dyel 选择 FAM,Reporter Dye2 选择 ROX,反应体积设置 25 μL,反应程序 50℃ 2 min,1 个循环,95℃ 5 min,1 个循环,94℃ 15 s,55℃ 32 s,40 个循环。

7.4·结果分析:在满足质量控制要求和内标结果的前提下,按照表 1 进行结果判读(本试剂盒的阳性判断值为 Ct 值 = 35)。内标结果需满足 *CYP3A5*1* PCR 反应管和 *CYP3A5*3* PCR 反应管中 VIC 通道均有明显对数扩增曲线且 Ct 值≤35,满足此条件则继续进行其他通道结果判断,若不满足此条件,本次实验无效,建议确认核酸或样本质量后重新检测。

表 1　表 *CYP3A5* 基因结果判读

通　道	基因型	*CYP3A5**1 PCR 反应管	*CYP3A5**3 PCR 反应管
FAM	*CYP3A5**3 位点 AA 纯合野生	Ct 值≤35	Ct 值>35 或无 Ct 值
	CYP3A5*3 位点 AG 杂合突变	Ct 值≤35	Ct 值≤35
	CYP3A5*3 位点 GG 纯合突变	Ct 值>35 或无 Ct 值	Ct 值≤35

8. 质量控制

8.1·性能验证：在用于临床标本检测前，对由提取试剂、提取仪、扩增试剂、扩增仪等组成检测系统进行性能验证，性能指标包括但不限于精密度（至少要有重复性）和最低检测限。

8.2·室内质控：试剂盒内含阴性、阳性质控品和内标设计。阳性质控品是 *CYP3A5**1/*3型（AG）细胞基因组 DNA，用来监控试剂盒本身是否失效及操作是否正常，用以排除因试剂盒失效或误操作导致的"假阴性"。阴性质控品是纯化水，用来排除试剂或环境污染导致的"假阳性"。试剂盒增加了内标引物和探针设计，用于对核酸提取过程及 PCR 扩增过程的监控，可减少假阴性结果的出现。

9. 被测量值的测量不确定度（相关时）

不适用。

10. 生物参考区间或临床决定值

不适用。

11. 检验结果的可报告区间

无。

12. 危急值（适当时）

无。

13. 临床意义

13.1·*CYP3A5* 基因第 3 内含子存在 6986A>G（rs776746）单核苷酸多态性位点（single nucleotide polymorphism，SNP）。*CYP3A5* 基因 c.6986A>G 位点野生型定义为 *CYP3A5**1，突变型定义为 *CYP3A5**3，该 SNP 突变可导致 *CYP3A5* mRNA 异常剪接，引起终止密码子过早剪切 *CYP3A5* 蛋白，从而使其失去活性，因此 *CYP3A5**3 型纯合子个体肝脏和肠道 *CYP3A5* 蛋白表达和活性显著下降，从而影响他克莫司等多种重要临床应用药物的代谢（表 2）。

表 2　*CYP3A5* 基因型

检测基因	检测位点	基因型
	c.6986 A>G	
CYP3A5	AA	*1/*1
	AG	*1/*3
	GG	*3/*3

13.2・他克莫司(tacrolimus,FK506)为大环内酯类免疫抑制剂,临床上广泛用于肝、肾、心、肺、胰等器官移植患者的免疫抑制治疗,其主要不良反应包括继发性感染、肾毒性、神经毒性、胃肠反应、代谢障碍及淋巴增生性疾病和肿瘤等。器官移植患者应用他克莫司后血药浓度偏低可导致急性排斥反应和药物敏感性降低;血药浓度偏高则容易发生肾毒性、神经毒性、糖尿病、高脂血症、高血压和胃肠道紊乱等不良反应,导致他克莫司不良反应的发生。*CYP3A5* 在他克莫司的代谢中有着重要作用,其活性降低可导致他克莫司的血药浓度升高,不良反应增加。CPIC 指南建议携带 *CYP3A5*3/*3* 基因型的移植患者减少他克莫司的用药剂量,以避免发生药物不良反应。

13.3・钙通道阻滞剂(CCB)主要通过阻断血管平滑肌细胞上的钙离子通道、扩张血管而降低血压。该类药物作为抗高血压治疗药物已用于临床多年,降压疗效卓越,联合降压潜能广泛。该类药物代表有氨氯地平、尼群地平、硝苯地平、拉西地平等。而该类药物的代谢主要与 *CYP3A5* 基因多态性相关,其中突变型 *CYP3A5*3* 会导致酶失去活性,对 CCB 代谢能力降低,降压效果受影响。

14. 注意事项

14.1・患者准备:患者无须空腹或进食。

14.2・环境和安全控制

14.2.1　实验室配置和实验操作请按照《临床基因扩增检验实验室管理暂行办法》和《临床基因扩增检验实验室工作规范》进行。整个检测过程应严格分区进行:试剂储存和准备区、标本制备区、扩增区、扩增产物分析区;各区使用的仪器、设备、耗材和工作服应独立专用。

14.2.2　实验前打开各实验区域的正负压系统,打开空调,观察温湿度,并调节至合适的工作环境温、湿度。

14.2.3　对任何一份标本(包括质控品、标准品及检测试剂等)都应视其为具有传染性,操作人员在工作时应戴无粉乳胶手套、穿工作服。

14.2.4　一旦发生标本容器划破手或身体、液体溅进眼睛等黏膜处,应立即用大量的水冲洗,同时向上级医生或科领导报告。

14.3・气溶胶和交叉污染

14.3.1　针对加样交叉污染和环境扩增产物气溶胶污染对于每一轮实验结果的影响,建议实验室技术负责人进行本实验室的性能验证。

14.3.2　定期检测实验室污染情况,并予以预防和纠正措施。

14.3.3　定期对 PCR 仪器内部进行清洁,尤其对金属温块的清洁,以避免假阳性和假阴性的结果。

14.4・结果判读和录入:包括人为判读错误、结果录入错误等。建议各实验室持续推进临床分子检测项目的自动化判读和录入系统落地。

14.5・变异的潜在来源

14.5.1　仪器原因:仪器的性能、仪器的维护和校准等。

14.5.2　试剂原因:试剂运输、保存不当,试剂过期,标准品过期等。

14.5.3　标本原因:标本采集、处理、保存不符合要求等。

参考文献

[1] 陈文倩,张雷,张弋,等.实体器官移植他克莫司个体化治疗专家共识[J].实用器官移植电子杂志,2022,04：301-308.

[2] 刘晓曼,陈杰.肾移植患者免疫抑制剂长期管理医药专家共识[J].今日药学,2022,11：801-816.

[3] 陈晨,张晏洁,贺小露,等.他克莫司个体化用药指南解读[J].医学研究生学报,2017,04：342-347.

[4] 国家卫生和计划生育委员会.药物代谢酶和药物作用靶点基因检测技术指南(试行)概要[J].实用器官移植电子杂志, 2015,3(5)：257-267.

[5] 张峰,杨军,董天崴,等.黑龙江省寒地高血压患者细胞色素 P450 CYP3A5 基因多态特征性分析[J].广东化工,2022,05： 159-161.

[6] Birdwell K A, Decker B, Barbarino J M, et al. Clinical Pharmacogenetics Implementation Consortium (CPIC) Guidelines for CYP3A5 Genotype and Tacrolimus Dosing[J]. Clin Pharmacol Ther, 2015, 98(1)：19-24.

[7] Rodriguez-Antona C, Savieo J L, Lauschke V M, et al. PharmVar GeneFocus：CYP3A5[J]. Clin Pharmacol Ther, 2022, 112(6)：1159-1171.

[8] Zhai Q, van der Lee M, van Gelder T, et al. Why We Need to Take a Closer Look at Genetic Contributions to CYP3A Activity[J]. Front Pharmacol, 2022, 13：912618.

[9] Cao P, Zhang F, Zhang J, et al. CYP3A5 Genetic Polymorphism in Chinese Population With Renal Transplantation：A Meta-Analysis Review[J]. Transplant Proc, 2022, 54(3)：638-644.

[10] Picard N, Boyer J C, Etienne-Grimaldi M C, et al. Pharmacogenetics-based personalized therapy：Levels of evidence and recommendations from the French Network of Pharmacogenetics (RNPGx)[J]. Therapie, 2017, 72(2)：185-192.

（刘朝晖　周　洲）

附　　录

一、实验室记录表格示例

1. 样品采集设施维护和检修记录

编号：

序号	设施名称	检查时间	维护时间	维护记录	检修记录	记录人员	备 注
1							
2							
3							
4							
5							

2. 样品运送交接记录

编号：

日期	具体时间	送检单位/科室	样品数量	运送人员	接收人员	备 注

3. 样品采集设施和工具的清洁消毒记录

编号：

日 期	设施/工具名称	清洁消毒方法	实施人		备 注

4.设施异常事件和问题的记录

编号：

日　　期	设施名称	异常情况及原因	整改措施	记录人	备　注

5.采集设施质量控制记录

编号：

日期	设施名称	规格	标识	有效期	封闭性测试	设施情况	记录人	备　注

6.采集设施库存管理记录

编号：

设施名称	生产厂家	批号	有效期	出库记录			入库记录			库存数量	备注
				时间	数量	领物人	时间	数量	入库人		

7. 专业实验室环境设施监控记录

实验室房间号：　　　　　　　　　　　　　　　　　　　　　　　　　　　编号：

时间	通风	水	电	门窗	温度	湿度	实验室消毒	紫外线灯	检查人	备注

8. 培训记录

编号：

日　　期		地　　点	
课　　时		讲　　师	
应参加人数		实参加人数	
培训内容			
培训小结			
效果评价			

9. 仪器设备使用记录

编号：

仪器设备名称：　　　　　　　　　型号：　　　　　保管员：

检测日期	开机时间	关机时间	仪器条件及参数检测情况		环境条件		使用人	备注
			使用前	使用后	电	水		
1								
2								
3								
4								
5								

10. 标本储存时间记录

专业组：   编号：

标　本	标本保留时间	储 存 条 件	备　注

11. 喷淋装置维护记录

专业组：   编号：

年　月	使用和维护情况	故障描述	纠正措施	记录人员
1				
2				
3				
4				
5				

12. 洗眼器使用与维护

编号：

年　月	使用和维护情况	故障描述	纠正措施	记录人员	
1					
2					
3					
4					
5					

二、典型不符合案例分析与整改

【案例 1】

【不符合事实描述】实验室不能对文件及表格进行有效控制。

【不符合条款】CNAS－CL02：2023 第 8.3.2 e)。

【认可准则/应用说明的要求】实验室应识别文件更改和当前修订状态。

【案例 2】

【不符合事实描述】实验室不能提供××人员的人员记录。

【不符合条款】CNAS－CL02：2023 第 6.2.5。

【认可准则/应用说明的要求】实验室应有以下人员活动的记录：① 确定 6.2.2 中规定的能力要求；② 岗位描述；③ 培训和再培训；④ 人员授权；⑤ 人员能力监督。

【案例 3】

【不符合事实描述】实验室不能提供生物安全应急演练记录。

【不符合条款】CNAS－CL02：2023 第 7.8。

【认可准则/应用说明的要求】实验室应确保已经识别与紧急情况，或者其他导致实验室活动受限或无法开展等状况有关的风险，应定期测试预案，并演练响应能力。

【案例 4】

【不符合事实描述】实验室不能提供 ABI7500 实时荧光定量 PCR 仪(仪器编号 XX－FZ－YQ－A1)的维修记录。

【不符合条款】CNAS－CL02：2023 第 6.4.5 c)。

【认可准则/应用说明的要求】设备故障或超出规定要求时，应停止使用，并清晰标识或标记为停用状态，直到经验证可正常运行。实验室应检查故障或偏离规定要求的影响，并在出现不合格工作时采取措施。

【案例 5】

【不符合事实描述】查新型冠状病毒 2019－nCoV 核酸检测试剂(荧光 PCR 法)性能验证报告(定性)，只对精密度和灵敏度进行验证，未验证符合率、检出限、抗干扰等。

【不符合条款】CNAS－CL02－A001：2023 第 7.3.2。

【认可准则/应用说明的要求】定性检验程序的分析性能验证内容至少应包括符合率(如方法比对符合率、人员比对符合率等)，适用时，还应包括检出限、临界值、重复性、抗干扰能力等。

【案例 6】

【不符合事实描述】查实时荧光定量 PCR 仪，LIS 系统传输核查表参考区间未验证。

【不符合条款】CNAS－CL02－A001：2023 第 7.4.1.1 3）。

【认可准则/应用说明的要求】实验室应核查报告单查阅终端［如医院信息管理系统（HIS）、报告查询客户端］等和 LIS 内的最终检验报告结果与原始输入数据（包括复检数据）是否一致。

【案例 7】

【不符合事实描述】检验结果延迟发布，仅口头通知，缺少纸质记录。

【不符合条款】CNAS－CL02：2023 第 7.4.1.1 b）和第 7.4.1.4 c）。

【认可准则/应用说明的要求】当检验报告延误时，实验室应基于延误对患者的影响制定通知用户的程序。实验室应保留所有口头提供结果的记录，包括沟通准确性确认的细节。口头提供的结果应跟随一份书面报告。

【案例 8】

【不符合事实描述】现场查 HCV－RNA 未检测样本在 2～8℃保存时间超过 16 h，存在降解风险，未能提供评估报告。

【不符合条款】CNAS－CL02：2023 第 7.2.7.3。

【认可准则/应用说明的要求】考虑到原始样品中分析物的稳定性，应规定和监控从样品采集到检验之间的时间。

【案例 9】

【不符合事实描述】现场发现保存在分子组样本制备区冰箱（编号：×××）冷冻室内的"乙型肝炎病毒阴性质控物（自制，分装）"无任何标识。

【不符合条款】CNAS－CL02：2023 第 6.6.7。

【认可准则/应用说明的要求】实验室应保存影响检验性能的每一试剂和耗材的记录，包括但不限于以下内容：a）试剂或耗材的标识。当实验室使用自己配制、再悬浮或组合试剂时，还应包括配制人、配制日期和有效期。

【案例 10】

【不符合事实描述】××年××月××日医院××科借阅科室培训记录，《文件借阅登记表》上未登记。

【不符合条款】CNAS－CL02：2023 第 8.3.2 g）。

【认可准则/应用说明的要求】实验室应确保防止未经授权获取文件。

【案例 11】

【不符合事实描述】实验室未能提供 SLAN－96S 实时荧光定量 PCR 仪（仪器编号：×××）仪器校准的操作程序。

【不符合条款】CNAS - CL02：2023 第 6.4.1。

【认可准则/应用说明要求】实验室应具有设备选择、采购、安装、验收测试（包括可接受标准）、操作、运输、存放、使用、维护及停用的程序，以确保其正常运行并防止污染或损坏。

【案例 12】

【不符合事实描述】现场查看，实验室将 HBV - DNA 荧光定量检测试剂盒阴性对照作为阴性质控品实施室内质量控制。

【不符合条款】CNAS - CL02：2023 第 7.3.7.2。

【认可准则/应用说明要求】实验室宜考虑使用第三方室内质控品，作为试剂或仪器制造商提供的质控物的替代或补充。

【案例 13】

【不符合事实描述】查分子组 ABI7500 实时荧光定量 PCR 仪（仪器编号：×××），××年度性能校准报告中缺乏温度校准记录。

【不符合条款】CNAS - CL02 - A001：2023 第 6.5.2。

【认可准则/应用说明要求】实验室应进行外部校准的设备，可参考 ISO 17511 及相关专业领域国家/行业标准的要求，并符合 CNAS - CL01 - G002 的要求，至少对测量结果有重要影响的设备性能进行校准，如加样、检测、温控等。

【案例 14】

【不符合事实描述】现场查分子组××年××月新冠病毒室内质控记录表，无检测试剂名称及批号、无质控品名称来源及批号，无使用仪器、无记录编号。

【不符合条款】CNAS - CL02 - A001：2023 第 7.3.7.2 1）。

【认可准则/应用说明要求】实验室宜参考相关国家/行业标准建立质量控制程序，如 WS/T 641，内容包括：质控规则、质控物的类型、浓度和检验频度、质控物位置、质控记录。

【案例 15】

【不符合事实描述】现场查到××年 CYP2C19 基因多态性室间质评的回报结果，但未查到对回报结果评价的记录。

【不符合条款】CNAS - CL02：2023 第 7.3.7.3 g）。

【认可准则/应用说明的要求】实验室应按规定的可接受标准定期评审室间质量评价数据，在一段时间范围内能够有效提示当前性能。

【案例 16】

【不符合事实描述】现场查分子诊断试验室用于检测空气流向的多个压差计示值错误，实验室无法有效监测实验室空气流向。

【不符合条款】CNAS - CL02 - A001：2023 第 6.3.1 4）。

【认可准则/应用说明要求】分子诊断试验室：基因扩增检验实验室各工作区域的设置、

进入方向及气流控制等应符合《医疗机构临床基因扩增检验实验室管理办法》及《医疗机构临床基因扩增检验实验室工作导则》的要求。

【案例 17】

【不符合事实描述】现场查分子组 EB 病毒核酸检测项目 SOP 和试剂说明书中的单位为拷贝/mL，而报告单的单位为 IU/mL。

【不符合条款】CNAS－CL02：2023 第 7.4.1.1 a）。

【认可准则/应用说明要求】实验室每一项检验结果均应准确、清晰、明确，并依据检验程序的特定说明进行报告，报告应包括解释检验结果所有必需的信息。

【案例 18】

【不符合事实描述】现场查看实验室温湿度记录，无温湿度失控的处理措施。

【不符合条款】CNAS－CL02－A001：2023 第 6.3.3。

【认可准则/应用说明要求】应依据临床样品、试剂和耗材的保存要求，制定温度（必要时，包括湿度）控制要求并记录。若失控，应有温（湿）度失控时的处理措施并记录。

【案例 19】

【不符合事实描述】查分子组未对 HBV－DNA 核酸提取物和（或）核酸扩增产物规定保存期限。

【不符合条款】CNAS－CL02－A001：2023 第 7.4.2 1）。

【认可准则/应用说明要求】分子诊断实验室：应规定用于产前诊断的原始样品、核酸提取物和（或）核酸扩增产物的保存期限。

【案例 20】

【不符合事实描述】现场查分子组未能提供 HCV－RNA 采血管的抑制物验证记录。

【不符合条款】CNAS－CL02：2023 第 6.6.3。

【认可准则/应用说明要求】影响检验质量的耗材在投入使用前应进行性能验证。

【案例 21】

【不符合事实描述】现场查分子组 HBV－DNA 项目性能验证的检出限与报告单的检出限不符。

【不符合条款】CNAS－CL02：2023 第 7.3.2 a）和 7.3.2 c）。

【认可准则/应用说明要求】第 7.3.2 a）实验室在引入方法前，应制定程序以验证能够适当运用该方法，确保能达到制造商或方法规定的性能要求。第 7.3.2 c）保证检验方法的验证程度足以确保与临床决策相关的结果的有效性。